Bernhard Neundörfer

EEG-Fibel

EEG-Fibel

Das EEG in der ärztlichen Praxis

Bernhard Neundörfer

mit einem Beitrag von

Klaus Witzel

105 Abbildungen und 7 Tabellen

3., überarbeitete und erweiterte Auflage

SEMPER BONIS ARTIBUS

Gustav Fischer Verlag
Stuttgart · New York · 1990

Anschriften der Verfasser:

Professor Dr. Bernhard Neundörfer
Direktor der Neurologischen Klinik mit Poliklinik
der Universität Erlangen-Nürnberg
Schwabachanlage 6
D-8520 Erlangen

Priv.-Doz. Dr. Klaus Witzel
Chefarzt der Kinderabteilung
Evangelisches Krankenhaus Düsseldorf
Kirchfeldstr. 40
D-4000 Düsseldorf 1

CIP-Titelaufnahme der Deutschen Bibliothek

Neundörfer, Bernhard:
EEG-Fibel : das EEG in der ärztlichen Praxis / von Bernhard Neundörfer.
Mit e. Beitr. von Klaus Witzel. – 3., überarb. u. erw. Aufl. –
Stuttgart ; New York : Fischer, 1990
ISBN 3-437-00576-6

Satz: Filmsatz Jovanović, Ruhstorf/Rott
Druck und Einband: Passavia GmbH, Passau
Printed in Germany

Vorwort zur 3. Auflage

Obwohl seit dem Erscheinen der 1. Auflage im Jahre 1975 fünfzehn Jahre und seit der Drucklegung der 2. Auflage 1982 acht Jahre vergangen sind, in welchem Zeitraum die bildgebenden Verfahren (CT, NMR) einschließlich bildlicher Darstellungen von quantitativ oder semiquantitativ erfaßbaren Stoffwechselvorgängen des Gehirnes (SPECT, PET) enorme Fortschritte für die neurologische Diagnostik erbracht haben, konnte sich das EEG doch als einfache, auch in der Nervenarztpraxis zu handhabende Methode zur Messung funktioneller cerebraler Vorgänge seinen Platz behaupten. Dabei hat sich an den Grundkenntnissen über die Aussagefähigkeit des klassischen EEGs nichts Wesentliches geändert, sodaß auch das Grundgerüst der 1. Auflage der EEG-Fibel beibehalten werden konnte. Änderungen ergaben sich vor allem im Kapitel über die epileptischen Anfälle und epileptischen Syndrome, der Domäne der EEG-Diagnostik. Hier erfolgte eine Anpassung an die von der Internationalen Liga gegen Epilepsie erarbeiteten Klassifikationen, wobei noch ein gewisser Kompromiß zwischen diesen und der in weiten Bereichen im deutschen Sprachraum benutzten «Heidelberger Klassifikation» gesucht wurde. Dieses Kapitel wurde zudem um die Beschreibung der EEG-Veränderungen bei auch selteneren Syndromen (wie z. B. Landau-Kleffner-Syndrom, myoklonische Frühencephalopathie, Aicardi-Syndrom) erweitert. Auch die anderen Abschnitte wurden den neuen Entwicklungen angepaßt, indem z. B. im Kapitel über die entzündlichen Erkrankungen des ZNS ein Abschnitt über AIDS oder im Kapitel über Medikamenteneinwirkungen ein Abschnitt über das EEG unter Valproateinnahme eingefügt wurde. Das Literaturverzeichnis wurde um Angaben von bisher 330 auf 420 Nummern ergänzt. Die Zahl der Abbildungen wurde von 100 auf 105, die der Tabellen von 4 auf 7 erhöht. Herrn Prof. Stefan und Prof. Wenzel danke ich für die Überlassung von EEG-Abbildungen. Besonderer Dank gebührt auch bei der Überarbeitung dieser Auflage meiner Frau, die neben der Korrektur der Druckfahnen v. a. auch die Neubearbeitung des Stichwortverzeichnisses übernommen hat.

Erlangen, im Januar 1990 B. Neundörfer

Vorwort zur 2. Auflage

Seit Drucklegung der 1. Auflage der EEG-Fibel sind sieben Jahre ins Land gezogen. Während ein solcher Zeitraum für manche Wissenschaftszweige bedeutet, daß ein Lehrbuch wegen der Fülle neuer Forschungsergebnisse in wesentlichen Teilen geändert werden muß, gilt dies nicht für das konventionelle EEG. Die grundlegenden Kenntnisse mit Zuordnung von pathologischen Phänomenen zu klinischen Zustandsbildern wurden schon in den ersten zwei bis drei Jahrzehnten seit der Entdeckung Bergers gewonnen, sodaß der Kenntniszuwachs in den letzten Jahren im Verhältnis dazu nur gering ist. Bei der Überarbeitung der 1. Auflage konnte somit auf weitgreifende Änderungen verzichtet werden. Auf kritische Anregungen hin wurde der Abschnitt über die Entstehungsmechanismen des EEG's geändert, ohne dabei auch nur im entferntesten den Anspruch erheben zu wollen, damit alle heute diskutierten Hypothesen und Theorien abgehandelt zu haben, was auch gar nicht die Aufgabe und Intension eines klinisch orientierten EEG-Buches sein kann. Darüber hinaus wurden in allen Abschnitten mehr oder weniger ausgeprägt Änderungen und Ergänzungen eingefügt, um möglichst den aktuellen Stand des Wissens über das klinische EEG wiederzugeben. Das Literaturverzeichnis wurde um 40 Stellen erweitert. Die Zahl der Abbildungen wurde aus Kostengründen beibehalten. Trotz der bahnbrechenden Erfindungen und weltweiten Ausbreitung der cranialen Computertomographie in den letzten Jahren hat das EEG als eine der wichtigsten diagnostischen Meßmethoden zur Erfassung von physiologischen und pathologischen Zustandsänderungen des Gehirnes seinen Platz behauptet, da es im Gegensatz zum CT, das ja nur morphologische Veränderungen des Gehirnes zur Darstellung bringen kann, Auskunft über den aktuellen Funktionszustand des Gehirnes gibt. Besonderer Dank gilt meiner Frau für ihre Mithilfe bei der Überarbeitung und Korrektur auch dieser Auflage.

Lübeck, im März 1982 B. Neundörfer

Vorwort zur 1. Auflage

Seit der Entdeckung der Hirnstromwellen des Menschen durch H. Berger vor über 50 Jahren hat sich die elektroencephalographische Untersuchung einen festen Platz unter den Routineuntersuchungsmeßmethoden der nervenfachärztlichen Disziplinen erobert. In der vorliegenden EEG-Fibel wurde versucht, die bisher vorwiegend empirisch gewonnenen Erkenntnisse über das EEG und seine Beziehungen zu den einzelnen Krankheitsgruppen möglichst praxisbezogen darzustellen. Dabei kam es im ersten Teil des Buches vor allem auch darauf an, exakte Definitionen für die in der EEG-Terminologie verwandten Ausdrücke zu formulieren. Daß im zweiten Teil, gleichsam «der Krankheitslehre des EEGs», den internistischen Erkrankungen ein größeres Kapitel gewidmet wurde, hat seinen Grund darin, daß der Verfasser als Leiter eines Zentral-EEG-Labors in einem Großklinikum nicht selten mit entsprechenden Fragen konfrontiert wird und selbst die Erfahrung machen konnte, daß das EEG als ungefährliche und den Patienten nicht belastende Untersuchungsmethode einen wichtigen Beitrag auch zur Differentialdiagnose internistischer Erkrankungen und zu deren Verlaufsbeobachtung erbringen kann.
Die neueren Auswertemethoden wie Frequenz- und Spektralanalyse der Hirnstrombilder blieben unberücksichtigt, da diese Methoden sich erst noch im Stadium der Entwicklung befinden und bisher für die tägliche Praxis der EEG-Auswertung noch keine wesentliche Bedeutung gewonnen haben.
Die Abbildungen wurden bewußt nicht idealisiert oder gar retuschiert, um damit einen wirklichkeitsnahen Einblick in den «EEG-Alltag» zu bieten. Ihre Zahl wurde auf Bitten des Verlages beschränkt, um das Buch möglichst preiswert zu gestalten.
In der durch den Ausbildungsweg des Autors zweifellos subjektiv gefärbten Literaturzusammenstellung wurden für jedes Kapitel einige wesentliche einschlägige Arbeiten herausgegriffen, die bei speziellem Interesse Ausgangspunkt für weiteres Studium des Schrifttums sein können.
Ohne die Hilfe anderer hätte das Buch nicht geschrieben werden können. Mein erster Dank gilt meinen Lehrern im klinischen EEG, in Freiburg in der Neurologischen Universitätsklinik mit Abteilung für klinische Neurophysiologie unter Herrn Prof. Dr. med. R. Jung, Herrn Prof. Dr. med. W. Kuhlo (heute Diagnostikklinik in Wiesbaden) und Herrn Oberarzt Dr. med. H. Rau (heute Neurol. Klinik und Poliklinik in Zürich), in Zürich Herrn Prof. Dr. med. R. Hess sowie Herrn Prof. Dr. med. E. Ketz (heute St. Gallen) und in Heidelberg Herrn Prof. Dr. med. W. Christian. Besonders gedankt sei Herrn Priv.-Doz. Dr. med. K. Witzel, der mit dem Abschnitt über das normale kindliche EEG einen wichtigen Beitrag erbrachte, Herrn Dr. med. D. Kömpf, der sich der Mühe unterzogen hat, das gesamte Manuskript kritisch durchzulesen, den EEG-Assistentinnen in Mannheim, an ihrer Spitze Frau E. Wenner, die mir beim Heraussuchen der Abbildungen behilflich waren, und der Sekretärin Frau Alles, die Teile des Manuskriptes geschrieben hat. Herzlicher Dank gilt auch dem Gustav Fischer Verlag und seinen Mitarbeitern für ihre vorbildliche Zusammenarbeit mit dem Autor. Eine wohlwollende Unterstützung wurde mir durch Herrn Prof. Dr. med. O. Hallen (Direktor der Neurologischen Universitätsklinik Mannheim) zuteil.

Mannheim, im März 1975 B. Neundörfer

Inhaltsverzeichnis

II. Das EEG bei einzelnen Krankheitsgruppen

I. Allgemeiner Teil

1. Historische Einführung (39, 187, 219)

Im Jahre 1875 gelang es R. CATON in London, erstmals von Säugetieren Hirnstromwellen abzuleiten. In den folgenden Jahren konnte dieser Befund von mehreren Autoren an verschiedenen Säugetierarten reproduziert werden. Allerdings waren die Ableitungen nicht mit der heute üblichen Verstärkertechnik, sondern mit einfachen Galvanometern durchgeführt worden, so daß die registrierten Hirnstromwellen nur sehr klein und inkonstant waren. Deshalb fanden diese Befunde nur wenig Beachtung. Es dauerte seit der Entdeckung CATONS noch fast 50 Jahre, bis H. BERGER im Jahre 1924 zum ersten Mal auch beim Menschen mit Hilfe eines Seitengalvanometers Hirnströme registrieren konnte. Um seine Befunde zu überprüfen, wartete er noch 5 Jahre, bis er im Jahre 1929 seine erste Mitteilung machte. In seinen weiteren Publikationen bis zum Jahre 1939 beschrieb er alle wesentlichen Merkmale des normalen und pathologischen Elektroencephalogramms.

Erst nachdem der Physiologe ADRIAN zusammen mit MATTHEWS 1934 die Befunde BERGERS reproduzieren und bestätigen konnte, zeigte sich ein weltweites Echo, das zur weiteren intensiven Erforschung des Elektroencephalogramms führte. Die Entwicklung eines Tintenschreibergerätes von TÖNNIES zur Direktaufzeichnung von EEG-Kurven in den Jahren 1932–1935 machte die Einführung des EEGs in die klinische Routinediagnostik möglich.

Weitere grundlegende Erkenntnisse über das EEG verdanken wir u.a. KORNMÜLLER, der 1932 die Unterschiede in der Hirnstromwellenbildung über den verschiedenen Hirnarealen beschrieb und als erster die Bedeutung der «Krampfstromentladungen» für die Diagnose der Epilepsie erkannte. GIBBS, DAVIS und LENNOX konnten dann 1935 den verschiedenen Epilepsieanfallsarten unterschiedliche EEG-Muster zuordnen. 1936 schließlich machte G. WALTER auf den δ-Focus als Herdsymptom im EEG bei Hirntumoren aufmerksam.

Die folgenden Jahre und Jahrzehnte brachten eine Fülle von Beobachtungen über EEG-Veränderungen bei Erkrankungen, die direkt oder indirekt die Hirnfunktion beeinträchtigen, so daß das EEG heute zu einer der wichtigsten diagnostischen Hilfsmittel für die Neurologie und Neurotraumatologie sowie in den letzten Jahren in bestimmten Fragestellungen auch zunehmend für die innere Medizin geworden ist. Auch ist es in der Zwischenzeit – nicht zuletzt durch Verfeinerung der Verstärkertechnik – gelungen, kleine, handliche und raumsparende mehrkanälige EEG-Geräte zu konstruieren, die in jeder Praxis installiert werden können, und die zum Teil transportabel sind, so daß sie in der Klinik Ableitungen direkt am Krankenbett ermöglichen.

2. Entstehungsmechanismen (4, 32, 39, 49, 75, 190, 239, 287, 307, 344, 348)

Obwohl die Entdeckung der Hirnströme beim Menschen durch H. BERGER nun schon über 60 Jahre zurückliegt, gibt es bis heute noch keine völlig gesicherte Kenntnis über den Entstehungsmechanismus des EEGs. Fest steht lediglich, daß die mit dem EEG erfaßten

Makrorhythmen im Cortex ihren Entstehungsort haben. In tiefer gelegenen Hirnstrukturen entstandene Stromschwankungen gelangen nicht an die Hirnoberfläche, da wegen schlechter Volumsleitung des Hirngewebes der Spannungsabfall zu groß ist. Ein Spannungsabfall entsteht auch zwischen dem Cortex und der Kopfschwarte, was sich insbesondere an der Amplitudenminderung der mit den üblichen Kopfschwartenableitungen registrierten EEG-Wellen gegenüber Registrierungen direkt von der Rinde oder der Dura (Corticographie) erkennen läßt. Diese Spannungsminderung geht nicht so sehr auf das Konto eines erhöhten Durchleitungswiderstandes im Schädelknochen, sondern wird zu einem nicht unbeträchtlichen Anteil durch die gute Leitfähigkeit des dazwischenliegenden Liquors bedingt, was zu einer Ausbreitung der Potentialschwankungen in besser leitende Medien und damit zu einer Art Kurzschlußbildung führt.

Adrian und Matthews nahmen an, daß die EEG-Wellen aus einer Synchronisation von Aktionspotentialen (Spikes) der Ganglienzellsomata größerer Ganglienzellpopulationen hervorgehen würden. Da jedoch die Dauer der Einzelspikes mit 0,5–2 msec im Vergleich zur Dauer der EEG-Potentiale mit 20–300 msec erheblich kürzer ist, könnte ein solcher Zusammenhang nur unter der Voraussetzung einer Synchronisation in fester zeitlicher Reihenfolge zustandekommen. Wenn auch eine Phasenbeziehung zwischen den zellulären Einzelspikes und den EEG-Potentialen durch extrazelluläre Ableitungen nachgewiesen werden konnte, so ist trotzdem eine causalgenetische Beziehung zwischen diesen Entladungsvorgängen unwahrscheinlich, da in der Narkose die Einzelspikes zu einem Zeitpunkt schon nicht mehr vorhanden sind, wenn noch EEG-Potentiale nachweisbar sind.

Kornmüller sah in der Neuroglia, insbesondere in den Hüllplasmodien um die Ganglienzellen, Modulatoren für die Erregbarkeit der Neurone. Er nahm an, daß durch rhythmische Sekretion dieser Satellitenzellen das Erregungsniveau der Neurone regelmäßigen Schwankungen ausgesetzt sei, was sich in dem rhythmischen Ablauf der EEG-Wellen niederschlage. Jung hält die rhythmischen Potentialschwankungen des EEG's für die Folge eines geregelten Gleichgewichtes zwischen entgegengesetzten Gleichspannungskomponenten der Hirnrinde, läßt aber offen, welche Strukturen als Spannungsgeneratoren in Frage kommen.

Nach dem derzeitigen Kenntnisstand, der vor allem auf tierexperimentellen Untersuchungen basiert, kann davon ausgegangen werden, daß als Potentialquellen des EEG's vorwiegend postsynaptische Potentiale in Frage kommen. Synapsen finden sich sowohl am Zellkern (axosomatische) wie vor allem an den Dendriten (axodendritische) und in geringerem Ausmaße auch an myelinfreien Stellen des Neuriten (axoaxonale Synapsen). Dabei unterscheidet man Impulsvorgänge, die zu einer Erhöhung des Ruhepotentiales der darunterliegenden Membran führen, also «hyperpolarisierend» hemmend wirken, sodaß man von IPSP (= inhibierende postsynaptische Potentiale) spricht, von solchen, die das Ruhepotential vermindern, also «depolarisierend» erregend wirken, sodaß man sie als EPSP (= erregende postsynaptische Potentiale) bezeichnet. Ab einer bestimmten Schwelle kommt es dabei dann zu einer dem «Alles oder Nichts-Gesetz» folgenden Entladung des Neurons. Die Zeitkonstante der Potentialschwankungen liegt bei den EPSP bei 5–10 msec, bei IPSP sogar bei 30–80 msec, sodaß eine wesentlich größere Dauer als bei den Einzelspikes erreicht wird.

Nachdem zahlenmäßig die axodendritischen Synapsen weitaus überwiegen, kann das Elektroencephalogramm im wesentlichen als eine Summation von postsynaptischen Dendritenpotentialen aufgefaßt werden, die synchron in bestimmter zeitlicher Reihenfolge und räumlicher Aufteilung ablaufen. Es lassen sich dabei signifikante Korrelationen zwischen Form und Dauer postsynaptischer Potentiale einzelner Neurone und den EEG-Wellen herstellen, was allerdings bei intrazellulärer Ableitung im Experiment meist nur

kurzfristig gelingt, weil die neuronalen Generatoren für die EEG-Entstehung in einem umschriebenen Areal offenbar sich abwechseln.
Auf gleiche Weise lassen sich – etwas vereinfacht – auch die mit Gleichstromverstärkern (DC-Verstärker) meßbaren Veränderungen des Feldpotentiales an der Hirnrinde erklären. Wenn man davon ausgeht, daß die in der Hirnrinde vertikal zur Hirnoberfläche angeordneten Pyramidenzellen mit ihren Dendriten als hauptsächliche EEG-Quelle in Frage kommen, dann wird verständlich, daß an der Hirnrinde eine Negativierung eintritt, wenn in einer größeren Zellpopulation synchron durch eine Erregung der excitatorischen Synapsen der Dendriten es lokal zu einer Depolarisation kommt, und somit zwischen Zellkern und Dendrit ein Potentialgefälle mit relativer Negativität entsteht. Ein umgekehrter Vorgang tritt ein, wenn es zu einer synchronen Hyperpolarisation der Dendriten kommt.
Ableitungen von noch mit Blut versorgten, aber sonst isolierten Hirnrindenarealen haben zwar gezeigt, daß auch der Cortex allein ein EEG erzeugen kann, jedoch scheinen für die meisten rhythmischen Vorgänge Steuerungsimpulse aus subcortikalen Strukturen notwendig zu sein. Eine besondere Rolle spielt offensichtlich dabei der Thalamus: z.B. wird der Alpharhythmus mit hoher Wahrscheinlichkeit durch Einwirkung bestimmter thalamischer Kerne auf Ganglienzellverbände des occipitalen Cortex initiiert. Die Beziehungen zwischen thalamischen und cortikalen Neuronenverbänden sind allerdings äußerst instabil und können in Sekunden oder sogar Bruchteilen von Sekunden wechseln. Dadurch wird auch das ständige Wandern des Alpha-Focus über die Occipitalregion verständlich.
Darüber hinaus unterliegt der Kortex zusätzlich zahlreichen Erregungszuflüssen aus spezifischen und unspezifischen Projektionssystemen, die in unterschiedlicher Weise und unter unterschiedlichen Bedingungen modellierend auf das EEG einwirken (z.B. Schlaf, Narkose, Intoxikation).

3. Ableitungstechnik (39, 40, 46, 113, 138, 152, 167, 176, 179, 180, 187, 193, 219, 258, 307, 319, 358)

3.1. Elektroden

Zur Ableitung der Hirnstromwellen von der Kopfschwarte kann man sich Elektroden unterschiedlicher Form und Machart bedienen (Abb. 1). In Deutschland sind am üblichsten mit Silberlegierungen überzogene Pilz- oder Z-Elektroden, die unter Gummibändern festgeklemmt werden. Die Verbindung zu den Ableiteschnüren geht über Bananenstecker. Mancherorts werden sogenannte Stiftelektroden verwandt, die mit Kunststoff- oder Plexiglashalter fixiert werden. Die Ableitungsschnüre können fest eingelötet sein.
Der Elektrodenkopf wird am besten mit Flanell oder Leinen bezogen und mit physiologischer Kochsalzlösung behandelt, wodurch störende Polarisationsströme eliminiert werden können. Um den Übergangswiderstand zwischen Elektrode und Kopfhaut möglichst gering zu halten, sollte die Kopfhaut gewaschen, an den Auflagepunkten der Elektroden mit Aceton ab- und mit einer Leitpaste eingerieben worden sein. Dadurch kann es gelingen, den Widerstand auf 5 KΩ zu drücken. In der Regel dürfte jedoch das Anbringen der Elektrodenpaste im Routinebetrieb eines EEG-Labors zuviel Zeit in Anspruch nehmen, so daß man sich mit der Behandlung der Elektroden mit physiologischer Kochsalzlösung und der Reinigung der Haut begnügen wird. Zwar liegen die Wider-

stände dann bei ca. 30–40 KΩ, jedoch wird die Güte der Ableitungen nicht so wesentlich beeinträchtigt, daß sie nicht auswertbar sind, da die Eingangswiderstände der Verstärker mit 2000–5000 KΩ sowieso sehr hoch sind. Es muß nur darauf geachtet werden, daß die Übergangswiderstände aller Elektroden in etwa gleich hoch sind, da bei größeren Unterschieden zwischen 2 an einen Kanal angeschlossenen Elektroden Wechselströme entstehen. Auf jeden Fall muß vermieden werden, daß zwischen den Elektroden eine direkte Leitung – z.B. durch abtropfende Kochsalzlösung oder Elektrodenpaste – zustande kommt, da dadurch eine Minderung des Potentialgefälles zwischen diesen Elektroden vorgetäuscht werden kann.

Bei Ableitungen, die einen besonders festen Elektrodensitz – wie z.B. Schlafableitungen – erforderlich machen, haben sich besonders Klebeelektroden bewährt, die darüber hinaus auch eine besondere Störungsfreiheit garantieren. Es handelt sich dabei um knopfförmige gewölbte Silberplättchen von ca. 5 mm Durchmesser mit einem rundumlaufenden, auf

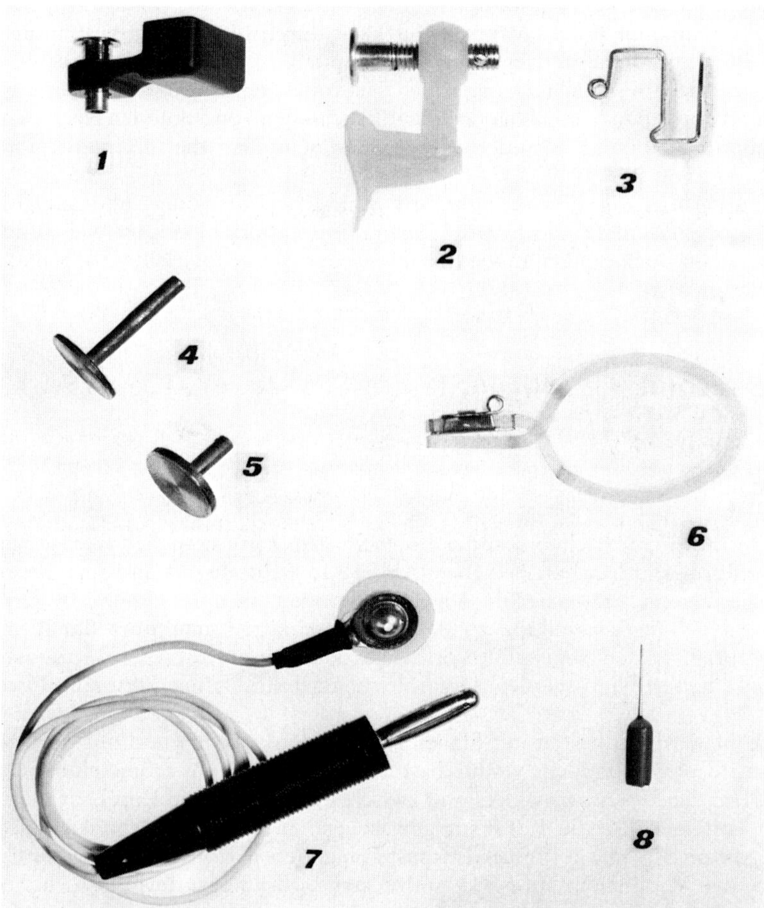

Abb. 1: Verschiedene Formen von EEG-Elektroden: Stiftelektroden (1 und 2), Z-Elektrode (3), Pilzelektroden (4 und 5), Ohrelektrode (6), Klebeelektrode mit Stecker (7), Nadelelektrode (8).

der Kopfhaut aufliegenden Rand, die auf der Wölbung ein Loch haben, in das man Kollodium zum Aufkleben einbringen kann. Die Ableiteschnüre sind fest mit den Plättchen verlötet. Das Kollodium bringt man am besten mit Hilfe eines Warmluftföhnes zum Trocknen.
Schließlich können – insbesondere bei Bewußtlosen – noch Nadelelektroden aus rostfreiem Stahl oder Silberlegierungen zur Anwendung gelangen, die in die Kopfschwarte eingestochen werden. Ihr Nachteil liegt in den ziemlich hohen Leitungswiderständen.
In einigen EEG-Labors werden Spezialelektroden zur Erfassung von Hirnströmen an der Schädelbasis verwendet: Bei den Pharynxelektroden handelt es sich um S-förmig gekrümmte, isolierte, an ihrem Ende verdickte Silberdrähte, die durch die Nase bis zum Epipharynx eingeführt werden. Tympanalelektroden, die an ihrem Ende einen Filz- oder Wattebausch tragen, werden in den äußeren Gehörgang eingebracht. Bei der Sphenoidalelektrode handelt es sich im wesentlichen um eine Injektionsnadel, die an der Spitze blank, sonst lackisoliert ist, und die hinter dem Mandibularbogen bis zum Foramen ovale eingestochen wird.
Zur Befestigung der Elektroden benützt man meist an einem zirkulären Band um den Kopf befestigte und über die Konvexität gespannte Gummibänder, unter denen die Elektroden eingeklemmt werden.

3.2. Registriergeräte

In der Regel erfolgt heute die Registrierung der Hirnströme mit Hilfe von Direktschreibern, die im wesentlichen nach zwei verschiedenen Prinzipien arbeiten:

1. Bei den Tintenschreibern wird von beweglichen Düsen Tinte auf das darunter vorbeilaufende Registrierpapier gespritzt, oder die Federn laufen direkt auf dem Papier.

2. Bei den Trockenschreibern laufen entweder erhitzte Metallstifte über wachsbezogenes Papier, oder Metallfedern pressen Kohlepapier gegen darunter durchgezogenes Papier, wodurch die Kurve im Durchschreibeverfahren sichtbar wird.

Die mit den Kopfschwartenelektroden abgegriffenen Potentialschwankungen werden mittels Transistoren sowohl in Spannung wie Stromstärke verstärkt. Die Verstärkung kann in jedem Kanal variiert werden. In der Regel entsprechen 50 µV einer Auslenkung der Kurve aus der Ruhelage von 5–7 mm. Durch Frequenzfilter können störende rasche Potentiale – wie z. B. Muskelentladungen – ausgeblendet werden. Meist stehen Filter zur Elimination von Frequenzen über 70 Hz (F 70), über 30 Hz (F 30) oder über 15 Hz (F 15) zur Verfügung. Durch Änderung der Zeitkonstante können langsame Grundlinienschwankungen beseitigt werden, wobei man unter Zeitkonstante die Zeitspanne versteht, in der ein Gleichstromimpuls nach Durchgang durch den Verstärker auf ca. ein Drittel des Ausgangswertes abgefallen ist. In der Regel soll man höchstens mit einem Filter von F 70 und einer Zeitkonstante von 0,1–0,3 arbeiten. Sollen langsame Schwankungen registriert werden, muß eine Zeitkonstante von 1 oder sogar 2 gewählt werden.
Das Registrierpapier läuft in den meisten deutschen EEG-Laboratorien mit einer Geschwindigkeit von ca. 30 mm/sec. Dadurch lassen sich die im Vordergrund stehenden α-Wellen sehr gut erkennen und auszählen. Erfolgt eine über Stunden laufende Ableitung – z. B. zur Registrierung eines Nachtschlaf-EEGs – kann die Durchlaufgeschwindigkeit, um Papier zu sparen und um einen besseren gerafften Gesamtüberblick zu bekommen, auf die Hälfte gedrosselt werden. Allerdings sind dann die α-Wellen schwerer auszuzählen.

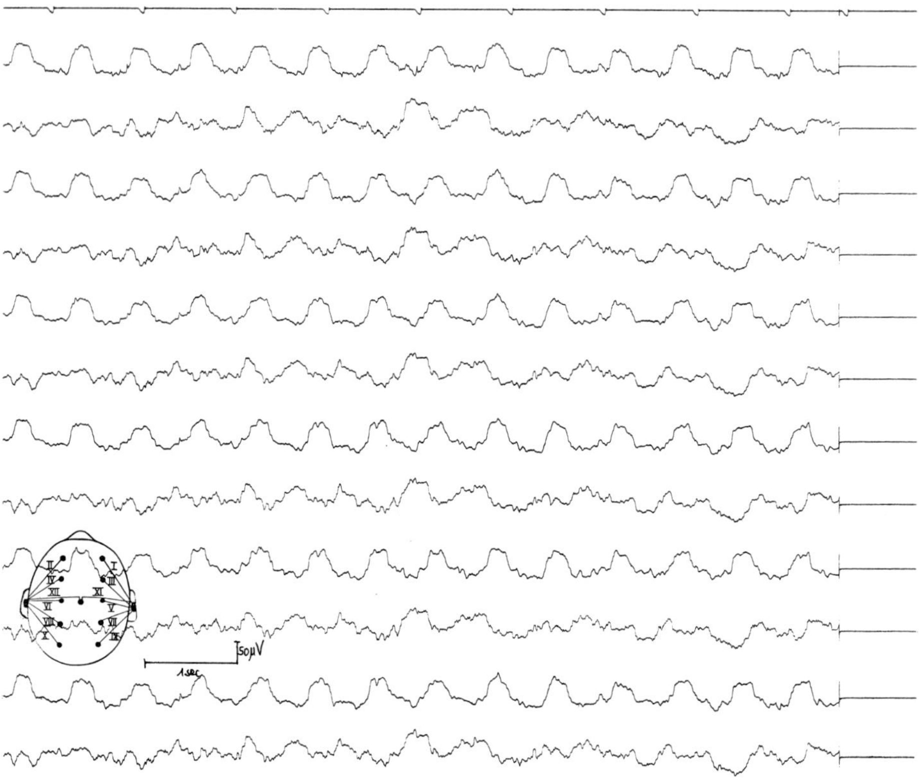

Abb. 2a: Elektrodenartefakte ausgehend von regelmäßigen Wackelbewegungen der Ohrelektroden.

3.3. Artefakte

Wenn man bedenkt, daß es sich beim EEG um Potentialschwankungen von lediglich ca. 10–100 µV handelt, die erst durch empfindliche Verstärker registrierbar gemacht werden, so nimmt es nicht Wunder, daß die EEG-Ableitungen sehr störanfällig für von außen kommende Potentialschwankungen (Artefakte) sind. Sie gilt es bei der Auswertung der EEG-Kurven zu erkennen, um Fehlbeurteilungen zu vermeiden. In der Regel sind sie leicht zu entdecken und von den eigentlichen EEG-Wellen zu unterscheiden. Manchmal sind sie jedoch echten Hirnstromwellen so täuschend ähnlich, daß auch der Erfahrene Schwierigkeiten in der Interpretation haben kann.

Nach ihrer Entstehungsart lassen sich folgende Artefakte unterscheiden:

1. Elektrodenartefakte: Sie werden durch schlecht sitzende oder defekte Elektroden verursacht (Abb. 2a, 2b). Auch wackelnde Ableiteschnüre können zu erheblichen Störungen führen.

2. Bewegungsartefakte: Sie können durch Bewegungen des Kopfes, des Rumpfes oder der Extremitäten zustandekommen und führen meist zu Störungen mehrerer oder sogar aller Elektroden.

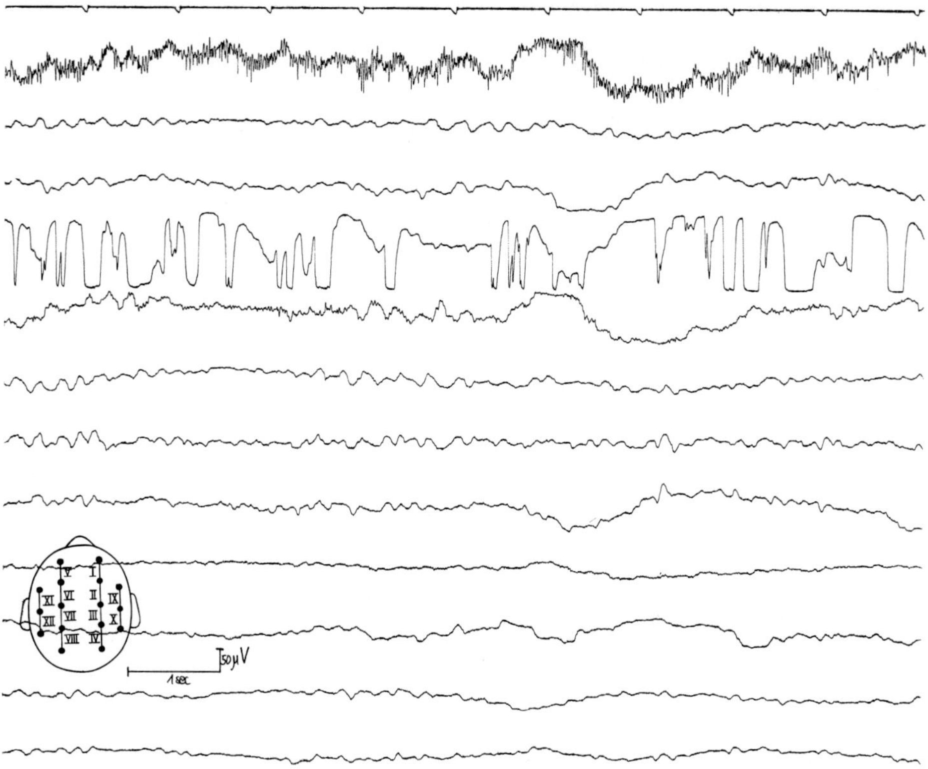

Abb. 2b: Elektrodenartefakte durch lockeren Sitz der rechten Occipitalelektrode. Muskelartefakte frontal rechts.

3. Biologische Artefakte: Es handelt sich dabei um Potentiale, die zwar nicht vom Gehirn, sondern von anderen Körperteilen ausgehen. Hierzu gehören Artefakte, die von Augen- und Lidbewegungen herrühren (Abb. 3, 5), EKG-Einstreuungen (Abb. 4) und Pulsartefakte, wenn Elektroden über einem Gefäß plaziert sind. Besonders bei verspannten Patienten finden sich häufig Muskelartefakte (Abb. 2b, 3, 5) (schnelle Entladungen mit Frequenzen bis 100 Hz) über der Frontotemporalregion sowie bei Verkrampfung der Nackenmuskulatur über den occipitalen Ableitepunkten. Breiten sie sich über die gesamte Konvexität aus, lassen sie sich nicht immer sicher gegen β-Aktivität abgrenzen. Kurze generalisierte Ausbrüche von Muskelartefakten sind die Folge von Kau- und Schluckbewegungen. An der meist regelmäßigen Frequenz von 5–7/sec lassen sich Tremorartefakte beim Parkinsonkranken erkennen. Langsame träge Schwankungen von ca. 1/4 Hz treten beim Schwitzen auf (Abb. 6).

4. Netzeinstreuungen: Es handelt sich um 50 Hz-Wechselströme des Lichtnetzes, die den Kurvenablauf überlagern und sich bei schlechter Erdung des Patienten oder des Gerätes, bei ungenügender Abschirmung des Ableitegerätes gegenüber anderen elektrischen Geräten oder Leitungen entwickeln (Abb. 7).

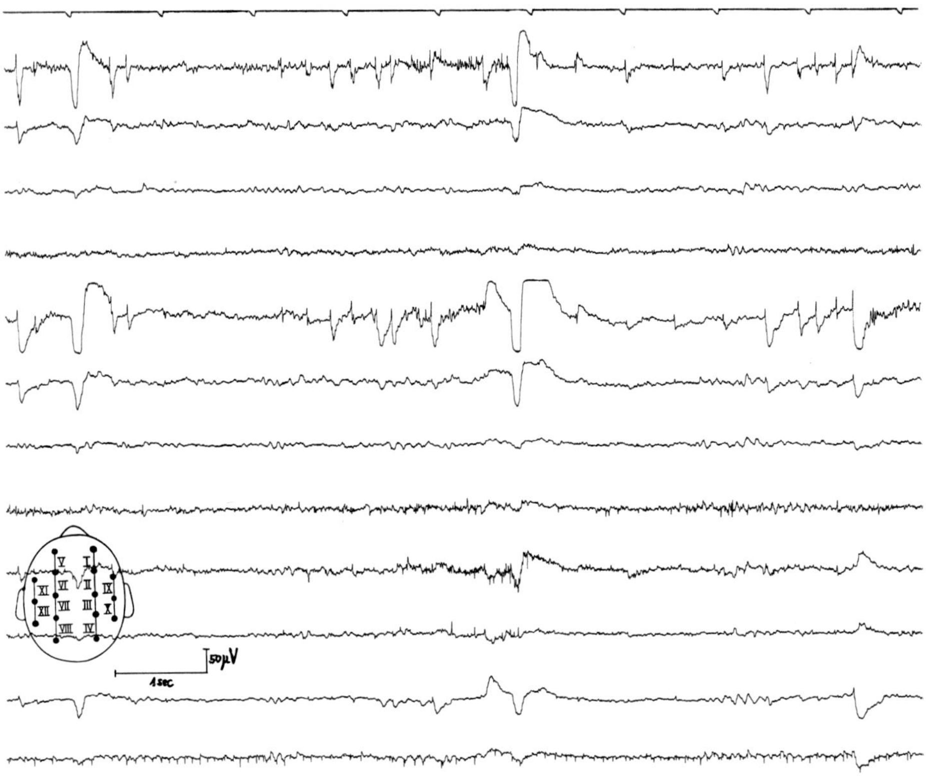

Abb. 3: Augenartefakte durch Lidschlag (besonders über der Frontopraecentralregion). Außerdem in gleicher Lokalisation Muskelartefakte.

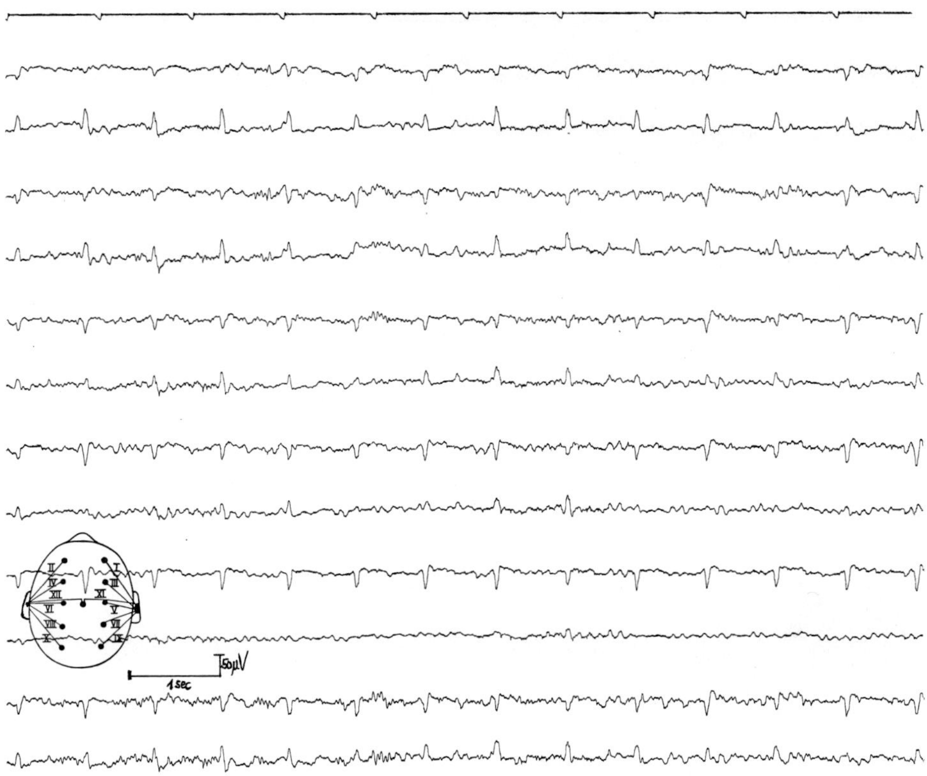

Abb. 4: EKG-Einstreuungen von beiden Ohrelektroden.

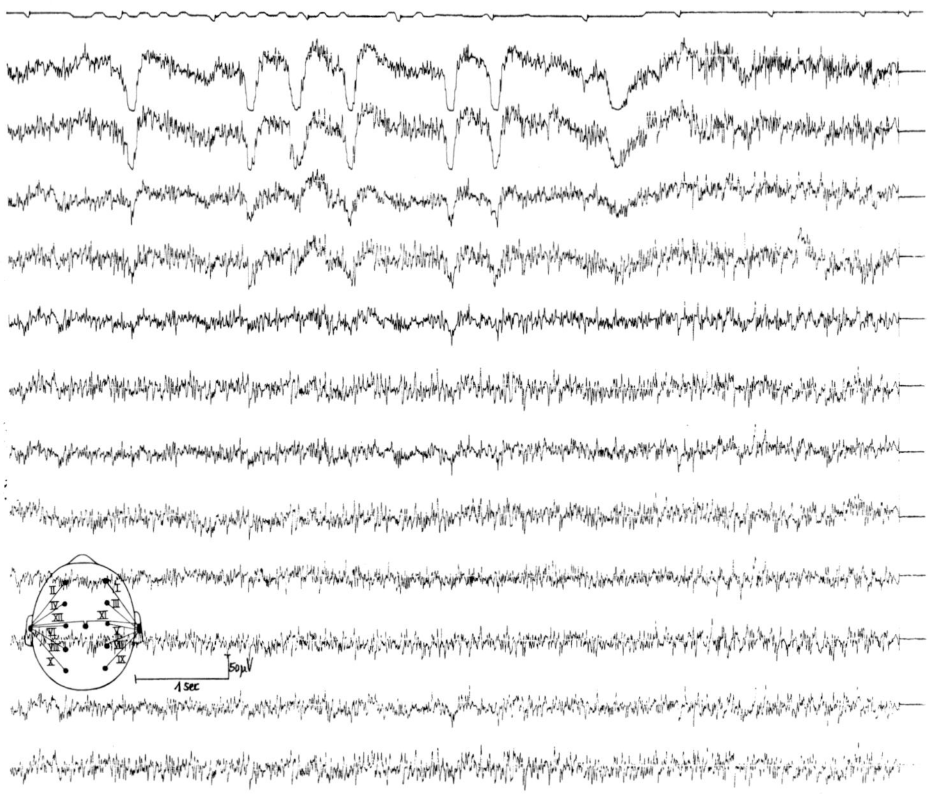

Abb. 5: Muskelartefakte durch Verspannung vor allem der Mm. temporalis. Über der Frontopraecentralregion Augenartefakte (beim Augenöffnen).

5. Elektrostatische Artefakte: Sie entstehen durch statische Ladungen, z.B. an Krepp- oder Gummisohlen, die am Patienten vorbeibewegt werden.

6. Instrumentelle Artefakte: Sie werden durch Störungen im Gerät selbst hervorgerufen, wobei es sich um Defekte an den Röhren, Transistoren oder Schaltkontakten handelt.

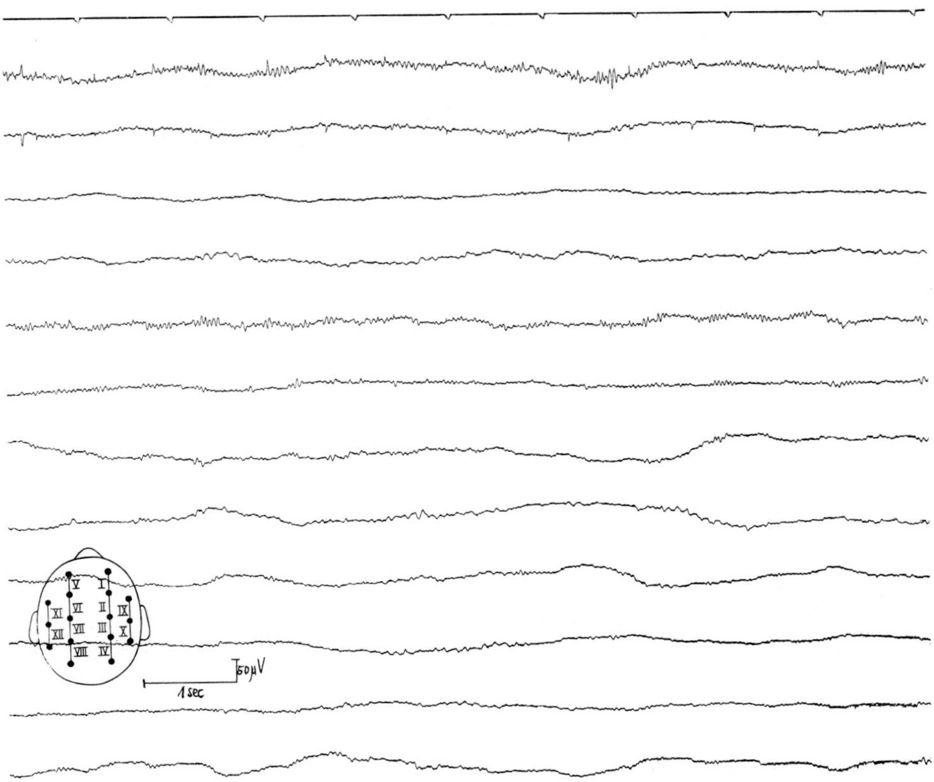

Abb. 6: Schwitzartefakte mit sehr trägen langsamen Grundlinienschwankungen.

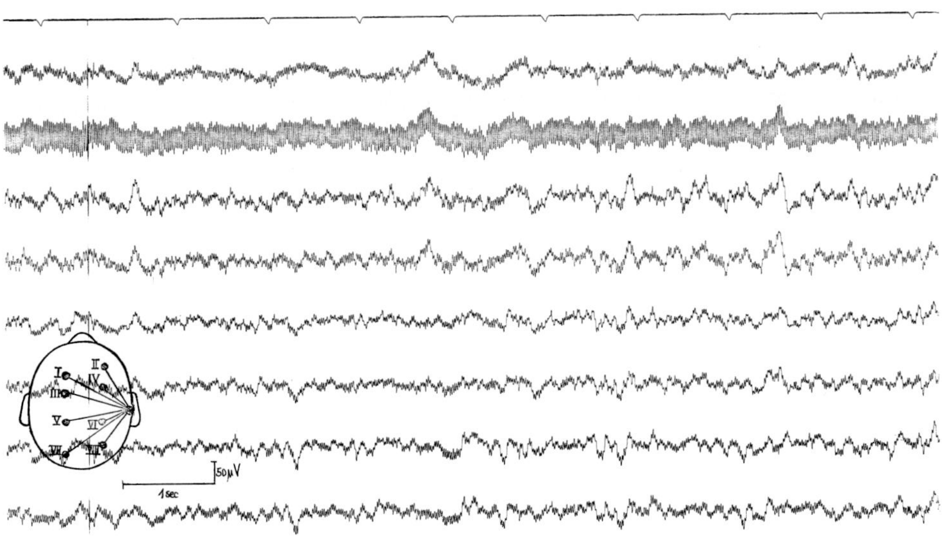

Abb. 7: Wechselstromartefakte über allen Ableitepunkten (bs. im 2. Kanal).

3.4. Schaltschemata

Grundsätzlich können 2 Ableitungsarten (Abb. 8) gewählt werden: die uni- sowie die bipolare Ableitung. Bei den unipolaren Ableitungen (Abb. 8 a) werden Spannungsdifferenzen zwischen Ableitepunkten an der Schädelkonvexität und einer gemeinsamen Referenzelektrode abgegriffen. Dabei muß man sich bewußt sein, daß es keine ideal indifferente Bezugselektrode gibt. Dieser Erwartung kommt die Wilsonelektrode am nächsten, bei der alle Elektroden über große Widerstände zu einem Punkt verbunden werden, so daß die Spannungen sich weitgehend gegenseitig aufheben, und nur eine geringe Basisaktivität verbleibt. Am meisten haben sich an den Ohrläppchen befestigte Elektroden (Ohrelektroden) bewährt, die allerdings vor allem Einstreuungen aus der Temporal- und Temporobasalregion erhalten. Durch die gute Leitfähigkeit der Strukturen an der Schädelbasis (Liquorkissen der basalen Cysternen, Muskulatur unterhalb der Schädelbasis) kommt es zu einer gleichmäßigen Ausbreitung der an der Hirnbasis entstehenden Aktivität. So entsteht ein «Durchschnittspotential» gegenüber der Schädelkonvexität (JUNG, 1953), und dort entstandene lokale Potentialdifferenzen können gut erfaßt und unterschieden werden. Mancherorts werden Referenzelektroden an der Nasenwurzel, am Kinn oder sogar an der Vertebra prominens gewählt, wobei die ersteren in etwa den gleichen Bedingungen wie die Ohrelektroden unterliegen, während die letztere vor allem starken EKG-Einstreuungen ausgesetzt ist. Der Vorteil der unipolaren Ableitung liegt darin, daß sie in etwa Größe, Form und Polungsrichtung der Potentialschwankungen richtig wiedergibt. Unzuverlässiger ist sie dagegen in der Aussage über die Lokalisation einer focalen Veränderung (Tab. 1).

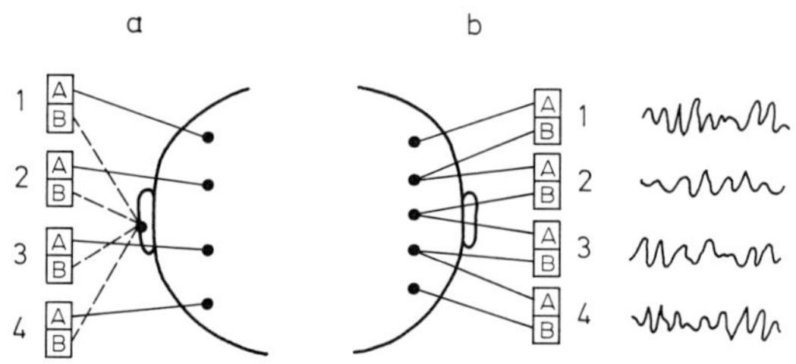

Abb. 8: Schematische Darstellung der Schaltschemata: a) unipolare Ableitung mit Verbindung aller Elektroden an der Kopfhaut jeweils im A-Eingang eines Kanales mit einer gemeinsamen Bezugselektrode im B-Eingang. b) bipolare Ableitung, bei der jede Elektrode mit dem B-Eingang des einen und dem A-Eingang des benachbarten Kanales verbunden ist.

Bei den bipolaren Ableitungen (Abb. 8 b) werden Potentialdifferenzen zwischen benachbarten Elektroden über der Konvexität abgegriffen. In der Regel erfolgt die Verkoppelung in Serienschaltung, indem eine Elektrode jeweils mit umgekehrtem Vorzeichen auf zwei benachbarte Kanäle kommt; das bedeutet, daß jede Elektrode sowohl mit dem B-Eingang des einen und dem A-Eingang des nächsten Verstärkerkanals verbunden ist. Auf diese Weise werden Potentiale, die sich in der unmittelbaren Nachbarschaft einer Elektrode befinden, auch durch zwei benachbarte Verstärkerkanäle wiedergegeben, wobei durch die Umpolung eine Phasenumkehr entsteht (Abb. 9). Tritt dieses Phänomen der Phasenumkehr auf, so kann dadurch eine exakte Lokalisation erfolgen, was besonders in der Hirntumordiagnostik von großer Bedeutung ist. Die Amplituden sind bei der bipolaren Schaltung kleiner als bei der unipolaren Ableitung, und bei eng sitzenden Elektroden besteht immer die Gefahr von Kurzschlußbildung (Tab. 1).

Tabelle 1: Unterschiede zwischen uni- und bipolarer Ableitung (H. PETSCHE 1970)

Bipolar	Unipolar
Prinzip	
Messung der Potentialdifferenzen zwischen zwei aktiven Elektroden	Messung der Potentialdifferenzen von aktiven Elektroden gegenüber einer (möglichst wenig aktiven) Bezugselektrode
Vorteile	
Rasches Auffinden eines Herdes mit Hilfe der Phasenumkehr Weniger Artefakte durch 50 Hz Zahl der Kanäle = Zahl der Elektroden − 1	Amplituden verwertbar (geeignet zur Vermessung von Potentialfeldern) Geeignet für Phasenmessungen Elektrodenabstände weniger kritisch
Nachteile	
Amplituden nur beschränkt verwertbar Fehldeutungen durch Scheinfrequenzen möglich Nicht geeignet für die Konstruktion von Potentialfeldern Änderung des Elektrodenabstandes kann Kurvenform ändern	Keine ideale Referenzelektrode Mehr Artefakte durch 50 Hz Sorgfältigeres Studium der Kurven erforderlich Zahl der Kanäle = Zahl der Elektroden
Zu beachten	
Ein «Herd» sollte nur dann diagnostiziert werden, wenn Phasenumkehr in zwei aufeinander senkrecht stehenden Elektrodenreihen Ableitungen nur in geraden Elektrodenreihen Gleiche Elektrodenabstände erforderlich Unklare Phasenumkehr nicht verwertbar	Eine Phasenumkehr kann durch eine aktive Referenzelektrode bedingt sein Ohren als Referenzelektrode nicht zu empfehlen Bessere Abschirmung des Patienten erforderlich Goldman-Offner-Elektrode: Fehllokalisationen bei anderen als herdförmigen Tätigkeiten möglich

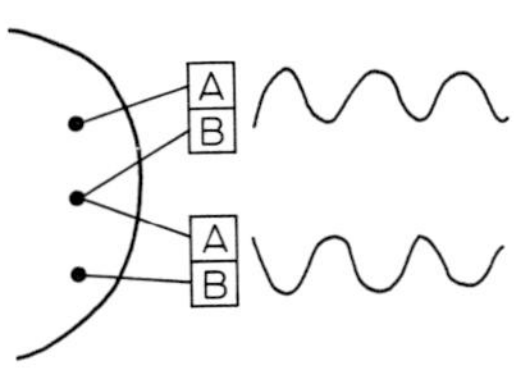

Abb. 9: Schematische Darstellung der Phasenumkehr, die dadurch zustande kommt, daß Potentialschwankungen in der Umgebung einer Elektrode mit umgekehrtem Vorzeichen auf benachbarte Kanäle kommen, da sie auf dem einen Kanal mit dem B-Eingang und auf dem benachbarten mit dem A-Eingang erfaßt werden, die zueinander umgekehrt gepolt sind.

Da beide Ableitearten, wie es zusammengefaßt aus Tabelle 1 nochmals zu ersehen ist, Vor- und Nachteile besitzen, hat es sich in Deutschland durchgesetzt, beide in Kombination miteinander anzuwenden, um so ein Optimum an Aussagemöglichkeit über diffuse wie auch insbesondere lokale Veränderungen des Hirnstrombildes zu erhalten.
Als eine weitere Bezeichnung zur besseren Hervorhebung von focalen Veränderungen hat sich die Hjorth'sche Methode der Quellenableitung erwiesen. Hierbei wird die Potentialdifferenz zwischen dem Potential der Quellenelektrode und dem Mittelwert der

Potentiale der Nachbarelektroden (6–9 Elektroden der Umgebung) aufgezeichnet. Dabei erfolgt auch eine Wichtung nach dem Abstand der Umgebungselektroden zur Quellenelektrode. Dadurch ist es möglich, die Aktivität der Quellenelektrode weitgehend unabhängig vom Einfluß der Nachbarelektroden zu registrieren.
Die Schaltprogramme richten sich nach der Anzahl der Elektroden sowie der zur Verfügung stehenden Verstärkerkanäle. Für die Routinediagnostik genügen 8 Kanäle vollauf, wenn auch heute in den größeren klinischen Labors immer häufiger 12- oder 16-kanälige Geräte oder sogar Geräte mit einer noch größeren Anzahl von Kanälen zur Verfügung stehen. Um Seitenvergleiche vornehmen zu können, müssen die Elektroden auf beiden Seiten der Konvexität immer in gleichen Abständen gesetzt werden, da bei Distanzdifferenzen Amplitudenunterschiede entstehen. Je größer der Abstand zweier Elektroden ist, um so größer ist die Potentialdifferenz und damit um so höher die Amplitude.
Für die Elektrodenplazierung genügen nach dem bewährten Schema von JUNG 8 Elektroden über der Konvexität (jeweils in frontaler, praecentraler, parietaler und occipitaler Position über beiden Hemisphären in einem Abstand von ca. 3–4 cm von der Mittellinie), jeweils 2 Elektroden über der Temporalregion sowie 2 Ohrelektroden. Das Positionsschema von G. WALTER kannte nur insgesamt 8 Elektroden über der Konvexität und temporal (Abb. 10a), während das Schema von JASPER 21 Konvexitäts- und Temporalelektroden umfaßt (Abb. 10c). Die Abbildungen 10d und 10e geben Empfehlungen für

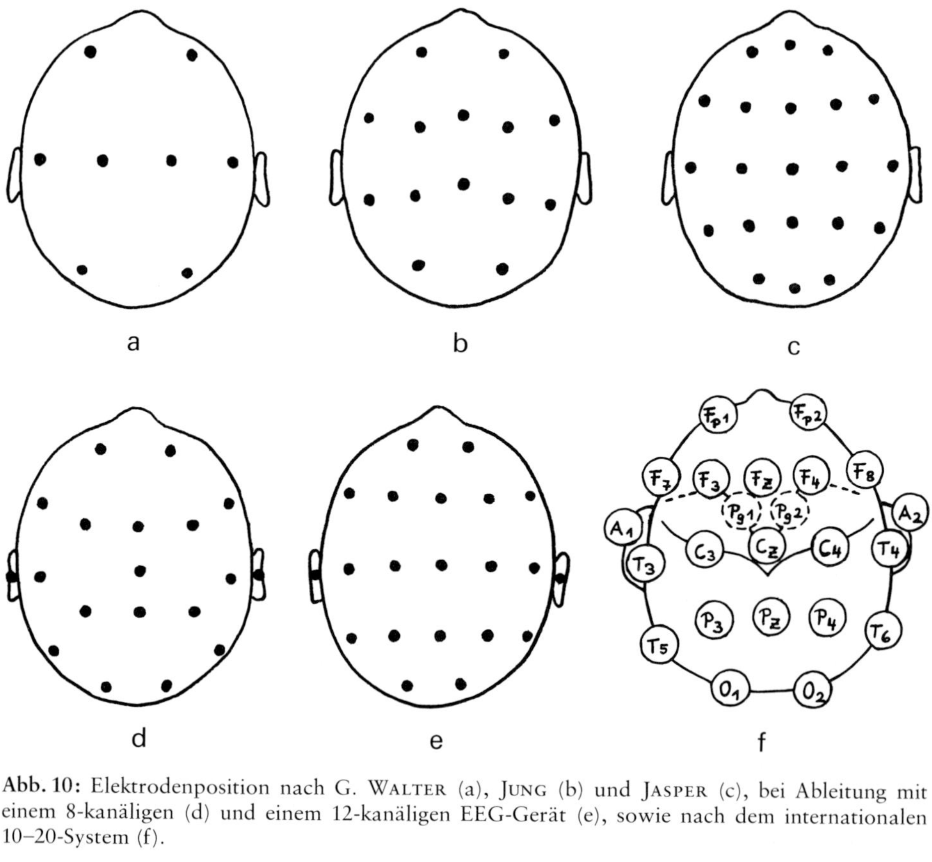

Abb. 10: Elektrodenposition nach G. WALTER (a), JUNG (b) und JASPER (c), bei Ableitung mit einem 8-kanäligen (d) und einem 12-kanäligen EEG-Gerät (e), sowie nach dem internationalen 10–20-System (f).

die Elektrodenzahl und -plazierung bei 8- und 12-kanäligen Geräten, wobei der erstere Vorschlag 19, der letztere einschließlich Ohrelektroden 21 Elektroden umfaßt. Gegenüber dem JASPERschen Schema liegt der Unterschied lediglich im Verzicht auf die frontale und occipitale sagittale Elektrode. Die internationale Standardposition der Elektroden (144) entspricht dem Schema von JASPER (Abb. 10c) mit zusätzlich 2 Pharyngeal- und Ohrelektroden. Da dabei die Abstände der Elektroden 10% oder 20% einer Strecke betragen, bezeichnet man das System auch «ten-twenty-System» (Abb. 10f). Es hat sich auch eingebürgert, die Elektroden mit Buchstaben und Ziffern zu bezeichnen, wobei die Buchstaben die Abkürzung für die Lokalisation (Pg = pharyngeal, Fp = frontopolar, F = frontal, C = zentral, T = temporal, O = occipital, A = Ohrläppchen) und gerade Zahlen rechts, ungerade Zahlen links bedeuten. Die Elektroden der Mittellinien werden zusätzlich mit Z markiert.

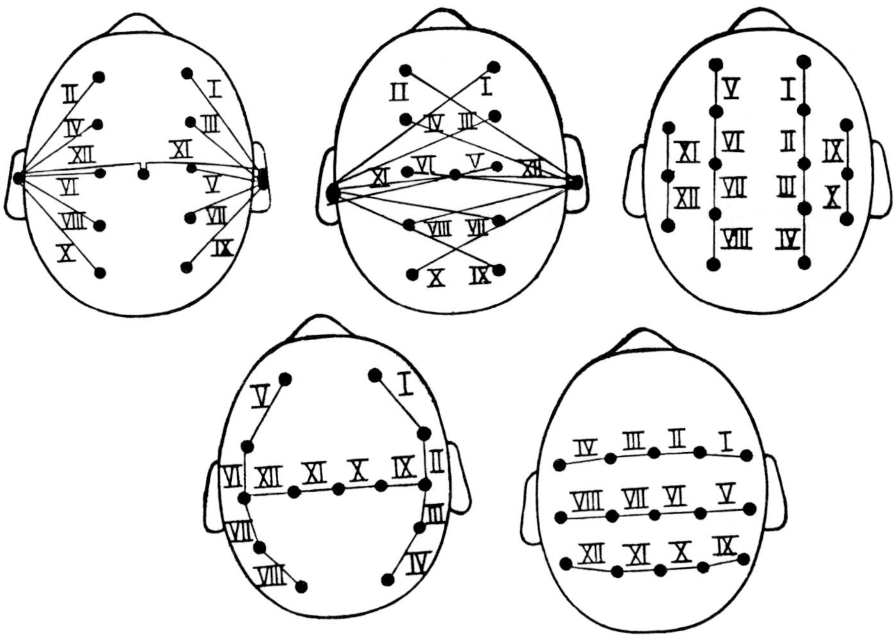

Abb. 11a: Ableiteschema für ein 12-kanäliges Gerät
I. Unipolare Schaltung mit Ableitung gegen das gleichseitige Ohr und querlaufender bipolarer Ableitung vom rechten zum linken Ohr über eine sagittal postierte Elektrode
II. Unipolare Schaltung mit Ableitung gegen das gegenseitige Ohr und querlaufender bipolarer Ableitung vom linken zum rechten Ohr über eine sagittal postierte Elektrode
III. Bipolare Schaltung mit Reihenableitung zunächst über der rechten, dann über der linken Hemisphäre sowie anschließend über die 3 rechten und die 3 linken temporalen Elektroden
IV. Bipolare Schaltung mit Reihenableitung von frontal über die temporalen Elektroden nach occipital (zuerst rechts, dann links) sowie mittlere Querreihe von rechts temporal Mitte und central zu den gleichnamigen Ableitepunkten der Gegenseite
V. Bipolare Schaltung mit einer vorderen, mittleren und hinteren Querreihe, die jeweils von den 3 temporalen Elektroden rechts ausgeht und je nachdem mit der praecentralen, centralen oder parietalen Elektrode verbunden sind; die Querreihe läuft dann über die entsprechenden sagittalen Elektroden zu den gleichnamigen Elektroden der anderen Seite.

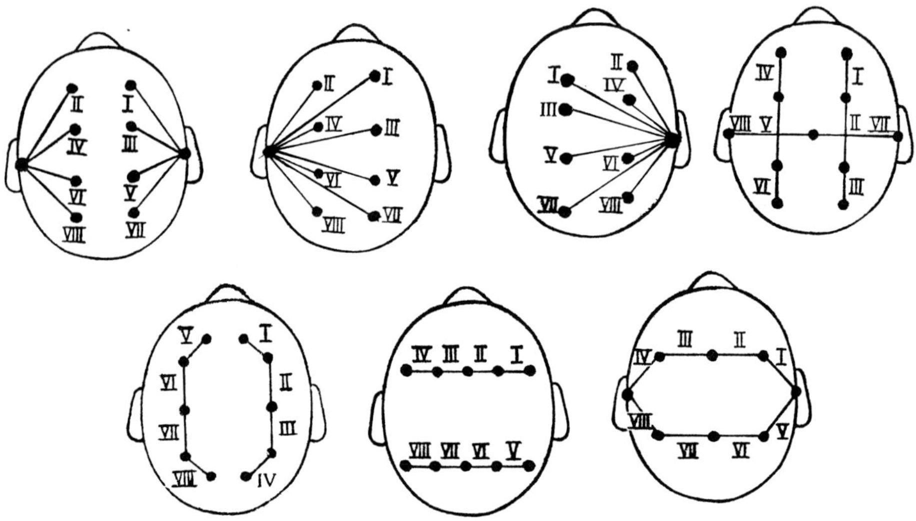

Abb. 11b: Ableiteschema für ein 8-kanäliges Gerät
I, II, III: Unipolare Schaltung mit Ableitung gegen das gleichseitige (I), das linke (II) oder das rechte Ohr (III)
IV: Bipolare Schaltung mit Reihenableitung von frontal nach occipital, zunächst rechts, dann links sowie eine lange Querreihe vom rechten zum linken Ohr über die mittlere sagittale Elektrode
V: Bipolare Schaltung mit Reihenableitung von frontal über die temporalen Elektroden nach occipital, zunächst rechts, dann links
VI, VII: Bipolare Schaltung mit Querreihenableitung, ausgehend von der vorderen und hinteren temporalen Elektrode rechts (VI), bzw. ausgehend von der rechten Ohrelektrode (VII).

Es ist empfehlenswert, bei den unipolaren Schaltungen nach Ableitung der Konvexitätselektroden gegen das gleichseitige Ohr die Seiten zu wechseln, um so Einstreuungen, die von der Ohrelektrode stammen, zu erfassen. Diese erscheinen dann ganz unabhängig von der Konvexitätsseite immer an den mit dem entsprechenden Ohr zusammengeschalteten Punkten. Bei den bipolaren Schaltungen wählt man in der Regel Längsreihen, die über die paramediane und die temporale Elektrodenreihe, sowie Querreihen, die von den Temporal- bzw. Ohrelektroden der einen Seite über die paramedianen und sagittalen Elektroden zu den entsprechenden Ableitepunkten der anderen Seite laufen. Während in den unipolaren Ableitungen die Schaltung in der Regel im steten Wechsel von rechts nach links erfolgt, so daß die entsprechenden Kurven untereinander aufgezeichnet werden, hat es sich der Übersichtlichkeit wegen bewährt, die bipolaren Ableitungen in Blöcken zu schalten. Auf diese Weise fällt z.B. das Phänomen der Phasenumkehr sofort ins Auge.
Die für dieses Buch ausgewählten Abbildungen entstammen in der Regel Kurven, die entweder mit einem fahrbaren 8- oder einem 12-kanäligen Standgerät abgeleitet wurden.
Die dabei benutzten Schaltschemata sind aus der Abbildung 11 zu ersehen.

3.5. Ableiteräume und Arbeitsorganisation

Die Ableiteräume sollten möglichst schallisoliert sein, und der Patient während der Ableitung von der EEG-Assistentin gesehen werden können, damit irgendwelche Veränderungen – insbesondere epileptische Anfälle – beobachtet werden können. Das ist meist schon dadurch garantiert, daß sich EEG-Gerät und damit auch die EEG-Assistentin zusammen mit dem Patienten im gleichen Raum befinden; als Idealzustand wäre jedoch anzusehen, wenn sich der Patient allein in einer geschlossenen Boxe aufhalten würde, die durch ein Fenster überblickt werden kann.

Um eine möglichst artefaktfreie Ableitung zu garantieren, müssen Patient, Elektroden und Ableiteschnüre gegen Wechselstromeinstreuungen abgeschirmt werden. Gegen hochfrequente Wechselströme, die z.B. von Diathermie-, oder Funk- und Sendegeräte in unmittelbarer Nähe stammen, schützt am besten ein Faradayscher Käfig. Laufen durch die Wände des Ableiteraumes Starkstromleitungen, so besteht die Gefahr, daß bei unvollkommener Isolation Kriechströme entstehen. Um diese abzuleiten, ist es erforderlich, daß die Wände mit leitenden Flächen ausgekleidet werden, die mit der Gerätemasse in Verbindung stehen. Schließlich ist dafür zu sorgen, daß zwischen Starkstromleitungen und Patienten mindestens 10 m Abstand liegt. Um Starkstromleitungen entstehen nämlich elektromagnetische Wechselfelder, die auf den Gerätekabeln und Ableiteschnüren Wechselströme hervorrufen, deren Induktion durch Faradayschen Käfig und Erdung nicht verhindert werden kann. Zur Abschirmung können eng- oder weitmaschige verzinkte Eisengitter oder Zinkfolien, mit denen die Wände, die Decke und der Fußboden bekleidet werden, dienen. Darüber hinaus sollten die Wände möglichst frei von größeren Stromversorgungsleitungen sein.

Eine Routine-EEG-Ableitung sollte zumindest 20 Minuten dauern und einen Kurvenabschnitt unter 5 Minuten Hyperventilation enthalten. Berücksichtigt man die Zeit, die die EEG-Assistentin dazu braucht, um das Ableitegerät zu warten, die Personalien des Patienten aufzunehmen, die Elektroden zu setzen sowie den EEG-Befund zu schreiben und zum Versand zu bringen, so umfaßt der Arbeitsaufwand für eine Ableitung ca. $1^1/_4$ bis $1^1/_2$ Stunden, so daß am Tag höchstens 5–7 Ableitungen von einer EEG-Assistentin bewältigt werden können.

Die Ausbildung der EEG-Assistentin ist leider in Deutschland noch nicht einheitlich geregelt. Sie sollte möglichst in einem EEG-Labor mit einer Frequenz von mehr als 1000 Ableitungen im Jahr erfolgen. Das Labor sollte von einem Arzt geleitet werden, der sich auch dem theoretischen Unterricht widmet.

Für Ärzte gilt als Erfahrungssatz, daß sie erst einigermaßen selbständig und urteilssicher EEG-Kurven auswerten können, wenn sie mindestens $^1/_2$ Jahr ganztägig oder 1 Jahr halbtägig in einem EEG-Labor gearbeitet haben, in dem mehr als 1800 EEGs im Jahr abgeleitet werden, und dem ein Arzt mit mindestens 3-jähriger Erfahrung vorsteht. Dies sind auch die Grundbedingungen, die erfüllt sein müssen, um den Antrag zur Aufnahme in die Deutsche EEG-Gesellschaft stellen zu können. Erst nach Ablegung einer theoretischen und praktischen Prüfung vor einem durch die Deutsche EEG-Gesellschaft bestimmten Prüfer wird das entsprechende Zertifikat erteilt. Beim Aufnahmeantrag muß ein von der Deutschen EEG-Gesellschaft herausgegebenes Protokollbüchlein vorgelegt werden, aus dem zu ersehen ist, wieviele EEGs mit welchen Diagnosen ausgewertet worden sind. Außerdem muß der Antragsteller nachweisen, daß er selbständig EEG-Ableitungen durchgeführt hat.

4. Graphoelemente – Terminologie (39, 113, 116, 187, 219, 290)

4.1. Frequenz und Amplitude

Das mit den üblichen EEG-Geräten abgeleitete Hirnstrombild zeigt vorwiegend Wellen mit Frequenzen um 1–30/sec. Seit BERGER unterscheidet man folgende Frequenzbereiche, die man mit griechischen Buchstaben belegt (Abb. 12):

14–30/sec = β-Wellen
8–13/sec = α-Wellen
4– 7/sec = ϑ-Wellen oder Zwischenwellen
0,5– 3/sec = δ-Wellen
unter 0,5/sec = Subdelta-Wellen
über 30/sec = γ-Wellen

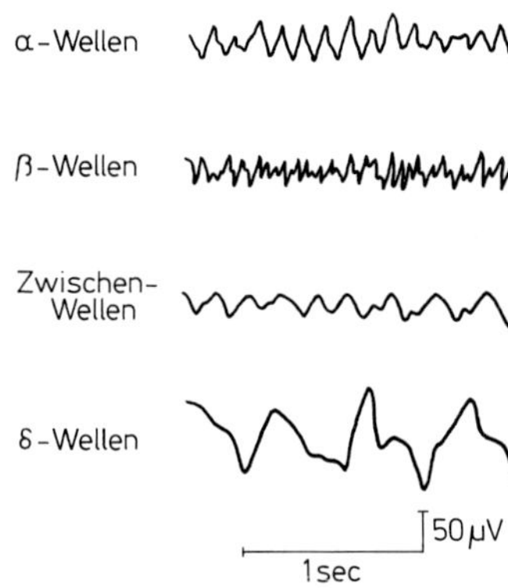

Abb. 12: Beispiele aus den EEG-Frequenzbereichen.

Wenn auch die Einteilung in diese Frequenzbereiche wohlbegründet ist und auf allgemeinen Erfahrungssätzen beruht, so sind die Grenzen doch fließend, so daß es gerade am Übergang von α- zu β-Wellenfrequenzen Überschneidungen gibt. Das gleiche gilt für den Grenzbereich der 7–8/sec-Frequenzen. Die Amplitude der α-Wellen liegt im Durchschnitt bei 40–60 μV und kann von 10 bis 150 μV betragen. Die schnelleren Frequenzen zeigen meist niedrigere Amplituden (Ausnahmen z.B. die hohen β-Wellen bei der Narkose), während die langsamen Wellen meist mit einer Amplitudenerhöhung einhergehen (Ausnahme z.B. flache Deltawellen im Zentrum eines Herdbefundes).

4.2. Morphologie der Graphoelemente

Von der Morphologie her unterscheidet man zwischen einfachen und zusammengesetzten (= pattern) Graphoelementen. Die Wellen können gleichförmig (monomorph) oder vielgestaltig (polymorph) sein. Meist sind an- und absteigender Schenkel der Wellen nicht gleich steil und gleichgestaltet. Als steile Wellen (sharp waves) (Abb. 50) bezeichnet man Graphoelemente, die aus einem steil ansteigenden und einem flacher ab-

fallenden Anteil bestehen, meist mehrphasisch sind und höchstens 80–200 msec dauern. Noch steilere Wellen mit meist hohen Amplituden und einer Dauer von unter 80 msec bezeichnet man als Spitzen (= spikes) (Abb. 50). Beide Wellenformen gelten als spezifisch epileptische Elemente.
Nach internationalem Übereinkommen sind EEG-Kanäle im A-Eingang so gepolt, daß Ausschläge in den EEG-Kurven nach oben einer negativen, solche nach unten einer positiven Potentialschwankung entsprechen.
Das klassisch zusammengesetzte Wellenmuster ist der «spikes and waves-Komplex» (Abb. 50, 53), bestehend aus einem spike gefolgt von einer langsamen Welle. In einer Frequenz von 3/sec entspricht es dem typischen Muster der Petit mal-Absence. Tritt es in einer Frequenz von 2/sec auf, dann bezeichnet man es als «spikes and waves-Variante» (Abb. 50). Bei einer Kombination von spikes oder sharp waves mit buckligen langsamen Wellen spricht man von «spike and hump», bzw. «sharp and slow wave». Eine Kombination von mehreren spikes mit einer nachfolgenden langsamen Welle stellt der «poly- (bzw. multi-)spikes wave-Komplex» dar (Abb. 50, 54). In ein Muster von unregelmäßigen hochgespannten langsamen Wellen eingestreute spikes und sharp waves bilden das typische Bild einer «Hypsarrhythmie» (Abb. 50, 51), die man bei dem Propulsiv-Petit mal, bzw. den BNS-Krämpfen vorfindet. Bei Weckreizen treten im Schlaf langsame, hochgespannte Wellen auf, deren absteigender Schenkel von schnelleren Wellen überlagert wird, die man als K-Komplex bezeichnet.

4.3. Chronologie der Graphoelemente

Die verschiedenen Graphoelemente können in einem Kurvenlauf einmalig oder eingestreut (vereinzelt oder gehäuft) auftreten. Sie können in Gruppen (mehrere hintereinander) oder in Serien (mehrere Sekunden lang) oder über größere Abschnitte hin in Erscheinung treten. Unterbrechen sie die Grundaktivität abrupt oder treten sie mit rasch ansteigenden Amplituden auf, so handelt es sich um paroxysmale Veränderungen, wobei es sich um unregelmäßige wie auch um mehr oder weniger regelmäßige Wellenfolgen handeln kann. Bei regelmäßigem An- und Abstieg der Amplituden spricht man von Spindeln. Ein Musterbeispiel dafür sind die Schlafspindeln mit regelmäßigen Wellen von 10–15/sec-Frequenz (Abb. 22c). Rhythmen sind Wellenfolgen, die sich mit der gleichen Frequenz über längere Zeitabschnitte regelmäßig wiederholen. Bei der Dysrhythmie dagegen mischen sich langsame und schnelle Wellen unterschiedlicher und wechselnder Amplitude.

4.4. Topographie der Graphoelemente

Die Graphoelemente können über mehrere Ableitepunkte zur gleichen Zeit (= synchron) oder mit einer zeitlichen Verschiebung (= asynchron) zur Beobachtung gelangen. Sie können über beiden Hemisphären gleichzeitig an den entsprechenden Ableitepunkten (= generalisiert), oder umschrieben an bestimmten Ableitepunkten (= herdförmig oder focal) auftreten. Von diffus eingestreut spricht man, wenn sie ohne umschriebenen Schwerpunkt über mehreren oder sogar allen Ableitepunkten erscheinen.
Die topographischen Bezeichnungen richten sich nach den Hirnrindenfeldern, über denen an der Schädeldecke die Elektroden postiert sind (frontal, praecentral, central, parietal, occipital, temporal vorne, - Mitte, - hinten, temporobasal).

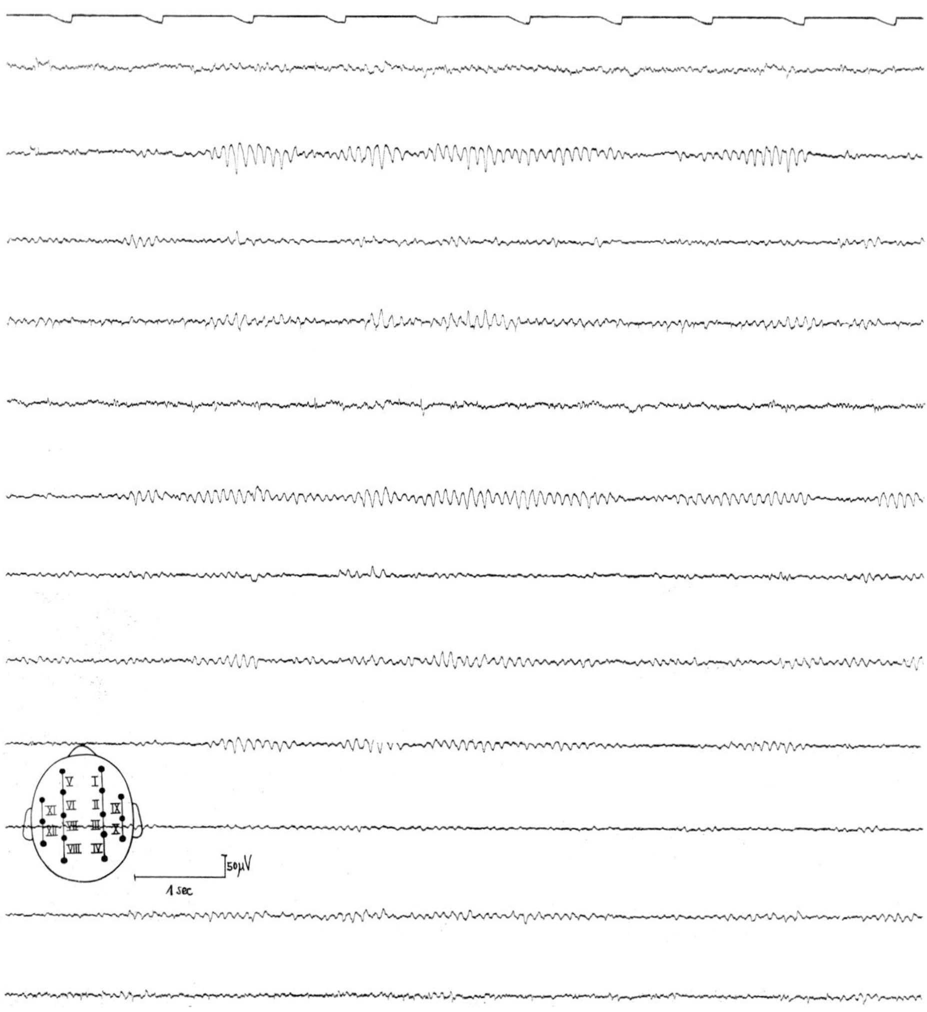

Abb. 13: Arkadenrhythmus über der Centralregion, rechts deutlicher als links.

Die α-Wellen haben ihren Ausprägungsschwerpunkt im Normalfall über der Occipitalregion, die β-Wellen in der Regel frontal und praecentral. Über der Centralregion kann man nicht selten regelmäßige, arkadenförmige α-Wellen finden, die man als μ- oder Arkadenrhythmus bezeichnet (Abb. 13). Sie werden durch Bewegungen des Patienten oder sogar nur durch die Intention dazu ausgelöscht. Sie bleiben durch Augenöffnen und Photostimulation unbeeinflußt. Treten sie einseitig auf und gehen im Schlaf in langsame Wellen über, dann ist ihnen ein Herdcharakter zuzuerkennen. Parietooccipital sind die λ-Wellen lokalisiert, wobei es sich um positive steile Wellen von langsamerer oder schnellerer ϑ-Frequenz handelt, die nur bei offenen Augen, besonders bei Kleinkindern, auftreten und mit optischen Eindrücken verbunden sein sollen. Treten rasche positive steile Wellen, meist in Serien, bei geschlossenen Augen im Schlaf und auch in leichter Narkose bei passiv geöffneten Augen auf, so bezeichnet man sie als ϱ-Wellen (Ro-Wellen). Ob sie mit traumhaften Erlebnissen korrelieren, ist noch ungeklärt. Über der Praecentralregion haben die β-Schlafspindeln ihr Maximum (Abb. 22c), während die auch im Schlaf auftretenden sogenannten «Vertexzacken» oder «biparietalen humps» sich symmetrisch über der Scheitelregion ausbreiten. Es sind steile, vorwiegend nach negativ gerichtete Wellen, die parasagittal die höchsten Amplituden zeigen und im Gegensatz zu Krampfpotentialen niemals über der Temporalregion lokalisiert sind.

4.5. EEG-Auswertung und -Befundung

In Anlehnung an das Auswertungsschema von Jung hat es sich bewährt, die Befundung in 3 Schritten vorzunehmen. Im ersten Teil – der Zusammenfassung – erfolgt eine Beschreibung des Kurvenablaufes, in der zunächst die vorherrschende Aktivität – im Normalfall α-Wellen – mit ihrer Häufigkeit, Frequenz und Ausbreitung über den einzelnen Hirnregionen angeführt wird. In der Regel wird die Amplitude über der Occipitalregion (abgelesen in den unipolaren Ableitungen) vermerkt. Danach folgt ein Hinweis auf das Ausmaß und die Lokalisation von Wellenfolgen anderer Frequenzen (z. B. β- und ϑ-Wellen). Sind Asymmetrien oder Seitendifferenzen vorhanden, so schließt sich deren detaillierte Beschreibung (Frequenzen, genaue Lokalisation, Phasenumkehr, besondere Graphoelemente) an.
Bei paroxysmalen Veränderungen ist auf die Wellenform (hohe langsame Wellen, spikes, spikes and waves, sharp waves, etc.), ihre örtliche Verteilung und Ausbreitung (generalisiert, asymmetrisch oder focal, Schwerpunktsbildung über bestimmten Hirnregionen), ihren zeitlichen Ablauf (Gruppen, Serien oder größere Abschnitte, bilateral synchron) sowie auf die Anordnung der Wellen (ob regelmäßig in Frequenz und Amplitude oder unregelmäßig) zu achten. Schließlich ist noch auf den Kurvenablauf unter Provokation – im Routine-EEG unter HV – einzugehen, wobei jedoch nur Veränderungen gegenüber dem Ausgangs-EEG zu erwähnen sind. Bei der Beschreibung sollte auf Ausdrücke verzichtet werden, die gleichsam schon die «EEG-Diagnose» vorwegnehmen, wie z. B. paroxysmale Dysrhythmie, Herdbefund etc., oder die schon für bestimmte neurophysiologische Vorgänge festgelegt sind und so falsche Vorstellungen erwecken können.
Im zweiten Teil – der Beurteilung – wird zum Ausdruck gebracht, ob es sich um ein normales EEG (α-EEG oder Normvariante) handelt oder nicht. Bei pathologischen Veränderungen werden zunächst Allgemeinveränderungen, dann die Herdbefunde und schließlich die paroxysmalen Störungen und Krampfaktivitäten angeführt.
Der dritte Teil enthält die Interpretation des EEGs im Hinblick auf die klinische Fragestellung. Man sollte sich dabei vor allzu weitreichenden Spekulationen hüten und sich auf Hinweise auf gesicherte Zusammenhänge beschränken. Insbesondere sollte man sich immer der Tatsache bewußt sein, daß das EEG nur ein Funktionsdiagramm darstellt und keinerlei gesicherte Aussage über morphologische Veränderungen des Gehirns zuläßt. Außerdem stellt eine EEG-Ableitung nur einen zeitlich begrenzten Ausschnitt der Hirnstromwellenbildung dar, die nur einer Momentaufnahme gleichkommt. Erfahrene EEG-Auswerter wissen, wie häufig bei wiederholten EEG-Ableitungen unterschiedliche Kurvenabläufe zu beobachten sind, was man sich auch auf der Suche nach pathologischen Veränderungen durch Wiederholung- bzw. Langzeitableitungen (Langzeitmonitoring) zunutze macht. Schließlich darf nicht vergessen werden, daß die Elektroencephalographie vornehmlich ihre Ergebnisse aus der Erfahrung durch Vergleich mit den klinischen Krankheitsbildern gewonnen hat, so daß eigentlich auch nur ein erfahrener Kliniker ein guter EEG-Auswerter sein kann.

NEUROLOGISCHE KLINIK

STÄDT. KRANKENANSTALTEN
MANNHEIM
Klinik / Station

EEG-Anmeldung

Pat. Nr. 2233/74

Name Alfons B.

Geb.-Datum 20.4.1915

Anschrift Mannheim, Seiboldstr. 5

Datum: 5.5.74

EEG-Nr.: 825/74

frühere EEG-Nr.: --

Aufnahme
Tag 2.5.1974
Uhrzeit 12 Uhr

Anamnese: Am 2.5.1974 gegen 7 Uhr beim Aufstehen plötzliche rechtsseitige Gesichts- und Extremitätenlähmung. Seit längerem Hypertonie mit Werten um 200 mmHg systolisch bekannt.

Befund: Hirnn.: Centrale VII-Parese re;
Extrem.: Spastische Hemiparese mit ER re > li; Babinski re positiv; BDR re < li; ∅ Sensibilitätsstörungen. Gemischt senso-motorische Aphasie.

Klinische Diagnose: Cerebraler Gefäßinsult im Versorgungsgebiet der li Art. cerebri media.

Bewußtseinslage: klar

Medikamente: Infusionen mit Rheomacrodex, Lasix, Digitalisierung

Wann abgesetzt:

Anfälle große:

kleine: ∅

Letzter Anfall:

Unterschrift

54.1.08.002 1.74 1000

Abb. 14a: Modell eines EEG-Befundbogens (Vorderseite).

Um eine richtige Interpretation des EEGs geben zu können, müssen dem Auswerter wichtige klinische Daten zur Verfügung stehen. Es hat sich in unserem Labor wie andernorts dabei bewährt, den EEG-Befundungsschein gleichzeitig auch zu einem Fragebogen

Datum der Ableitung:

Hirnelektrischer Befund:

Zusammenfassung:
Gut ausgeprägter, etwas unregelmäßiger, vorwiegend 9-10/sec-
α-Rhythmus mit Amplituden kaum über 50-60 µV occipital bds.
und mit physiologischem Amplitudenabfall nach frontal zu.
Unvollkommener Blockierungseffekt beim Augenöffnen. Eingestreute
kleine ß-Wellen über den vorderen Hirnregionen. Einstreuungen
von unregelmäßigen Zwischenwellen, besonders über den vorderen
sowie temporalen Ableitepunkten. Praecentrocentral sowie temporal
vorne bis temporal Mitte li finden sich immer wieder in Gruppen
langsamere Zwischen- und an einigen Stellen auch δ-Wellen.

Hyperventilation:
Unter Mehratmung wird der Kurvenablauf insgesamt langsamer mit
auch vermehrt diffus eingestreuten Zwischenwellengruppen.

Beurteilung:
Unregelmäßiges EEG vom α-Typ. Leichte Hyperventilationsver-
änderung mit Kurvenverlangsamung. Inkonstanter Herdbefund mit
focaler Dysrhythmie praecentrocentral sowie temporal vorne bis
Mitte li. Keine Anfallspotentiale. - Das EEG weist vor allem
herdförmige Störungen über der li Praecentrocentral- und Temporal-
region auf, die auch unter Berücksichtigung der klinischen
Angaben am ehesten auf eine Encephalomalacie zurückgehen.
Weitere Verlaufskontrollen werden empfohlen.

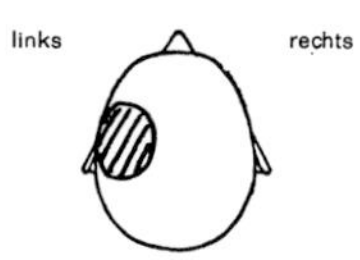

Abb. 14a: Modell eines EEG-Befundbogens (Rückseite).

an den überweisenden Arzt zu machen. Dabei werden – wie es aus der Abbildung 14a zu ersehen ist – auf der Vorderseite die Personalien und die klinischen Angaben und auf der Rückseite die EEG-Beurteilung eingetragen. Auf einer Schädelsilhouette können schließlich in entsprechender Lokalisation augenfällige Herdbefunde eingezeichnet werden. Abb. 14b zeigt das Beispiel eines halbstandardisierten Auswertebogens, auf dem die Beschreibung des Befundes durch Unterstreichen der vorgegebenen Möglichkeiten erfolgt.

Kopfklinikum
der Universität Erlangen-Nürnberg
Neurolog. Klinik
Klinische Neurophysiologie

Nervenklinik ☐
Neurochirurg. Klinik ☐
Station/Abteilung ....
Datum ....

EEG-Nr. ....
Datum: ....
Frühere EEG-Abl. ☐
Datum: ....
Nr.: ....
Ableitung in
EEG-Labor ☐
Intensiv-Stat. ☐
Dauer d. Abl. ....

Diagnose/Fragestellung: ....
Anamnese: ....
Anfallstyp: ....
Medikamente: ....
Klinischer Befund: ....
Sonstige Befunde: ....

....
(Unterschrift des Arztes)

Beobachtungen während EEG-Ableitung: ....

EEG-Kurzbefund
Ausführlicher Befund folgt - nicht

Referenzableitung: **Grundaktivität** Alpha- Beta- Theta- Delta-Wellen
Dominierende Frequenz: ..../s
Amplituden: hoch mittel niedrig labil
Ausprägung: gut mäßig gering kontinuierlich diskontinuierlich
regelmäßig etwas - unregelmäßig
Blockierungseffekt: gut wechselnd unvollständig fehlend paradox
Betawellen: wenig mäßig viel Vorder - Mittel - Hinter - Haupt
Thetawellen/Deltawellen: wenig mäßig viel Vorder - Mittel - Hinter - Haupt
Seitendifferenzen: .... Vorder - Mittel - Hinter - Haupt
Steile/spitze Potentiale: .... Vorder - Mittel - Hinter - Haupt
Vigilanzschwankungen/Schlafstadien

Bipolare Ableitung: Kein HERDBEFUND rechts links Art: ....
Quellen-Ableitung: Kein HERDBEFUND rechts links Art: ....
Hyperventilation: Keine VERÄNDERUNGEN: ....
Artefakte: Augenbewegungen - EKG - Puls - Schwitzartefakte - Knochenlücke - Schrittmacher - Muskel
Technische Artefakte (Elektroden, Wechselstrom): rechts - links ....

Beurteilung

Druckerei Bresler

....
Unterschrift

Abb. 14b: Halbstandardisierter EEG-Auswertebogen.

5. Das normale EEG im Erwachsenenalter

5.1. Das α-EEG und die Normvarianten (39, 95, 113, 176, 187, 219, 279, 377, 378, 379)

Das normale EEG des Erwachsenen im Wachzustand zeigt in seinem Kurvenablauf eine große Variationsbreite. Trotzdem lassen sich einige besondere Typen unterscheiden, die mehr oder weniger häufig vorkommen und meist genetisch bedingt sind:

5.1.1. Das α-EEG (oder das EEG vom α-Typ)

Im α-EEG (Abb. 15) dominieren über allen Hirnregionen α-Wellen. Ihr Ausprägungsmaximum liegt parietooccipital (α-Focus). Nach frontal hin nehmen die Amplituden, die über den hinteren Hirnregionen im Durchschnitt bei 40–100 μV liegen, ab, die α-Wellen werden etwas seltener und manchmal geringgradig langsamer. Bei einer Auszählung in sec-Abschnitten schwankt die Frequenz nicht mehr als um 1 oder höchstens 1,5/sec.

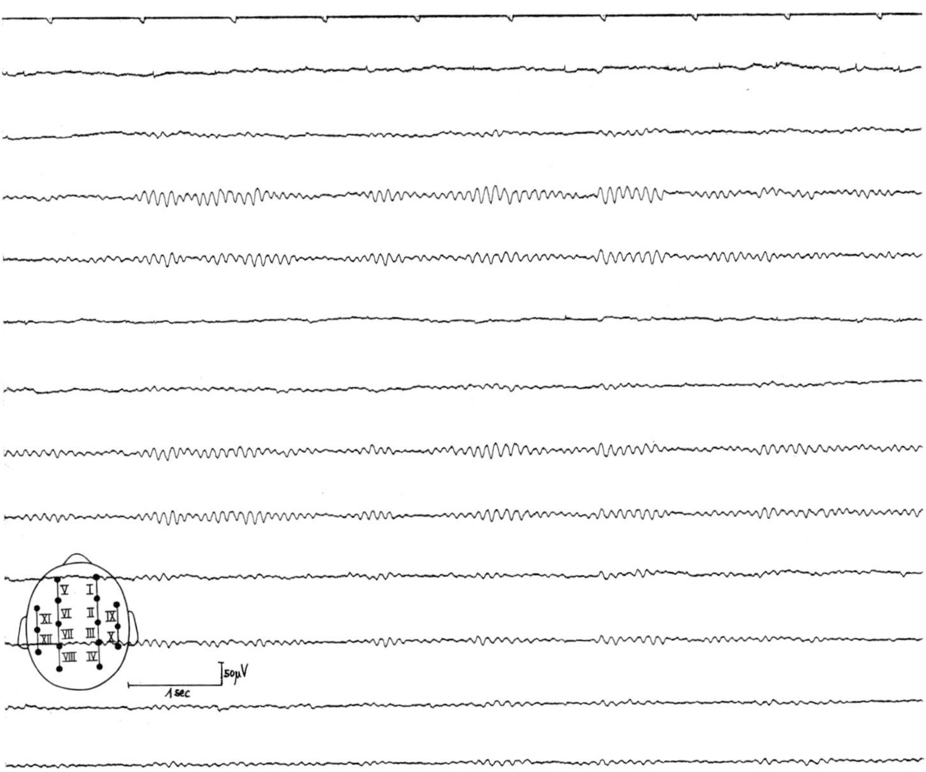

Abb. 15: EEG vom α-Typ mit typischer Betonung der α-Wellen über den hinteren Hirnregionen und angedeutete spindelförmige Anordnung.

Über längere Zeiträume hin ist die Häufigkeit der α-Wellen (Ausprägung) je nach Individuum sehr unterschiedlich. Als Maß der Ausprägung gilt der α-Index oder α-Prozent, worunter man die Anzahl der Zentimeter versteht, die auf 1 m Kurve α-Wellen von mindestens 20 μV Amplitude enthalten. Für die Routineauswertung ist die Bestimmung des α-Indexes zu zeitraubend, so daß man sich nach Augenmaß mit Angabe, ob «gut», «mäßig» oder «gering» ausgeprägt, begnügt.
Über den frontopraecentralen und temporalen Ableitepunkten treten stellenweise kleine β- und Zwischenwellen auf, die jedoch gegenüber dem dominierenden α-Rhythmus niederer gespannt sind und an Häufigkeit deutlich zurücktreten. Parietooccipital zeigen die α-Wellen häufig eine spindelförmige Anordnung. Die α-Wellen sind bei Rechtshändern oft rechts höher gespannt als links, so daß Amplitudendifferenzen bis zu 30% als noch normal angesehen werden können. Dagegen sind Frequenzunterschiede zwischen rechts und links von mehr als 1,5/sec immer als pathologisch zu bewerten. Während in der überwiegenden Mehrzahl die α-Wellen über gleichnamigen Hirnregionen beider Hemisphären phasengleich verlaufen, besteht zwischen frontal und occipital der gleichen Hemisphärenhälfte eine Phasenverschiebung. Beim Augenöffnen wird der α-Rhythmus blockiert, beim Lidschluß aktiviert (on-off-Effekt). Das gleiche gilt für andere psychosensorische Reize (Anruf, vermehrte Aufmerksamkeit, Kopfrechnen, Konzentration, Angst etc.). Bei geöffneten Augen flacht das Kurvenbild ab, und es treten kleinere, meist schnellere und unregelmäßigere Wellen auf.

5.1.2. Das β-EEG (oder das EEG vom β-Typ)

Wie der Name sagt, herrschen im β-EEG β-Wellen, vornehmlich mit Frequenzen um 16–22/sec, vor, die meist keine wesentlichen Amplitudenunterschiede über den einzelnen Hirnregionen zeigen, am ehesten sind sie frontopraecentral höher gespannt als über den anderen Hirnarealen. In der Regel übersteigen die Amplituden nicht 20–30 μV. Hohe β-Wellen mit Amplituden um und über 50 μV mit Ausprägungsmaximum über der vorderen Schädelhälfte sind meist medikamentös-toxisch bedingt. Während im reinen β-EEG, das sowieso nur selten vorkommt, kaum α-Wellen beobachtet werden können, findet man im EEG vom partiellen β-Typ neben den dominierenden β-Wellen auch Einstreuungen von α-Wellen – besonders über den hinteren Hirnabschnitten – sowie kleine unregelmäßige Zwischenwellen. Im Gesamtdurchschnitt der Bevölkerung findet man den β-Typ in ca. 8%. Während er im Alter von 15 Jahren nach Gibbs und Gibbs nur in 3% angetroffen wird, nimmt er mit zunehmendem Alter deutlich an Häufigkeit zu. So findet man ihn im 30. Lebensjahr schon in 12%, zwischen dem 40. und 50. Lebensjahr in 17% und jenseits des 60. Lebensjahres in 20%.

Nach VOGEL ist das Auftreten, die Ausprägung und die Lokalisation der β-Wellen genetisch bedingt. Er unterscheidet drei Typen:

1. Das β-EEG im «engeren Sinn» (Abb. 16). Hier treten kontinuierlich über allen Hirnabschnitten β-Wellen auf, die beim Augenöffnen in der Regel blockiert werden. Nach Augenschluß können vorübergehend α-Wellen in Erscheinung treten.

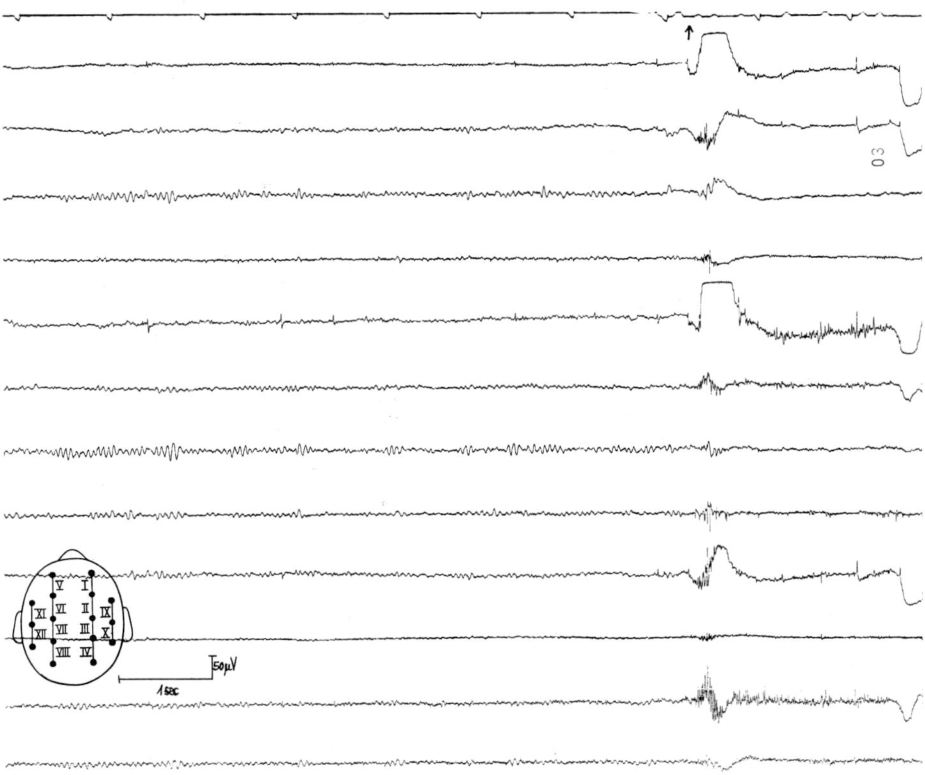

Abb. 16: EEG vom β-Typ mit typischer Blockierung der β-Wellen beim Augenöffnen (↑).

2. Beim zweiten Typ (Abb. 17) befinden sich die β-Wellen vor allem frontopraecentral, wo sie dominieren. Sie sind dort häufig ziemlich hoch gespannt und werden beim Augenöffnen nicht blockiert. Sie können sich jedoch über alle Ableitepunkte ausdehnen. Diesen Kurvenablauf kann man charakteristischerweise als Medikamenteneffekt beobachten.

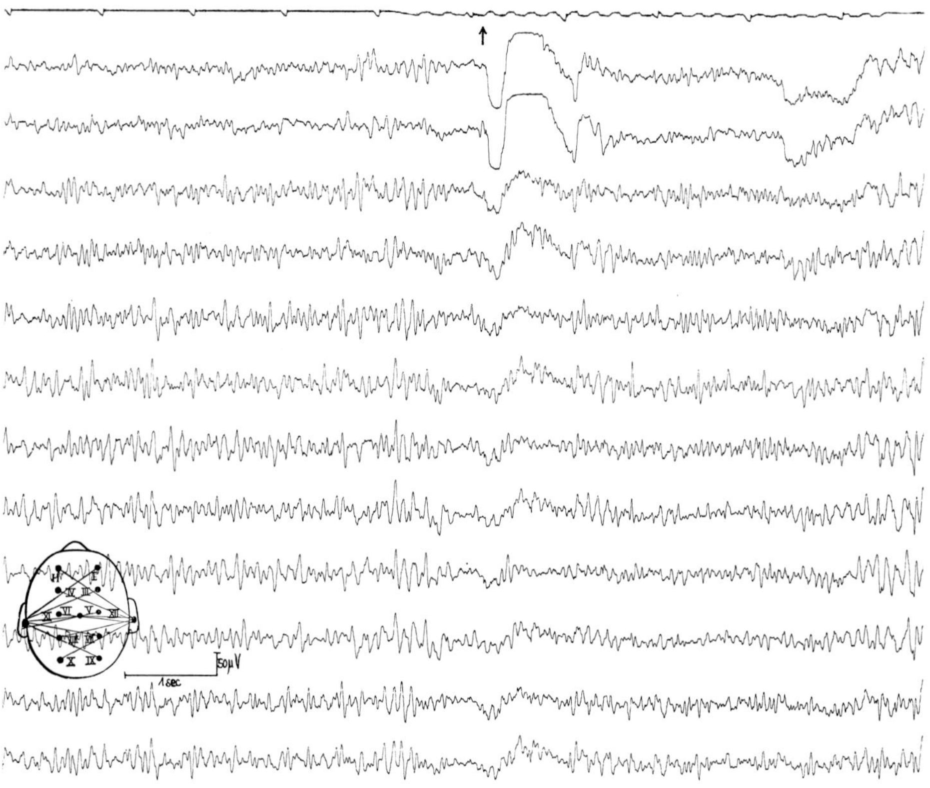

Abb. 17: EEG mit stark vermehrter β-Aktivität unter Medikamenteneinfluß (3 × 1 Supp. Spasmocibalgin tgl. seit einigen Wochen); die β-Wellen werden durch Augenöffnen nicht blockiert (↑).

3. In der dritten Gruppe (Abb. 18) sind die β-Wellen diffus über alle Hirnregionen bei vorherrschender α-Aktivität eingestreut. Diesen Typ findet man vornehmlich im zunehmenden Alter, wobei Frauen überwiegen.

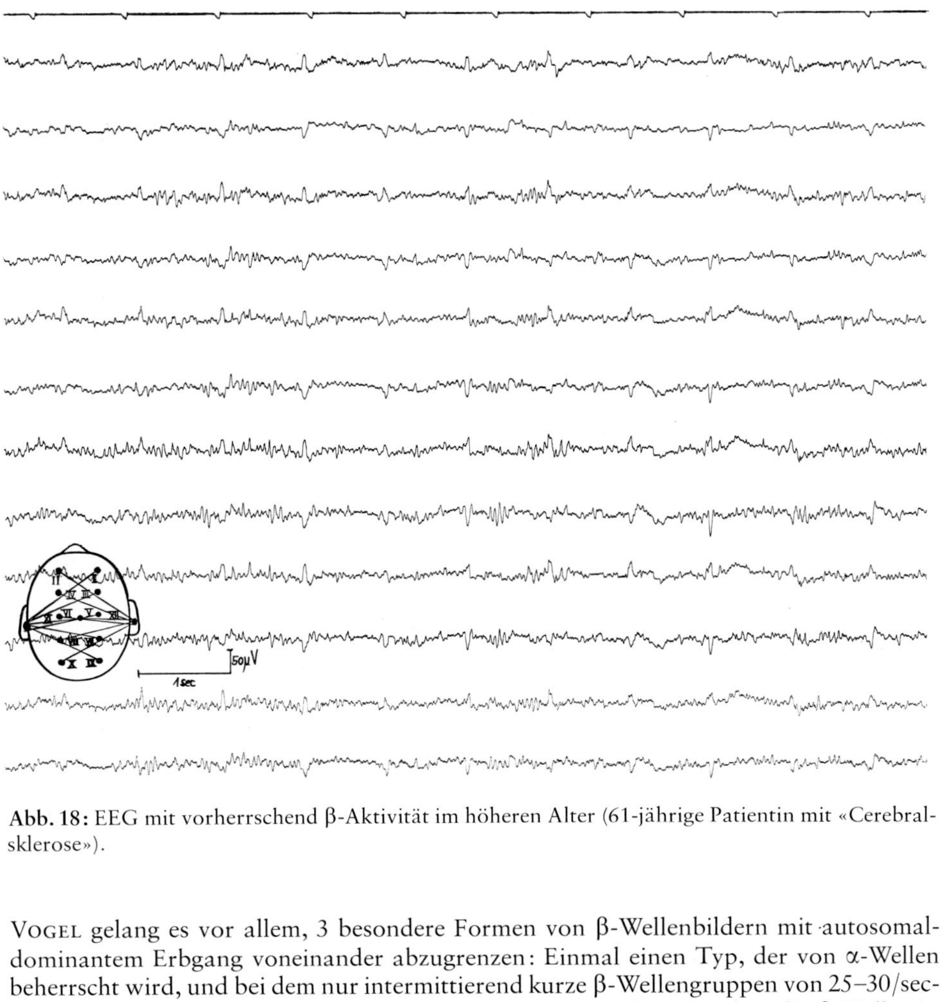

Abb. 18: EEG mit vorherrschend β-Aktivität im höheren Alter (61-jährige Patientin mit «Cerebralsklerose»).

Vogel gelang es vor allem, 3 besondere Formen von β-Wellenbildern mit autosomal-dominantem Erbgang voneinander abzugrenzen: Einmal einen Typ, der von α-Wellen beherrscht wird, und bei dem nur intermittierend kurze β-Wellengruppen von 25–30/sec-Frequenz frontopraecentral auftreten; zum anderen einen Typ, bei dem die β-Wellen in größeren Gruppen und Serien und mit hohen Amplituden in gleicher Lokalisation in Erscheinung treten. Beim dritten Typ schließlich sind occipital 16–19/sec-β-Wellen vorzufinden, die wie die α-Wellen durch Augenöffnen unterbrochen werden.

5.1.3. Das flache EEG

Beim flachen EEG (Abb. 19) findet man bei normaler Verstärkung in der Regel nur vereinzelt niedergespannte α-Wellen und kleine β-Wellen. Höchstens nach Augenschluß treten kurze Gruppen von α- und β-Wellen auf, die nicht mehr als 30 µV erreichen. Über den vorderen Hirnregionen sind häufig flache β-Wellen unter 30 µV zu beobachten, die sich jedoch kaum gegen flache Grundlinienschwankungen abheben. Bei Hyperventilation kann der α-Rhythmus etwas aktiviert werden. Im Schlaf gibt es keine Unterschiede zu dem üblichen Kurvenablauf. Nach den Untersuchungen von VOGEL und GÖTZE handelt es sich um eine Normvariante, die autosomal-dominant vererbt wird, und in ca. 7% der Normalbevölkerung beobachtet werden kann. Sie entwickelt sich wahrscheinlich erst jenseits des 16. Lebensjahres. Das Merkmal scheint prädisponierend für die Entwicklung einer Alkoholabhängigkeit zu sein. Einen flachen Kurvenablauf mit kleinen schnellen α-Wellen und β-Wellen sieht man oft bei Patienten, die sich nicht entspannen können, was dann auch aus häufig eingestreuten Muskelartefakten erkennbar ist. Schließlich kommt es nach Verlangsamung im Einschlafen gleichfalls zu einer vorübergehenden Kurvenabflachung.

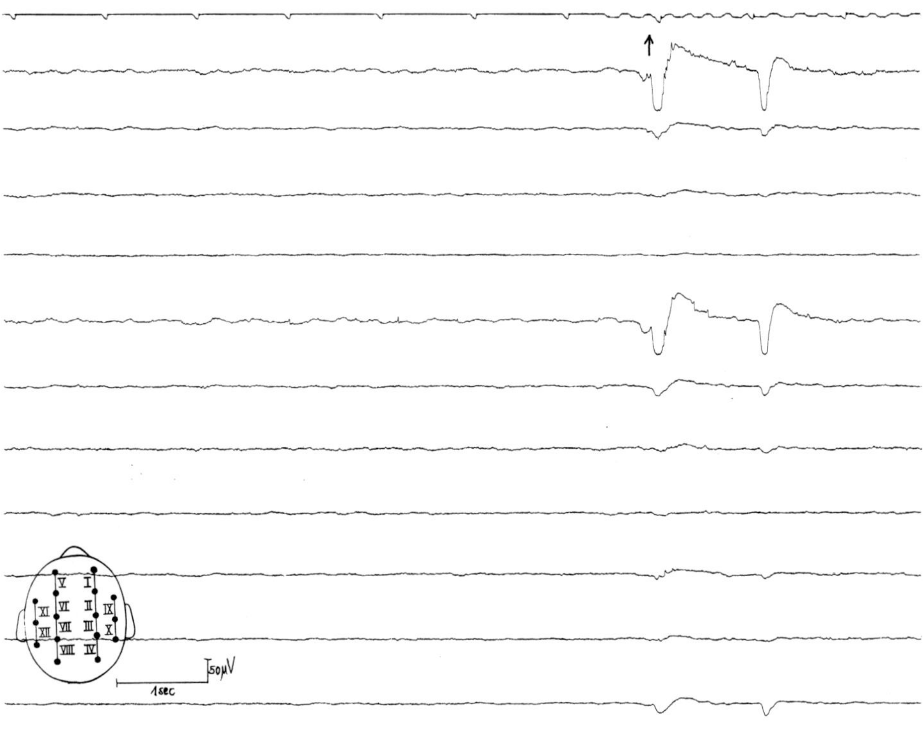

Abb. 19: Flaches EEG. Keine Änderung des Kurvenablaufes beim Augenöffnen (↑).

5.1.4. 4–5/sec-Grundrhythmus-Variante

Bei dieser sehr seltenen Normvariante (Abb. 20) treten mit Schwerpunkt occipital und temporal sehr rhythmische 4–5/sec-Wellen auf, die wie die α-Wellen beim Augenöffnen blockiert werden. In seltenen Fällen sind Asymmetrien zu beobachten. Sie sind durch sensible und sensorische Reize sehr leicht störbar, treten erst bei völliger Entspannung in Erscheinung und entwickeln sich nach Augenschluß erst aus dem immer zunächst mehr oder weniger lang auftretenden α-Rhythmus. Im Schlaf sind sie nicht nachweisbar. Sie können von kleinen β-Wellen überlagert werden und werden durch Hyperventilation aktiviert. Man findet diese Normvariante in der Normalbevölkerung in einer Häufigkeit

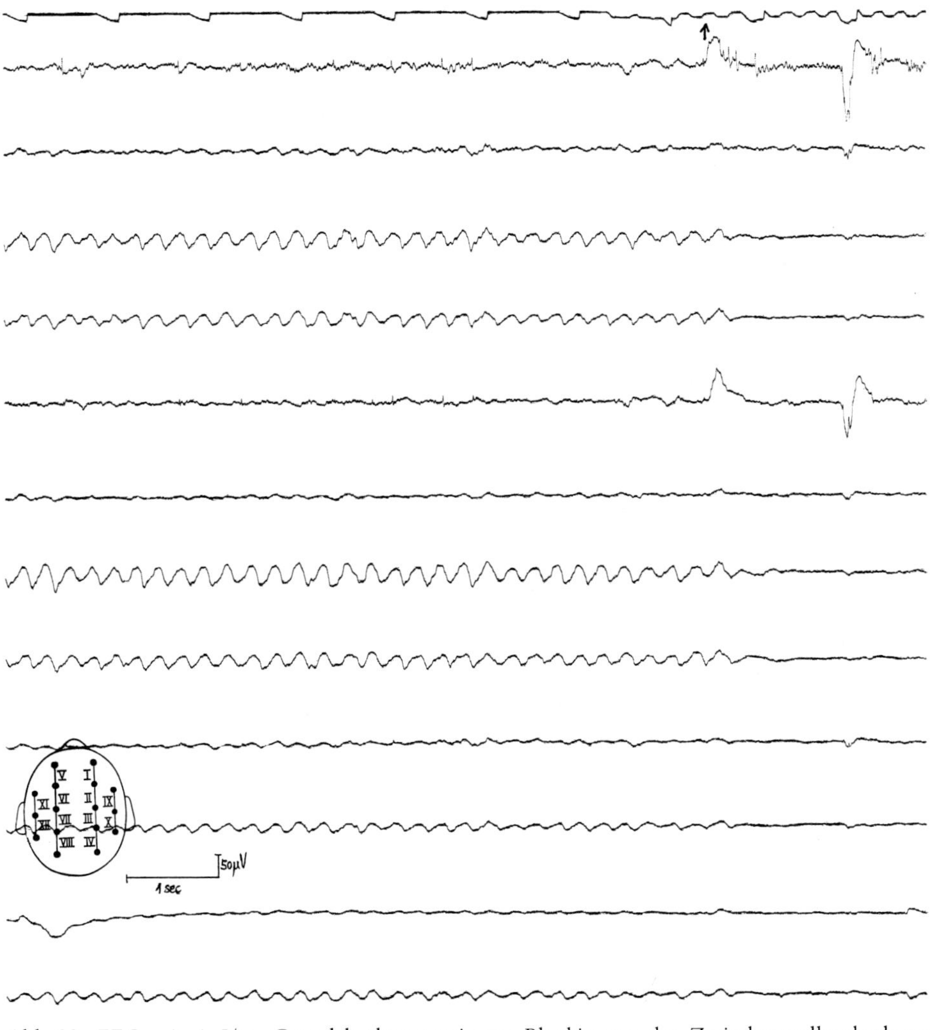

Abb. 20: EEG mit 4–5/sec-Grundrhythmusvariante; Blockierung der Zwischenwellenrhythmen beim Augenöffnen (↑).

von unter 1%. Der jüngste bisher bekannt gewordene Merkmalsträger war knapp über $6^{1}/_{2}$ Jahre alt. Die Normvariante ist genetisch bedingt, wobei ihr Erbgang jedoch noch nicht mit Sicherheit festgelegt werden konnte. Auffällig häufig korreliert sie mit einem neurovegetativen Beschwerdesyndrom und psychischen Störungen, die zumeist den abnormen Persönlichkeitszügen nahestehen, wie man sie vor allem bei der körperbezogen leidenden, asthenischen Gruppe psychopathischer Entwicklungen vorfinden kann. Ein ursächlicher Zusammenhang mit Schädelhirntraumen, wie man es früher auch bezüglich der flachen EEGs angenommen hatte, besteht nicht.

5.1.5. Das unregelmäßige EEG

Das unregelmäßige EEG (Abb. 21) kann einen Kurvenablauf zeigen, der in den Grundzügen den 3 ersten Grundtypen entspricht. Die Frequenzen zeigen größere Schwankungen, z.B. die α-Wellen um 2–3/sec. Der sonst physiologische Amplitudenabfall von occipital bis frontal ist nur sehr gering oder gar nicht nachweisbar, ja nicht selten finden sich sogar praecentrocentral höhere Amplituden als occipital. Über der vorderen Schädel-

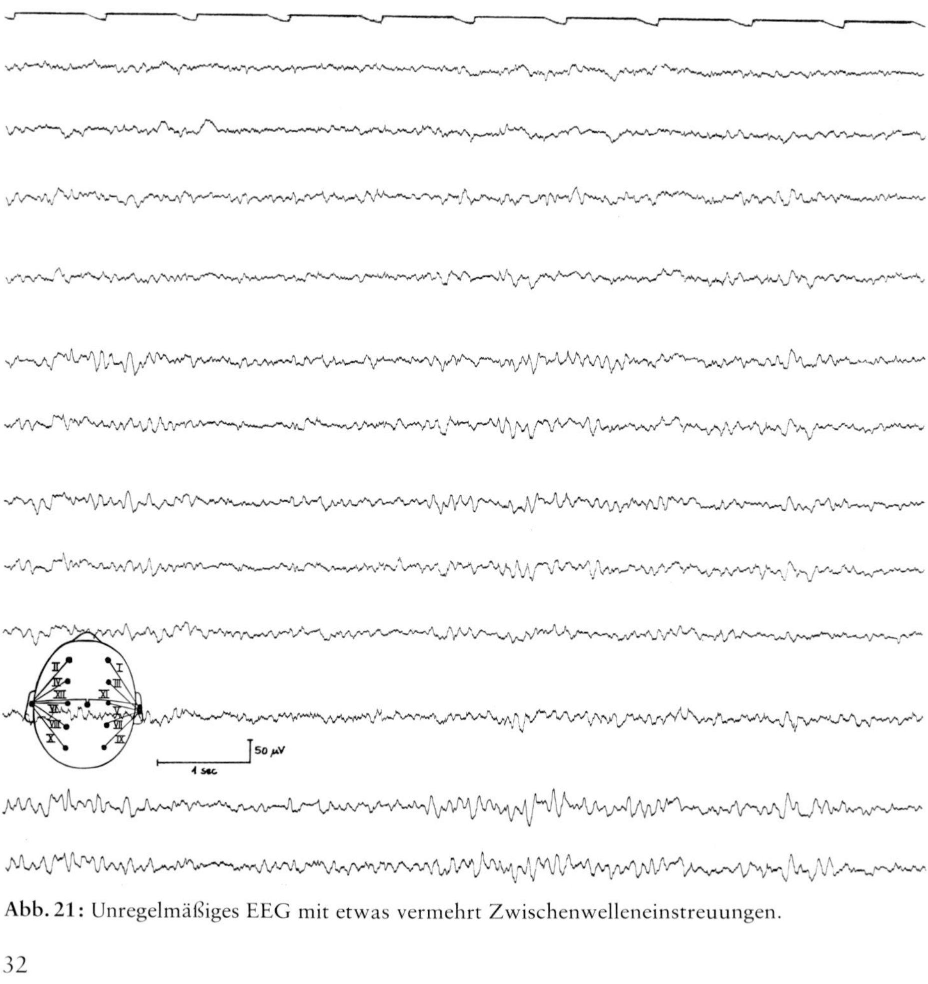

Abb. 21: Unregelmäßiges EEG mit etwas vermehrt Zwischenwelleneinstreuungen.

hälfte sowie temporal treten etwas vermehrt Zwischenwellen und höher gespannte 14–16/sec-β-Wellen in Erscheinung. Das unregelmäßige EEG kommt etwa in 10–15% der Normalbevölkerung vor. Es zeigt fließende Übergänge zum frequenzlabilen und diffus dysrhythmischen EEG sowie zur leichten Allgemeinveränderung.

5.2. Das Schlaf-EEG des Erwachsenen (39, 53, 54, 247, 248)

Im Schlaf kommt es zu einer Umstellung aller Regulationsvorgänge des Organismus. Es tritt eine Verlangsamung von Puls- und Atemfrequenz, eine Erniedrigung der Körpertemperatur sowie eine Erschlaffung des Muskeltonus ein. Die Reflexerregbarkeit sowie die Reaktionsfähigkeit auf Sinnesreize ist verringert oder sogar in tieferen Schlafstadien weitgehend aufgehoben. Die gesamten Stoffwechselvorgänge laufen auf «Sparflamme», lediglich der Tonus der Schließmuskeln ist erhöht, und die Schweiß- sowie Verdauungsdrüsen zeigen erhöhte Aktivität.
Das EEG zeigt, je nach Schlaftiefe, charakteristische Veränderungen, wobei für die unterschiedlichen Typen des Normal-EEGs keine wesentlichen Unterschiede bestehen. Nach Loomis unterscheidet man 5 Stadien, die mit den ersten Buchstaben des großen Alphabetes A–E benannt werden, während Dement und Kleitman die Stadien mit den römischen Zahlen I–V belegten, wobei ihr Stadium I den Stadien A und B von Loomis und die Stadien II–IV den Stadien C–E entsprechen. Das Stadium V ist das Traumstadium, das auch wegen der dabei auftretenden schnellen Augenbewegungen als REM-Stadium (rapid eye movements) bezeichnet wird. Zwischen den einzelnen Stadien gibt es fließende Übergänge, so daß nicht immer eine scharfe Grenze gezogen werden kann. Im Stadium der Ermüdung (A-Stadium) (Abb. 22a) werden zunächst kurzfristig die α-Wellen etwas höher, um dann aber unregelmäßiger, kleiner und geringer ausgeprägt in Erscheinung zu treten. Man findet darüber hinaus vermehrt ziemlich flache 6–7/sec-Zwischenwellen über den hinteren und höhergespannte Zwischenwellen über den vorderen Hirnregionen.

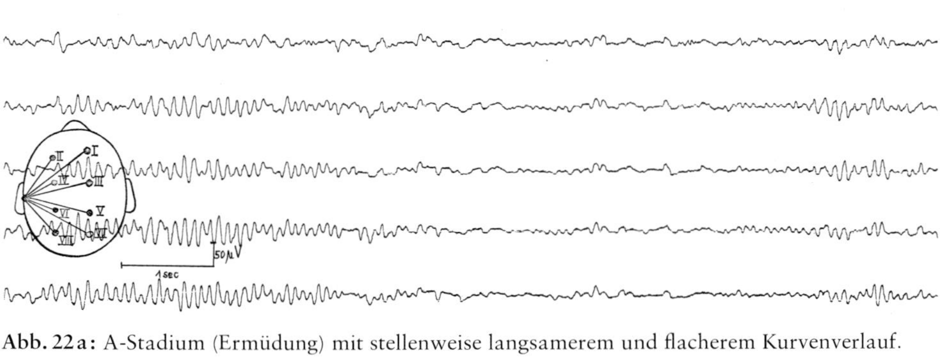

Abb. 22a: A-Stadium (Ermüdung) mit stellenweise langsamerem und flacherem Kurvenverlauf.

Im Stadium des Einschlafens (B-Stadium) (Abb. 22b) flacht dann das Kurvenbild ab, die α-Wellen verschwinden, und es treten 5–7/sec-Zwischenwellen auf, die über den vorderen Hirnarealen ihr Ausprägungs- und Amplitudenmaximum haben. Dort und bis parietal hin sind vermehrt β-Wellen erkennbar. Beim Augenöffnen oder anderen psychosensorischen Reizen tritt sofort der α-Rhythmus wieder in Erscheinung (paradoxe α-Aktivierung), während im Wachzustand dabei der α-Rhythmus ja gerade blockiert wird. A- und B-Stadium zeigen im Beginn des Schlafes wechselnde Übergänge, bis dann der Schlaf in tiefere Stadien eintritt. Während der Phasen mit Kurvenabflachung können horizontale Pendelbewegungen der Augen beobachtet werden, die beim Wiederaufwachen oder beim Eintritt in tiefere Schlafstadien verschwinden. Schließlich berichten manche Personen über flüchtige traumhafte optische und akustische Erlebnisse in diesem Stadium, die als hypnagoge Halluzinationen bezeichnet werden.

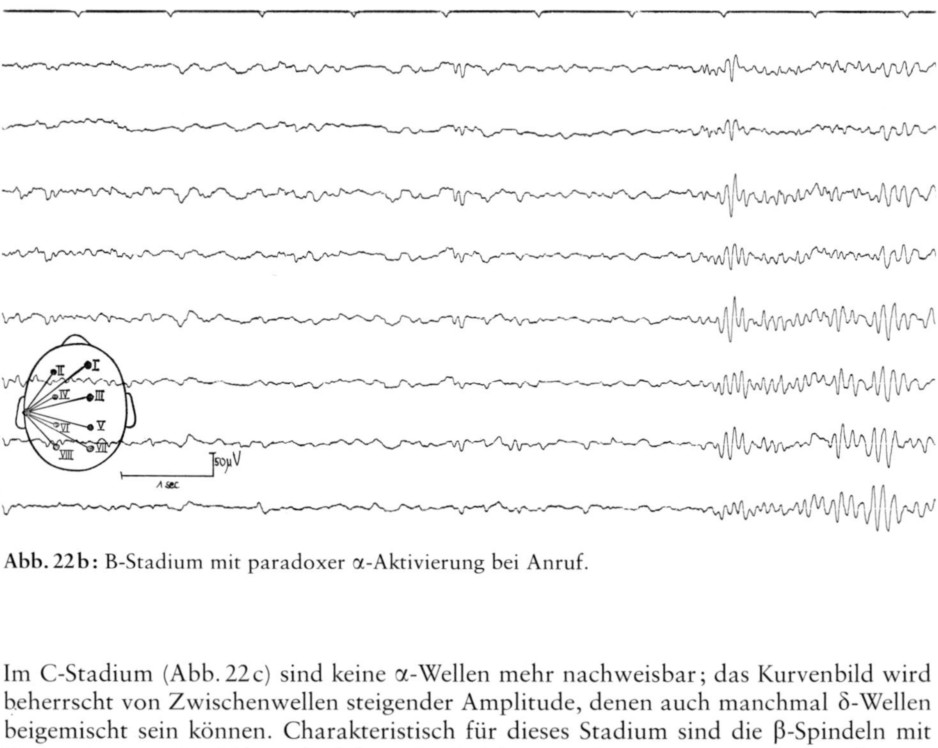

Abb. 22b: B-Stadium mit paradoxer α-Aktivierung bei Anruf.

Im C-Stadium (Abb. 22c) sind keine α-Wellen mehr nachweisbar; das Kurvenbild wird beherrscht von Zwischenwellen steigender Amplitude, denen auch manchmal δ-Wellen beigemischt sein können. Charakteristisch für dieses Stadium sind die β-Spindeln mit Frequenzen um 14–16/sec, die bilateral mit Schwerpunkt praecentroparietal auftreten. Im B- und C-Stadium sind auch die schon früher beschriebenen Vertexzacken – bilateral, parasagittal lokalisierte steile Wellen – zu beobachten, die insbesondere im Kindes- und Jugendalter sich zeigen.

Im D-Stadium (Abb. 22d) wechseln sich 1–3/sec-δ-Wellen und Zwischenwellengruppen ab, in die Schlafspindeln mit Frequenzen von 11–13/sec eingelagert sind. Die letzteren sind jetzt seltener und mehr nach frontal hin verlagert. Auf psychosensorische Reize treten die für dieses Stadium typischen K-Komplexe auf, die – wenn der Reiz stark genug ist – direkt in den normalen α-Rhythmus des Wachzustandes übergehen.

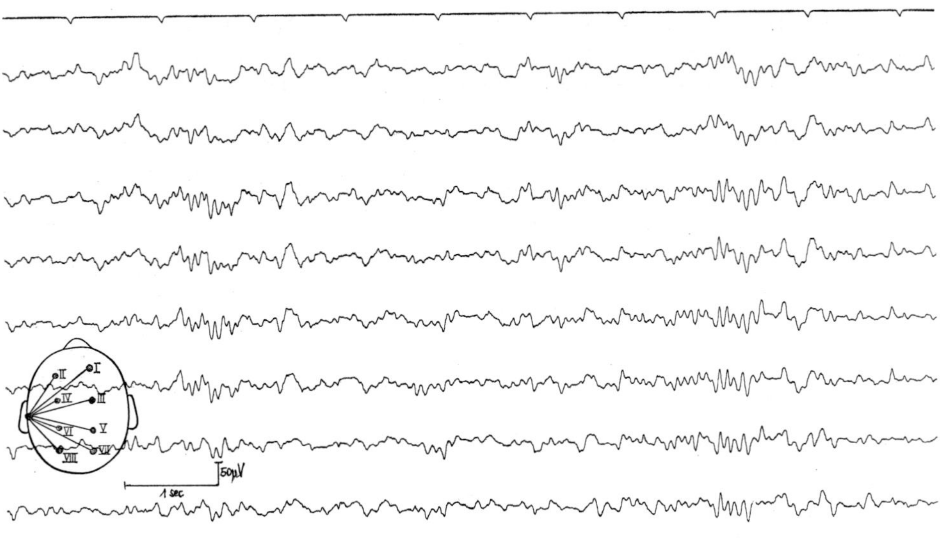

Abb. 22c: C-Stadium mit «β-Spindeln».

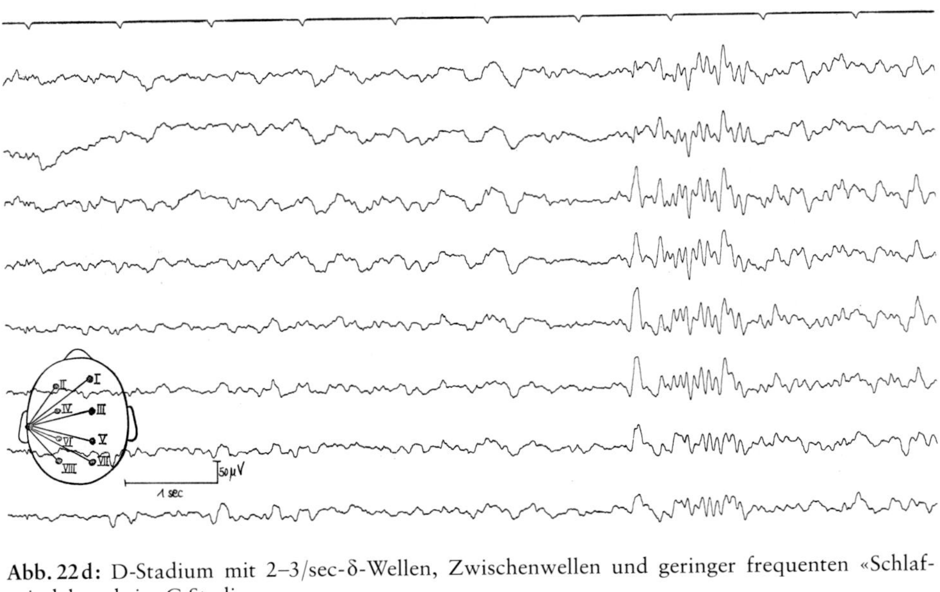

Abb. 22d: D-Stadium mit 2–3/sec-δ-Wellen, Zwischenwellen und geringer frequenten «Schlafspindeln» als im C-Stadium.

Im Tiefschlafstadium E (Abb. 22e) dominieren sehr träge, z. T. hochgespannte δ-Wellen, die manchmal von Wellen mit schnelleren Frequenzen überlagert werden. Schlafspindeln treten ganz zurück; die K-Komplexe sind unregelmäßig, in die Länge gezogen.

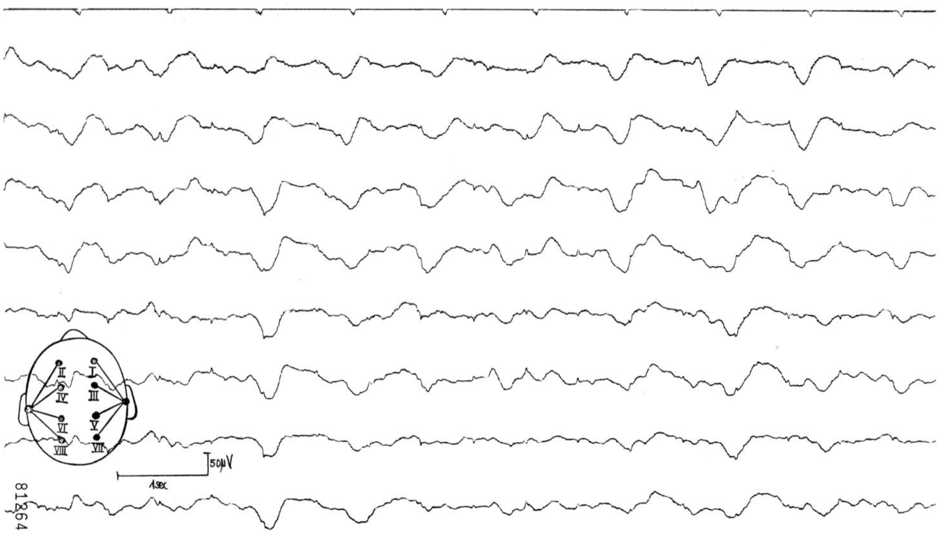

Abb. 22e: E-Stadium mit synchronen δ- und Subdelta-Wellen.

Ein Schlafcyklus mit den Stadien A–E wird meist abgeschlossen mit dem REM-Stadium (Abb. 22f), das man auch den paradoxen Schlaf nennt. Im EEG findet man einen Kurvenablauf, der in etwa dem B-Stadium entspricht; trotzdem ist die Weckschwelle jetzt am höchsten, während Puls und Atmung unregelmäßiger werden. Bei Registrierung von Augenbewegungen zeigen sich rasche unregelmäßige, horizontal und vertikal gerichtete Ausschläge, was zu der Bezeichnung dieses Stadiums als REM-Stadium (rapid eye move-

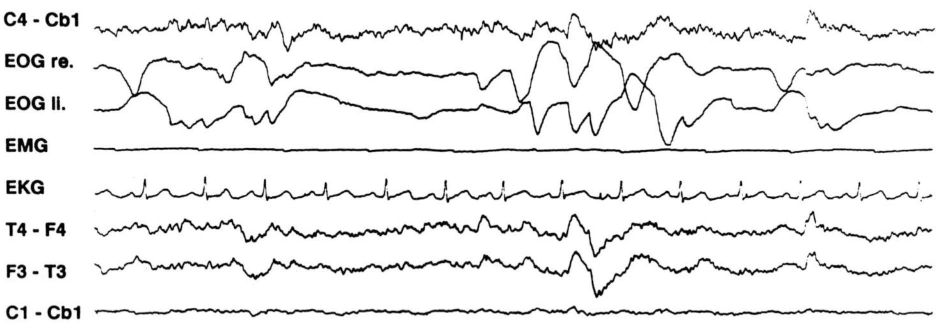

Abb. 22f: REM-Stadium mit schnellen Augenbewegungen in EOG re. und li. Das EMG zeigt völligen muskulären Tonusverlust an.

ments) geführt hat. Weckt man die Patienten in diesem Stadium auf, dann berichten sie meist, daß sie gerade geträumt hätten, wobei diese Träume im Gegensatz zu den Traumfetzen im C-Stadium von längerer Dauer und umfangreicherem Handlungsablauf sind.
Ein Schlafcyklus dauert im Durchschnitt ca. 90 Minuten. Das REM-Stadium nimmt davon im Mittelwert 20 Minuten in Anspruch. In den ersten Schlafcyklen ist es kürzer, in den Cyklen vor dem Aufwachen kann es bis zu 35 Minuten andauern. Wird über längere Zeit der Schlaf entzogen, nimmt in den ersten Schlafcyklen danach – gleichsam als Nachholungseffekt – das REM-Stadium einen noch höheren Prozentsatz in Anspruch.

6. Das kindliche EEG (K. Witzel)

6.1. Einleitung

Das EEG im Kindesalter und seine Ableitebedingungen weisen gegenüber den Verhältnissen beim Erwachsenen Besonderheiten auf, die dazu geführt haben, daß im Bereich der klinisch-stationären Medizin das Kinder-EEG meist in Labors der Kinderkliniken abgeleitet und auch beurteilt wird. Im ambulanten Bereich werden dagegen EEG-Untersuchungen bei Kindern in der Regel durch den niedergelassenen Nervenarzt durchgeführt.
Die Ableitebedingungen müssen dabei auch in Laboratorien, die überwiegend Erwachsene untersuchen, bei Kindern in einem gewissen Maße modifiziert werden, um gut lesbare und aussagekräftige Kurven zu erhalten. Weiter erscheint zur Beurteilung von Kinder-EEGs eine genaue Kenntnis der Stadien der Hirnreifung im EEG notwendig und der durch Vigilanzschwankungen hervorgerufenen, oft erheblichen EEG-Veränderungen.
In den folgenden Abschnitten sollen diese Gesichtspunkte des Kinder-EEG besprochen werden, wie die Ableitetechnik, die altersphysiologische Entwicklung des EEG und die Besonderheiten des Schlaf-EEG.
EEG-Veränderungen bei bestimmten Erkrankungen, wie den unterschiedlichen Epilepsieformen, Meningitiden, Encephalitiden und Hirntraumen werden an anderer Stelle des Buches für Erwachsene und Kinder zusammen abgehandelt. Eingegangen werden soll aber am Ende dieses Kapitels auf die Art der EEG-Veränderungen und ihre Bedeutung bei der infantilen Cerebralparese, ICP.

6.2. Methodik der Ableitung des EEG

Entscheidend für die Qualität der Ableitung beim Kinde sind eine dem Alter des Patienten angepaßte Lagerung und Beschäftigung bzw. Ablenkung. Mangelnde Einsicht in den Sinn der Untersuchung, verbunden mit der Angst vor der fremden Umgebung führen sonst dazu, daß die EEG-Ableitung unter Umständen wegen Unruhe des Kindes gar nicht durchgeführt werden kann.
Durch die Verbesserung der EEG-Geräte ist es heute nicht mehr notwendig, Patienten in einem engen Faradayschen Käfig abzuleiten. Der Ableiteraum sollte so groß sein, daß sich neben dem Kind die Mutter oder eine Pflegeperson in ihm aufhalten kann. Alleingelassen wirken die Kinder sonst oft ängstlich und verspannt. Aufgabe der Begleitperson ist es, das Kind, insbesondere bei Kleinkindern während der Untersuchung durch Erzäh-

len, Bilder zeigen oder Zureden soweit zu beruhigen, daß nicht ständig der Kopf hin und her bewegt wird.
Zur Lagerung empfiehlt sich bei Kindern bis zum Alter von 10 Jahren eine gut gepolsterte Untersuchungsliege, deren Beine zweckmäßigerweise auf normale Betthöhe verkürzt werden, um den Kindern die Angst vor der Höhe zu nehmen. Als Nackenstütze eignen sich sowohl von der Industrie angebotene Konstruktionen wie auch eine selbstgefertigte Nackenrolle aus zusammengerollten Handtüchern oder ähnlichem (Abb. 23).
Die Ableitung bei sitzendem Kind, entweder im Untersuchungsstuhl oder auf dem Schoß der Mutter ist zwar möglich, führt aber durch die schlechtere Entspannung der Kinder zur Störung durch Muskelpotentiale.

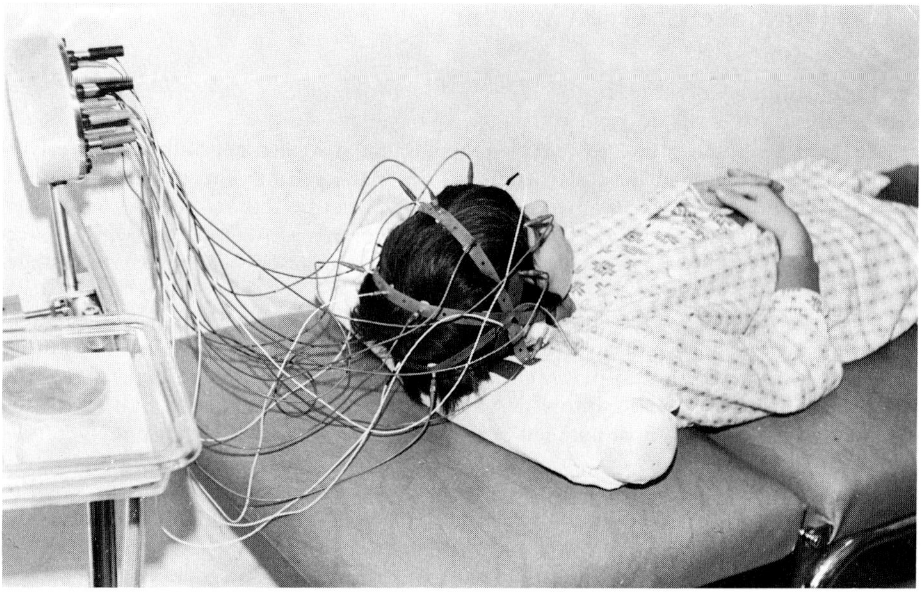

Abb. 23: Lagerung des Kindes.

An Spielzeug zum Ablenken ist neben Bilderbüchern, Puppen und Holzautos eine Spieluhr sinnvoll, die bei Kleinkindern zu einer guten Ablenkung und Beruhigung führt.
Zur Ableitung bei Kindern sind alle EEG-Geräte geeignet, die von der Industrie angeboten werden, sofern sie über mindestens 8 Registrierkanäle verfügen. Es ist grundsätzlich möglich, mit dem gleichen EEG-Gerät und Programm beim Erwachsenen und bei Kindern abzuleiten. Gerade bei Kleinkindern und im Schlaf-EEG sind allerdings die EEG-Amplituden höher als im üblichen Erwachsenen-EEG. Sollte das EEG-Gerät überwiegend für die Ableitung bei Kindern verwandt werden, empfiehlt sich daher als Sonderausstattung bei geeignetem Grundgerät eine Verteilung von 8 Schreibwerken auf der Breite des 12-Kanal-EEG-Papiers oder von 12 Schreibwerken auf 16-Kanal-Papier. Es ergeben sich so wesentlich klarere Kurven. Ein frühes Übersteuern der Kanäle oder ein Übereinanderschreiben bei amplitudenhohen Schlaf-, Hyperventilationsveränderungen und Spitzenpotentialen wird so vermieden, auch ohne daß ständig die übliche Verstärkung von 70 µV/cm verringert werden muß. Bei engem Kanalabstand empfiehlt sich von vornherein mit einer Verstärkung von 100 µV/cm abzuleiten. Eine noch geringere Ver-

stärkung ist nicht möglich, da sonst auch bei einer Zeitkonstanten von 0,3 sec Deltawellen und kleine Spikes unter die Sichtbarkeitsgrenze verschwinden.
Zusätzlich hat sich bei der Registrierung des Kinder-EEG im eigenen Labor der Frequenzfilter 30 Hz bewährt. Störende Muskelpotentiale werden so stark verkleinert abgebildet, ohne daß diagnostisch wichtige Potentiale, wie z. B. Spitzenpotentiale, beeinträchtigt werden. Eine Verwendung eines noch niedrigeren Frequenzfilters wie 15 Hz erscheint dagegen auch bei unruhigem Kind wegen des zu starken Informationsverlustes nicht erlaubt. Nach eigenen Erfahrungen sind folgende Routinebedingungen günstig:

1. Bei Registrierkanalabstand von mehr als 20 mm: Verstärkung 70 Mikrovolt/cm, Filter 30 Hz, Zeitkonstante 0,3 sec.

2. Bei Registrierkanalabstand von 20 mm und weniger: Verstärkung 100 μV/cm, Filter 30 Hz, Zeitkonstante 0,3 sec.

Nach den Empfehlungen der Deutschen EEG-Gesellschaft von 1986 soll auch bei Kindern, mit Ausnahme des Säuglingsalters, möglichst das Ten-Twenty-System Anwendung finden. Dieses wird auch in verschiedenen Labors so gehandhabt. Im eigenen Labor wird das gering modifizierte 8-Kanalschema von Jung verwandt, das eine Elektrodenreihe weniger beinhaltet als das Ten-Twenty-System. Insbesondere bei jüngeren Kindern ergeben sich dadurch seltener Kurzschlußartefakte durch Feuchtigkeit oder verschmierte Elektrodenpaste unter den Haltebändern der Elektroden mit nachfolgend Amplitudendepressionen. Bei Ableitung mit dem 12-Kanalgerät wird dabei das 8-Kanalschaltschema weitgehend beibehalten. Zusätzlich werden bei Routine EEGs in 4 Kanälen weitere Schaltungen verwandt. In den gleichen Kanälen ist es bei Säuglingen möglich, andere Daten des Kindes wie Augenbewegungen, EKG, Muskeltonus und Atemfrequenz zu registrieren (siehe Abbildung 24). Neben der Schaltung gegen die Ohrelektroden empfiehlt sich als zusätzliche Schaltung die Registrierung gegen eine weitere indifferente Elektrode, da insbesondere bei Säuglingen und Kleinkindern von der Temporo-Basalregion, bzw. von den Ohrelektroden eine oft amplitudenhohe EEG-Aktivität ausgeht, die leicht als generalisierte Aktivität fehlgedeutet wird. Außerdem stören bei Schaltung gegen die Ohrelektroden oft rhythmische Bewegungsartefakte durch Saugen, Kopfschütteln oder auch das Atmen der Kinder. Verwandt werden dabei als indifferente Bezugspunkte die erstmals von Goldman und Offner angegebene Sammelelektrode, gebildet aus einer Zusammenschaltung aller gesetzter Elektroden und die Quellenschaltung, ein Vergleich der Aktivität jeder Elektrode mit den Potentialen aller umgebenden Nachbarelektroden. Bei verminderter Elektrodenzahl auf der Kopfhaut muß dabei auch eine sogenannte «Kinderquelle» eingebaut sein.
Bei der Wahl der Elektroden und Elektrodenhaube ist darauf zu achten, daß ein exakt symmetrischer Sitz auch bei zwischenzeitlicher Unruhe der Kinder erhalten bleibt. Nach Versuchen mit verschiedenen Modellen hat sich im eigenen Labor die selbst gesetzte Haube aus Lochgummibändern mit Pilzelektroden bewährt. Sie läßt sich am besten den unterschiedlichen Kopfgrößen und Formen anpassen. Die Verwendung von Pilzelektroden ermöglicht dabei ein rasches, streng symmetrisches Setzen der Elektroden. Der Zeitgewinn bei Verwendung von Fertighauben, wie sie die Industrie anbietet, ist gering und führt meist zu schlechterem Elektrodensitz durch unterschiedliche Spannung der Haltebänder.
Klebeelektroden sind nur bei Langzeitableitungen und bei Ableitungen von Neugeborenen notwendig.
Abweichend von den Empfehlungen bei Erwachsenen sollte bei Kindern Elektrodenkontaktpaste verwandt werden. Gegenüber physiologischer Kochsalzlösung sind dann

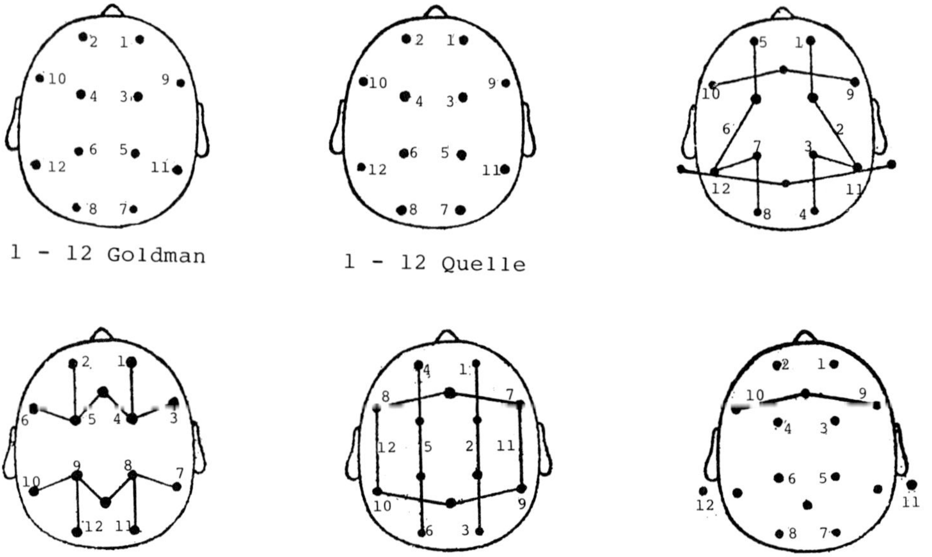

Abb. 24: Schaltschema Kinder-EEG für 12 Kanäle

die Übergangswiderstände mit 5–10 Kilo-Ohm wesentlich niedriger. Es lassen sich so auch geringe Amplitudendifferenzen bei insgesamt niedrigen Amplituden im Säuglingsalter verwerten, die auf einen einseitigen, subduralen Erguß hinweisen können. Bei den oft längeren Ableitezeiten wird außerdem eine Widerstandszunahme durch Austrocknung der Elektroden vermieden.

Die Beobachtung des Patienten durch die EEG-Assistentin ist bei Kindern entscheidend für die spätere Auswertbarkeit der Kurve. Routinemäßig sollte die Assistentin bei jeder Programmumschaltung das Verhalten des Kindes am unteren Kurvenrand vermerken, daneben auch sonst während der Ableitung jede Verhaltensänderung. Es ist kaum möglich, ein Kind während einer Ableitezeit von 20–30 Min. unter den Bedingungen des Erwachsenen abzuleiten. Die häufigsten auftretenden Änderungen im Verhalten sind:

1. Ungewollte Hyperventilation zu Beginn der Ableitung.
2. Ermüdung gegen Ende des EEG, unter Umständen auch während der Hyperventilation.
3. Zwischenzeitliches Augenöffnen oder Blinzeln.

Ein Teil der Kinder ist zunächst überhaupt nicht bereit, die Augen zu schließen. Dann sollte zunächst bei offenen Augen abgeleitet werden und nur am Ende des EEG versucht werden, das Kind zum Augenschluß zu überreden. Ein kürzerer EEG-Abschnitt mit geschlossenen Augen genügt zur Beurteilung der Ruhe-Grundaktivität, die außerdem bei Kleinkindern weit weniger vom Augenschluß abhängig ist als von der allgemeinen Entspannung.

Bei der Ableitung von Kleinkindern empfiehlt es sich außerdem, der EEG-Assistentin als Richtlinie für die Ableitedauer eine bestimmte Anzahl störungsarmer Seiten pro Schaltung anzugeben, z.B. 6 Seiten pro Schaltung, und nicht eine exakte zeitliche Gesamtableitezeit. Man erspart sich so bei unruhigen Kindern lange «Artefaktogramme» die zwar den Fleiß der Assistentin, nicht aber das EEG des Kindes zeigen.

6.3. Das normale EEG des Kindes

6.3.1. Allgemeines

Das EEG ist Ausdruck der Spannungsschwankungen des Cortex cerebri, als deren Quellen die Dendriten-Potentiale und axodendritischen Synapsenpotentiale anzusehen sind. Subcorticale Strukturen sind dabei in der Lage, diese corticale Aktivität über das afferente System zu beeinflussen, deutlich zu erkennen an den Veränderungen des Schlaf-EEG.
Bedingt durch die physiologische Reifung des Gehirns zeigt das EEG vom Frühgeborenenalter an bis zur Adolescens eine sich ständig ändernde Form, wobei nach GARSCHE Entwicklungsperioden mit Dominanz bestimmter Frequenzbänder der klassischen Frequenzen der Delta-, Theta- und Alphawellen zu unterscheiden sind. Bei der Beschreibung des einzelnen EEG im Labor ist diese Einteilung allerdings zu grob. Hier sollte jeweils die exakte Grundfrequenz und ihre Streuung festgehalten werden. Nur so ist bei späteren EEG-Kontrollen ein Vergleich mit dem Vor-Befund möglich.
Im folgenden sollen kurz die Kriterien des Wach- und Schlaf-EEG in den verschiedenen Altersgruppen dargestellt werden. Die Beschreibung erfolgt dabei im wesentlichen nach der Terminologie des Arbeitskreises für pädiatrische klinische Elektroencephalographie, die heute allgemein bei der Beschreibung des Kinder-EEG empfohlen wird (1). Diese Nomenklatur entspricht in wesentlichen Punkten der von KUGLER für das Erwachsenen-EEG angegebenen. Abweichungen, die zu Mißverständnissen führen könnten, sind die Verwendung folgender Begriffe:

1. «Allgemeinstörung», definiert als abnorme diffuse Veränderung der altersentsprechenden Grundaktivität. Der Begriff entspricht dem der «Allgemeinveränderung» im Erwachsenen-EEG, dort definiert als abnorme Veränderung der Alphaaktivität.

2. «Spitzenpotential» und synonym «hypersynchrones Potential». Der Begriff deckt sich völlig mit dem sonst verwandten Begriff des «Krampfpotentials». Der Begriff «Krampfpotential» sollte beim Kinde vermieden werden, da häufig derartige Potentiale nicht mit cerebralen Anfällen korreliert sind. Sie kommen anlagebedingt auch bei Geschwistern von Kindern mit Abscencen vor, oder auch als Ausdruck einer cerebralen Schädigung bei frühkindlichen Hirnschäden, ohne daß ein Anfallsleiden vorliegt.

Andere Unterschiede in der Nomenklatur sind weniger bedeutsam und sollen hier nicht besonders besprochen werden.

6.3.2. Das Wach-EEG

Das normale Ruhe-EEG des Kindes zeigt eine allmähliche Frequenzzunahme der Grundfrequenz von überwiegend 1–3/sec-Wellen beim Neugeborenen bis zum Alpharhythmus des gesunden Erwachsenen. Bei relativ weiten Schwankungen der individuellen Grundfrequenz lassen sich dabei bestimmte Entwicklungsphasen mit typischen Charakteristika erkennen, deren Fehlen als abnorm zu werten ist.

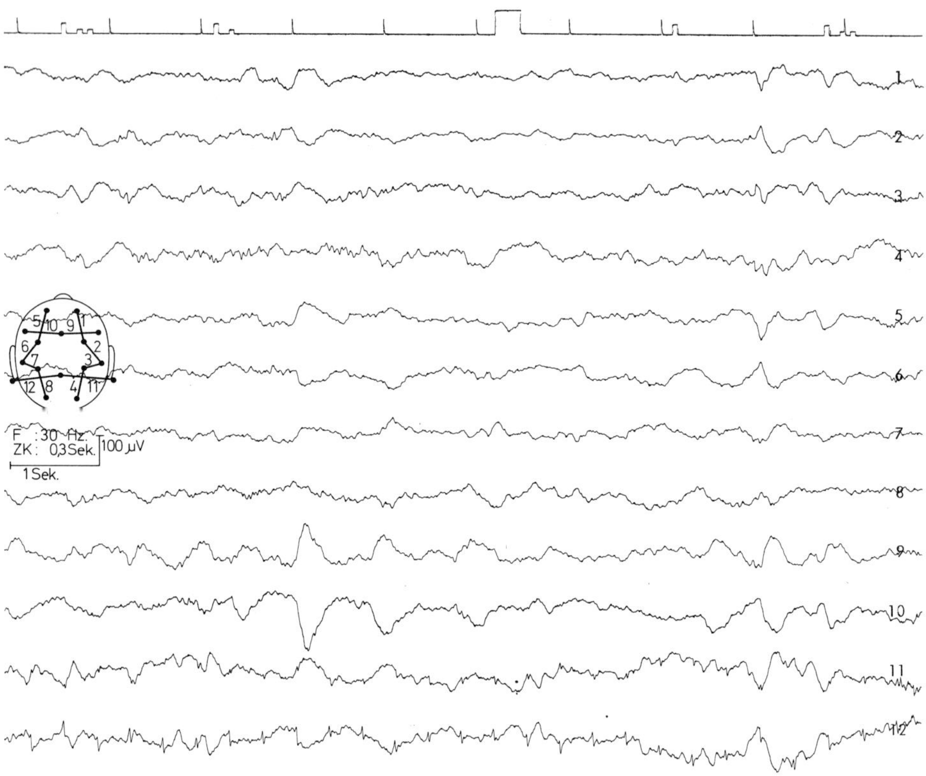

Abb. 25: 1 Monat altes Kind, wach: Diffus irreguläre flache Deltawellen mit gering superponiert rascheren Frequenzen. Typische Artefakte: In Kanal 9 und 10 Pulsieren der Fontanelle. In Kanal 11 und 12 EKG-Einstreuung über die Ohrelektroden.

Beim Neugeborenen und jungen Säugling bis zum Alter von 2–4 Monaten findet sich über allen Ableitepunkten ein Gemisch polymorpher Deltawellen mit eingelagerten Wellen rascherer Frequenz aus dem Theta- und manchmal Alphabereich. Die Amplituden aller Potentiale liegen dabei meist zwischen 20 und 60 Mikrovolt (Abb. 25).

Im Alter von 6–9 Monaten kommen dann zunächst im Parietalbereich, z.T. auch Praecentralbereich Gruppen rhythmischer Thetawellen hinzu mit individuell unterschiedlicher Frequenz zwischen 4 und 6/sec und Amplituden um 50–80 Mikrovolt, gelegentlich parietal auch größer.

Vom 2.–4. Lebensjahr wird die Frequenz der rhythmischen Thetaaktivität nur wenig schneller und erreicht nur in Einzelfällen auch 7/sec. Die Aktivität wird jedoch dominant im Praecentral-, Parietal- und weniger auch Occipitalbereich. Eingestreute flachere Deltawellen werden seltener und sind zuletzt nur noch occipital vorhanden (Abb. 26). Bemerkenswert ist die zwar individuell unterschiedliche aber insgesamt geringe Abhängigkeit der Ausprägung der Thetagrundaktivität vom Augenschluß, im Gegensatz zur Blockierung der Alphaaktivität beim Erwachsenen. Entscheidend für die Ausprägung ist vor allem die Entspannung der Kinder, auch bei offenen Augen. So findet sich meist zu Beginn des EEG die rhythmische Aktivität geringer ausgeprägt als gegen Ende der Ableitung.

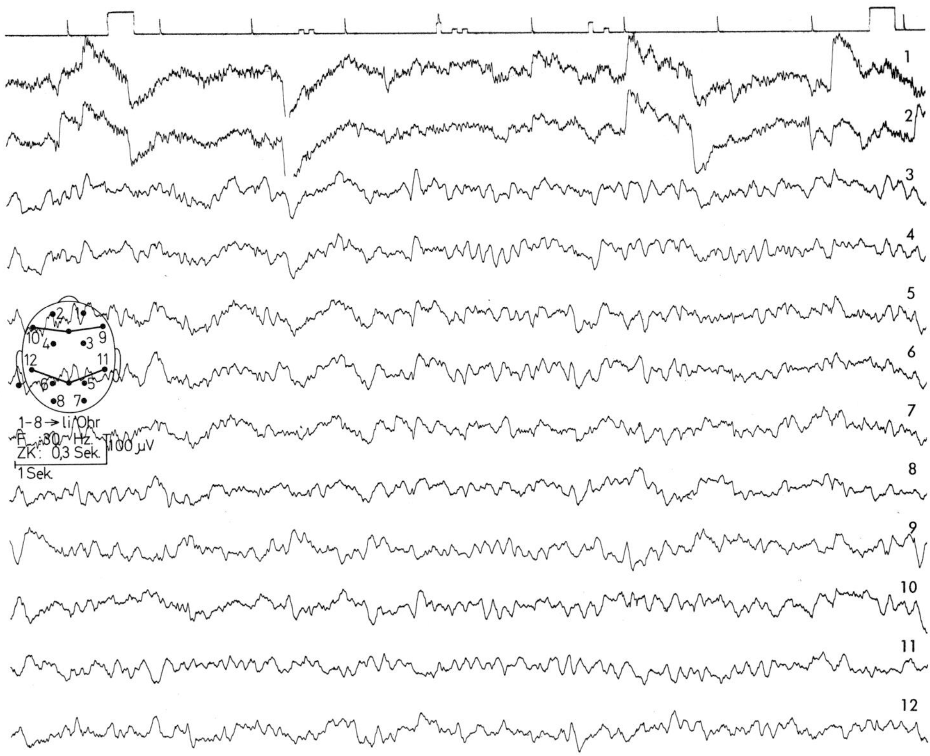

Abb. 26: 2³/₄-jähriges Kind, wach, offene Augen; vorherrschend rhythmische 6–7/sec-Aktivität.

Etwa mit dem 5. Lebensjahr kommt es parieto-occipital zum Auftreten einer Grundaktivität um 7–10/sec, die in ihrem Verhalten der Alphaaktivität des Erwachsenen entspricht: Sie ist occipital nur bei geschlossenen Augen nachweisbar und zeigt den charakteristischen On- und Off-Effekt. Diese Aktivität ist zunächst oft nur in Gruppen in die Theta-Aktivität des Kleinkindes eingelagert, wird aber rasch occipital dominant. Die Grundfrequenz ist beim einzelnen Kind mit einer Schwankung um 1/sec recht stabil, individuell aber unterschiedlich rasch. Manche Kinder zeigen in die occipitale Grundaktivität eingelagert bilateral synchrone Gruppen rhythmischer 4/sec-Wellen, meist 1–2 sec lang, in einigen Fällen direkt nach Augenschluß, in anderen unabhängig davon.

Im Alter von 10–12 Jahren zeigt die parieto-occipitale Grundaktivität eine Frequenzzunahme auf die normale Erwachsenenfrequenz von 9–12/sec. Occipital sind dabei bei einzelnen Kindern immer noch einzelne bilateral auftretende steilere Zwischenwellen eingelagert, die die Grundaktivität überragen, aber ebenso wie diese durch Augenöffnen blockiert werden. Im Fronto-Praecentralbereich sind gegenüber dem Erwachsenen noch vermehrt unregelmäßige Thetawellen vorhanden (Abb. 27).

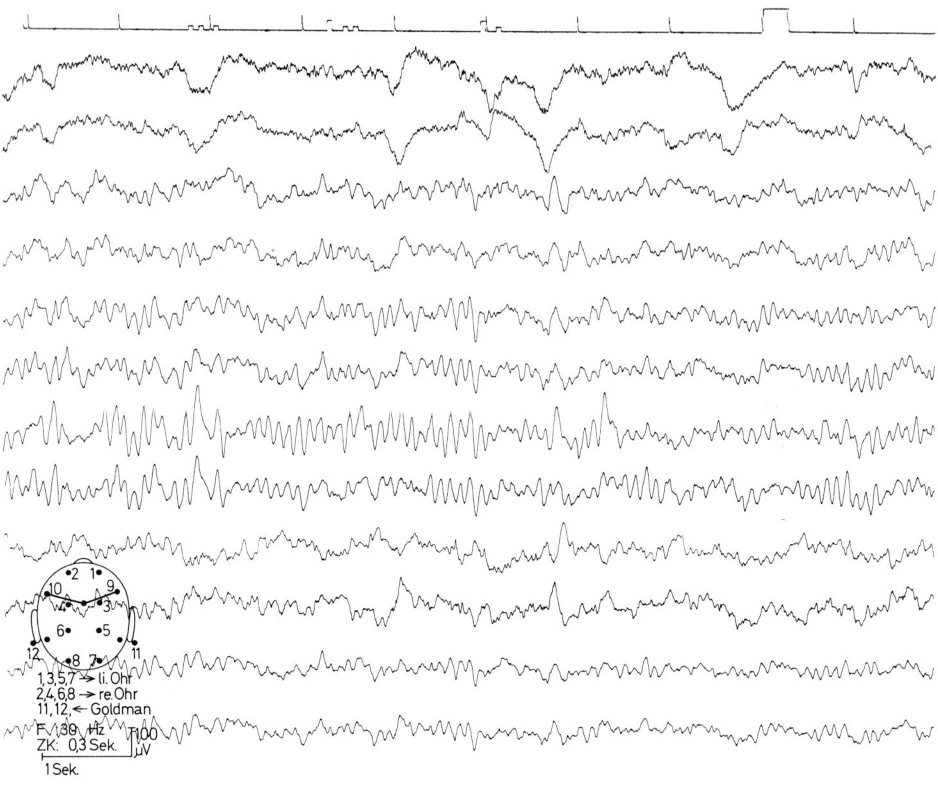

Abb. 27: $10^1/_2$ Jahre altes Kind, wach, Augen geschlossen: Besonders occipital beiderseits (Kanal 7 und 8) rhythmische 9/sec. Grundaktivität mit eingelagert einzelnen größeren und steileren 4/sec. Wellen.

Bei Hyperventilation kommt es im EEG des Kindes und Jugendlichen zu einer erheblichen Verlangsamung und Amplitudenzunahme bis zum Vorherrschen amplitudenhoher Deltawellen. Diese Veränderungen sind je nach der Intensität der Hyperventilation mehr oder weniger stark, z. T. während der Hyperventilation auch wechselnd stark (Abb. 28).

Abnorm ist bei der Hyperventilation nur das Auftreten von typischen spike-wave-Entladungen zu werten oder von eindeutigen Seitendifferenzen bzw. Herdbefunden.

6.3.3. Das Schlaf-EEG

Bei unruhigen Säuglingen und Kleinkindern ist eine störungsfreie, längere EEG-Ableitung oft nur im Schlaf möglich. Daneben ist das Schlaf-EEG für verschiedene Epilepsieformen als besonders günstige Provokationsmethode anzusehen, wobei sich je nach Art der Epilepsie in verschiedenen Schlafstadien charakteristische EEG-Veränderungen finden. Andererseits resultiert nach eigener Erfahrung gerade aus falscher Interpretation physiologischer Schlafveränderungen bei Kindern häufiger die Fehldiagnose einer behandlungsbedürftigen Epilepsie.

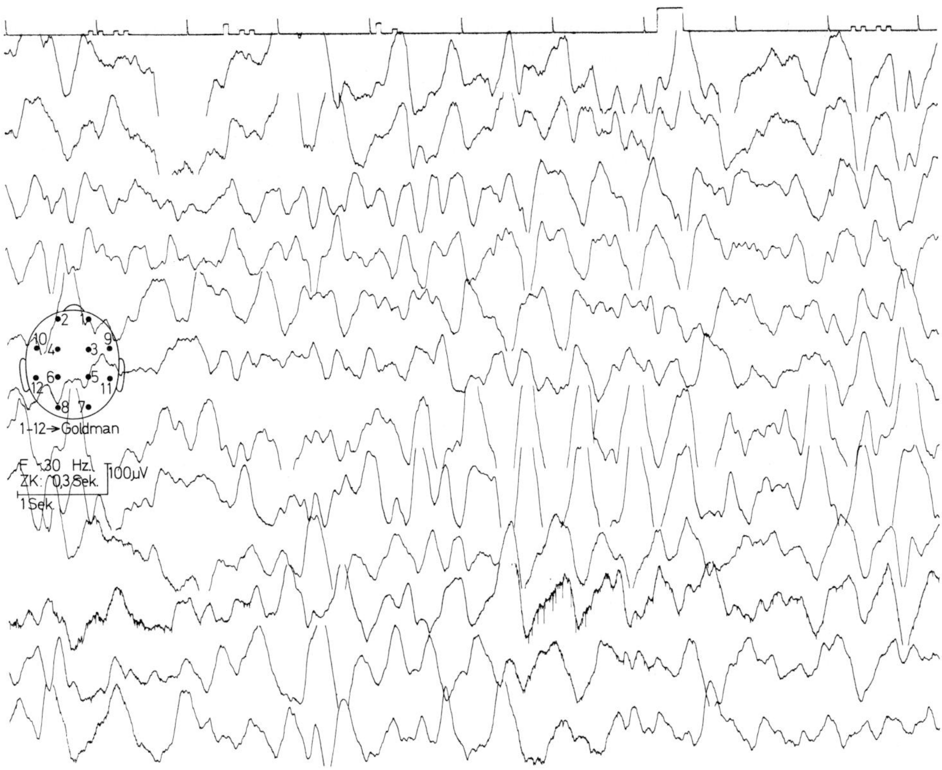

Abb. 28: $6^1/_2$ Jahre altes Kind, wach, Augen geschlossen: Nach $1^1/_2$ Min. Hyperventilation vorherrschend amplitudenhohe Deltawellen.

Spontan-Schlaf ist, auch ohne Sedierung, bei Kleinkindern und Säuglingen leichter zu erreichen als bei Schulkindern und Erwachsenen. Die Ableitung des EEG bei liegendem Kinde, die nachfolgende Ruhe und Entspannung nach der Aufregung des Setzens der EEG-Haube und die Ruhe im Ableiteraum lassen die Kinder im Laufe der Ableitung oft dösig werden und einschlafen, selbst wenn ein Schlaf-EEG nicht vorgesehen ist.

Vor der Durchführung eines Schlaf-EEG bei ambulanten Patienten erhalten die Eltern des Kindes die Anweisung, das Kind am Vortage möglichst spät ins Bett zu schicken und morgens früh zu wecken. Die EEG-Ableitung erfolgt dann zweckmäßigerweise in den Mittagsstunden nach einem guten Essen.

Ist Spontanschlaf so nicht zu erreichen, kann mit verschiedenen Medikamenten ein Einschlafen der Kinder gefördert werden. Geeignet sind dazu Sedativa, die keine stärkere Beta-Aktivität im Schlaf-EEG erzeugen und keine anticonvulsive Wirkung haben. Insbesondere sind das die Phenothiazinderivate, z. B. Atosil, Truxal, Protactyl und Dominal, als Saft oder Tropfen 1 Stunde, oder als Injektion $^1/_2$ Stunde vor der Ableitung.

Im folgenden soll eine kurze Übersicht über die Besonderheiten des Schlaf-EEG bei Kindern in den verschiedenen Schlafstadien gegeben werden. Schlafuntersuchungen bei Frühgeborenen sollen dabei unberücksichtigt bleiben, obgleich sich auch bei ihnen polygraphisch schon ab der 28. Schwangerschaftswoche Wach- und Schlaf-EEG unterscheiden lassen.

Beim reifen Neugeborenen und in den ersten Lebenswochen sind Wach- und Schlaf-EEG ohne gleichzeitige polygraphische Ableitung anderer Daten nicht immer sicher zu unterscheiden. Im Wach-EEG finden sich überwiegend flache, irreguläre Theta- und Deltawellen, im leichten Schlaf werden diese größer und noch unregelmäßiger. Im Tiefschlaf treten intermittierend eingelagerte Gruppen größerer, bilateraler Deltawellen auf, z. T. mit rascheren steileren Abläufen.

Etwa ab dem 3. Lebensmonat sind dann zunehmend die vom Erwachsenen bekannten Schlafstadien A–E vom Wach-EEG abzugrenzen und sollen im folgenden besprochen werden:

Das Schlafstadium A (Schläfrigkeit) zeigt beim Säugling und Kleinkind eine rhythmische, bilateral-synchrone Delta- oder Thetaaktivität, beim einzelnen Kind von sehr konstanter Frequenz, dabei mit zunehmendem Alter rascher werdend. So zeigen diese «Einschlafrhythmen» beim Säugling oft eine Frequenz um 3–4/sec, beim Kleinkind um 5/sec. Die Amplituden sind höher als im Wach-EEG. Die Aktivität erscheint praecentral und parietal am besten ausgeprägt, ist oft aber generalisiert vorhanden (Abb. 29).

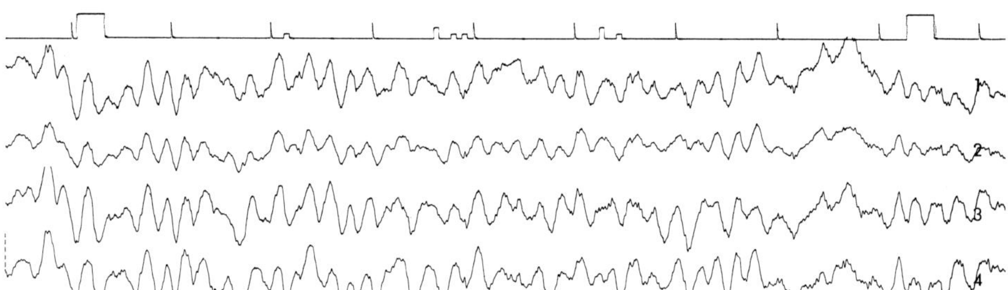

Abb. 29: 1-jähriges Kind, Schlafstadium A: Vorherrschend rhythmische, amplitudenhohe 4–5/sec-Wellen.

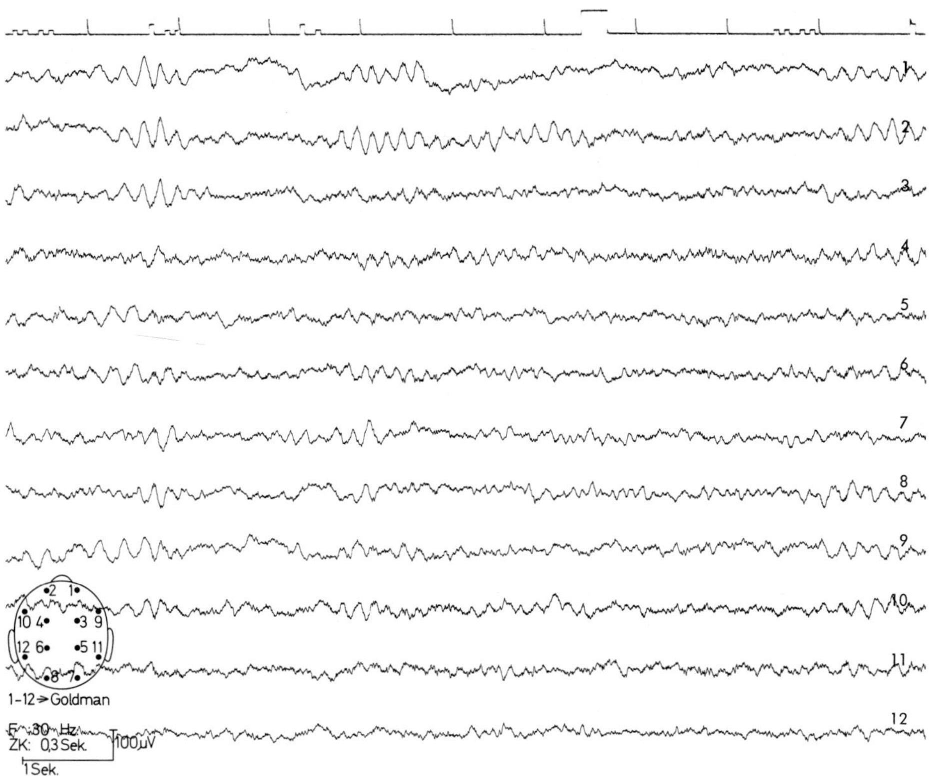

Abb. 30: 5-jähriges Kind, Schlafstadium A: Gruppen rhythmischer 5–6/sec-Wellen, unterbrochen durch flache, irreguläre Theta-Deltawellen.

Bei jüngeren Kindern, etwa bis zum Alter von 3 Jahren tritt die rhythmische Aktivität kontinuierlich auf, später diskontinuierlich, unterbrochen durch Abschnitte mit kleineren, irregulären Thetawellen (Abb. 30). Etwa im Schulkindesalter verschwindet sie ganz und macht dann dem typischen Schlafstadium A des Erwachsenen Platz mit Auflösung der Alphaaktivität und Abflachung.
Die Veränderungen des Schlafstadium B (Einschlafstadium) entsprechen beim Kinde den Verhältnissen des Erwachsenen mit vorherrschend diffusen, kleinen, irregulären Theta-Deltawellen und praecentro-parietal eingelagert einzelnen bilateral-synchronen Steilwellen (humps, Vertex-spikes). Diese Steilwellen sind bei Klein- und Schulkindern wesentlich höher als beim Erwachsenen, scheinen in den Reihenschaltungen generalisiert zu sein und können auch als kurze Gruppen auftreten, so daß die Fehldiagnose einer Epilepsie leicht möglich ist, da die einzelne Welle in ihrer Form nicht von einer sharp wave zu unterscheiden ist (Abb. 31). Bilateral synchrones Auftreten, Betonung im Praecentro-Parietalbereich und typisches Schlafstadium sprechen gegen «epileptische Potentiale». Im Säuglings- und Kleinkindesalter findet sich häufiger im Stadium B eine generalisierte Beta-Aktivität, die vorübergehend das Kurvenbild bestimmt.

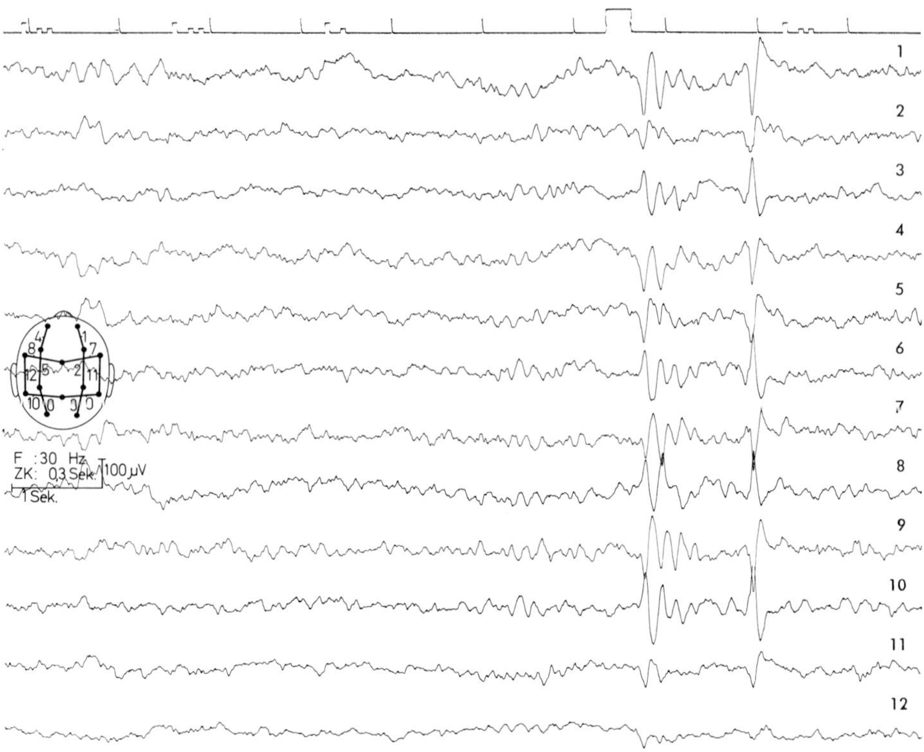

Abb. 31: 9-jähriges Kind, Schlafstadium B: Typische humps, durch die EEG-Schaltung bedingt (!) generalisiert wirkend.

Im Schlafstadium C (leichter Schlaf) finden sich bei sonst weiter vorherrschend flachen Theta- und Deltawellen schon vom Alter von 2–3 Monaten ab sog. Schlafspindeln: 1–2 sec lange Gruppen rhythmischer 14–15/sec-Wellen, bei Säuglingen und Kleinkindern manchmal auch nur um 11–13/sec. Bei Säuglingen treten diese Spindeln oft mehr parietal auf und sind noch nicht bilateral synchron, sondern z. T. einseitig und dabei die Seite wechselnd (Abb. 32). Zu Beginn des Stadiums C treten die Spindeln häufiger noch zusammen mit einzelnen Steilwellen des Stadiums B auf.

Im Stadium D (mitteltiefer Schlaf) überwiegt zunehmend eine mittelhohe, polymorphe Deltaaktivität mit noch superponierten Schlafspindeln.

Im Stadium E (Tiefschlaf) verschwinden die Schlafspindeln und die Deltaaktivität beherrscht das Kurvenbild.

Spitzenpotentiale als Hinweis auf das Vorliegen einer Epilepsie sind insbesondere in den Schlafstadien A, B und C zu erwarten. Bei der Beurteilung steilerer Potentiale als Spitzenpotentiale (synonym Krampfpotentiale) sind im Schlaf-EEG strenge Maßstäbe anzulegen. Eine einigermaßen verläßliche Zuordnung zur Diagnose eines Anfallsleidens oder einer Neigung zu Anfällen ist nur beim EEG-Merkmal der irregulären oder regulären spike-waves möglich. Steilwellen (sharp waves) sind nur bei focalem, einseitigen Auftreten als abnorm zu werten.

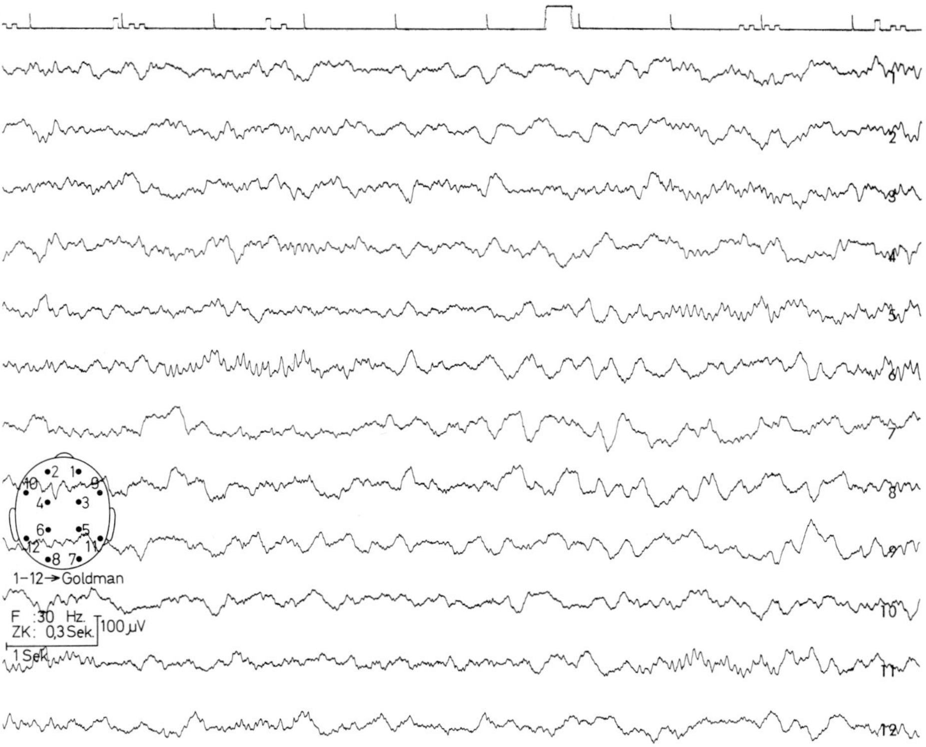

Abb. 32: 4 Monate alter Säugling, Schlafstadium C: Schlafspindeln im Wechsel links (Kanal 4, 6 und 12) und rechts (Kanal 3, 5 und 11).

Ungeeignet ist das Schlaf-EEG zur Diagnose von Allgemeinstörungen mit allgemeiner Verlangsamung oder zur Suche nach leichten Herdbefunden, die gerade im Schlaf oft nicht mehr zu erkennen sind. Die Aussagekraft von Schlaf-EEGs zur Frage einer Encephalitis oder traumatischen, umschriebenen Hirnschädigung ist daher gering.

6.4. Das EEG bei der infantilen Cerebralparese (ICP)

Eine Schädigung des noch unreifen Zentralnervensystems etwa bis zum 5. Lebensjahr führt zu komplexen Störungen in der geistigen, motorischen und psychischen Entwicklung der Kinder. Obgleich den Störungen in der Regel eine einmalige residuale Läsion zugrunde liegt, erscheinen die klinischen Symptome oft progredient, entweder scheinbar durch die zunehmende Diskrepans in der Entwicklung der Kinder im Vergleich zu Gesunden, oder auch durch das Hinzutreten eines Anfallsleidens mit zusätzlicher Störung in der geistigen Entwicklung.

Kinder mit Störungen in der motorischen Entwicklung, einer infantilen Cerebralparese (ICP) sind nach der klinischen Diagnose schon im frühen Lebensalter zu erfassen und meist auch relativ sicher von Gesunden abzugrenzen. Gerade bei der ICP ist es daher möglich, die Aussagekraft des EEG bei klinisch gesicherter zentral nervöser Läsion zu überprüfen.

Größere Untersuchungen hierzu liegen von GIBBS u. GIBBS an 2124 Patienten bis zum Alter von 20 Jahren vor, sowie von SKATVEDT an 223 und von DUMERMUTH an 137 Kindern. Diese Untersuchungen zeigen, daß bei einem Teil der Kinder das EEG nicht abnorm verändert ist. Der Prozentsatz normaler EEGs liegt dabei ohne Aufteilung der Kinder nach Art der Lähmung und nach Altersgruppen nach den Untersuchungen von DUMERMUTH und SKATVEDT bei 39%, nach GIBBS u. GIBBS, unter Berücksichtigung des Lebensalters bei der Ableitung, bei Säuglingen bei 45% und nimmt dann bis auf 12% bei über 10-jährigen ab.

Die Altersabhängigkeit der Häufigkeit normaler Befunde hat wahrscheinlich 2 Ursachen: Einmal die größere Variabilität des normalen EEG beim jungen Kind, die eine Abgrenzung zum Abnormen erschwert, zum anderen mit zunehmendem Alter das häufigere Hinzutreten von Anfallsleiden und damit verbunden charakteristischen EEG-Veränderungen.

Die Art und Häufigkeit der abnormen EEG-Befunde ist außerdem abhängig vom Sitz und Ausmaß der cerebralen Läsion. Corticale ausgedehnte oder einseitige Schäden mit klinisch einer spastischen Tetraplegie oder Hemiplegie zeigen in 61–90% der Fälle pathologische EEGs. Athetosen und hypotone Lähmungen nur in 43–48%, da ihnen häufiger eine Läsion subcorticaler Strukturen zugrunde liegt.

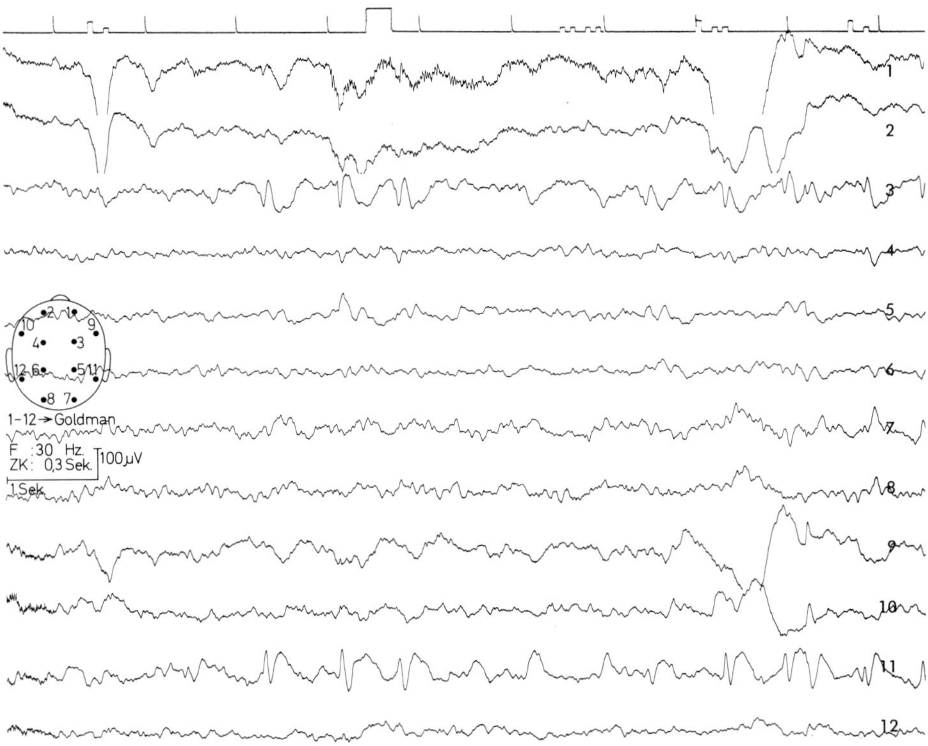

Abb. 33: 5-jähriges Kind, leichte Hemispastik links: Steilwellen mit langsamer Nachschwankung praecentral und temporal rechts.

Die Ätiologie der ICP beeinflußt ebenfalls vor allem durch die Lokalisation der cerebralen Läsion das EEG: So haben ICP-Patienten nach einer Erythroblastose mit Kernikterus selten, nach einer Encephalitis dagegen sehr häufig abnorme EEGs.
Wesentlich für das Auftreten von EEG-Veränderungen ist auch das Hinzutreten eines Anfallsleidens zur motorischen Störung.
Die Art der EEG-Veränderungen bei Kindern mit einer ICP ist unterschiedlich. Neben den relativ zahlreichen Fällen mit normalem EEG finden sich Allgemeinstörungen mit Verlangsamung, eine diffuse oder focale Amplitudendepression und in anderen Fällen vermehrt Betawellen. Häufigster eindeutig abnormer Befund sind focale, multifocale oder generalisierte Spitzenpotentiale auch in Fällen, in denen zum Zeitpunkt der EEG-Ableitung kein manifestes Anfallsleiden besteht (Abb. 33). Gibbs u. Gibbs wiesen außerdem auf das Vorkommen sog. «Extremspindeln» im Schlaf-EEG bei hirngeschädigten Kindern hin, einer kontinuierlichen Spindelaktivität, meist über den Bereich der Praecentralregion hinausgehend.
Zur Frage der prognostischen Aussagemöglichkeit bei Vorliegen verschiedener EEG-Veränderungen liegen Untersuchungen von Gibbs u. Gibbs vor. Hierbei zeigt es sich, wie auch bei Untersuchungen anderer Autoren, daß der Befund einer Hypsarrhythmie oder das Auftreten multifocaler spikes prognostisch hinsichtlich der psychomotorischen Entwicklung der Kinder ungünstig sind (Abb. 34). Das Auftreten von focalen spikes bei Kindern ohne bis dahin beobachtete cerebrale Anfälle spricht mit einer Wahrscheinlichkeit von 65% für die Manifestation eines Anfallsleidens bis zum Alter von 18 Jahren.

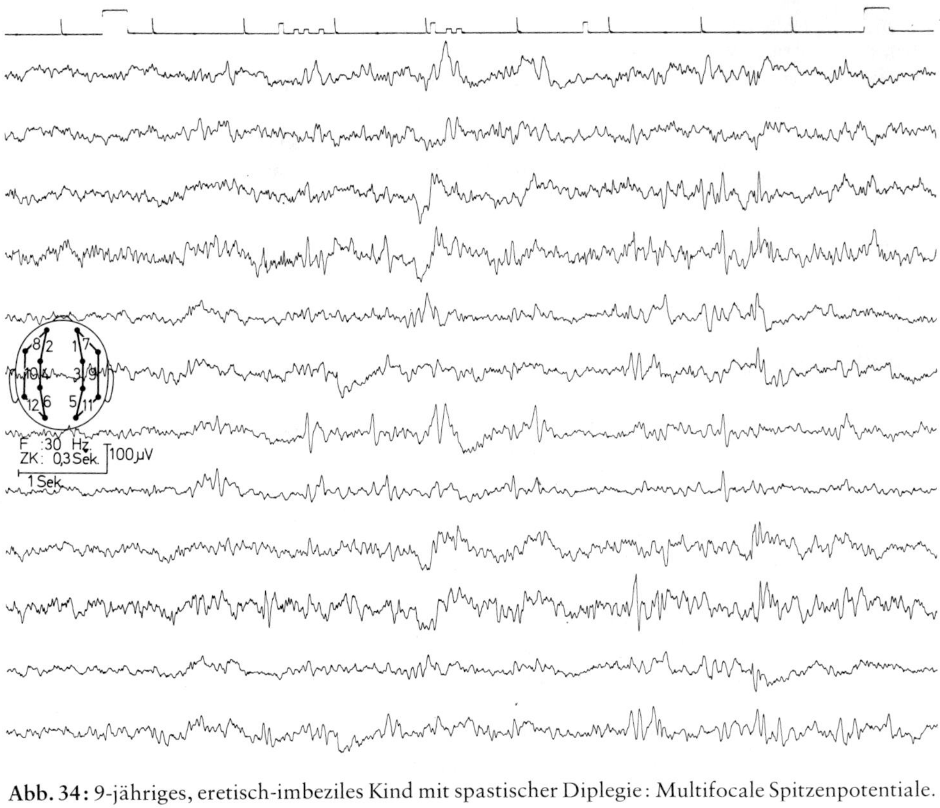

Abb. 34: 9-jähriges, eretisch-imbeziles Kind mit spastischer Diplegie: Multifocale Spitzenpotentiale.

Nach den zitierten Untersuchungen ergeben sich verschiedene Indikationen zur EEG-Ableitung bei Kindern mit einer ICP:

1. Bei klinisch unsicherer Diagnose zur Frage, ob ein abnormer Befund die Diagnose stützt.

2. Beim Säugling, auch bei gesicherter Diagnose zum Ausschluß einer Hypsarrhythmie, die auch bei Fehlen manifester Anfälle Anlaß zur anticonvulsiven Therapie sein sollte.

3. Im Laufe der Behandlung immer dann, wenn ein Entwicklungsstillstand oder Rückschritt bei den Kindern eintritt, der durch ein klinisch noch unbemerktes Anfallsleiden hervorgerufen sein könnte, im EEG zu erkennen am Auftreten generalisierter Spitzenpotentiale.

4. Beim erstmaligen Auftreten von cerebralen Anfällen.

5. Im 1–2jährigen Abstand, auch bei anfangs normalem EEG-Befund und Fehlen von klinischen Anfällen, um die weitere altersentsprechende Entwicklung des EEG zu verfolgen.

Schrifttum s. gesondertes Literatur-Verzeichnis, S. 242.

7. Das pathologische EEG (39, 95, 116, 176, 187, 219, 303)

Von der Norm abweichende und damit als pathologisch zu bewertende Veränderungen des EEGs können entweder den Gesamtablauf der EEG-Kurve betreffen – dann bezeichnet man sie als Allgemeinveränderungen oder diffuse Dysrhythmie – oder sie können an umschriebener Stelle lokalisiert erscheinen, was man einen Herdbefund nennt. Schließlich können Störungen plötzlich den Kurvenablauf unterbrechen, so daß man von einer paroxysmalen Veränderung spricht, die man insbesondere – aber nicht ausschließlich – bei Epilepsien vorfindet.

7.1. Die Allgemeinveränderungen

Je nach Schweregrad der Störung unterscheidet man 4 Stufen:

7.1.1. Die leichte Allgemeinveränderung

Als leichteste Form der Allgemeinveränderung kann das EEG mit langsamem α-Rhythmus, bei dem α-Wellen mit Frequenzen um 7,5–8,5/sec vorherrschen (Abb. 35), gelten. Nach Jung und Christian ergibt sich diese Beurteilung aber nur aus dem Verlauf, wenn in einem zuvor oder später abgeleiteten EEG eine Frequenzbeschleunigung um 1,5–2/sec stattgefunden hat. Eigene Erfahrungen, die allerdings nur an einem kleinen Krankengut gewonnen worden sind, sprechen jedoch dafür, daß bei einem Grundrhythmus unter 9/sec immer Hirnstoffwechselstörungen nachzuweisen sind.

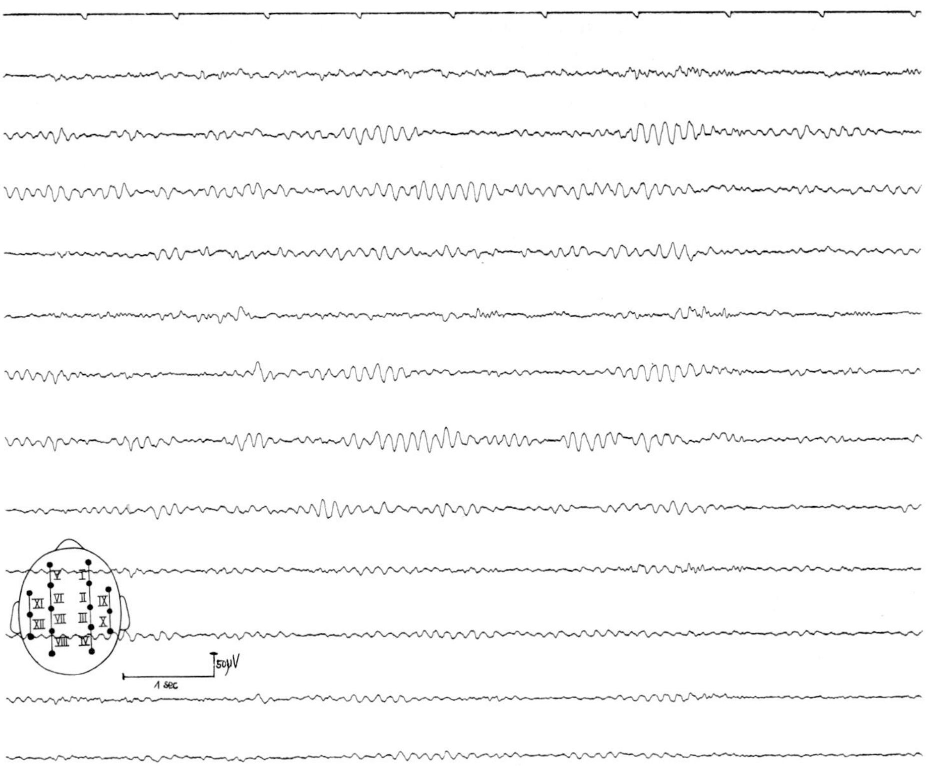

Abb. 35: EEG mit langsamem α-Rhythmus (vorwiegend 8/sec-α-Wellen) nach einer Hirncontusion.

Die «klassische» leichte Allgemeinveränderung (Abb. 36) ist dadurch gekennzeichnet, daß in einem – meist verlangsamten – α-Rhythmus viele diffuse Zwischenwellen mit Frequenzen um 6–7/sec eingestreut sind, die meist über den vorderen und temporalen Ableitepunkten höhere Amplituden als die α-Wellen aufweisen. Die leichte Allgemeinveränderung soll nach JUNG und CHRISTIAN in 10–15% der Normalbevölkerung vorkommen und soll nicht immer eine pathologische Bedeutung haben. Man trifft sie auch häufig bei starker vegetativer Labilität, als Begleiterscheinung bei internen Erkrankungen wie endokrinen und metabolischen Störungen, Hypertonie oder Anämie und schließlich auch als Restbefund nach diffusen cerebralen Erkrankungen wie Encephalitiden und eher atypisch nach Hirntraumen. Psychopathen haben im Vergleich zu einer Normalpopulation einen höheren Prozentsatz an leichter Allgemeinveränderung.

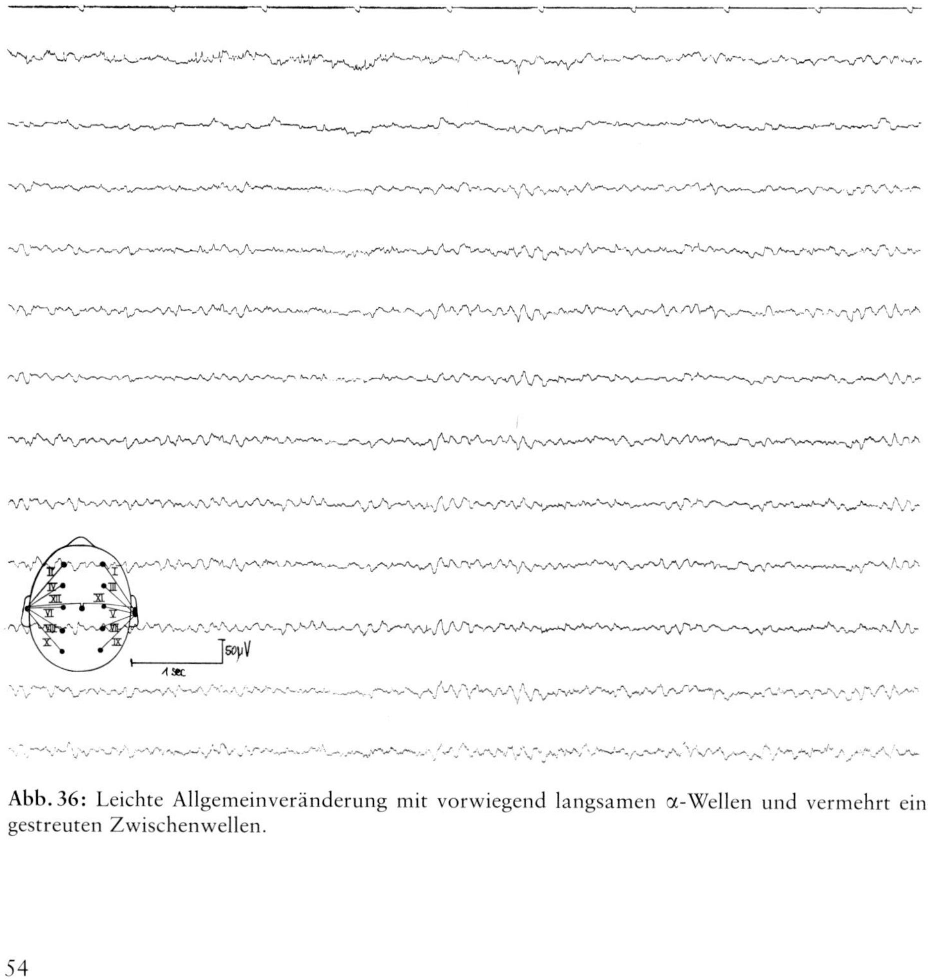

Abb. 36: Leichte Allgemeinveränderung mit vorwiegend langsamen α-Wellen und vermehrt eingestreuten Zwischenwellen.

7.1.2. Die mäßige oder mittelschwere Allgemeinveränderung

Das Kurvenbild ist bei der mäßigen Allgemeinveränderung (Abb. 37) geprägt von Zwischenwellen mit Frequenzen um 4–7/sec. α-Wellen sind kaum mehr nachweisbar. Über den vorderen und temporalen Ableitepunkten können auch stellenweise kleinere δ-Wellen beobachtet werden. Sie imponiert am meisten in den unipolaren Ableitungen. Ist sie in den bipolaren Ableitungen nicht zu erkennen, dann ist darauf zu achten, ob die langsamen Wellen nicht von temporobasal (eingestreut von den Ohren) stammen. Die mäßige Allgemeinveränderung weist bei einem Erwachsenen immer auf eine diffuse cerebrale Funktionsstörung hin, ist aber immer unspezifisch. Sie entspricht Bewußtseinsstörungen leichteren Grades, tritt u.a. auf bei Epilepsien im Intervall, malignen Tumoren mit Hirndruck, nach Contusionen, im Rückbildungsstadium von Encephalitiden, bei diffusen cerebralen Durchblutungsstörungen, neben Herdbefunden auch bei cerebralen Ischämien, bei endokrinen Störungen wie Hypoglykämie und Hypothyreose und bei Intoxikationen.

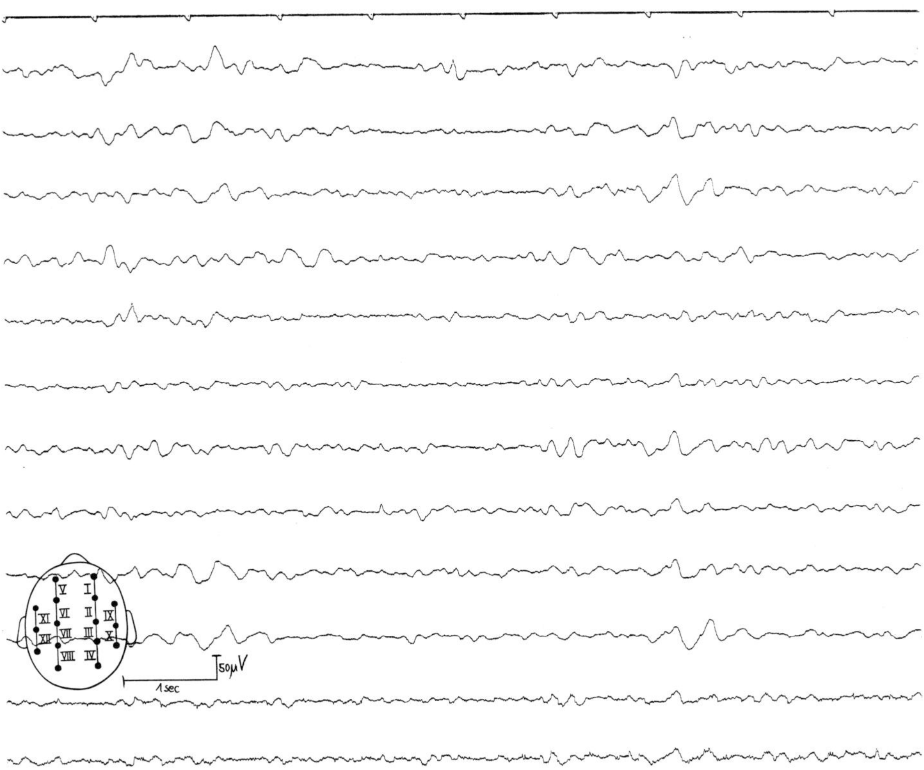

Abb. 37: Mäßige Allgemeinveränderung mit dominierender Zwischenwellentätigkeit sowie auch eingestreuten δ-Wellengruppen.

7.1.3. Die schwere Allgemeinveränderung

Bei der schweren Allgemeinveränderung (Abb. 38) herrschen δ-Wellen vor; es können noch mehr oder weniger häufig eingestreut Zwischenwellen vorkommen. Die δ-Wellen sind oft von β-Wellen überlagert. Sie entspricht Bewußtseinsstörungen schwereren Grades und ist das typische Muster comatöser Zustände. Bei wechselnder Bewußtseinslage können alternierend Abschnitte mit langsameren, z. T. sogar rhythmischen δ-Wellen mit schnelleren Wellenfolgen abwechseln. Man findet sie u. a. vorübergehend nach epileptischen Anfällen (postparoxysmale Veränderungen), bei Encephalitiden, frischen apoplektischen Insulten, schweren Hirndruckzuständen bei Hirntumoren, nach schweren Hirncontusionen sowie bei und kurz nach schwerer allgemeiner Hypoxie wie z. B. dem Adams-Stockes'schen Anfall.

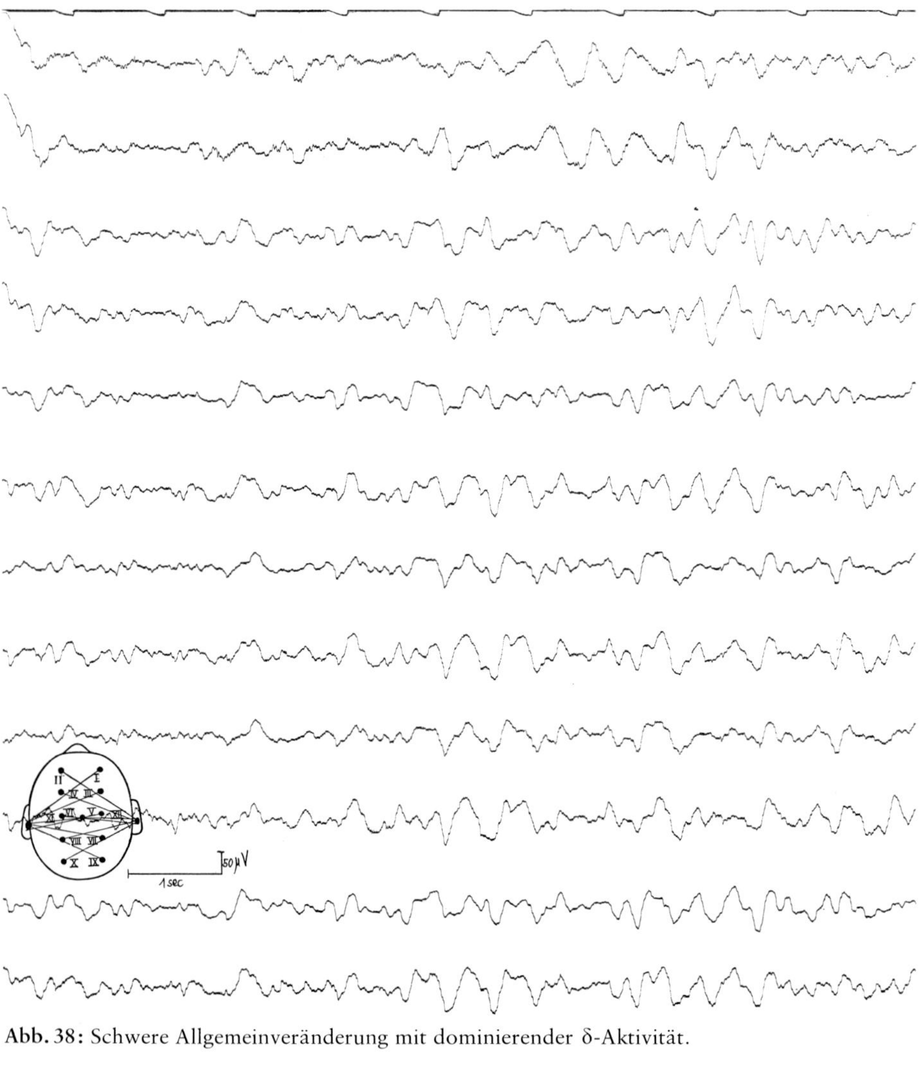

Abb. 38: Schwere Allgemeinveränderung mit dominierender δ-Aktivität.

7.1.4. Das Nullinien-EEG

Die schwerste Form der Allgemeinveränderung ist das Nullinien-EEG (Abb. 39) mit völliger elektrischer Stille, das scharf gegenüber dem flachen EEG, einer genetisch bedingten Normvariante, abgegrenzt werden muß. Es kann vorübergehend auftreten, u.a. nach plötzlichem Herzstillstand (wie z.B. dem Adams-Stokes'schen Anfall), Atemstillstand, bei schweren Schlafmittelvergiftungen, bei schweren Comazuständen (vor allem im hypoglykämischen Coma) und Encephalitiden. Sind Spontanatmung und Hirnstammreflexe erloschen, dann spricht ein Nullinien-EEG über einen Zeitabschnitt von mindestens 30 Minuten, außer wenn eine Intoxikation vorliegt, bei weitgehend artefaktfreier Ableitung in uni- und bipolarer Schaltung bei z. T. doppelter Verstärkung und einer Zeitkonstante von 2 für den Eintritt des Hirntodes, sodaß dann auch in diesem Stadium eine Organentnahme gestattet ist.

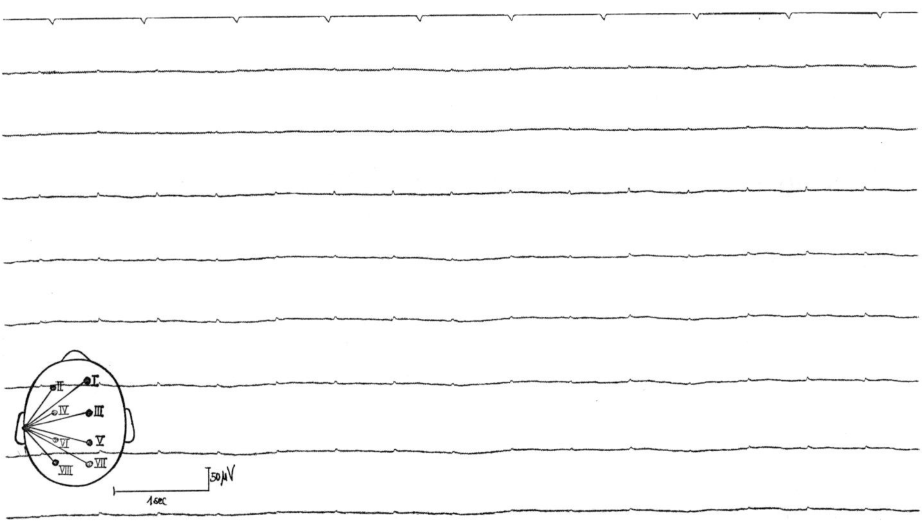

Abb. 39: Nullinien-EEG mit regelmäßigen EKG-Einstreuungen.

7.1.5. Die diffuse Dysrhythmie

Die diffuse Dysrhythmie (Abb. 40), die fließende Übergänge zum unregelmäßigen EEG und zur leichten Allgemeinveränderung zeigt, ist gekennzeichnet durch die Unregelmäßigkeit der Frequenzen und Amplituden. Der α-Rhythmus zeigt Frequenzunterschiede von 2–4/sec; es treten viele Zwischenwellen wechselnder Frequenzen und meist mit Amplituden über 50 μV auf, die sogar dominieren können. Auch höher gespannte β-Wellen sowie mehrfach δ-Wellen können untermischt sein. Die Veränderungen zeigen häufig einen Schwerpunkt über der vorderen Schädelhälfte sowie temporal und temporobasal. Die diffuse Dysrhythmie wird in ca. 10% der Normalbevölkerung beobachtet. Gehäuft findet man sie bei vasomotorischen Kopfschmerzen, Migräne, vegetativer Labilität, wobei sie gleichfalls eine völlig unspezifische Veränderung darstellt.

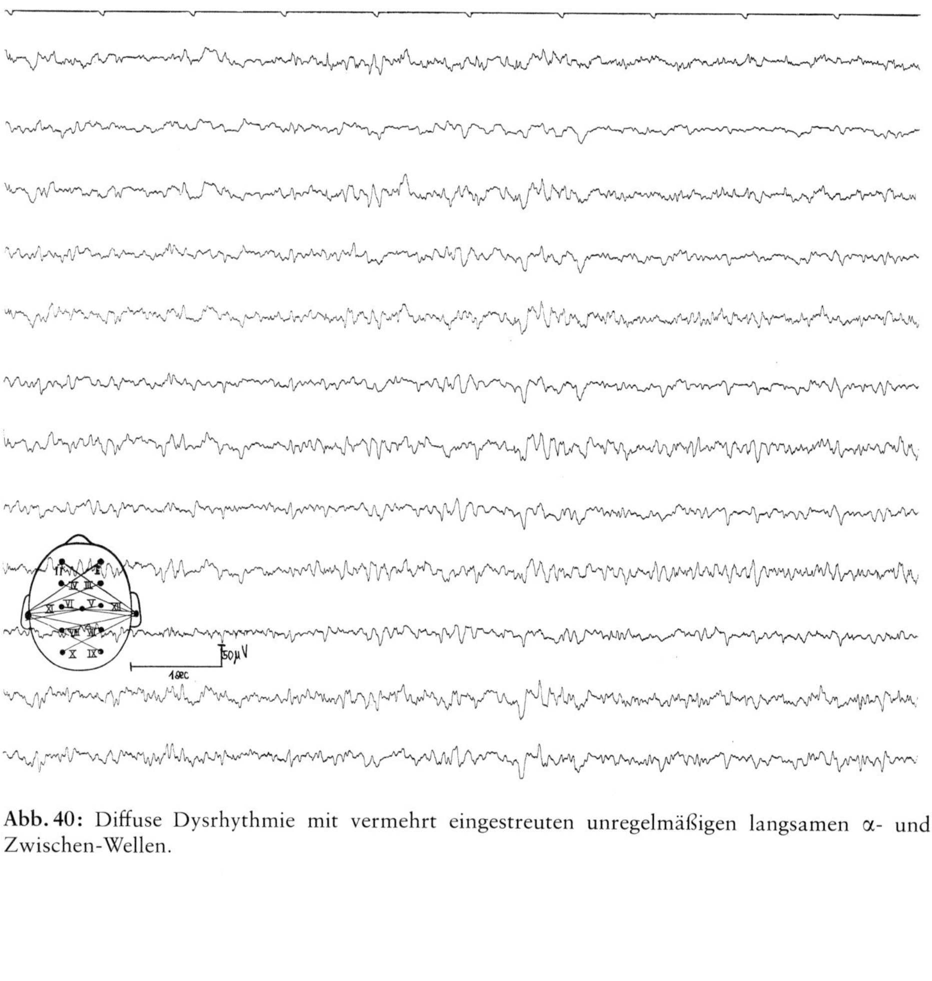

Abb. 40: Diffuse Dysrhythmie mit vermehrt eingestreuten unregelmäßigen langsamen α- und Zwischen-Wellen.

7.1.6. Das frequenzlabile EEG

Das frequenzlabile EEG (Abb. 41) unterscheidet sich von der diffusen Dysrhythmie durch die vorherrschenden schnellen Frequenzen. Man findet im steten Wechsel, ohne daß über einen längeren Zeitabschnitt ein einheitlicher Grundrhythmus ausgezählt werden kann, α-Wellen von 7,5–13/sec sowie β-Wellen um 14–16/sec, z. T. bis 20/sec. Die β-Wellen sind etwas höher gespannt als üblich, erreichen jedoch nicht die hohen Amplituden bei Barbituratintoxikation oder des Narkose-EEGs. Es können auch einige unregelmäßige Zwischenwellen eingestreut sein. Man findet das frequenzlabile EEG besonders bei Hypertonie, diffusen cerebralen Durchblutungsstörungen, Migräne und vegetativer Labilität.

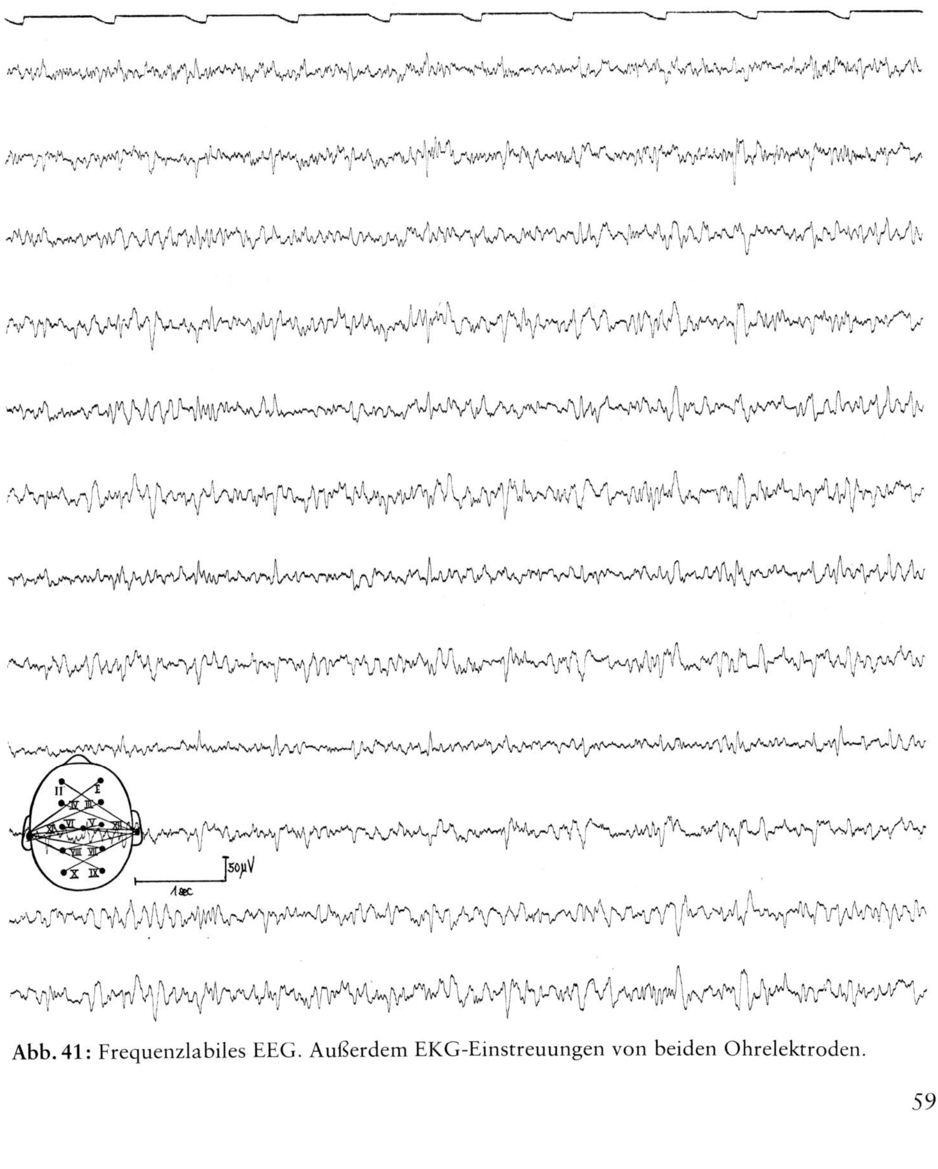

Abb. 41: Frequenzlabiles EEG. Außerdem EKG-Einstreuungen von beiden Ohrelektroden.

7.2. Herdbefunde

Veränderungen, die nur eine Hemisphäre oder meist nur ein bestimmtes Areal einer Hemisphäre betreffen, werden als Herdbefund bezeichnet. Das wichtigste Kriterium für die Festlegung der pathologischen Seite im Seitenvergleich ist die Feststellung einer lokalen Kurvenverlangsamung. Der Schwerpunkt eines Herdbefundes liegt an der Stelle der stärksten Kurvenverlangsamung oder der focalen Kurvenabflachung. Zur genauen Herdlokalisation führt auch die Beobachtung der Phasenumkehr, worauf schon weiter oben hingewiesen wurde. Ein Herdbefund ist oft nur ein vorübergehendes Phänomen, dessen Verlaufsbeobachtung nicht selten von entscheidender differentialdiagnostischer Bedeutung sein kann (z.B. Verschlechterung eines Herdbefundes beim Hirntumor als Unterscheidungsmerkmal gegenüber der Rückbildung eines Herdbefundes beim vaskulären Prozeß). Kommt es trotz Rückbildung der Herdveränderung im EEG – z.B. nach einem cerebralen Gefäßinsult oder einer Hirncontusion – zu keiner wesentlichen Besserung im klinischen Bild, so muß diese Diskrepanz im Hinblick auf eine Restitutionschance als prognostisch ungünstiges Zeichen gewertet werden, da sich dann in der Regel ein Residualzustand herausbildet. Nach Schweregrad und Form unterscheidet man folgende Arten von Herdbefunden:

7.2.1. Die α-Verminderung

Die focale α-Verminderung (Abb. 42) ist die leichteste Form der Herdveränderungen. Sie ist gekennzeichnet durch eine Minderung der Amplitude des α-Rhythmusses um mindestens ein Drittel und durch eine Ausprägungsdifferenz von mehr als 15%. Die letztere zeigt sich meist durch «Lückenbildungen» auf der pathologischen Seite.
Die α-Verminderung ist vor allem occipital, parietal und temporal vorzufinden. Dabei ist zu beachten, daß occipital auch schon bei Normalpersonen Amplitudendifferenzen bis zu 30% auftreten können, was besonders bei ausgesprochenen Rechtshändern häufig als Amplitudenreduktion des α-Rhythmusses occipital links imponiert. Auch über der Praecentralregion sind nicht selten die gleichen Seitendifferenzen zu sehen. Am besten wird die α-Verminderung in den unipolaren Ableitungen erkennbar. In den bipolaren Ableitungen kann sie durch α-Einstreuungen aus den Nachbarelektroden verdeckt werden. Die α-Verminderung ist oft der einzige faßbare Restbefund nach einer Hirncontusion, so daß ihre Beschreibung mitunter eine wichtige Bedeutung in gutachterlichen Fragestellungen zukommt. Seltener findet man sie bei subduralen Hämatomen, vaskulären Prozessen und Hirntumoren.

7.2.2. Die α-Aktivierung

Die focale α-Aktivierung (Abb. 43) findet sich in der Regel in Kurven, in denen sowieso nur ein schlecht ausgeprägter, meist unregelmäßiger schneller α-Rhythmus neben flachen Kurvenabschnitten und β-Wellen vorliegt. Sie zeichnet sich aus durch eine focale Verlangsamung des α-Rhythmusses um 1,5/sec und mehr, bessere Ausprägung und fehlende Blockierung des α-Rhythmusses beim Augenöffnen. Jung unterscheidet 2 Arten:

1. Die ungleichmäßige α-Aktivierung, wobei die Kurvenverlangsamung im Vordergrund steht und fließende Übergänge zur focalen Dysrhythmie vorhanden sind.

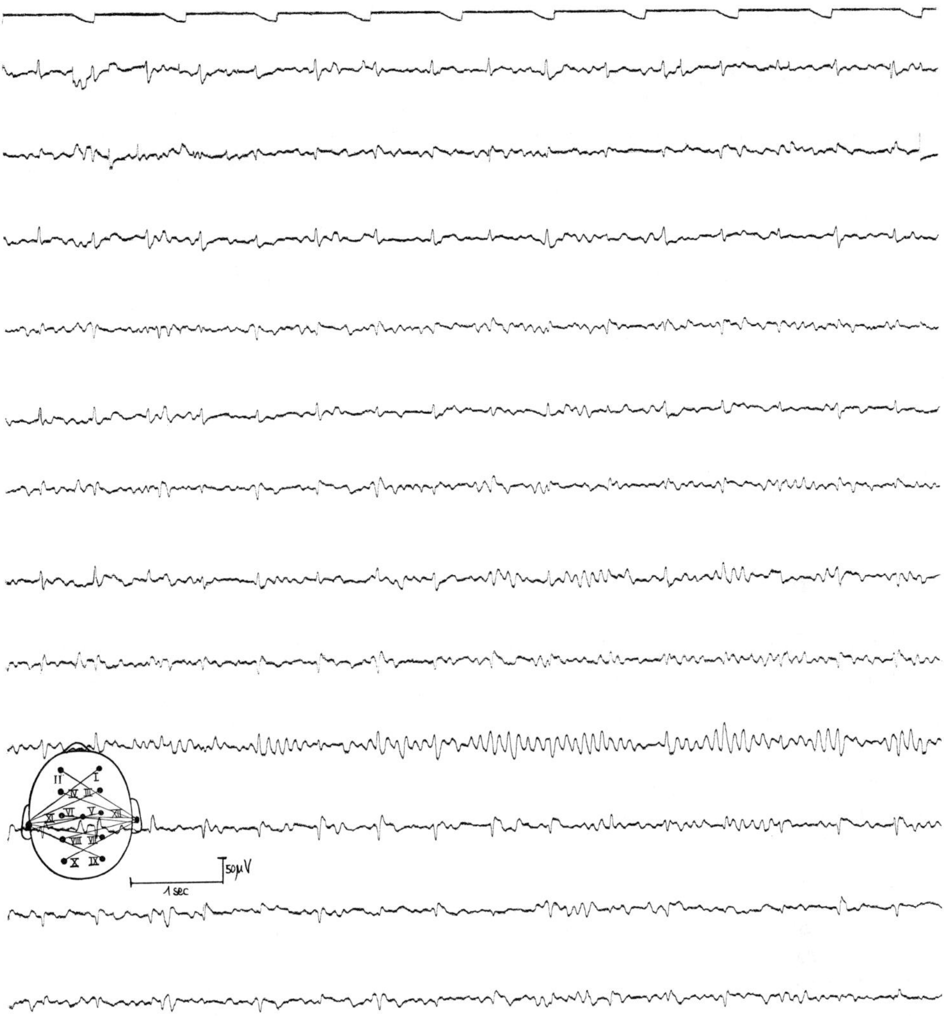

Abb. 42: Herdbefund mit α-Verminderung occipital links.

2. Die regelmäßige α-Aktivierung, wobei zusätzlich der Blockierungseffekt unter Augenöffnen ausbleibt. Die α-Aktivierung ist vor allem praecentral bis parietal, weniger häufig occipital, selten frontal und temporal vorzufinden. Man trifft sie vor allem als Durchgangsstadium bei Gefäßprozessen und Schädelhirntraumen, seltener bei Hirntumoren.

7.2.3. Der Zwischenwellenfocus (ϑ-Focus)

Focales Auftreten von ziemlich regelmäßigen 4–7/sec-Zwischenwellen (ϑ-Wellen) ist relativ selten. Meist sind sie mit unregelmäßigen langsamen α- und δ-Wellen vermischt, so daß sich das Bild der focalen Dysrhythmie bietet. Der Zwischenwellenfocus stellt

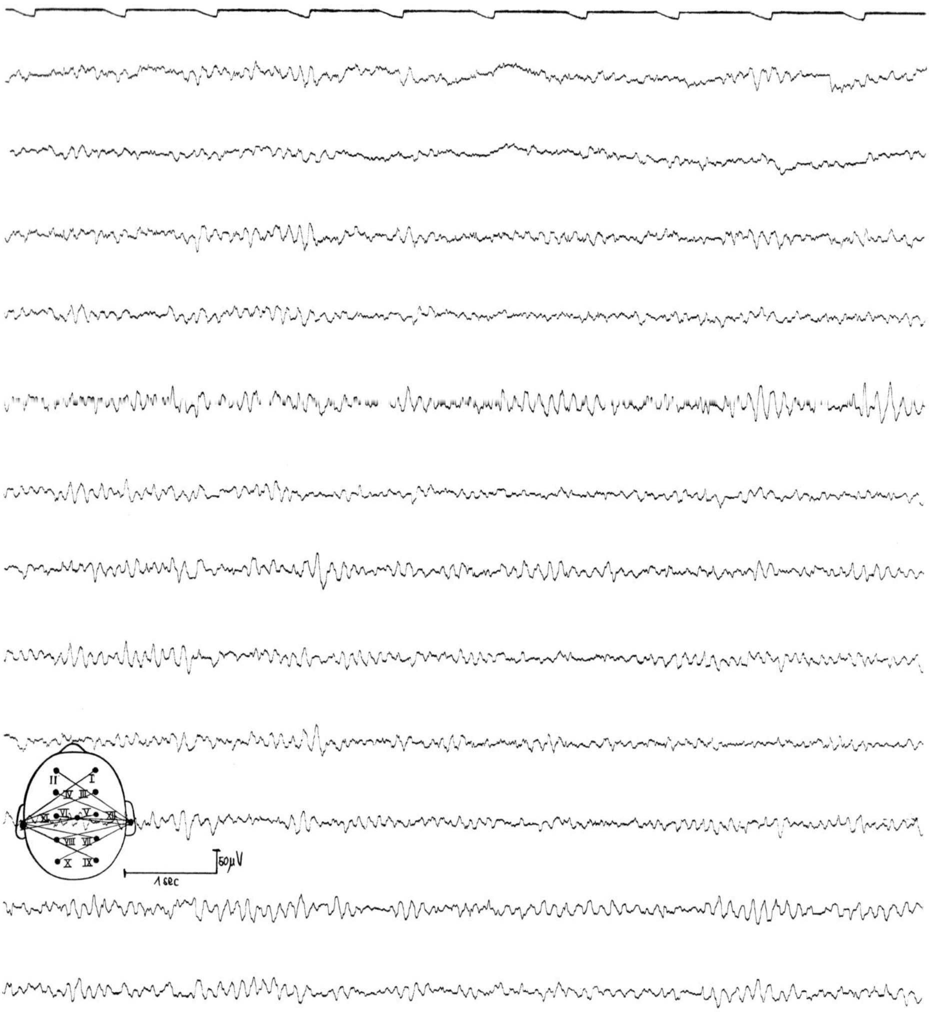

Abb. 43: Herdbefund mit α-Aktivierung praecentro-parietal rechts.

meist ein Durchgangsstadium zum δ-Focus hin (wie z.B. bei langsam wachsenden Tumoren wie Meningiomen) oder ein Rückbildungsstadium aus einem δ-Focus (wie z.B. nach Schädelhirntraumen oder bei Gefäßprozessen) dar. Man findet ihn vor allem über den vorderen und den temporalen Hirnabschnitten.

7.2.4. Die focale Dysrhythmie

Bei der focalen Dysrhythmie (Abb. 44) findet man an umschriebener Stelle ein Gemisch von unregelmäßigen, meist langsamen α-Wellen mit oft höher gespannten Zwischen-

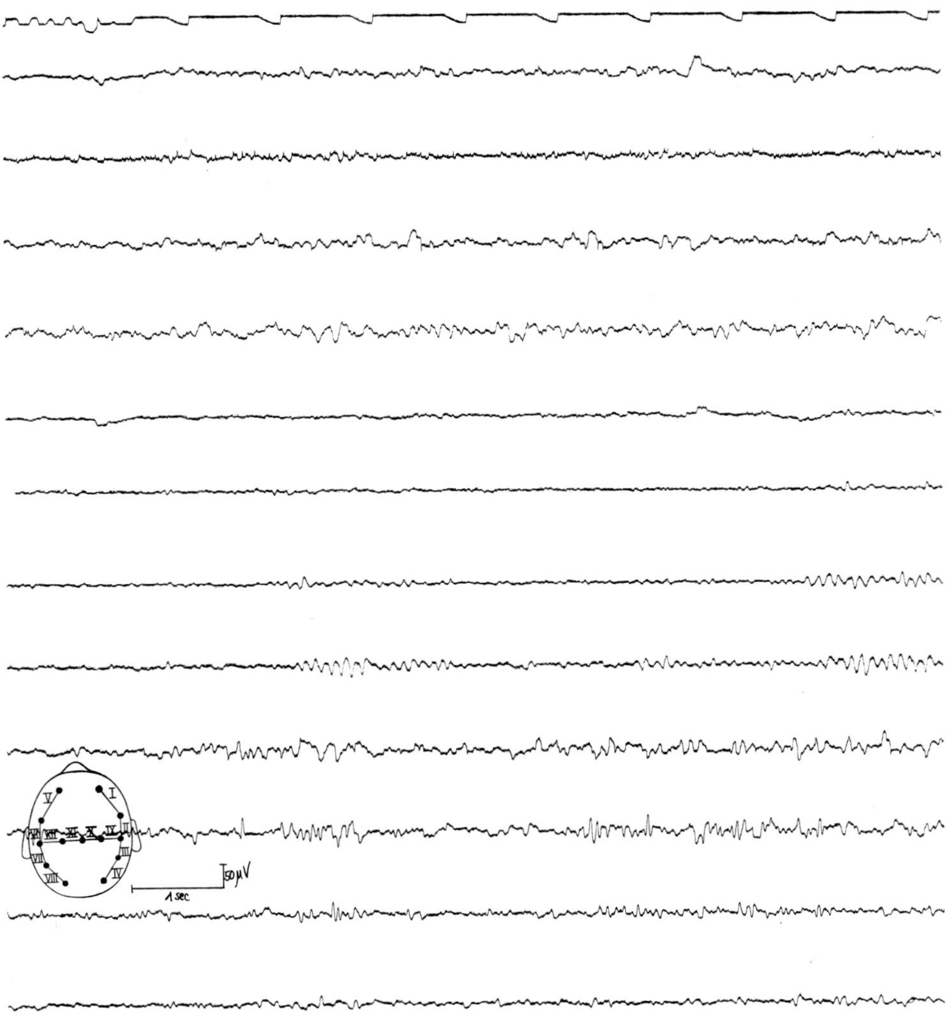

Abb. 44: Herdbefund mit focaler Dysrhythmie mit Schwerpunkt temporal-mitte bis temporal-hinten rechts.

wellen unterschiedlicher Frequenzen. Manchmal sind δ-Wellen eingestreut. Der Herdbefund imponiert schon in der unipolaren Ableitung, wird aber meist in der bipolaren Schaltung noch deutlicher. Die focale Dysrhythmie ist der am häufigsten anzutreffende Herdbefund und kann sich praktisch bei allen focalen cerebralen Prozessen zeigen. Besonders beachtenswert scheint uns, daß bei seinem Auftreten noch $^1/_2$ Jahr oder später nach einem Schädelhirntrauma unbedingt die Entwicklung einer Spätkomplikation in Betracht gezogen werden muß (subdurales Hämatom, Hirnabszeß, posttraumatische Epilepsie, etc.). Oft ist die focale Dysrhythmie ebenfalls ein Durchgangsstadium bei Rückbildung eines δ-Focus nach ischämischen Insulten oder Hirncontusionen.

7.2.5. Der δ-Focus

Beim δ-Focus (Abb. 45) dominieren über umschriebenen Hirnarealen δ-Wellen. Er tritt vor allem bei Prozessen mit stärker ausgeprägtem perifocalem Ödem – wie vor allem bei Hirntumoren, weniger häufig bei frischen cerebralen Gefäßinsulten und Hirntraumen – in Erscheinung. Wenngleich der Schwerpunkt des δ-Focus schon in den unipolaren Ableitungen an der Stelle der langsamsten Frequenzen zu erkennen ist, so ist die exakte Lokalisation doch besser in der bipolaren Ableitung durch Beachtung der schon weiter oben erwähnten Phasenumkehr vorzunehmen. Im Herdzentrum ist im Gegensatz zu den vielfach fortgeleiteten δ-Wellen die Frequenz langsamer, die δ-Wellen sind unregel-

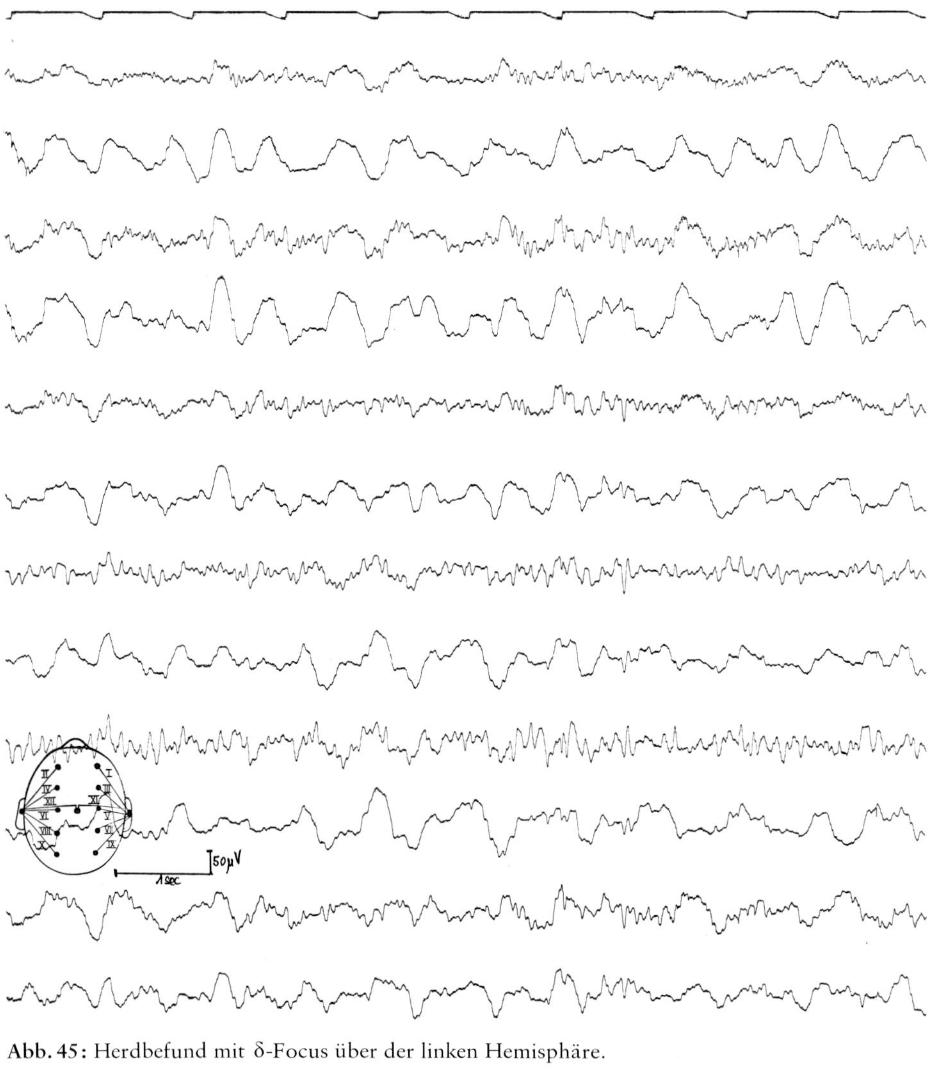

Abb. 45: Herdbefund mit δ-Focus über der linken Hemisphäre.

mäßiger und nicht selten sogar niederergespannt. Fortgeleitete δ-Wellen sind besonders häufig über der Frontalregion und temporal – nicht selten sogar auch contralateral – zu beobachten. Diese δ-Wellen sind meist sehr rhythmisch und treten mehr paroxysmal in Erscheinung. Bei Großhirnhemisphärenprozessen sind sie eher unilateral, bei Prozessen im Bereich des Hirnstammes eher bilateral nach frontal und temporal ausgebreitet.

7.2.6. Die focale Abflachung

Die schwerste Form eines Herdbefundes ist die focale Abflachung oder lokale Kurvendepression. Darunter versteht man nicht die schon unter 1. aufgeführte α-Verminderung oder α-Reduktion, sondern das focale Auftreten von flachen trägen Schwankungen, wie man es nicht selten im Zentrum eines δ-Focus – und damit im Zentrum der Phasenumkehr – antreffen kann. Ihre Beachtung erlaubt die exakteste Herdlokalisation überhaupt.

Bei subduralen Hämatomen können ausgedehntere focale Abflachungen beobachtet werden. Allerdings handelt es sich nicht um einen spezifischen oder gar obligatorischen Befund.

α-Aktivierung, Zwischenwellenfocus, focale Dysrhythmie und δ-Focus zeigen oft fließende Übergänge, so daß nicht immer eine scharfe Trennlinie zu ziehen ist. Es hat sich deshalb in unserem Labor bewährt, bei wechselndem und nicht sicher zu definierendem Herdcharakter nur von einem Herdbefund mit Kurvenverlangsamung oder von einem Herdbefund mit Zwischen- und δ-Wellen zu sprechen. Dabei scheint es uns auch von Wichtigkeit, darauf zu achten, ob es sich um eine kontinuierliche oder nur intermittierende Herdveränderung handelt, da damit auch schon eine Aussage über die Schwere des Herdbefundes und sogar bis zu einem geringen Grad auch über den dem Herdbefund zugrundeliegenden Prozeß gemacht wird; so z.B. ist der Herdbefund bei Tumoren, Abszessen, subduralen Hämatomen eher über weite Strecken kontinuierlich, während bei cerebralen Ischämien selbst δ-Foci in der Regel mehr intermittierend in Erscheinung treten.

7.2.7. Der sogenannte Krampffocus (epileptogener Focus, die focalen Krampfpotentiale)

Wie schon der Name besagt, handelt es sich beim Krampffocus (Abb. 46) um das auf ein Hirnareal begrenzte Auftreten von Krampfpotentialen wie spikes, spikes and waves sowie sharp waves. Wie bei den anderen Foci zeigt die Phasenumkehr in den bipolaren Ableitungen die genaue Lokalisation an. Es gilt als Faustregel, daß bei corticalem Sitz des Krampffocus die Krampfwellen eher spikes, bei subcorticalem Sitz eher abgestumpften steilen Gradienten entsprechen. Krampffoci frontal und temporal zeigen häufig eine Fortleitung zur Gegenseite, während Krampffoci über den hinteren Hirnregionen eher auf benachbarte Hirnregionen der gleichen Hemisphäre streuen. Manchmal bereitet es große Schwierigkeiten, den ursprünglichen Krampffocus vom fortgeleiteten, dem sogenannten funktionellen epileptogenen Focus, zu unterscheiden. Das Auftreten der Krampfpotentiale im fortgeleiteten Focus ist jedoch meist unregelmäßiger und wechselhafter in der Lokalisation und oft nicht mit anderen focalen Veränderungen, wie sie der eigentliche Herd zeigt, verbunden. Krampffoci findet man vor allem bei symptomatischen Epilepsien, wobei keineswegs im klinischen Anfallsbild focale Erscheinungen auftreten müssen. Es handelt sich dabei vor allem um Residualepilepsien, posttraumatische und Tumorepilepsien.

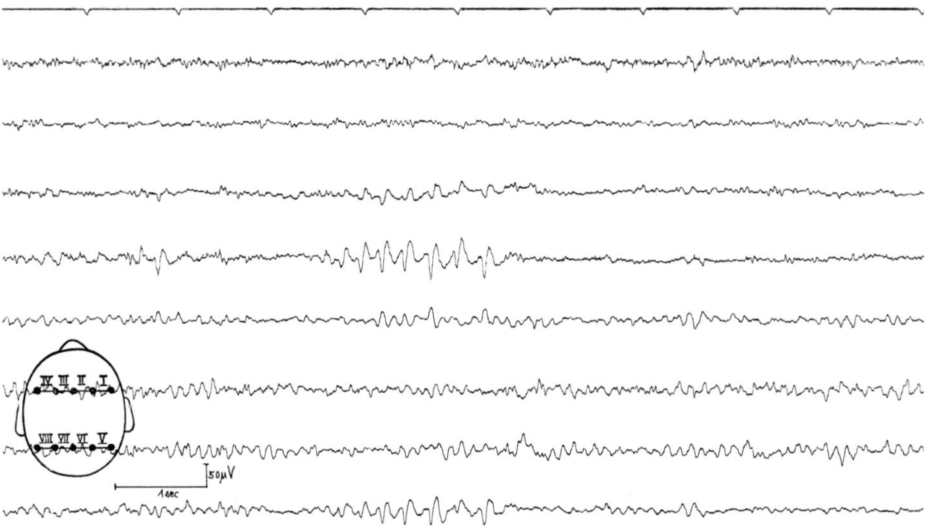

Abb. 46: Krampffocus temporal links mit sharp waves.

7.2.8. Die einseitige Spindelverminderung im Schlaf-EEG

Insbesondere bei cerebralen Gefäßprozessen findet man im Schlaf-EEG über dem betroffenen Hirnareal eine Minderung der β-Schlafspindeln, oder diese können dort sogar völlig fehlen. Dieses Herdzeichen im Schlaf-EEG ist häufiger als entsprechende Herdbefunde im Wach-EEG. Auch das unifocale Fehlen von β-Wellen nach intraarterieller Injektion von Barbituraten in die Art. carotis interna kann als empfindliches Herdzeichen gewertet werden.

7.3. Die paroxysmale Dysrhythmie

Von der unter den Allgemeinstörungen angeführten diffusen Dysrhythmie unterscheidet sich die paroxysmale Dysrhythmie (Abb. 47) durch das plötzliche Hervorbrechen von Gruppen und Serien mit höhergespannten, meist langsamen und/oder steilen Wellen. Diese heben sich durch Amplitude, Frequenz und Form gegenüber der Hintergrundaktivität ab. Meist enden sie so abrupt, wie sie sich aus der Grundaktivität entwickelt haben. Es kann sich um hochgespannte, meist steilere langsame Zwischen- und/oder δ-Wellen wie auch um Krampfpotentialkomplexe handeln. Auch meist unregelmäßige α- und β-Wellen können untermischt sein. Sie treten meist bilateral synchron und über den vorderen und temporalen Hirnregionen betont in Erscheinung. Wenn auch die paroxysmale Dysrhythmie mit Krampfwellengruppen vor allem bei der Epilepsie zu beobachten ist, so impliziert der Begriff der paroxysmalen Dysrhythmie keineswegs ein epileptisches Anfallsleiden. So findet man zum Beispiel Gruppen hoher und langsamer, z. T. sogar fast rhythmischer Wellen bei Prozessen im Hirnstamm, bei wechselnder Bewußtseinslage, im Praecoma und Coma hepaticum und uraemicum sowie bei Encephalitiden.

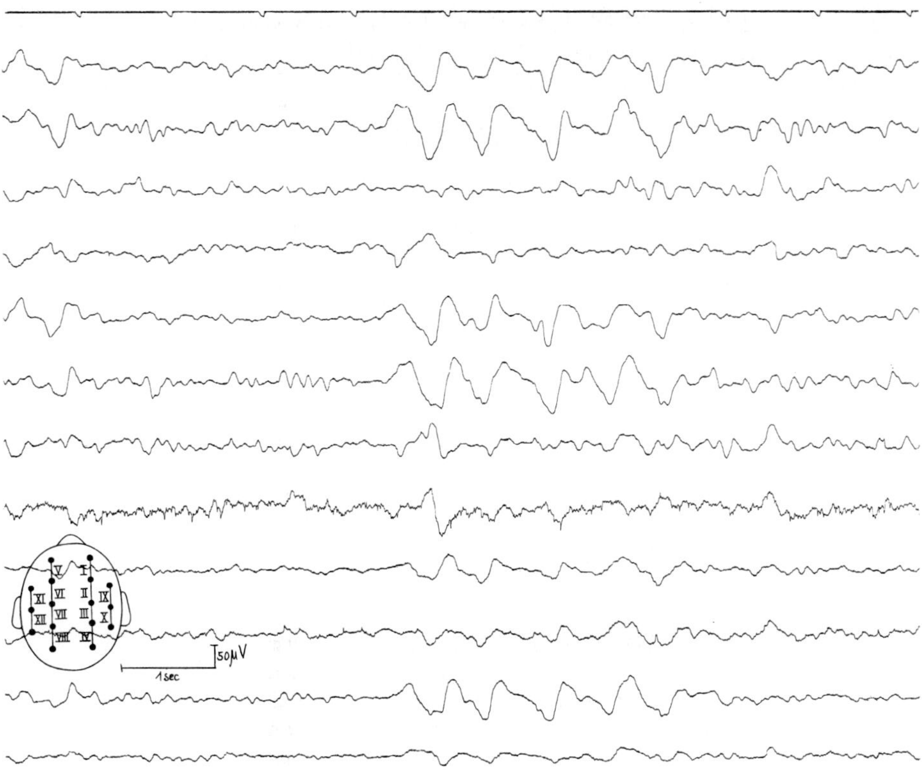

Abb. 47: Paroxysmale Dysrhythmie mit Gruppen von δ-Wellen.

Gleichsam als eine Sonderform der paroxysmalen Dysrhythmie trennt PENIN beim Auftreten von mehr regelmäßigen, gleichförmigen Wellenzügen die sogenannte Parenrhythmie ab, die er besonders im akuten Stadium von symptomatischen und endogenen Psychosen sah. Wir halten eine derartige Abgrenzung für nicht notwendig, da als Entstehungsort sowohl der poly- wie auch der monomorphen Wellenzüge gemeinsame subcorticale Strukturen anzunehmen sind. Will man den besonders rhythmischen Ablauf der Wellenfolgen betonen, kann man dies durch einen beschreibenden Zusatz zum Begriff der paroxysmalen Dysrhythmie hervorheben.

8. Provokationsmethoden des EEGs (11, 23, 39, 41, 50, 51, 52, 92, 93, 96, 100, 104, 111, 133, 219, 270, 320, 337, 362, 386)

Da eine EEG-Ableitung nur einen kurzen Ausschnitt der in 24 Stunden ablaufenden Hirnstromaktivität darstellt, ist es nur natürlich, daß bei mehrfachen Ableitungen oder bei Ableitungen über Stunden und Tage unterschiedliche und vor allem auch vermehrt pathologische Befunde erhoben werden können. Um schon im Rahmen einer Ableitung eine möglichst hohe Ausbeute an Information über pathologische Vorgänge zu erhalten, wurde nach Methoden gefahndet, mit denen pathologische Veränderungen provoziert werden können. Es handelt sich dabei zwar um Aktivationsmethoden, die vor allem darauf ausgerichtet sind, spezifisch epileptische Veränderungen hervorzurufen; es sollte jedoch nicht vergessen werden, daß sie z.T. auch dazu geeignet sind, andere Allgemeinstörungen und Herdbefunde zu provozieren. Die dafür in Frage kommenden Methoden sind aus der Tabelle 2 zu ersehen. Die wichtigsten, für die Praxis relevanten Provokationsmethoden sind im folgenden abgehandelt.

Tabelle 2: EEG-Provokationsmethoden (modif. nach MÜLLER, 270)

Physiologisch:
Augen schließen (Augen öffnen): Bergereffekt
Hyperventilation
Schlaf/Schlafentzug
Sensible Reize/vestibuläre Reize
Emotionen
Physikalisch:
Optisch = Photostimulation
Akustisch = Phonostimulation
Thermisch/Elektrisch
Karotisdruck-/Vertebralisdrosselungsversuch
Wasserstoß
Chemisch:
Analeptika
Narkotika/Hypnotika/Sedativa
Psychopharmaka i.e.S.
Hypoxie
Alkohol
Miszellanea (z.B. Insulin, Tolbutamid)

8.1. Die Mehratmungsbelastung – Hyperventilation

Zu jeder EEG-Routineaufzeichnung sollte eine mindestens 3-, besser noch bis 5minütige Ableitung unter Hyperventilation gehören. Der Proband sollte 12–60 tiefe Atemzüge/Min. durchführen. Eine Kontraindikation besteht bei massiver Hypertonie, dekompensierter Herzinsuffizienz, schwerer Lungenerkrankung, erhöhtem Hirndruck und Subarachnoidalblutung. Durch Mehratmung kommt es zu einem Abhauchen von CO_2 und damit zu einer Alkalisierung des Blutes. Die Folge ist eine Engstellung der Gehirngefäße und damit eine gewisse Drosselung der Gehirndurchblutung.

Während beim Kind und Jugendlichen und bis noch in die Mitte der 3. Lebensdekade hinein mehr oder weniger starke Veränderungen unter HV im EEG auftreten können, ohne daß diesen eine pathologische Bedeutung zukommt, sind beim Erwachsenen ca. ab dem 25. Lebensjahr Gruppen und Serien von höhergespannten, z.T. rhythmischen und steileren 3–5/sec-Wellen als pathologisch zu bewerten (Abb. 48). Sie weisen in der Regel auf eine labile Hirndurchblutung hin. Auch kann der Kurvenablauf insgesamt langsamer werden, und es können focale Störungen provoziert oder zumindest verdeutlicht werden. Als immer pathologisch und spezifisch sind durch Mehratmung provozierte Krampfpotentiale anzusehen, die sowohl als paroxysmal-bilaterale oder auch als focale Störun-

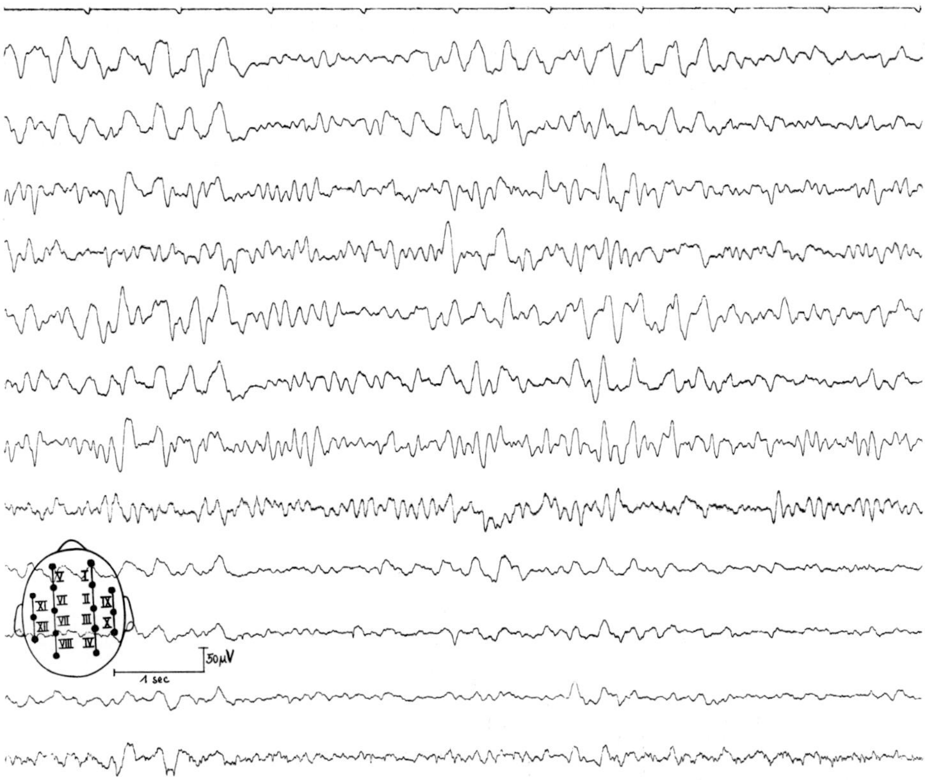

Abb. 48: Hyperventilationsveränderung mit dysrhythmischen Gruppen von unregelmäßigen Zwischen- und δ-Wellen.

gen in Erscheinung treten können. Sowohl das Auftreten wie auch das Ausmaß der Hyperventilationsveränderungen sind abhängig von der Stärke der Mehratmung und – mit Ausnahme der epileptischen Veränderungen – von der Höhe des Blutzuckerspiegels. Bei Hypoglykämie sind HV-Veränderungen besonders stark, während sie bei Hyperglykämie kaum ins Auge fallen. Schließlich ist darauf hinzuweisen, daß auch beim Gesunden unter Hyperventilation das EEG leichten Veränderungen unterworfen sein kann, indem die α-Wellen etwas langsamer und vor allem höher gespannt werden, und leicht vermehrt unregelmäßige Zwischenwellen eingestreut sein können.

8.2. Schlafprovokation

Der natürliche oder auch der durch Barbiturate oder bestimmte Neuroleptika provozierte Schlaf kann im EEG Veränderungen aktivieren, die im Wach-EEG nicht nachweisbar sind. Es handelt sich dabei in erster Linie um Krampfpotentiale, die vor allem bei Schlaf-Grand mal und complex partiellen Anfällen in den leichteren Schlafstadien (B–C) beobachtet werden können. Auch das Aufwecken aus diesen Stadien kann krampfspezifische Veränderungen provozieren. Bei den anderen Epilepsiearten dagegen, wie

Aufwach-Grand mal und andere generalisierte Epilepsien, kann diese Aktivierungsart versagen. Allerdings gibt es keine strenge Korrelation zu den einzelnen Epilepsiearten. Im Schlaf können darüber hinaus auch Herdbefunde sichtbar werden, die im Wach-EEG verborgen bleiben. Besonders bei vaskulären Prozessen und subduralen Hämatomen kann es zu einer einseitigen Minderung oder zum Ausbleiben von β-Spindeln sowie zu einer focalen Kurvenabflachung kommen. Es scheinen keine signifikanten Unterschiede zu bestehen, ob das Schlaf-EEG mit oder ohne vorhergehenden Schlafentzug abgeleitet wird.

Da der natürliche Nachtschlaf selten im Routineprogramm von EEG-Labors abgeleitet werden kann, wird man in der Regel den Schlaf medikamentös provozieren. Bei Erwachsenen hat es sich bewährt, 200 mg eines rasch wirksamen Barbiturates wie Seconal (Secobarbital-Natrium) oder Nembutal (Pentobarbital-Natrium) in Kombination mit 1 g Chloralhydrat per os zu geben. Bei Kindern zwischen 5 und 10 Jahren genügen 50 mg, bei Jugendlichen von 15–18 Jahren 100 mg. Als eine weitere Möglichkeit kann die Gabe von 1–1,5 mg/kg KG Promazinhydrochlorid (Protactyl) empfohlen werden. Bei kleineren Kindern wird mit gutem Erfolg das barbituratfreie Mereprine in folgender Dosierung angewandt: Bei Säuglingen im Alter von 3–6 Monaten 2–3 Teelöffel, von 6–12 Monaten $3^{1}/_{2}$–$4^{1}/_{2}$ Teelöffel; bei Kleinkindern im Alter von 1–$1^{1}/_{2}$ Jahren $4^{1}/_{2}$–$5^{1}/_{2}$ Teelöffel, von $1^{1}/_{2}$–2 Jahren $5^{1}/_{2}$–$6^{1}/_{2}$ Teelöffel, von 2–3 Jahren $6^{1}/_{2}$–$7^{1}/_{2}$ Teelöffel und von 3–4 Jahren $7^{1}/_{2}$–8 Teelöffel.

8.3. Schlafentzug

Der Schlafentzug über eine ganze Nacht hin oder nach Mitternacht und die sofortige Ableitung in den frühen Morgenstunden des folgenden Tages bringt ein Mehr an pathologischen EEG-Veränderungen. Es handelt sich dabei auf der einen Seite vor allem um krampfspezifische Veränderungen besonders beim Typ des Aufwach-Grand mal, der Pyknolepsie, dem Impuls-Petit mal und anderen generalisierten Epilepsien sowie auf der anderen Seite auch um Aktivierung von im üblichen Routine-EEG nicht nachweisbaren Herdbefunden. Die nach dem Schlafentzug sichtbar werdenden Veränderungen treten vor allem in den Schlafstadien B und C auf, sind aber z. T. auch schon im Wach-EEG erkennbar. Auch die photoconvulsive Antwort kann auf diese Weise aktiviert werden.

8.4. Flimmerlichtprovokation

Bei ca. 80% der Erwachsenen kann der occipitale α-Rhythmus durch Lichtblitze in einer Frequenz vorwiegend um 15/sec so beeinflußt werden, daß er sich der Lichtblitzfrequenz anpaßt. Man nennt diesen Vorgang «photic driving». Bei kleinen Kindern erfolgt die Anpassung vor allem bei Frequenzen um 3–8/sec, bei älteren Kindern wie bei Erwachsenen bei Frequenzen um 13–20/sec. Die Anpassung an die Lichtblitzfrequenz braucht dabei nicht immer dem 1 : 1-Verhältnis zu entsprechen, sondern die EEG-Wellenfrequenz kann z. B. auch das Doppelte oder sogar das Dreifache der Lichtblitzfrequenz betragen. Besonders bewährt hat sich die photische Stimulation zur Aktivierung von paroxysmalen Veränderungen, die in 2 typischen Mustern auftreten:

1. Photomyogene (photomyoklonische) Reaktion (Abb. 49a). Dabei treten Myoklonien zuerst im Gesicht, später an den Extremitäten auf, denen in der EEG-Kurve Muskelpotentiale («myogene spikes») betont über den vorderen Hirnregionen und in strenger Abhängigkeit von der Photostimulation entsprechen.

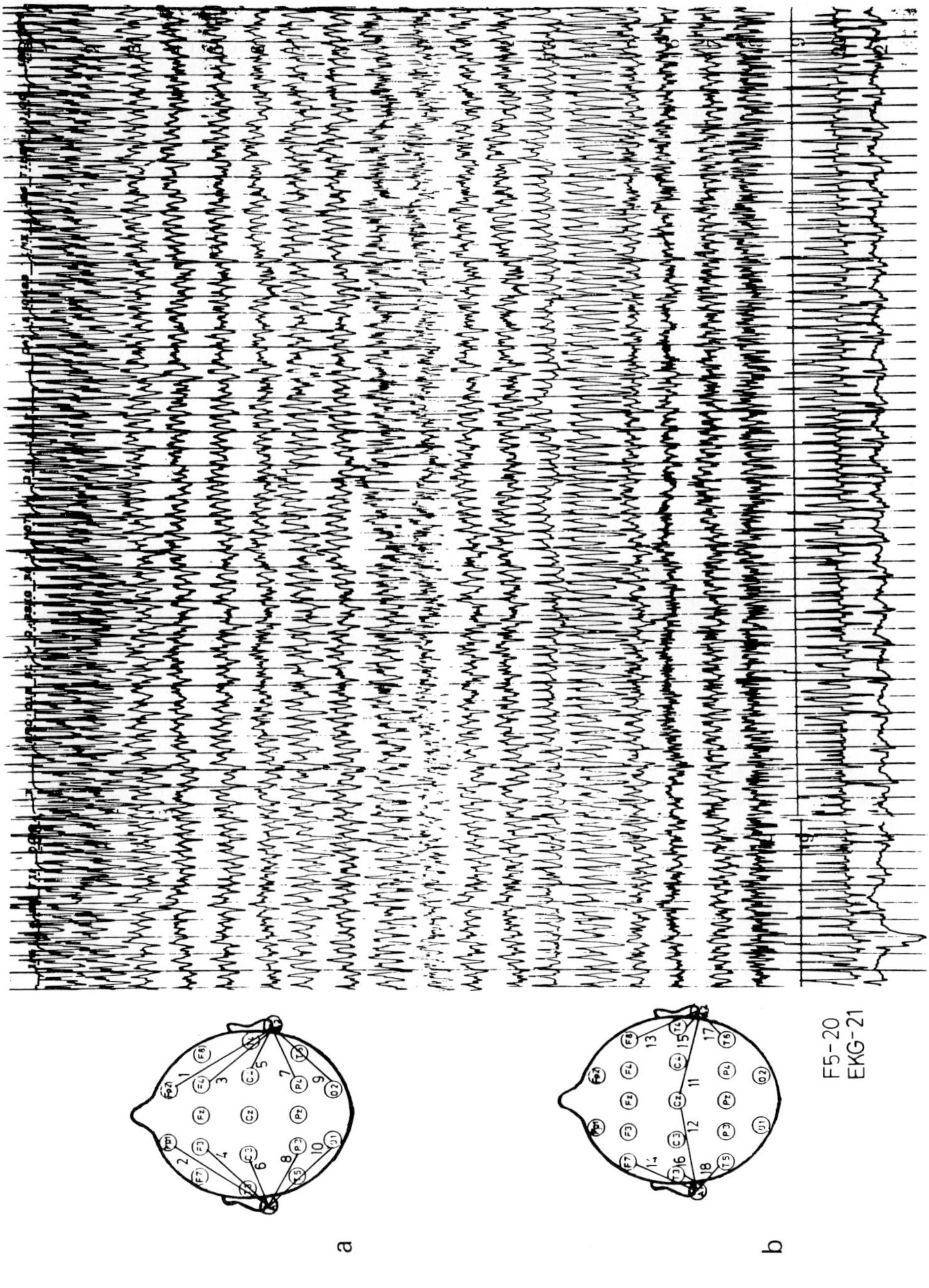

Abb. 49 a: Photomyoklonische Antwort (bifrontal betonte Spike-Entladungen).

Abb. 49 b: Photoconvulsive Reaktion (im 1. Kanal Lichtblitzmarkierung; der 11. Kanal fällt aus).

Dieses Phänomen wird bei verschiedensten klinischen Bildern als gehäuft vorkommend beschrieben: u.a. Alkoholismus, Depression, Hirnstammprozesse, Migräne. Es besteht keine gesicherte Beziehung zu bestimmten Epilepsien.

2. Photoconvulsive (photoparoxysmale) Reaktion (Abb. 49b). Sie ist definiert durch das Auftreten von irregulären spikes and waves z.T. mit Zwischen- und δ-Wellenparoxysmen, teilweise frontopräzentral teilweise parieto-occipital betont. Gleichzeitig sind Myoklonien zu beobachten, die sich bis zu einem GM hochschaukeln können. Die paroxysmalen Veränderungen können die Photostimulation überdauern.
Es besteht eine hohe Korrelation zu generalisierten Epilepsien.

In praxi geht man so vor, daß der Strobotestapparat (das Flimmerlichtgerät) in ca. 30 cm Abstand von der Stirn angebracht wird. Die Helligkeit der Blitze soll ca. 1,5–2,0 joule, die Blitzdauer höchstens eine 20–30 Millionstel Sekunde betragen, um Verletzungen der Netzhaut (Verbrennungen) zu vermeiden. Der Patient soll mit geschlossenen Augen den Lichtblitzen ausgesetzt werden. Zur Registrierung der Lichtblitze wird ein Kanal reserviert; die Lichtblitze werden mit einer Photozelle erfaßt. Zunächst läßt man die Frequenz der Lichtblitze von 1–25/sec langsam an- und abschwellen und reizt dann mit einer Dauer von ca. 10 sec mit Frequenzen von 5, 10, 15, 20 und 25/sec. Dabei soll der Patient jeweils kurz die Augen öffnen. Dasselbe Programm wird dann mit Doppellichtblitzen durchgeführt, wobei der Abstand zwischen den Einzelblitzen 30–100 msec, zwischen den Blitzpaaren 100–200 msec betragen soll.

8.5. Medikamentöse Provokation

In den Jahrzehnten nach der Entdeckung der Elektroencephalographie wurden von vielen Autoren immer wieder neue Substanzen zur Provokation, insbesondere von epilepsiespezifischen Veränderungen, beschrieben. Nur wenige haben sich jedoch auf die Dauer bewährt, von denen die wichtigsten im folgenden Kapitel beschrieben werden sollen:

8.5.1. Cardiazol

Früher wurde sehr stark die Applikation von Cardiazol propagiert, bis sich jedoch in größeren Untersuchungsreihen an Normalpersonen herausstellte, daß die sogenannte «Cardiazol-Schwelle» – d.h. die i.V.-injizierte Cardiazolmenge, die gerade notwendig ist, um paroxysmale Krampfpotentialentladungen zu provozieren – in so weiten Grenzen variiert, daß keine Unterscheidung zwischen Gesunden und Anfallspatienten möglich ist. Außerdem wurden allzu häufig – auch bei Gesunden – Anfälle induziert.

8.5.2. Megimid-(Bemegrid-)Eukraton

Besser bewährt hat sich dagegen der Barbitursäureantagonist Megimid (Eukraton), der mit weniger Nebenwirkungen behaftet ist. Wenn auch Normalpersonen manchmal über leichte Übelkeit, Brechreiz und Schwindel zu klagen haben, so bleiben diese Beschwerden doch im erträglichen Bereich. Oft werden unregelmäßige Zwischen- und δ-Wellengruppen provoziert, die jedoch als unspezifische Veränderungen anzusehen sind. Bei Anfallspatienten treten die spezifischen Komplexe – bilaterale oder focale spike-wave-

Gruppen, generalisierte oder focale spikes sowie temporale Herdbefunde – schon bei ca. 50–80 mg Megimid in Erscheinung, während bei Gesunden in der Regel erst bei 150–200 mg – in Einzelfällen allerdings auch schon bei niedereren Dosen – solche Veränderungen zu erwarten sind. Nach CHRISTIAN geht man am besten so vor, daß man zunächst innerhalb von 2 Minuten 50 mg i.v. appliziert, dann 5 Minuten wartet und dann alle 15 Sekunden weitere 5 mg, bis der Provokationseffekt sichtbar wird. Die Höchstgrenze beträgt 150 mg.

8.5.3. Chlorpromazin

Unter den Psychopharmaka zeigt vor allem das Chlorpromazin eine krampfauslösende Wirkung. Nach FÜNFGELD injiziert man langsam ca. 30–45 mg Megaphen i.v. – höchstens 50 mg –, wobei 50 mg Megaphen mit 18 ml physiologischer Kochsalzlösung aufgezogen und in 1 Minute jeweils nur 2 ml dieses Gemisches injiziert werden sollen.

8.5.4. Aneuxol (Aminophenazon)

Mit dem Aneuxol hat man ein Pharmakon in der Hand, das spezifisch complex partielle Anfälle oder zumindest entsprechende EEG-Veränderungen zu provozieren vermag. Man injiziert es i.v. in einer Menge von höchstens 5 ml in ca. 5 Minuten, wobei sogar bei Gesunden nicht selten nach 4–5 ml complex partielle Anfälle auftreten können. Auf andere Epilepsieformen hat es keinerlei Einfluß. Mehr als die Höchstdosis von 5 ml dürfen nicht appliziert werden, da sonst auch bei Gesunden große epileptische Anfälle induziert werden können.

8.6. Kreislaufreflexe

Valsalvamanöver, Bulbusdruckversuche, Carotis-Druckversuch und Carotis-Sinus-Massage werden mancherorst angewandt, um aus den dabei auftretenden EEG-Veränderungen bei unklaren Ohnmachtszuständen auf entsprechende Synkopen zu schließen. Abgesehen von den – besonders bei älteren Menschen – mit diesen Manipulationen verbundenen Risiken (Bradykardie, Blutdruckabfall, evtl. Asystolie) sind die dadurch gewonnenen Informationen wenig aussagekräftig, da beim positiven Ausfall des Testes immer noch nicht bewiesen ist, daß der Patient Synkopen hat und umgekehrt. Lediglich die Anwendung des Carotis-Druckversuches zur Prüfung des Kollateralkreislaufes bei Carotisstenosen oder -verschlüssen hat sich recht gut bewährt. Aber auch er ist nicht ohne Risiko und sollte nicht ohne gleichzeitige EKG-Schreibung vorgenommen werden. Kommt es beispielsweise bei einseitiger Kompression einer Art. carotis interna nur zu einem vorübergehenden Auftreten von langsameren Wellen, dann kann eine gute Kompensation des dadurch hervorgerufenen Durchblutungsdefizites durch die andere Seite angenommen werden.

8.7. Andere nicht häufig gebräuchliche Provokationsmethoden

Beim Wasserstoß wird eine Überwässerung des Patienten durch überhöhtes Flüssigkeitsangebot mit gleichzeitiger Gabe des antidiuretischen Hormones Pitressin erzielt. Da-

durch können krampfspezifische Veränderungen provoziert werden (morgens nüchtern jeweils 500 ml Flüssigkeit in einem Abstand von 1 Stunde und dazwischen nach 30 Minuten 1 ml Pitressin i.m.). Sowohl durch Inhalation von reinem O_2 wie auch durch O_2-Mangelbeatmung können paroxysmale Störungen provoziert werden. In gleicher Richtung wirkt Stickstoffbeatmung.
Eine Zusammenschau über die verschiedenen Provokationsmethoden und ihre Effizienz bietet die Tabelle 3.

Tabelle 3: Effizienz der verschiedenen Provokationsverfahren bei Epilepsien (nach FRÖSCHER und STEFAN, 92)

Anfallstyp	HV	Photo-stimulat.	Schlaf-entzug	Schlaf	Bemegrid (Eukraton)
BNS-Krämpfe	–	–	–	+	–
myoklon.-astat. Anfälle	(+)	(+)	(+)	+	–
Absencen	++	++	++	(+)	+
Impuls.-Petit mal	+	+	++	(+)	+
compl. part. Anfälle	(+)	(+)	(+)	++	+
focale Anfälle	(+)	(+)	(+)	+	+
GRAND MAL:					
Aufwach-GM	++	+	++	+	+
Schlaf-GM	(+)	(+)	(+)	++	+
diffuses GM	+	+	(+)	+	+

++ besonders effektiv + ausreichend effektiv (+) weniger effektiv

II. Das EEG bei einzelnen Krankheitsgruppen

A. Das EEG bei neurologisch-neurochirurgischen Erkrankungen

1. Das EEG bei epileptischen Anfällen und Epilepsien (39, 45, 45a, 73, 102, 114, 118, 146, 172, 187, 195, 202, 204, 237, 252, 253, 292, 300, 401)

1.1. Einleitung, Klassifikation

Das EEG ist, wie es JUNG ausdrückt, «die einzige Methode, die eine direkte Registrierung der epileptischen Hirnveränderungen erlaubt, und die auch außerhalb klinisch erkennbarer Anfälle für Epilepsie spezifische Befunde liefert». Da der Arzt nur selten selbst bei seinen Anfallspatienten einen Anfall beobachten kann, ist er in der Regel auf eine Fremdanamnese angewiesen, die zwar – wenn sie gezielt und sachgemäß durchgeführt wird – meist auch genügend Aufschluß über die Art der zu behandelnden Anfälle erteilt, doch bleibt immer noch ein bestimmter Prozentsatz übrig, wo der Arzt bei fehlenden oder ungenügenden Fremdaussagen auf andere diagnostische Methoden angewiesen ist, um beispielsweise bei Ohnmachten unklarer Genese die Frage nach epileptischen Anfällen abzuklären. Hier ist das EEG die wichtigste und oft entscheidende Hilfsmethode. Focale oder diffuse EEG-Veränderungen sind zwar in der Regel unspezifisch, so daß das pathologische EEG nur ganz allgemein auf umschriebene oder diffuse cerebrale Funktionsstörungen schließen läßt, jedoch gibt es – worauf schon hingewiesen wurde – bestimmte Wellenmuster, die als epilepsiespezifisch angesehen werden können. Es muß aber, bevor auf die bei den einzelnen Epilepsiearten zu beobachtenden Veränderungen eingegangen wird, vorausgeschickt werden, daß ein normales EEG im Anfallsintervall eine Epilepsie nicht ausschließt, wie auch, daß – insbesondere bei Verwandten von Epileptikern – epilepsiespezifische Veränderungen im EEG auftreten können, ohne daß je ein Anfall klinisch manifest wird (latente Epilepsie).

Zwar lassen sich, wenn man auch Provokationsmethoden zur Hilfe nimmt, bei insgesamt ca. 75% der Epileptiker pathologische EEG-Veränderungen nachweisen, doch nur in 55% sind sie epilepsiespezifisch. Es handelt sich dabei um Veränderungen, die meist abrupt aus dem Grundrhythmus herausbrechen, hochamplitudig sind, einen steilen Anstieg zeigen, rhythmisch sind und eine abnorme Synchronisation aufweisen. GIBBS, GIBBS und LENNOX haben dafür den Ausdruck «seizure patterns» geprägt, wofür sich im deutschen Sprachgebrauch die Bezeichnung «Krampfpotentiale» eingebürgert hat. Wenn auch, worauf besonders CHRISTIAN hinweist, dieser Terminus insofern unglücklich gewählt ist, weil ja «nicht das Gehirn krampft, sondern das Erfolgsorgan in der Peripherie», so besagt doch dieser Ausdruck, daß im EEG Graphoelemente sichtbar werden, denen eine abnorme Tätigkeitssteigerung von Neuronenverbänden des Gehirns zugrunde liegt, die bei weiterer Ausbreitung in einen Krampfanfall einmünden kann. Weil allerdings damit auch Wellenmuster gemeint sind, die gerade für Anfälle typisch sind, die nicht mit Extremitätenkrämpfen verbunden sind, wie z.B. die Absencen, hält CHRISTIAN Termini wie «epileptische oder Anfallspotentiale» für exakter, weil sie in der Aussage über die Anfallsart neutraler sind.

Als spezifisch epileptische Veränderungen können folgende Wellenmuster gelten (Abb. 50):

1. Spikes (Spitzen): Frequente, meist hochamplitudige, oft mehrphasische Potentiale mit einer Dauer unter 80 msec; sie können focal oder generalisiert, einzeln, gruppiert oder auch wie in der tonischen Phase des Grand mal – GIBBS und GIBBS nennen sie deshalb Grand mal-Entladungen – kontinuierlich in Erscheinung treten.

2. Sharp waves (steile Wellen): Sie ähneln den spikes, haben aber eine längere Dauer (ca. 80–200 msec). Der Anstieg ist steil, während der Abfall allmählicher erfolgt. Meist sind sie mehrphasisch. Nur in temporaler Lokalisation sind sie mit Sicherheit krampfspezifisch.

3. Spikes and waves (Spitze-Wellen-Komplexe: S/W): Es sind Wellenkomplexe, die aus einer Kombination von spikes mit einer langsamen hohen Welle bestehen. Im klassischen Fall haben sie eine Frequenz von 3/sec und sind das typische Muster der pyknoleptischen Absencen. Treten sie in längeren Zügen auf, kann die Frequenz schwanken. GIBBS und GIBBS bezeichnen dieses Muster als Petit mal-Muster. Dieses ist scharf abzugrenzen gegenüber dem Pseudo-Petit mal-Muster (GIBBS und GIBBS) mit paroxysmal auftretenden 3–4/sec-Wellengruppen, in die auf dem Wellental kleine spikes eingelagert sind. Es tritt mit Schwerpunkt parietal im Zustand der Ermüdung im Säuglings- und Kleinkindesalter auf, und wird besonders bei Kindern mit Fieberkrämpfen beobachtet. Es zeigt keine Korrelation zu den Anfällen aus dem Petit mal-Quartett und bildet sich meist bis zum Alter von 8 Jahren wieder zurück.

4. Polyspikes and waves: Hier kombinieren sich mehrere spikes mit einer langsamen Welle. Es handelt sich um das typische Muster des Impulsiv-Petit mal.

5. Slow spikes and waves und sharp and slow waves: Hier handelt es sich um langsamere spikes and waves-Komplexe mit einer Frequenz von 2–2,5/sec, die als spikes and waves-Variante (GIBBS und GIBBS: Petit mal-Variante) bezeichnet werden, oder um Kombinationen von meist biphasischen sharp waves mit einer langsamen Nachschwankung. Zwischen beiden Wellenmustern bestehen fließende Übergänge. Wie die spikes and waves- und polyspikes and waves-Komplexe können auch diese Wellenmuster einzeln oder gruppiert in Erscheinung treten. Man findet sie besonders häufig bei myoklonisch-astatischem Petit mal.

6. Hypsarrhythmie: In unregelmäßige, hochgespannte, langsame Wellen sind mit wechselnder Lokalisation und in unregelmäßigen Abständen spikes und sharp waves eingestreut. Dieses Muster ist bei den BNS-Krämpfen vor allem im Säuglings- und Kleinkindesalter zu beobachten.

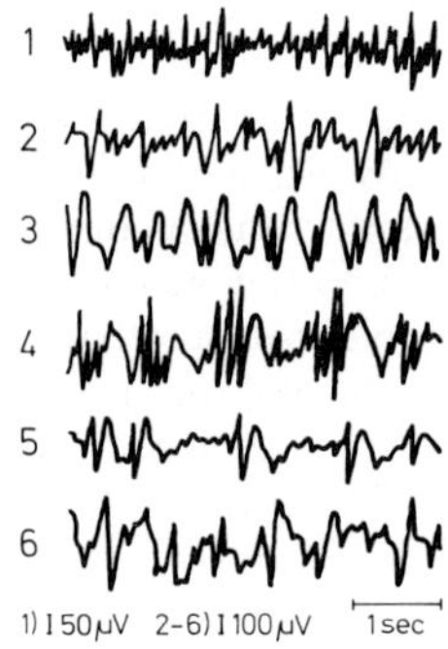

Abb. 50: Anfallspotentiale (s. Text).

Die während eines epileptischen Anfalls (ictal) und im Anfallsintervall (interictal) auftretenden spezifischen und unspezifischen Veränderungen des EEGs wurden nun auch zur Grundlage für die Klassifikationsschemata der Internationalen Liga gegen Epilepsie gemacht. Das Klassifikationsschema der epileptischen Anfälle, das die Anfälle als klinisches Phänomen beschreibt, unterscheidet grundsätzlich zwischen den generalisierten Anfällen mit generalisierten, über beiden Hemisphären ablaufenden epilepsiespezifischen Entladungen und den partiellen (focalen, lokalen) Anfällen mit Beginn der Krampfaktivität von einer umschriebenen Stelle des Gehirnes. Die partiellen (focalen, lokalen) Anfälle werden in die Gruppen der einfach partiellen (focalen, lokalen) und die Gruppe der complex partiellen Anfälle unterteilt, wobei die Bewußtseinslage das entscheidende Unterscheidungsmerkmal darstellt. Bei den einfach partiellen Anfällen ist das Bewußtsein erhalten, bei den complex partiellen Anfällen gestört. Das Bewußtsein wird als gestört eingeordnet, wenn der Patient nicht in der Lage ist, auf äußere Reize auf Grund einer Änderung der Wachheit und/oder Reaktionsfähigkeit normal zu reagieren. Die Tabelle 4 enthält die deutsche Übersetzung des Klassifikationsschemas aus dem Jahre 1981.
Von diesen «epilepsiespezifischen Wellenmustern» sind abzugrenzen Wellenformationen, die diesen spezifischen Entladungen zwar gleichen, aber nicht mit einer erhöhten cerebralen Krampfbereitschaft korrelieren. Meist treten sie im Schlaf auf und haben eine bestimmte Lokalisation. Es gehören dazu die sog. benignen sporadischen Schlaf-Spikes (small sharp spikes, benigne epileptiform transients of sleep, benigne sporadic sleep spikes). Sie sind bei Erwachsenen im Stadium der Dösigkeit oder im Schlafstadium I und II mit Betonung über der Temporalregion, meist unilateral, aber häufig seitenwechselnd, anzutreffen. Die Amplitude übersteigt selten 50 µV und die Wellen sind der Grundaktivität aufgesetzt. Hierher gehören auch die 14- und 6-Hz positiven Spikes, die über der Occipital- und Temporalregion dominieren und etwa ab dem 3. oder 4. Lebensjahr zu beobachten sind, um nach einem Höhepunkt des Auftretens im Alter von 13–14 Jahren, wieder mit zunehmendem Alter abzunehmen. Sie manifestieren sich auch vornehmlich im Stadium der Dösigkeit und des Einschlafens. Auch den 6-Hz-Spike-and-slow-wave-Wellenmustern (sog. spike-wave-Phantom oder rasche spike-waves) ist keine strenge Korrelation zu epileptischen Anfällen zuzuerkennen. Sie sind vor allem bei jüngeren Erwachsenen zu beobachten, treten vor allem im Stadium der Dösigkeit .auf und verschwinden wieder im Schlaf. Im Vergleich zu den «echten! spike-wave-Entladungen» ist die Spike-Komponente bei diesem Muster deutlich niederer gespannt. Hinzuweisen ist schließlich auf die sog. «psychomotorische Variante» (psychomotor variant type, rhythmic temporal theto burst of drawsiness, rhythmic midtemporal discharges), die aus einer Serie von vorwiegend rhythmischen 5–6/sec-Wellen mit Betonung über der mittleren Temporalregion besteht und vor allem bei Dösigkeit in ca. 2% normaler junger Erwachsener in Erscheinung tritt. Es gibt keine feste Beziehung zum Auftreten complex partieller (psychomotorischer) Anfälle.
Der letzte Klassifikationsversuch der Internationalen Liga gegen Epilepsie für die Epilepsien und epileptischen Syndrome, der gleichsam klinische Entitäten beschreibt, stammt aus dem Jahre 1985. Dabei werden neben der Lokalisation der epileptischen Aktivität (generalisiert oder partielle (focal, lokalisationsbezogen)) auch die Ätiologie (idiopathisch-symptomatisch, primär-sekundär) und der Manifestationszeitpunkt (altersgebunden – nicht altersgebunden) berücksichtigt, sodaß man 4 Hauptgruppen unterscheidet:

1. Lokalisationsbezogene Epilepsien und Syndrome
2. Generalisierte Epilepsien und Syndrome
3. Epilepsien und Syndrome, die weder als partiell noch als generalisiert einordbar sind.
4. Spezielle Syndrome.

Tabelle 4: Klassifikation epileptischer Anfälle (nach Wolf u. Mitarb., 401)

4a: Partielle (focale, lokale) Anfälle

Klinischer Anfallstyp	Ictale EEG-Charakteristik	Interictale EEG-Charakteristik
A. Einfach partielle Anfälle (Das Bewußtsein ist erhalten)	Lokale kontralaterale Entladung, die über dem korrespondierenden Areal der kortikalen Repräsentation beginnt (vom Skalp nicht immer abzuleiten).	Lokale kontralaterale Entladung.
1. Mit motorischen Symptomen a) partiell motorisch ohne March b) partiell motorisch mit March (Jackson-Anfälle) c) Versiv-Anfälle d) Haltungsanfälle e) Phonatorisch (Vokalisation oder Sprechhemmung)		
2. Mit sensiblen oder sensorischen Symptomen (einfache Halluzinationen wie Kribbeln, Lichtblitze, Summen) a) sensibel b) visuell c) auditiv d) olfaktorisch e) gustatorisch f) vertiginös		
3. Mit vegetativen Symptomen (z.B. epigastrisches Gefühl, Blässe, Schweißausbruch, Erröten, Piloarrektion, Mydriasis)		
4. Mit psychischen Symptomen (Störungen höherer kortikaler Funktionen). Solche Symptome treten selten ohne Bewußtseinsstörung auf und finden sich viel häufiger in complex partiellen Anfällen a) aphasisch b) dysmnestisch (z.B. Déjà-vu) c) kognitiv (z.B. Dreamy State, Zeitsinnstörung) d) affektiv (Angst, Ärger usw.) e) Illusionen (z.B. Makropsie) f) strukturierte Halluzinationen (z.B. Musik, Szenen)		

Tabelle 4: Klassifikation epileptischer Anfälle (nach WOLF u. Mitarb., 401) (Fortsetzung)

4a: Partielle (focale, lokale) Anfälle

Klinischer Anfallstyp	Ictale EEG-Charakteristik	Interictale EEG-Charakteristik
B. Complex partielle Anfälle (mit bewußtseinsstörung: können manchmal mit einfach focaler Symptomatik beginnen)	Einseitige oder häufig beidseitige Entladung, diffus oder focal in den temporalen oder fronto-temporalen Regionen.	Einseitiger oder beidseitiger gewöhnlich asynchroner Focus; üblicherweise in den temporalen oder frontalen Regionen.
1. Einfach focaler Beginn mit nachfolgender Bewußtseinsstörung a) nur mit einfach focalen Merkmalen (A.1–A.4) b) mit Automatismen		
2. Mit Bewußtseinsstörung von Anfang an a) nur mit Bewußtseinsstörung b) mit Automatismen		
C. Partielle Anfälle mit Entwicklung zu sekundär generalisierten Anfällen (diese können generalisiert tonisch-klonisch, tonisch oder klonisch sein)	Die obigen Entladungen werden sekundär rasch generalisiert	
1. Einfach partielle Anfälle mit Entwicklung zu generalisierten Anfällen		
2. Complex partielle Anfälle mit Entwicklung zu generalisierten Anfällen		
Einfach partielle Anfälle, die sich über complex partielle zu generalisierten Anfällen entwickeln		

4b: Generalisierte Anfälle (convulsiv oder nicht convulsiv)

Klinischer Anfallstyp	Ictale EEG-Charakteristik	Interictale EEG-Charakteristik
A. 1. Absencen a) nur Bewußtseinsstörung b) mit milden klonischen Komponenten c) mit atonischen Komponenten d) mit tonischen Komponenten e) mit Automatismen f) mit vegetativen Komponenten (b–f können allein oder in Kombination auftreten)	Gewöhnlich reguläre und symmetrische 3/sec oder auch 2–4/sec Spike-and-slow-wave-Komplexe, evtl. Poly-spike-and-slow-wave-Komplexe. Die Abnormitäten sind bilateral.	Gewöhnlich normale Hintergrundaktivität, wobei paroxysmale Aktivität auftreten kann (wie Spikes oder Spike-and-slow-wave-Komplexe). Diese Aktivität ist gewöhnlich regelmäßig und symmetrisch.

Tabelle 4 (Fortsetzung) Seite 80

Tabelle 4: Klassifikation epileptischer Anfälle (nach WOLF u. Mitarb., 401) (Fortsetzung)

4b: Generalisierte Anfälle (convulsiv oder nicht convulsiv)

Klinischer Anfallstyp	Ictale EEG-Charakteristik	Interictale EEG-Charakteristik
2. Atypische Absencen Möglich sind: a) ausgeprägtere Tonusveränderungen als in A.1. b) kein abrupter Anfang und Schluß	Stärker heterogenes EEG; es kann irreguläre Spike-and-slow-wave-Komplexe einschließen, schnelle Aktivität oder andere paroxysmale Aktivität. Die Abnormitäten sind beidseitig, aber oft irregulär und asymmetrisch.	Gewöhnlich abnorme Hintergrundaktivität; die paroxysmale Aktivität (z.B. Spikes oder Spike-and-slow-wave-Komplexe) ist häufig irregulär und asymmetrisch.
B. Myoklonische Anfälle Myoklonische Zuckungen (einzeln oder multipel)	Poly-spikes-and-waves, in anderen Fällen Spike-and-wave oder Sharp-and-slow-waves.	Wie iktal
C. Klonische Anfälle	Schnelle Aktivität (10/sec oder schneller) und langsame Wellen; gelegentlich Spike-and-wave-Muster.	Spike-and-wave- oder Poly-spikes-and-wave-Entladungen
D. Tonische Anfälle	Kleinamplitudige schnelle Aktivität oder ein schneller Rhythmus von 9–10/sec oder darüber, der in der Frequenz abnimmt und in der Amplitude zunimmt.	Mehr oder weniger rhythmische Entladungen von Sharp-and-slow-waves manchmal asymmetrisch. Die Hinter grundaktivität ist oft nicht altersentsprechend.

4c: Nicht klassifizierbare epileptische Anfälle

Hierzu rechnen alle Anfälle, die aufgrund unzureichender oder unvollständiger Daten nicht klassifiziert werden können, sowie einige, deren Klassifikation in den bisher beschriebenen Kategorien nicht möglich ist. Dazu gehören manche Anfälle bei Neugeborenen, z.B. rhythmische Augenbewegungen, Kauen und Schwimmbewegungen.

4d: Addendum

Wiederholte epileptische Anfälle kommen unter mehreren Bedingungen vor:

1. Als zufällige Anfälle, unerwartet und ohne ersichtliche Provokation;
2. Als cyklische Anfälle in mehr oder weniger regelmäßigen Intervallen (z.B. mit Beziehung zum Menstruationscyklus oder zum Schlaf-Wach-Cyklus)
3. Als ausgelöste Anfälle durch
   a) nicht-sensorische Faktoren (Übermüdung, Alkohol, Emotionen usw.) oder
   b) sensorische Faktoren, wofür manchmal der Begriff «Reflexanfälle» verwendet wird.

Im Einzelnen kann dieses Klassifikationsschema der Tabelle 5 entnommen werden.

Tabelle 5: Internationale Klassifikation der Epilepsien und epileptischen Syndrome (modifiziert nach WOLF u. Mitarb., 401)

1. Lokalisationsbezogene (focale, lokale, partielle) Epilepsien und Syndrome.

1.1. Idiopathisch mit altersgebundenem Beginn.
Gegenwärtig sind zwei Syndrome anerkannt, denen möglicherweise noch weitere folgen werden:
- Benigne Epilepsie im Kindesalter mit centro-temporalen Spikes
- Epilepsie im Kindesalter mit occipitalen Spikes

1.2. Symptomatisch.
Diese Kategorie umfaßt Syndrome von großer individueller Variabilität, die sich vor allem aus der anatomischen Lokalisation, den klinischen Charakteristika, den Anfallstypen und den ätiologischen Faktoren (soweit bekannt) ergeben.

2. Generalisierte Epilepsien und Syndrome.

2.1. Idiopathisch mit altersgebundenem Beginn, nach dem Erkrankungsalter geordnet.
- Benigne familiäre Neugeborenenkrämpfe
- Benigne Neugeborenenkrämpfe
- Benigne myoklonische Epilepsie des Kleinkindesalters
- Epilepsie mit pyknoleptischen Absencen (Pyknolepsie, Absencen-Epilepsie des Kindesalters)
- Juvenile Absencen-Epilepsie
- Impulsiv-Petit-mal-Epilepsie (Juvenile myoklonische Epilepsie)
- Aufwach-Grand-mal-Epilepsie

2.2. Idiopathisch und/oder symptomatisch, geordnet nach dem Erkrankungsalter.
- Epilepsie mit Blitz-Nick-Salaam-Krämpfen (West-Syndrom)
- Lennox-Gastaut-Syndrom
- Epilepsie mit myoklonisch-astatischen Anfällen
- Epilepsie mit myoklonischen Absencen

2.3. Symptomatisch.

2.3.1. Unspezifische Ätiologie
- Myoklonische Frühencephalopathie

2.3.2. Spezifische Syndrome.

2.3.2.1. Epilepsie bei Mißbildungen.
- Aicardi-Syndrom
- Lissenzephalie-Pachygyrie
- Phakomatosen

2.3.2.2. Epilepsie bei nachgewiesenen oder vermuteten angeborenen Stoffwechseldefekten
- Manifestation beim Neugeborenen: Nicht-ketotische Hyperglykämie und D-Glyceroazidämie
- Manifestation beim Kleinkind: Phenylketonurie, Phenylketonurie mit Biopterin-Mangel, Tay-Sachs-Krankheit und Sandhoff-Krankheit, Ceroid-Lipofuszinose, frühinfantiler Typ, Pyridoxon-Abhängigkeit
- Manifestation beim Kind: Ceroid-Lipofuszinose, spätinfantiler Typ, Huntington-Krankheit, infantiler Tap
- Manifestation in Kindheit und Jugendalter: Morbus Gaucher (juvenile Form), Ceroid-Lipofuszinose (juveniler Typ), Myoklonus-Epilepsie (Lafora-Typ), Myoklonus-Epilepsie (Typ Lundborg), Dyssynergia cerebellaris myoclonica (Ramsay-Hunt-Syndrom), Cherry-red-spot + Moyklonus-Syndrom
- Manifestation beim Erwachsenen: Kufs-Syndrom

Tabelle 5 (Fortsetzung) S. 82

Tabelle 5: Internationale Klassifikation der Epilepsien und epileptischen Syndrome (modifiziert nach WOLF u. Mitarb., 401) (Fortsetzung)

3. Epilepsien und Syndrome, die nicht als partiell oder generalisiert bestimmbar sind.
3.1. Mit sowohl generalisierten als auch partiellen Anfällen.
- Neugeborenenkrämpfe
- Schwere myoklonische Epilepsie des Kleinkindesalters
- Epilepsie mit anhaltenden Spike-wave-Entladungen im synchronisierten Schlaf
- Aphasie-Epilepsie-Syndrom (Landau-Kleffner-Syndrom)

3.2. Ohne eindeutige generalisierte oder focale Zeichen.
Hierher gehören alle Fälle mit generalisierten tonisch-klonischen Anfällen, bei denen klinische und EEG-Befunde eine klare Klassifikation als generalisiert oder lokalisationsbezogen nicht erlauben, wie viele Fälle von Schlaf-Grand-mal.

4. Spezielle Syndrome.
4.1. Gelegenheitsanfälle.
- Fieberkrämpfe
- Anfälle bei anderen identifizierbaren Situationen wie Streß, hormonelle Veränderungen, Medikamentengabe, Alkohol oder Schlafentzug.

4.2. Einzelne anscheinend unprovozierte epileptische Ereignisse («Oligo-Epilepsien»).
4.3. Epilepsien mit speziellen Formen der Anfallsauslösung.
4.4. Chronisch progrediente Epilepsia partialis continua des Kindesalters.

Im deutschsprachigen Raum wird noch weitverbreitet bishin in Standardlehrbüchern der Neurologie die sog. Heidelberger Klassifikation, die sich in erster Linie an der Phänomenologie und dem Manifestationsalter des Anfallsgeschehens orientiert, angewandt. In den folgenden Beschreibungen der EEG-Veränderungen bei den epileptischen Anfällen und Epilepsien bietet diese Klassifikation auch weiterhin die Leitlinie, aber es wird versucht, die deutsche in die internationale Klassifikation zu übersetzen, auf deren Bezeichnungen in den Überschriften jeweils in Klammern mit Rückverweis auf die entsprechenden Tabellen hingewiesen wird. In der Tabelle 6 sind darüberhinaus einige wichtige Termini der deutschen Klassifikation epileptischer Anfälle denen der internationalen

Tabelle 6: Vergleich der in Deutschland üblichen Nomenklatur und der internationalen Klassifikation

Deutsche Nomenklatur	Internationale Klassifikation
Focale	Focale, partielle, lokale Anfälle
Motorische Jackson-Anfälle	Einfache partielle Anfälle mit motirischen Symptomen mit March
Adversiv-Anfälle (ohne Bewußtseinsstörungen)	Versiv-Anfälle (einfache focale Anfälle mit motorischen Symptomen mit Versiv-Bewegungen)
Adversiv-Krämpfe (mit Bewußtseinsstörungen)	Einfach partieller Anfall mit focalem Beginn und nachfolgender Bewußtseinsstörung mit Versivbewebungen
Isolierte Auren	Einfach partielle Anfälle oder complex partielle Anfälle mit sensorischen oder vegetativen oder psychischen Symptomen
Psychomotorische Anfälle	Weitgehend entsprechend den complex partiellen Anfällen

gegenübergestellt. Wie aus den folgenden Kapiteln ersichtlich werden wird, folgt die deutsche Klassifikation nicht der strengen Zweiteilung in epileptische Anfälle als lediglich phänomenologische Beschreibung eines klinisch faßbaren Vorganges und in Epilepsien bzw. epileptische Syndrome als nosologische Entitäten, sondern bietet hier eine «Mixtur», die jedoch für den klinischen Alltag derzeit sicherlich immer noch die beste Arbeitsgrundlage darstellt. Entscheidend wichtig erscheint mir nur, daß man sich dieser Zweiteilung tatsächlich bewußt ist und die exakte Zuordnung vornimmt. Die folgenden Abschnitte orientieren sich an den für den klinischen Alltag und für die nervenärztliche Praxis relevanten Anfallstypen und Epilepsien.

Bezüglich selten vorkommender Syndrome wird auf die speziellen Epilepsiebücher verwiesen.

Grundsätzlich kann davon ausgegangen werden, daß ein epileptischer Anfall von mit den üblichen Ableitemethoden erfaßbaren EEG-Veränderungen begleitet ist. Treten während eines Anfalls keine EEG-Veränderungen auf, so kann jedoch nicht mit absoluter Sicherheit daraus geschlossen werden, daß es sich nicht um einen epileptischen Anfall handelt. Zum Beispiel gehen partielle Anfälle, die von mesobasalen Strukturen des Temporallappens ausgehen, häufig im Oberflächen-EEG nicht mit epilepsiespezifischen Veränderungen einher, sondern sie können erst mit Tiefenableitungen erfaßt werden. Das Auftreten von epilepsiespezifischen Veränderungen im Intervall-EEG ist von vielerlei Faktoren abhängig. Wird mehrmals ein EEG abgeleitet, so ist die Wahrscheinlichkeit größer, auch spezifische Veränderungen zu entdecken als bei nur einmaliger Ableitung. Die beste Ausbeute erhält man natürlich durch Langzeitableitung, möglichst noch in Kombination mit Videoaufzeichnung und unter Anwendung von Spezialelektroden, wie z. B. der Foramen ovale-Elektrode. Jedoch ist der apparative und personelle Aufwand für solche Aufzeichnungen so groß, daß diese Methoden – insbesondere auch im Rahmen der prächirurgischen Epilepsiediagnostik – nur einigen wenigen Spezialeinrichtungen vorbehalten bleiben muß. Im Kindesalter treten bei Epilepsien im Intervall häufiger krampspezifische Veränderungen auf als im Erwachsenenalter. Bei der Zuhilfenahme von Provokationsmethoden ist die Ausbeute an positiven Befunden größer, als wenn nur Ruheableitungen erfolgen. Bei bestimmten Anfallsarten kommt es sehr darauf an, zu welcher Tageszeit die EEG-Ableitung erfolgt. So z.B. findet man bei der Aufwach-Grand mal-Epilepsie die typischen Veränderungen besonders am Morgen nach dem Aufstehen, bei der Schlaf-Grand mal-Epilepsie besonders im Schlaf-EEG. Bestimmte Anfallstypen haben häufiger Intervallveränderungen als andere. So ist z. B. die Pyknolepsie durch besonders stark ausgeprägte Intervall-EEG-Veränderungen, die Epilepsie mit Schlaf-Grand mal gerade durch besonders unauffällige Intervallkurven ausgezeichnet.

Wenn zwar die ätiologisch unterschiedlichen Formen der Epilepsie – idiopathische Epilepsie, Residualepilepsie (nach prae-, perinatalen oder frühkindlichen Hirnschädigungen), traumatische Epilepsie, symptomatische Epilepsie bei Tumoren und Gefäßprozessen – bezüglich der Häufigkeit von Allgemeinveränderungen, Herdbefunden und Krampfpotentialen deutliche Unterschiede zeigen, so kann doch im Einzelfall allein vom EEG her selten eine bindende Aussage gemacht werden. Auf der anderen Seite kann das EEG jedoch meist die differentialdiagnostischen Überlegungen in bestimmte Richtungen lenken, so daß bei Berücksichtigung von Anamnese und klinischem Befund die Weichen für die Durchführung oder den Wegfall weiterer diagnostischer Maßnahmen und für das weitere therapeutische Vorgehen gestellt werden können. So z. B. ist die Wahrscheinlichkeit, daß es sich um eine idiopathische Epilepsie handelt, wenn man bilateral synchrone spikes and waves-Gruppen im EEG findet, so groß, daß man bei normalem neurologisch-klinischen Befund auf weitere diagnostische Maßnahmen verzichten kann. Findet man dagegen beispielsweise bei einer Spätepilepsie bei wiederholten Ableitungen einen konstanten Herdbefund, so ist die Wahrscheinlichkeit einer symptomatischen Epilepsie so groß, daß es geboten ist, zur weiteren Abklärung neuroradiologische Untersuchungen einzusetzen.

1.2. Das EEG bei den altersgebundenen kleinen Anfällen und Epilepsien

1.2.1. Das EEG bei Anfällen der Früh- und Neugeborenenperiode (K. Witzel) (2, 8, 12, 14, 16)*

Während der Aussagewert des Routine-EEG im Neugeborenenalter hinsichtlich allgemeiner Hirnfunktionsstörungen ohne zusätzliche Polygraphie (Atmung, EKG, Augenbewegungen, Muskeltonus) sehr begrenzt ist, bringt es bei Auftreten cerebraler Anfälle oft wichtige erste Informationen.

Die Diagnose von Neugeborenenkrämpfen ist dabei für den geübten Beobachter meist schon klinisch eindeutig möglich. Die Anfälle werden nach der Phaenomenologie unterteilt, wobei bei einem Kind oft verschiedene Anfallstypen nebeneinander auftreten.

Cortikal oder cortexnah ausgelöste Anfälle zeigen im Anfalls-EEG und intermittierend oft auch im Intervall-EEG focale oder multifocale slow sharp waves oder focale Gruppen rhythmischer amplitudenhoher Thetawellen. Klinisch beobachtet man focale oder multifocale klonische Zuckungen der Extremitäten oder der Gesichtsmuskulatur, oft mit wechselnder Lokalisation, seltener auch diskrete focale Myoklonien, focale tonische Anfälle oder rhythmische Augenbewegungen. Oft erst nach länger wiederholtem Auftreten dieser Anfälle können sie in generalisierte klonische Anfälle übergehen.

Vom Hirnstamm ausgehende anfallsartige Störungen zeigen in der Regel im Anfalls-EEG keine Krampfaktivität, aber häufiger eine allgemeine Abflachung oder auch auffallend rhythmische niedrigamplitudige Aktivität oder auch – seltener – ein völlig normales EEG. Das Intervall-EEG zeigt oft Allgemeinstörungen mit Amplitudendepression oder Verlangsamung oder eine für das Gestationsalter «zu unreife Aktivität», als Ausdruck der meist zugrunde liegenden schweren Hirnfunktionsstörung.

Bei längerer EEG-Registrierung lassen sich bei Neugeborenen mit Anfällen zum Teil EEG-Muster, die sonst im Anfall beobachtet werden, auch ohne klinische Auffälligkeiten als Ausdruck subklinischer Anfälle ableiten, ein Befund, der bei der Behandlung berücksichtigt werden muß.

Zur Ätiologie der Anfälle sagt der EEG-Befund auch im Neugeborenenalter nichts Sicheres aus. Diese muß durch Zusatzuntersuchungen wie Hirnsonographie, Computertomographie des Kopfes, Lumbalpunktion und auch unter Berücksichtigung des Lebensalters abgeklärt werden. Die Ätiologie bestimmt letztlich auch die Langzeitprognose der Kinder, die zwar zunächst unter der Therapie in der Regel anfallsfrei werden, später aber Verzögerungen der motorischen und intellektuellen Entwicklung zeigen können. Ätiologisch ungünstig sind dabei hypoxisch-ischämische Encephalopathien (nach schwerer Asphyxie) und auch Infektionen. Etwas günstiger ist die Prognose bei intracraniellen Blutungen und meist sehr günstig bei akuten Stoffwechselstörungen, wie Hypoglykämien und Hypokalzämien oder bei den bisher ätiologisch unklaren Anfällen, die erstmals im Alter von 4 bis 5 Tagen auftreten (5 Tagekrämpfe der Neugeborenen).

Die Persistenz focaler slow sharp waves im EEG in den ersten Lebenswochen verschlechtert bei Anfallsfreiheit und sonst unauffälligen klinischen Befunden die Prognose der

---

* Schrifttum s. gesondertes Literatur-Verzeichnis, S. 242.

Kinder – auch nach eigenen Beobachtungen – nicht, während bleibende Allgemeinstörungen als Hinweis auf eine ungünstige Entwicklung angesehen werden müssen.

1.2.2. Das EEG bei Propulsiv-Petit mal (Blitz-, Nick- und Salamkrämpfen, West-Syndrom) (62, 147, 173, 175, 195, 253, 390) (s. 2.2. in Tab. 5)

Die Propulsiv-Petit mal- oder BNS-Krämpfe haben ihren Häufigkeitsgipfel um den 6. Lebensmonat und sind die typischen kleinen generalisierten Anfälle des Säuglings- und Kleinkindesalters. Sie sind gekennzeichnet durch immer wieder auftretende blitzartige (Blitzkrämpfe) oder mehr tonisch langsamer ablaufende (Salaam-Krämpfe) Beugebewegungen des Kopfes und Oberkörpers nach vorne, während die in der Ellenbeuge abgewinkelten Arme zur Seite auseinander oder über der Brust zusammengeschlagen werden. Beim Nickkrampf steht die Vorwärtsbeugung des Kopfes und Nackens im Vordergrund. Nach Janz und Akos kommen als Ursachen häufig intrauterine Cerebralschäden in Betracht, so daß postnatalen Noxen wahrscheinlich dann nur eine Auslösefunktion zukommt.

Das *Intervall-EEG* ist geprägt durch das Muster der «Hypsarrhythmie» (Gibbs und Gibbs), das nach Hess und Neuhaus auch Muster mit «diffusen gemischten Krampfpotentialen» genannt werden kann (Abb. 51). Wie schon weiter oben ausgeführt, findet

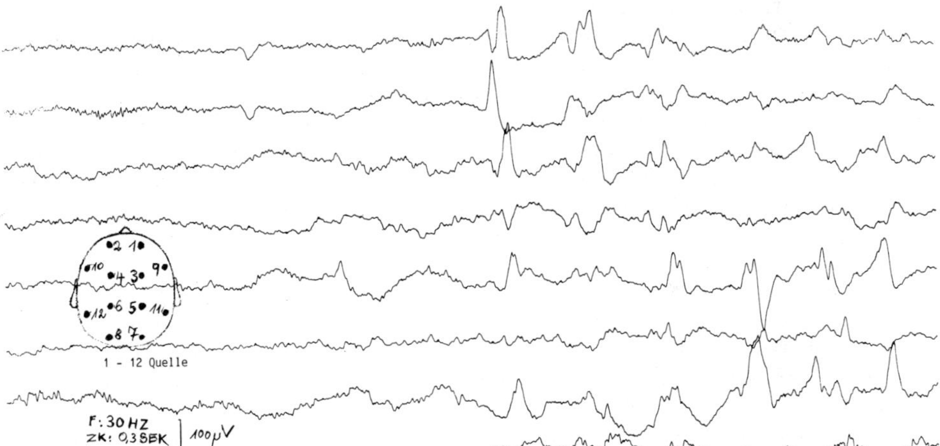

Abb. 51a: 13 Tage altes Neugeborenes. Ab drittem Lebenstag multifocale, klonische Anfälle bis zu 20 Minuten Dauer. CT: Subarachnoidalblutung.
EEG: Frontal beiderseits, dann parieto-occipital rechts langsame, steile Abläufe.

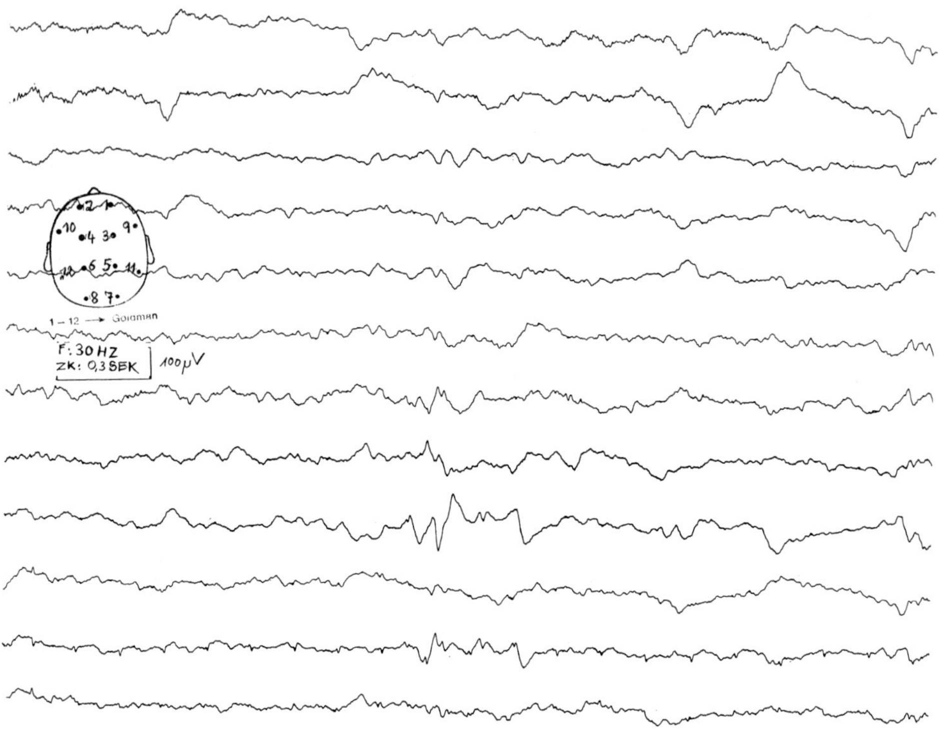

Abb. 51b: 3 Wochen altes Neugeborenes. Intervall-EEG bei multifocalen, klonischen Anfällen. Im CT hypodense Zonen fronto-temporal beiderseits.
EEG: Langsame, steile Abläufe temporal, rechts und links wechselnd.

man bei der Hypsarrhythmie in unregelmäßige hohe Deltawellen, in wechselnden Abständen und wechselnder Lokalisation ohne jede Synchronisation eingestreute, einzeln oder in Gruppen auftretende spikes oder/und sharp waves. Im Schlaf wird das Muster nur in tiefen Stadien durch Strecken flacheren Kurvenverlaufes unterbrochen. Die Hypsarrhythmie ist für die BNS-Krämpfe charakteristisch, aber nicht pathognomonisch, sondern das bioelektrische Korrelat für alle Epilepsien in diesem Alter. Je früher die Kinder zur EEG-Ableitung kommen, um so größer ist die statistische Übereinstimmung zwischen BNS-Krämpfen und Hypsarrhythmie (bis zu 100%).
Im *Anfall* findet man bei sehr jungen Kindern keine Unterbrechung des Kurvenablaufes. Werden die Kinder jedoch älter, dann zeichnet sich das Anfallsgeschehen im EEG durch das Auftreten von paroxysmalen Veränderungen aus, wobei z.B. die tonische Phase von Salaamkrämpfen von spikes begleitet sein kann, denen dann eine kurzdauernde Kurvenabflachung folgt.
Mit zunehmendem Alter zeigt das EEG Tendenzen zu paroxysmalen, synchronen Abläufen, indem nun vor allem slow spikes and waves- oder sharp and slow waves-Komplexe oder spikes-Gruppen in Erscheinung treten. Je stärker die zugrunde liegende cerebrale Schädigung ist, um so geringer ist die Aussicht auf einen Übergang in rhythmisierte Aktivität.

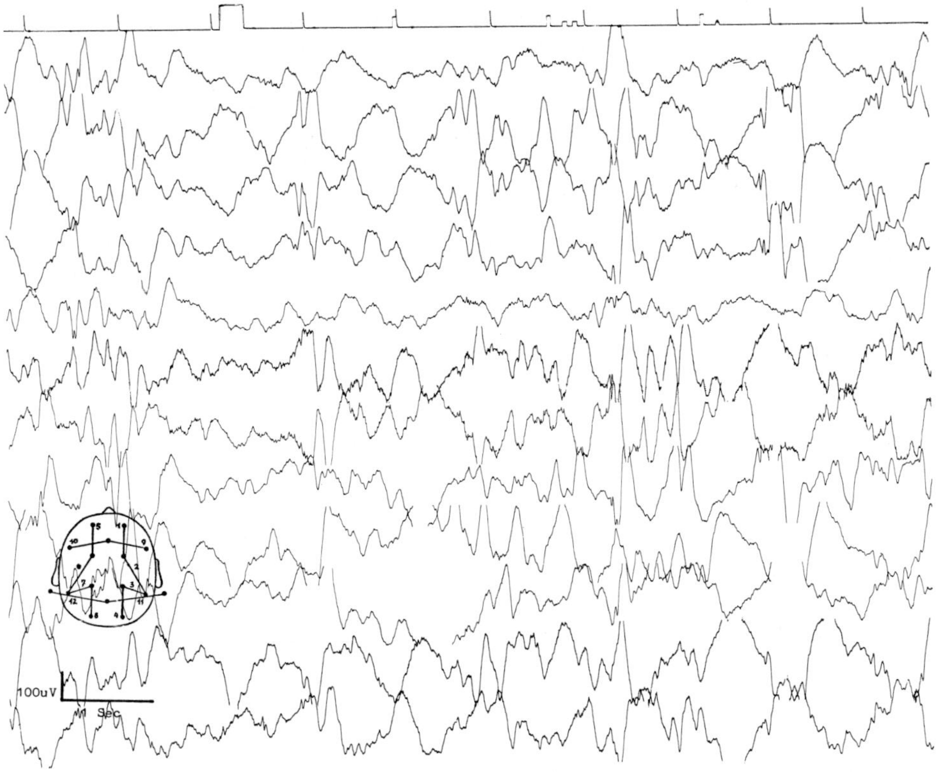

Abb. 52: Hypsarrhythmie.

Kommt es unter medikamentöser Behandlung zu einer Reduzierung der Anfallshäufigkeit oder gar zum Sistieren des Anfallsleidens, dann normalisiert sich das EEG nur in Ausnahmefällen. Das EEG zeigt meist entweder unspezifische Veränderungen mit Kurvenverlangsamung oder noch eingestreut spikes und sharp waves. In einem Teil der Fälle tritt in der Rückbildung eine Focalisierung der Veränderungen auf. Diese Beobachtung nahm DOSE zum Anlaß, zwei pathogenetisch unterschiedliche Gruppen von Propulsiv-Petit mal zu diskutieren: Auf der einen Seite steht die Gruppe der primär generalisierten Epilepsie, auf der anderen Seite die Gruppe, die sich durch sekundäre Generalisierung aus einem umschriebenen corticalen Focus entwickelt hat.

1.2.3. **Das EEG bei myoklonisch-astatischem Petit mal** (**akinetisches Petit mal, Lennox-Gastaut-Syndrom**) (63, 106, 109, 172, 195, 216, 253, 390) (s. 2.2. Tab. 5)

Bei diesem Epilepsietyp unterscheidet man nach der internationalen Klassifikation eine symptomatische («sekundäre») Form (eigentliches Lennox-Gastaut-Syndrom) von einer idiopathischen («primären») Form (Epilepsie mit myoklonisch-astatischen Anfällen). Die erstere Form geht mit einer psychomotorischen Entwicklungsstörung und klinischen Zeichen einer cerebralen Schädigung einher, was bei der letzteren fehlt.

Beide Epilepsietypen treten nach dem 1. Lebensjahr in Erscheinung und haben ihren Häufigkeitsgipfel um das 3. bis 5. Lebensjahr. Die Kinder leiden meist unter mehreren Anfallsarten, wobei Sturzanfälle führend sind.
Es handelt sich dabei um Anfälle, bei denen ein plötzlicher Tonusverlust von Muskelgruppen im Vordergrund steht, dem vielfach Beugemyoklonien vorangehen. Die Anfälle manifestieren sich entweder als richtige Sturzanfälle, wobei die Kinder wie vom Blitz getroffen zu Boden stürzen, oder als Nickanfälle, wobei der Kopf plötzlich nach vorne sinkt oder schließlich selten als reklinative Anfälle, wobei die Bewegungsrichtung nach hinten verläuft. Der Sturz selbst kann vorne, senkrecht auf das Gesäß oder auch seltener nach hinten erfolgen. Die Augen können einige Rucke nach unten machen, die Lider kurz zucken. Das Bewußtsein ist höchstens sehr kurzdauernd gestört. GASTAUT und REGIS konnten durch gleichzeitige Ableitung von EEG und EMG zeigen, daß dem Tonusverlust nicht selten Muskelzuckungen vorausgehen.
Daneben sind vor allem im Einschlafen oder im Schlaf tonische (tonisch-asciale) Anfälle zu beobachten, bei denen die Kinder die Arme anheben und abduzieren, während die Finger gespreizt sind. Manchmal treten auch in dieser Haltung myoklonische Zuckungen auf.
Schließlich kann es auch zu Absencen von 10–15 sec Dauer kommen, die nicht selten mit ausgedehnteren motorischen und vegetativen Phänomenen einhergehen.
Das EEG des Lennox-Gastaut-Syndromes (Abb. 53) steht zwischen dem des Propulsiv-Petit mal und dem der Pyknolepsie. Im Gegensatz zur Hypsarrhythmie des Propulsiv-

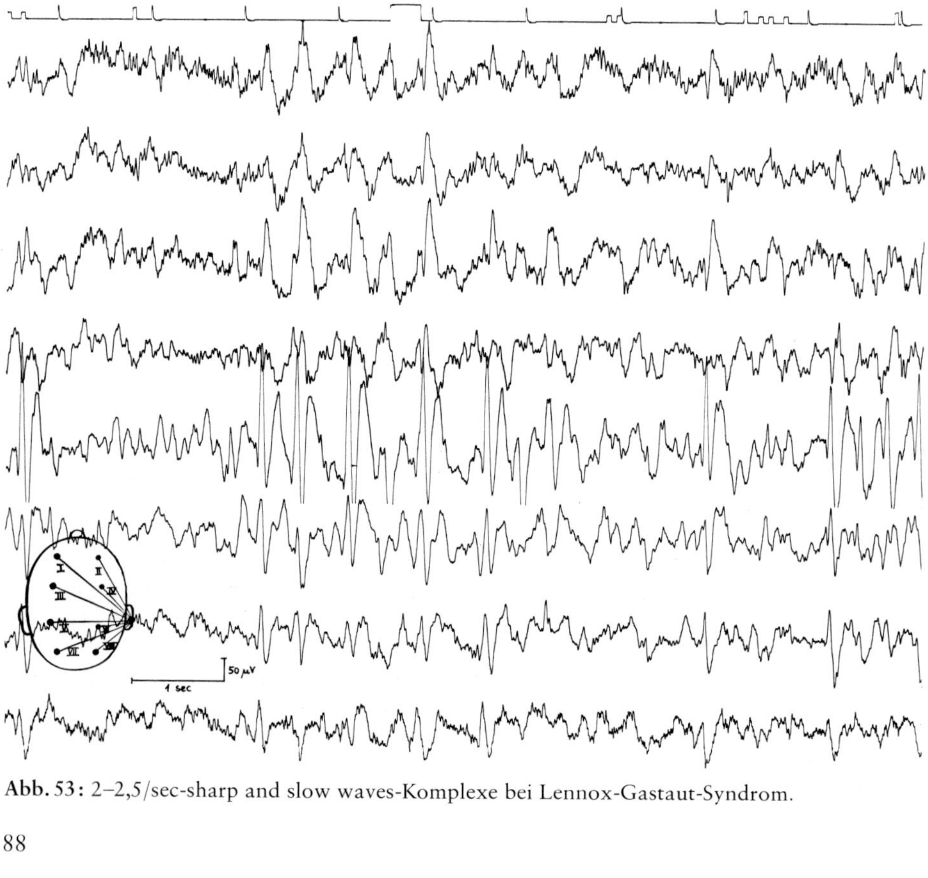

Abb. 53: 2–2,5/sec-sharp and slow waves-Komplexe bei Lennox-Gastaut-Syndrom.

Petit mal zeigt das Muster des Lennox-Syndromes eine deutliche Tendenz zur Synchronisation. Bei der «sekundären» Form findet man häufig im Intervall eine stärker ausgeprägte Allgemeinveränderung und Dysrhythmie sowie auch Herdveränderungen, während mit der «primären Form» höchstens eine leichte Allgemeinveränderung ohne Herdbefund vergesellschaftet ist. Charakteristisch sind einzelne oder häufiger in mehr oder weniger langen Gruppen auftretende sharp and slow waves- oder/und slow spikes and waves-Komplexe mit wechselnden Frequenzen von 2–4/sec, wobei vor allem die meist erheblich deformierten langsamen Wellen der Komplexe in der Dauer variieren können. Die spikes und sharp waves sind oft gedoppelt, während polyspikes eher seltener und dann vor allem während des Schlafes in Erscheinung treten. Klassische 3/sec-spikes and waves-Muster werden nur selten (7% der Fälle KRUSES) beobachtet, während das oben beschriebene irreguläre und atypische spikes and waves-Muster in etwa zwei Dritteln der Fälle dominiert.

Zwischen dem *Intervall-* und *Anfalls-EEG* gibt es keinen grundsätzlichen Unterschied. Die Differenz liegt mehr im Quantitativen, indem während eines Anfalles die paroxysmalen Veränderungen stärker hervortreten.

Als wirksamste Provokationsmethode erwies sich die Hyperventilation, mit deren Hilfe in mehr als der Hälfte der Fälle krampfspezifische Veränderungen verdeutlicht oder sogar provoziert werden können. Die Ausbeute positiver Befunde ist dagegen bei Photostimulation nicht so groß. Im Schlaf kommt es in Stadium A und B zu einer deutlichen Zunahme der Krampfaktivität. Mit Übergang in tiefere Schlafstadien treten vermehrt spikes und sharp waves im Sinne von polyspikes und polysharp waves in Erscheinung. Manchmal sind 3–5 sec dauernde Formationen von β-Krampfspitzen zu beobachten.

Bei Besserung des Krankheitsbildes mit Reduzierung der Anfallshäufigkeit treten die epilepsiespezifischen Elemente zurück und stärker hochgespannte 4–6/sec-Zwischenwellen mit z.T. rhythmischem Ablauf über den hinteren Hirnregionen in den Vordergrund. Bei zunehmendem Alter können die sharp slow wave-Komplexe in irreguläre atypische spikes and waves-Komplexe übergehen oder aber auch in späteren Lebensjahren erhalten bleiben. Ein Übergang in klassische 3/sec-spikes and waves-Komplexe findet nicht statt.

1.2.4. Das EEG bei Absencen (Pyknolepsie, juvenile Absencen-Epilepsie (39, 73, 119, 171, 172, 195, 253, 354, 390) (s. 2.1. in Tab. 5)

Das pyknoleptische Petit mal ist die Anfallsform des Schulkindes. Es hat seinen Häufigkeitsgipfel zwischen dem 6. und 8. Lebensjahr. Mädchen sind häufiger betroffen als Jungen (6:4). Es ist dadurch ausgezeichnet, daß die Anfallserscheinungen immer genauso plötzlich einsetzen wie sie aufhören, stets von einer Bewußtseinsstörung begleitet und von kurzer Dauer sind. Kennzeichnend ist das mehrmalige bis vielmalige Auftreten der Anfälle pro Tag. JANZ unterscheidet grundsätzlich zwei Formen: Die indifferenten und die differenten pyknoleptischen Absencen. Die indifferenten Absencen zeigen entweder gar keine («reine pyknoleptische Absencen») oder nur solche motorischen Entäußerungen, die völlig uncharakteristisch sind. Bei den differenten pyknoleptischen Anfällen sind die pyknoleptischen Retropulsiv-, Propulsiv-, Adversiv- und Oral-Petit mal-Anfälle zu differenzieren. Bei den ersten 3 Typen sind kurze ruckartige Zuckungen vor allem der Augen und des Kopfes in die entsprechende Richtung zu beobachten, während bei der letzteren daneben noch Kau- und Schmatzbewegungen imponieren. Das Retropulsiv-Petit mal ist die weitaus am häufigsten vorkommende Form. Nach den Beobachtungen STEFANS kann man eine gewisse Entwicklungshierarchie feststellen, indem die

Myoklonien zunächst im okulären Bereich in Erscheinung treten. Dauert der Anfall länger, dann breiten sich die motorischen Phänomene auf die orale Region und zum Schluß auf die Extremitäten aus.
Die Juvenilen Absencen-Epilepsie manifestiert sich erst um die Pubertät; die Bevorzugung des weiblichen Geschlechtes entfällt, die Anfallshäufigkeit ist geringer als bei der Pyknolepsie.
Im *Anfall* zeigt sich im klassischen Fall bei der Pyknolepsie das von Gibbs und Gibbs «Petit mal-Muster» benannte 3/sec-spikes and waves-Muster (Abb. 54). Es besteht aus sehr regelmäßigen Formationen, in denen sich wie gestochen ein spike-wave-Komplex an den anderen reiht. Die Amplituden sind hochgespannt und erreichen meist zwischen 200 und 1000 µV. Sowohl die spikes wie die langsamen Wellen sind nach negativ gerichtet. Die spikes sind um so spitzer, je höher sie gespannt sind. Sind sie niedergespannt, so sind sie abgestumpft und oft im Wellental erkennbar. Bei genauerem Zusehen kann man häufig beobachten, daß der Paroxysmus über der Frontopraecentralregion seinen Ausgang nimmt und erst mit einer Verzögerung von bis zu 1 sec sich auch auf die Occipitalregion ausbreitet. Der Ablauf erfolgt bilateral synchron, und nur selten sind Seitendifferenzen – meist nur dann, wenn auch im Intervall-EEG Herdveränderungen vorliegen – erkennbar. Das Amplitudenmaximum befindet sich frontopraecentral. Liegt das Erkrankungsalter unter 5 Jahren, so kann die Frequenz niederer sein; bei einem Einsetzen der Pyknolepsie im Alter über 10 Jahren ist wie bei der Juvenilen Absencen-Epilepsie oft eine Frequenzbeschleunigung auf 3,5 bis 4/sec zu beobachten. Offenbar wird die Frequenz auch im Krankheitsverlauf schneller, so daß bei älteren Kindern überhaupt eher Frequenzen um 3,5–4/sec vorgefunden werden. Während eines Anfalles kann die Frequenz der spike-wave-Komplexe etwas schwanken und gegen Ende um ca. $^1/_2$ bis $^1/_3$ langsamer werden. Manchmal sind 2 oder gar 3 spikes den langsamen Wellen vorgelagert. In der Regel setzt das Anfallsmuster abrupt ein, während sich das Ende nicht selten über einige unregelmäßige spike-wave-Komplexe oder sogar nur langsame Nachschwankungen entwickelt. Manchmal läuft schon über der Occipitoparietalregion wieder der normale Grundrhythmus ab, während über den anderen Hirnregionen noch krampfspezifische Elemente vorzufinden sind.
Laufen die spike-wave-Komplexe über längere Zeit ohne Unterbrechung weiter, so entsteht ein Petit mal-Status, der sich dann im klinischen Bild als epileptischer Dämmerzustand darstellt. Sind zwischen den spike-wave-Komplex-Gruppen keinerlei Pausen, dann spricht man von einem kontinuierlichen (Abb. 104), sind sie gegeneinander abgesetzt, von einem diskontinuierlichen Petit mal-Status.
Im *Anfalls-Intervall* findet man öfters eine diffuse Dysrhythmie oder auch eine Allgemeinveränderung. Über der Occipitalregion formieren sich nicht selten hohe, regelmäßige 3–4/sec-Wellen, die beim Augenöffnen blockiert werden. Im unbehandelten Zustand treten immer wieder Paroxysmen mit einzelnen oder gruppierten spike-wave-Komplexen in Erscheinung, die eine Dauer von höchstens 4 Sekunden haben. Ausbrüche über 4 Sekunden sind in der Regel von klinisch manifesten Absencen begleitet.
Das wirksamste Provokationsmittel für das Petit mal-Muster wie auch für klinisch manifeste Absencen ist die Hyperventilation. Das Schlaf-EEG dagegen bringt keine wesentlich größere Ausbeute an positiven Befunden, während nach Schlafentzug eine große Rate an paroxysmalen Ausbrüchen zu erwarten ist.
Kombinieren sich die Absencen mit einer Grand mal-Epilepsie – meist vom Typ des Auf-Wach-Grand mal – dann beschleunigt sich oft die Frequenz der spike-wave-Komplexe, und den langsamen Wellen gehen meist mehrere spikes voraus. Manchmal treten sogar nur spikes-Gruppen in Erscheinung. Gelegentlich treten die spike-wave-Komplexe ganz in den Hintergrund und machen sharp wave-Komplexen, die sich sogar focal formieren

können, Platz. Diese Beobachtung ist jedoch kein so absolut sicheres Kriterium, daß bei ihrem Auftreten mit Sicherheit der Übergang in eine Grand mal-Epilepsie erwartet werden muß, wie umgekehrt auch ohne diese Veränderung sich große Anfälle einstellen können.
Unter der erfolgreichen Behandlung mit Antiepileptika werden die spike-wave-Komplexe meist zunächst unregelmäßiger und deformiert, um dann ganz zu verschwinden. Manchmal bleiben nur Ausbrüche von hohen langsamen Wellen ohne die spike-Komponente übrig.
Über die Genese und Lokalisation des spike-wave-Musters hat es vielfach Überlegungen und Spekulationen gegeben. Nach JUNG handelt es sich bei dem spike-wave-Muster um eine altersgebundene Reaktionsweise des noch nicht ausgereiften Gehirnes auf krampfauslösende Noxen unterschiedlicher Art und Lokalisation. Während der spike der Ausdruck der gesteigerten neuronalen Aktivität darstelle, drücke die langsame Welle einen Bremsvorgang aus, der verhindere, daß sich ein generalisierter Anfall entwickle. Um generalisierte 3/sec-spike-wave-Muster provozieren zu können, muß offenbar das Gerhirn einen bestimmten Reifegrad erreicht haben, da es vor dem 16. Lebensmonat nicht beobachtet werden kann. Außerdem zeigten die Untersuchungen von METRAKOS und METRAKOS, daß zusätzlich eine genetisch bedingte Bereitschaft vorliegen muß, um in dieser Weise zu reagieren. Im Stadium größerer Unreife entstehen dagegen atypische verlangsamte Muster mit slow spikes and waves bzw. slow sharp waves. Dabei ist bemerkenswert, daß die letzteren Muster eher mit einer symptomatischen Epilepsie verbunden sind, während beim Auftreten des regelmäßigen 3/sec-spike-wave-Musters mit einer Wahrscheinlichkeit von 9 : 1 eine idiopathische Epilepsie angenommen werden kann. Vor allem basierend auf den Untersuchungen von PENFIELD und JASPER galt lange der mediale Thalamus als Ursprungsort des spike-wave-Musters und damit des pyknoleptischen Petit mal, was auch in dem Begriff der sogenannten «centrencephalen Epilepsie» zum Ausdruck kommt. Andere Untersucher konnten jedoch zeigen, daß auch durch Reizung anderer cerebraler Areale – wie z. B. der Praecentralregion, des Hippokampus oder des Cingulums – spikes and waves-Gruppen ausgelöst werden können. Auch fand sich ein spikes and waves-Muster vereinzelt sowohl bei Tumoren der Mittellinie (u. a. 3. Ventrikel, Thalamus, Hypothalamus etc.) wie auch des Temporallappens und sogar in Einzelfällen bei Akusticus-Neurinomen. Schließlich ist festzuhalten, daß exogene Noxen – wie z. B. ein Schädelhirntrauma –, die das Gehirn in der Periode zwischen dem 3. und dem 9. Lebensjahr treffen, auch einmal eine Petit mal- oder Grand mal-Epilepsie mit spikes and waves-Entladungen verursachen können.

1.2.5. Das EEG bei Impulsiv-Petit mal (172, 174, 195, 390) (s. 2.1. in Tab. 5)

Das Impulsiv-Petit mal ist die am spätesten auftretende Form der altersgebundenen kleinen Anfälle. Es hat seinen Häufigkeitsgipfel um das 14. und 17. Lebensjahr. Das Anfallsbild ist geprägt von blitzartig einfahrenden Zuckungen, die vor allem die Arme und den Schultergürtel, weniger den Kopf und die Beine betreffen. Die Zuckungen können von unterschiedlicher Stärke und Ausbreitung sein. Im Vordergrund stehen die Zuckungen der Arme, die im Schultergelenk nach innen und außen zucken, wobei Gegenstände aus der Hand fliegen. Sind die Beine mitbetroffen, dann knicken die Patienten in den Knien ein und können zu Boden stürzen. Das Bewußtsein ist bei leichteren Zuckungen erhalten, kann bei heftigen Erschütterungen jedoch auch kurz gestört sein.
Das EEG ist *im Anfall* sehr charakteristisch verändert. Meist abrupt, manchmal nach einigen vorausgegangenen höher gespannten langsamen Wellen, gruppieren sich mehrere

(bis zu 20) hochgespannte spikes mit Amplituden bis 250 µV, denen eine langsame Nachschwankung folgt, die ca. 250–350 ms dauert. Die Frequenz der Spitzen liegt zwischen 12–15/sec. Treten mehrere solcher Komplexe in einer Gruppe oder Serie zusammen, dann kann die Anzahl der spikes in den nachfolgenden Komplexen sehr variieren; meist ist sie kleiner als im Initialkomplex. Ein Paroxysmus kann 2 bis 8 Sekunden dauern, wobei oft die klinische Anfallsmanifestation kürzer als der EEG-Paroxysmus ist. Die polyspikes and waves-Entladungen haben über der Frontalregion ihr Amplitudenmaximum, setzen dort auch meist ein und haben dort nicht selten mehr spikes als über den hinteren Hirnarealen. Sie laufen meist bilateral synchron ab, wobei die Synchronisation allerdings nicht so eng ist wie bei der Pyknolepsie. Die Amplituden der spikes stehen in strenger Korre-

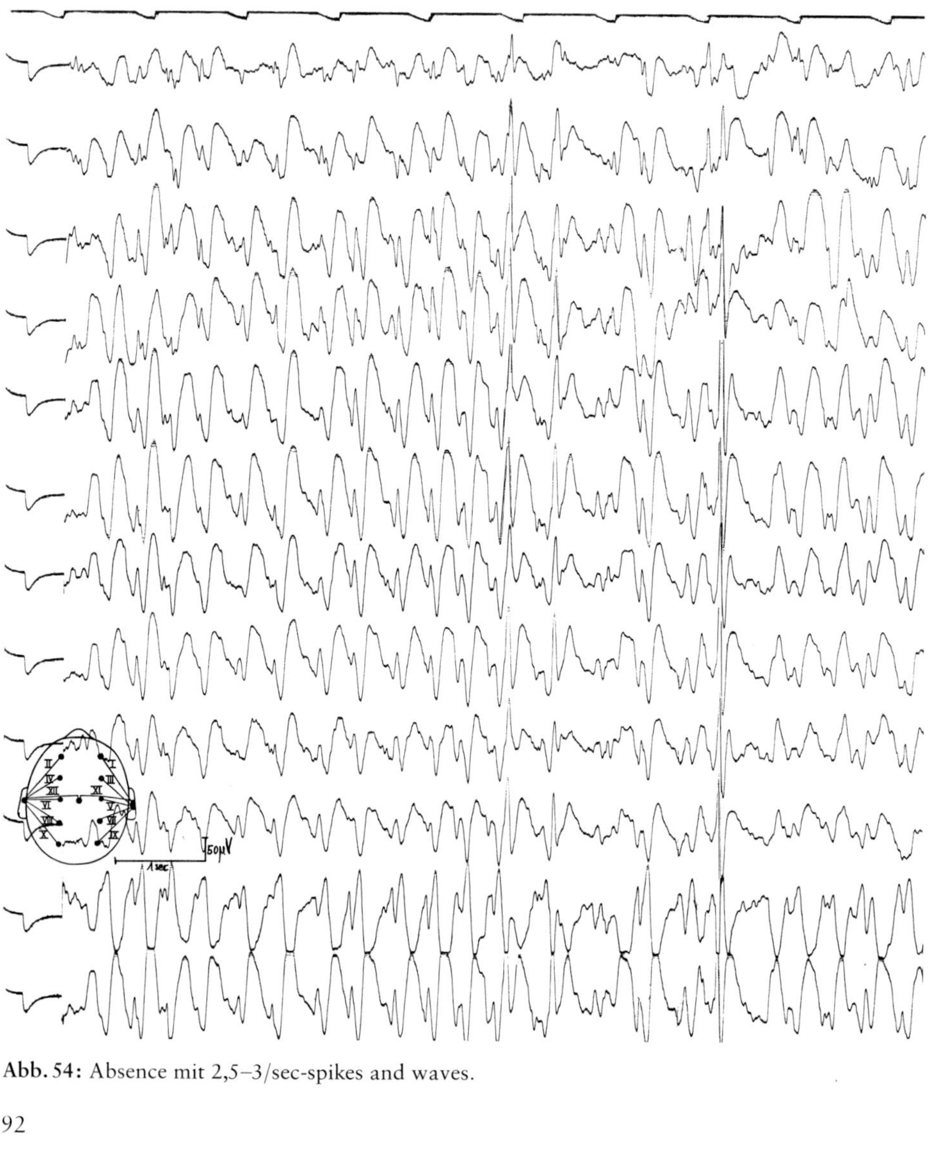

Abb. 54: Absence mit 2,5–3/sec-spikes and waves.

lation zur Heftigkeit der Zuckungen, d.h. je heftiger die motorischen Entäußerungen, um so höher die Amplituden der Spitzenentladungen. Ein Anfallsparoxysmus hört entweder plötzlich auf oder klingt über einige höher gespannte langsame Wellen ab. Durch elektromyographische Untersuchungen konnte gezeigt werden, daß die spikes mit den peripheren Muskelzuckungen in enger zeitlicher Koppelung stehen.

Das *Intervall-EEG* hat in $^3/_4$ der Fälle eine normale Grundaktivität mit regelrechtem α-Rhythmus, das andere Viertel zeigt eine leichte Allgemeinveränderung oder eine diffuse Dysrhythmie. Darüber hinaus findet man immer wieder kurze Ausbrüche mit polyspikes-wave-Komplexen (Abb. 54), die allerdings eine geringere Anzahl von spikes als im Anfall enthalten.

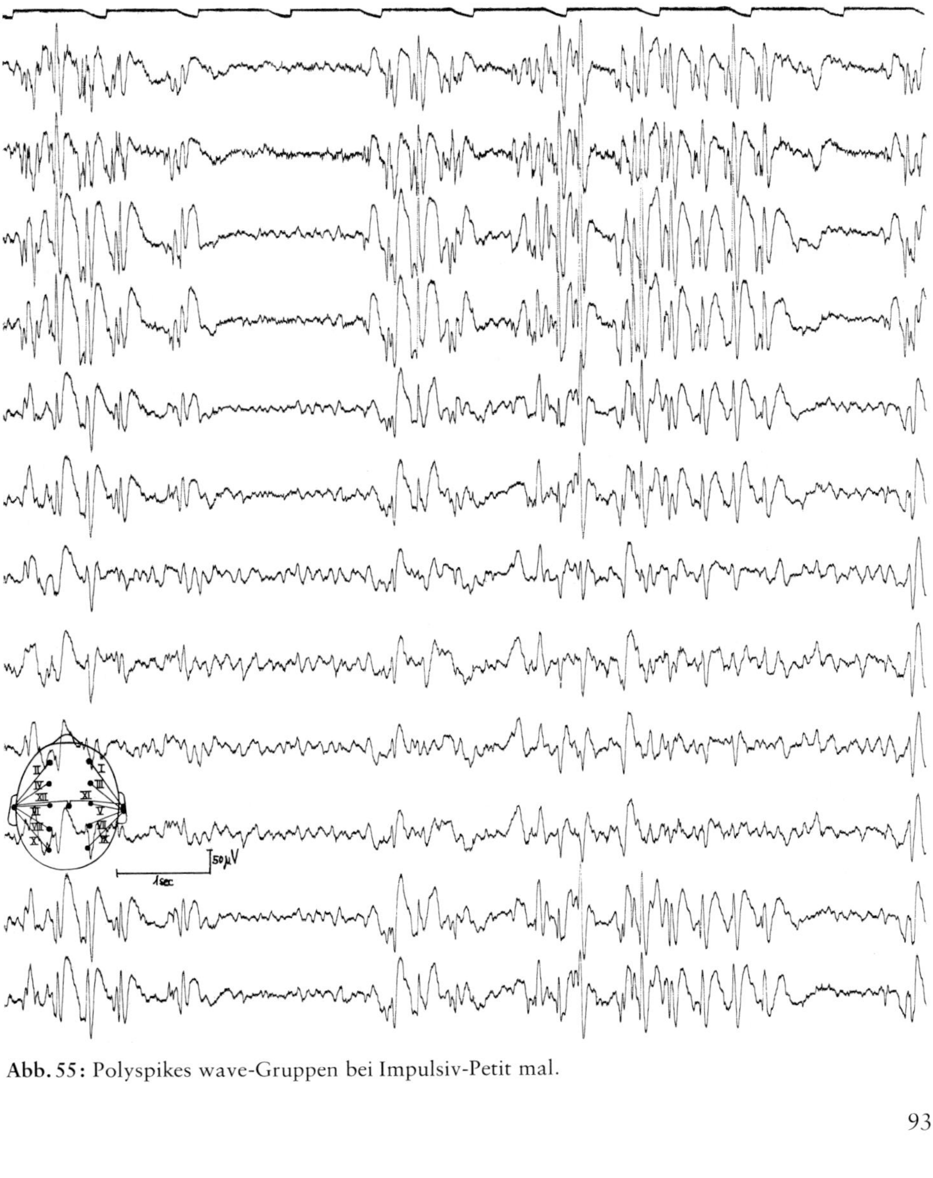

Abb. 55: Polyspikes wave-Gruppen bei Impulsiv-Petit mal.

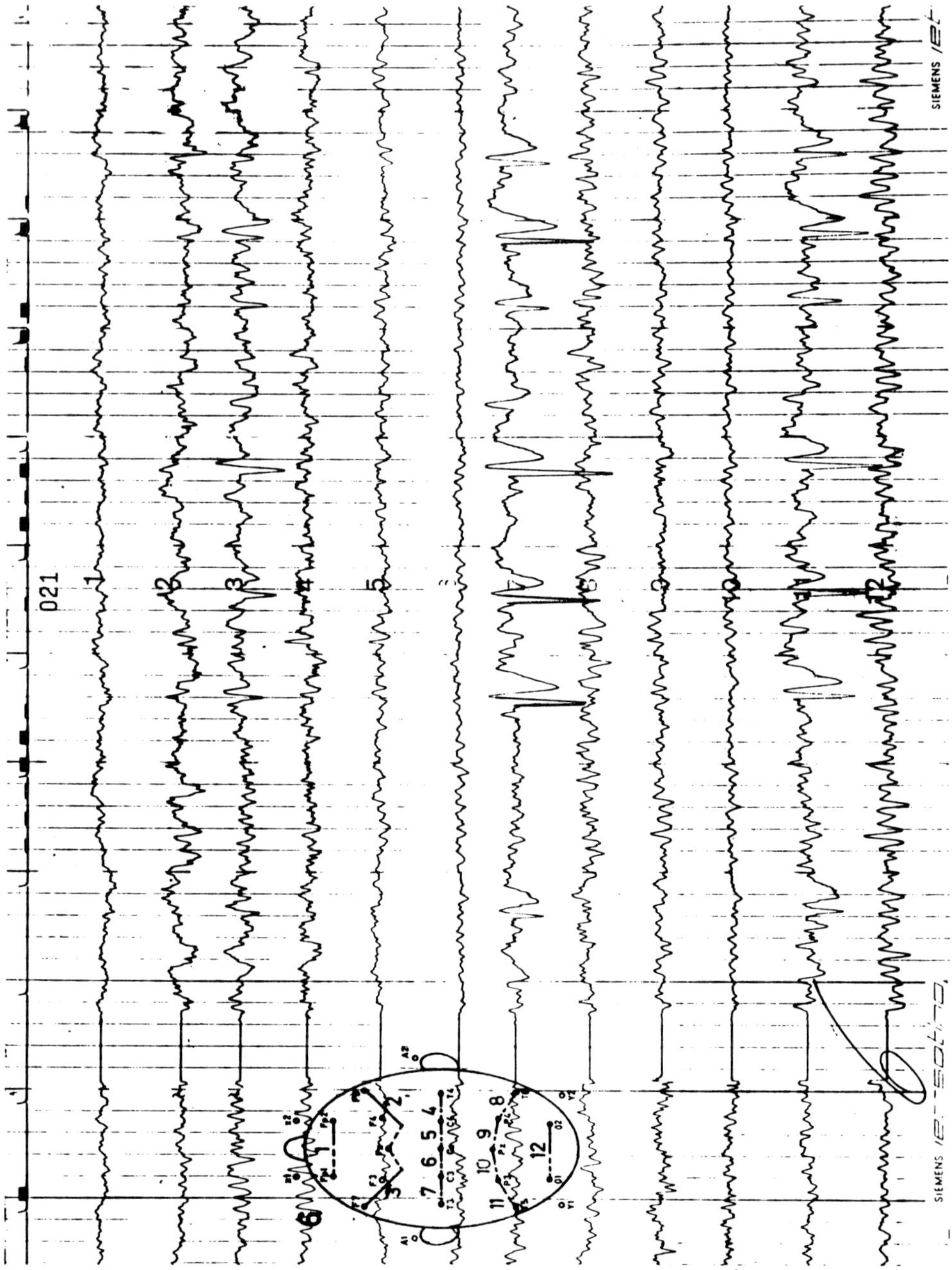

Abb. 56: Links zentro-temporaler sharp-wave-Fokus bei benigner Epilepsie mit zentro-temporalem paroxysmalem Fokus.

Auch sind die spikes nicht so hochamplitudig wie in den Anfallsparoxysmen. Manchmal sind die Anfallspotentiale auf die Frontopraecentralregion beidseits beschränkt. Findet man gleichzeitig auch 3/sec-spikes and waves-Komplexe, dann sind meist neben den klassischen Impulsiv-Petit mal-Anfällen auch Absencen vorhanden.
Zwar kann durch Hyperventilation und Photostimulation die Zahl positiver Befunde gesteigert werden, doch hat sich als wirksamstes Provokationsmittel Alkoholgenuß in Verbindung mit Schlafentzug erwiesen. Das Schlaf-EEG zeigt keine wesentliche Vermehrung von polyspikes-wave-Ausbrüchen.

1.2.6. Benigne Epilepsie des Kindesalters mit centrotemporalen (Rolandischen) paroxysmalen Foci (benigne Epilepsie im Kindesalter mit centro-temporalen Spikes) (9, 24, 195, 245, 253, 390) (s. 1.1. in Tab. 5)

Es handelt sich um eine genetisch bedingte Epilepsie mit wahrscheinlich autosomal-dominantem Erbgang und altersabhängiger Penetranz, wobei Jungen häufiger betroffen sind als Mädchen. Der Manifestationsgipfel liegt zwischen dem 7. und 10. Lebensjahr, die Anfälle sistieren in der Regel um das 15. Lebensjahr spontan. Vom Anfallstyp handelt es sich vornehmlich um focal-motorische, seltener um focal-sensible Anfälle, vorwiegend facial oder brachio-facial, sowie um focal eingeleitete Grands maux. Die Anfälle manifestieren sich vor allem im Schlaf, besonders in den Morgenstunden.
Charakteristisch für diese Epilepsie sind einzeln oder in Gruppen unilateral auftretende spikes oder sharp waves über der Praecentro-Centro-Temporalregion, die sich aus einer meist normalen Hintergrundaktivität abheben (Abb. 56). Bei manchen Patienten können zusätzlich generalisierte paroxysmale Veränderungen vorkommen. Nach dem Sistieren der Anfälle um die Pubertät normalisiert sich meist auch das EEG.

1.2.7. Epilepsie im Kindesalter mit occipitalen Spikes (8, 105) (s. 1.1. in Tab. 5)

Ursprünglich wurde diese Epilepsieform für eine Basilarismigräne gehalten. Sie tritt vorwiegend zwischen dem 7. und 11. Lebensjahr auf und ist gekennzeichnet durch visuelle Symptome in Form von Phosphenen, Photopsien, Illusionen und Halluzinationen oder sogar Amaurose meist gefolgt von einfach oder complex partiellen Anfällen oder sogar generalisierten tonisch-klonischen Krämpfen. Ca. in einem Viertel der Fälle münden die Anfälle in einen migräneartigen Kopfschmerz.
Interictal (Abb. 57) findet man bei normaler Grundaktivität 2/sec spike-waves oder sharp-waves uni- oder bilateral über der Occipitalregion, die allerdings nur bei geschlossenen Augen auftreten. Ictal können sich die Krampfpotentiale auch nach central und temporal ausdehnen.

1.2.8. Die photosensible Epilepsie (82, 110) (s. 4.3. in Tab. 5)

Als eigenständige Epilepsieform kann die sogenannte «photosensible Epilepsie» angesehen werden. Durch rhythmische, immer wiederkehrende Lichtreize werden Anfälle ausgelöst, die sich entweder nur in kurzen ruckartigen Zuckungen der Augenlider, der Augen und/oder der Extremitäten oder sogar in generalisierten Grands maux manifestieren, wobei die letzteren sich meist aus längeren Salven von Extremitätenstößen entwickeln. Eine klassische auslösende Situation stellen z.B. Bildstörungen des Fernseh-

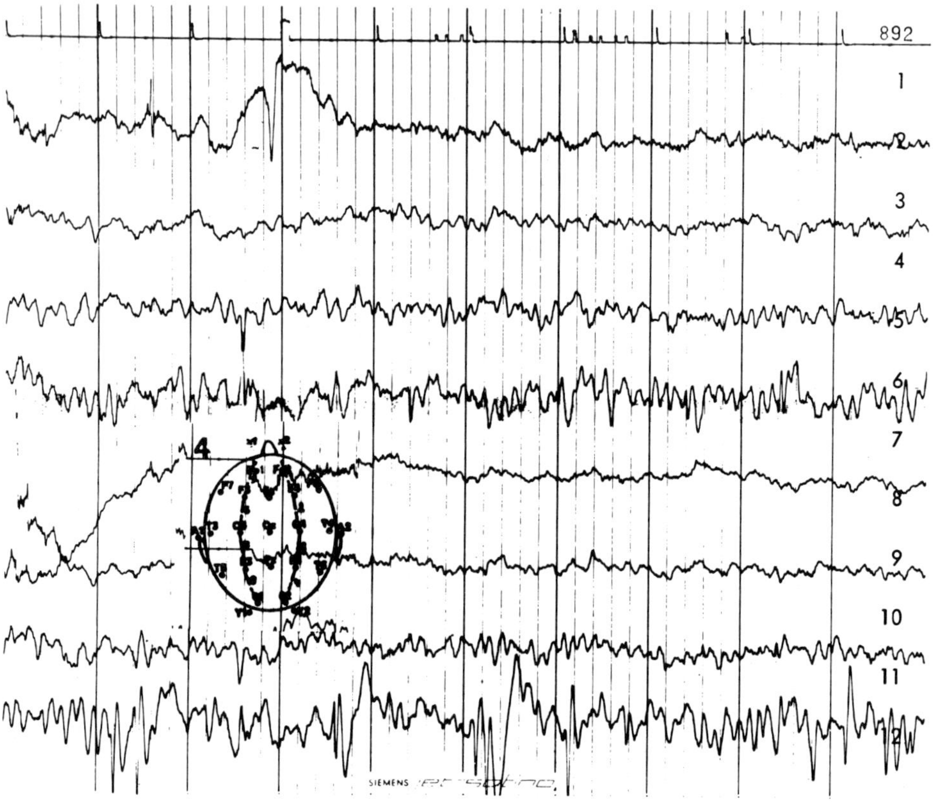

Abb. 57: Occipitaler Spike-Focus links bei kindlicher Epilepsie mit occipitalen Spikes.

apparates oder Lichtorgeln in Diskotheken dar. Manchmal nehmen die Anfälle einen Suchtcharakter an, indem die Patienten die Situation der Anfallsauslösung selbst herbeiführen, indem sie z.B. mit der Hand beim Blick in die Sonne vor den Augen hin- und herfächeln.

Der Nachweis einer Photosensibilität erfolgt durch die Photostimulation (Abb. 49). Meist bei einer Flimmerlichtfrequenz von 10 bis 24 Hz treten entweder bilateral synchrone, paroxysmale Gruppen von höher gespannten langsamen Zwischenwellen mit eingelagerten Spitzen oder Steilwellen oder spikes and waves-Komplexe in Erscheinung. Manchmal formieren sich auch Gruppen von mehreren spikes, die dann klinisch auch von Myoklonien begleitet sein können.

1.2.9. Seltene kindliche Anfallsformen (18, 195, 230, 363) (s. 2.3.1. und 3.1. in Tab. 5)

Das Syndrom der *myoklonischen Frühencephalopathie* manifestiert sich kurz nach der Geburt bis zum 3. Lebensmonat. Das Leiden ist meist familiär und geht mit einer schweren Entwicklungsstörung einher. Als epileptische Manifestationen treten Myoklonien,

Partial-Anfälle und tonische Krämpfe auf. Im EEG findet man anfänglich häufig ein «burst-suppression»-Muster, später multifocale Veränderungen im Sinne einer Hypsarrhythmie.
Etwa im Alter von 3 bis 8 Jahren entwickelt sich ein selten zu beobachtendes Syndrom mit Aphasie, Entwicklungsrückstand und Verhaltensstörungen, das mit einfach focalen oder generalisierten Anfällen einhergeht und dementsprechend als *Aphasie-Epilepsie-Syndrom* (Landau-Kleffner-Syndrom) bezeichnet wird. Um das 16. Lebensjahr bilden sich meist die Symptome zurück. Im EEG sind bitemporal oder multifocal, selten unilateral angeordnet spikes, sharp waves und spike-waves vorzufinden.
Bei der *Epilepsie mit anhaltend spike-wave Entladungen im synchronisierten Schlaf* finden sich kontinuierlich spike waves in den Schlafstadien mit langsamen Wellen. Als Anfallstypen manifestieren sich partielle und generalisierte Anfälle.

1.3. Das EEG bei den nicht altersgebundenen kleinen Anfällen und Epilepsien

1.3.1. Das EEG bei den corticalen Anfällen (einfach partiellen oder focalen oder lokalen Anfällen) (39, 102, 114, 187) (s. A.1.–4. in Tab. 4)

Zu den corticalen Anfällen werden all die epileptischen Paroxysmen gezählt, die von mehr oder weniger umschriebenen Rindenfeldern ausgehen, sich mit sensiblen oder sensorischen Sensationen oder motorischen Entäußerungen manifestieren und immer mit erhaltenem Bewußtsein ablaufen. Es gehören in diese Gruppe die focalen (partiellen) Anfälle mit motorischen, sensiblen, sensorischen oder vegetativen Symptomen mit (Jacksonanfällen) oder ohne «march». Nach der neuen Internationalen Nomenklatur gehören auch Störungen höherer corticaler Funktionen wie Aphasie, dyskinetische Störungen (déja-vu), kognitive (dreamy state) und affektive (Angst) Störungen sowie illusionäre Verkennungen und Halluzinationen hierher, wenn keine Bewußtseinsstörung vorliegt. Hervorhebenswerte Anfallstypen sind die Mastikatoriusanfälle mit Kau-, Schleck- oder Schluckbewegungen ausgehend vom Fuß der Centralregion oder der Insel, Larynxanfälle mit Beeinträchtigung des Atmungs-, Schluck- und Phonationsvorganges und die dysarthrischen Anfälle mit Störungen des Sprechvorganges ausgehend von der sogenannten Regio facio-linguo-masseterica der Centralregion, die Adversiv-Krämpfe (Versiv-Anfälle), die ihren Ursprung in den frontalen, parietalen und occipitalen Adversivfeldern haben und schließlich die sensorischen Anfälle (vor allem die visuellen, akustischen und vestibulären Anfälle = Auren). Von der Ätiologie her handelt es sich meistens um symptomatische Epilepsien, hervorgerufen durch frühkindliche oder später eingetretene lokale Hirnschädigungen (Residual-, posttraumatische, Tumor- oder vaskuläre Epilepsien).
Das Muster des *Intervall-EEGs* ist abhängig vom Alter sowie von der Art und Ausdehnung der epileptogenen Noxe. Bei Residual- und Tumorepilepsien findet man häufig Allgemeinveränderungen, während bei posttraumatischer Epilepsie in der Mehrzahl der Fälle die Grundaktivität normal abläuft. Auch die Herdbefunde überwiegen vor allem bei den Tumor- und Residualepilepsien und sind bei den posttraumatischen Epilepsien – ausgenommen nach offenen Schädelhirnverletzungen – eher selten. Eine paroxysmale Dysrhythmie ist fast nur nach frühkindlichem Hirnschaden zu beobachten.
Krampfpotentiale sind nur in etwa einem Viertel der Fälle vorzufinden, wobei es auch hier Häufigkeitsunterschiede in den einzelnen ätiologisch unterschiedlichen Gruppen gibt. Am seltensten treten sie bei Tumorepilepsien, am häufigsten bei den Residualepilepsien in Erscheinung; in der Mitte stehen die posttraumatischen Epilepsien. Die Krampf-

potentiale sind meist focal angeordnet, manchmal werden sie nach Art eines Spiegelfocus zum entsprechenden Rindenareal der Gegenseite fortgeleitet. Es handelt sich in der Regel um spikes oder sharp waves, die einzeln, in Gruppen, intermittierend oder auch kontinuierlich auftreten können. Ihre Lokalisation deckt sich nicht immer mit dem Ort der tatsächlichen morphologischen Veränderung. Je steiler ihr Ablauf ist, um so cortexnaher ist ihr Ursprungsort anzunehmen. Kombinieren sich die focalen Epilepsiepotentiale mit focalen langsamen Wellen, so liegt in der Regel eine ausgedehnte Läsion vor.
Bei Kindern findet man häufiger als bei Erwachsenen focale spikes-Entladungen. Allerdings zeigen diese eine größere Inkonstanz ihrer Lokalisation und wandern im Laufe zunehmenden Alters. Während vor dem 4. Lebensjahr ihr bevorzugter Sitz die Parieto-occipital-Region ist, konzentrieren sie sich nach dem 8. Lebensjahr vor allem über der Temporalregion.
Befindet sich der epileptogene Focus in der Nähe des Ausgangspunktes von Kommissurenbahnen zur anderen Hemisphäre, dann entwickeln sich Spiegelfoci, wobei über der gleichnamigen Hirnregion der anderen Hemisphäre die gleichen Krampfpotentiale anzutreffen sind. Der eigentliche Focus zeichnet sich jedoch durch die höheren Amplituden, den steileren Ablauf und die größere Konstanz der Krampfpotentiale aus. Außerdem treten die Anfallspotentiale erst mit einer gewissen zeitlichen Verzögerung, die bei 5–10 ms liegt, im Spiegelfocus auf.
Die üblichen Provokationsmethoden wie Hyperventilation oder Photostimulation bringen keine wesentlich größere Ausbeute an positiven Befunden. Besser bewährt hat sich dagegen die Beobachtung des Schlaf-EEGs, in dem noch über die im Wach-EEG zu beobachtenden Veränderungen hinaus gehäuft focale Epilepsiepotentiale zu sehen sind.
Zwar sind *klinisch manifeste Anfälle* meist mit entsprechenden EEG-Veränderungen verbunden, jedoch gibt es eine kleine Anzahl, die im EEG stumm abläuft. Das tritt dann ein, wenn es sich um nur über einem sehr begrenzten Hirnareal ablaufende Entladungen handelt, die nicht die Kopfhaut erreichen, oder wenn die Elektroden in so großen Abständen voneinander plaziert sind, daß streng umschriebene Veränderungen nicht erfaßt werden können. Liegt der Focus in der Tiefe einer Hirnwindung, kann es passieren, daß der Anfall sich im EEG nur durch eine vorübergehende focale Verlangsamung oder Kurvenabflachung bemerkbar macht (Abb. 58).
In den meisten Fällen sind die epileptischen Paroxysmen jedoch von typischen EEG-Veränderungen begleitet. Schon 6–8 Sekunden vor dem Beginn der klinischen Erscheinungen kündigt sich in der Regel der Anfall durch eine focale Verlangsamung, vorübergehende Kurvendepression oder Zunahme der focalen Krampfpotentiale an. In der Folge formieren sich dann kontinuierlich spikes, die zunächst eine Frequenz von 18–20/sec, später von 12–15/sec haben und progredient eine Amplitudenzunahme zeigen. Sehr bald breiten sich die spikes auf benachbarte Hirnregionen und die gesamte gleichnamige Hemisphäre aus, was dann meist von den ersten klinisch faßbaren Anfallsphänomenen begleitet wird. Später können sich – wahrscheinlich über die Kommissurenbahnen – die EEG-Veränderungen auch nach contralateral ausbreiten. Die spikes werden dann im weiteren Anfallsverlauf seltener, es treten hohe langsame Wellen, sharp waves und z. T. sogar irreguläre spikes and waves-Komplexe hinzu, die dann am Ende des Anfalles δ-Wellen Platz machen, die immer mehr an Amplitude verlieren, bis sich wieder – recht schnell – das Intervallmuster ausbildet.
Als eine Sonderform focaler kleiner Anfälle mit Erhaltensein des Bewußtseins gilt die *Epilepsia partialis continua Kojewnikoff*. Bei ihr treten über Stunden, Tage oder sogar Wochen in ganz umschriebenen Muskelpartien Zuckungen auf, die keinerlei Ausbreitungstendenz zeigen. Im EEG sind zur gleichen Zeit entweder gar keine, oder wenn überhaupt, dann focale Veränderungen über der contralateralen Hemisphäre mit

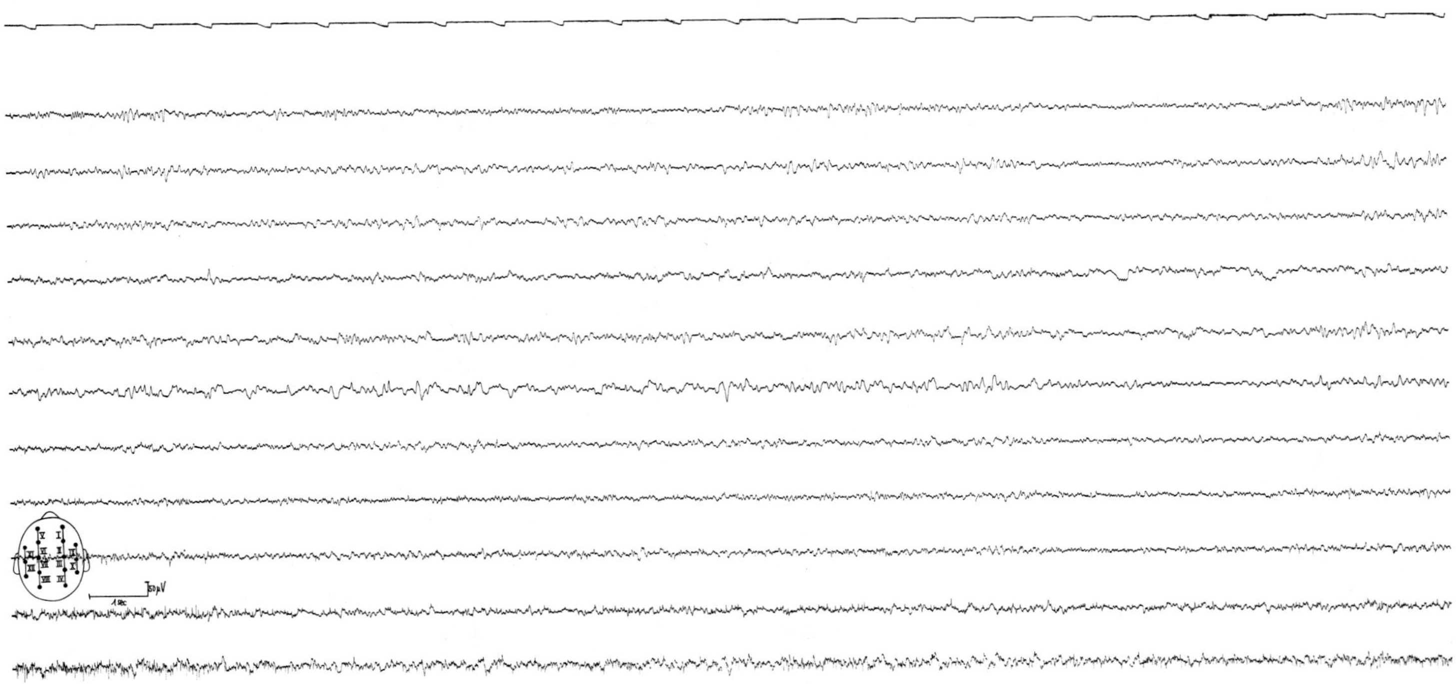

Abb. 58: EEG während eines sensiblen Jacksonanfalles im Bereich der rechten Hand mit focaler Dysrhythmie und Krampffocus mit kleinen Steilwellen parietal links. (Der erste Kanal ist ausgefallen.)

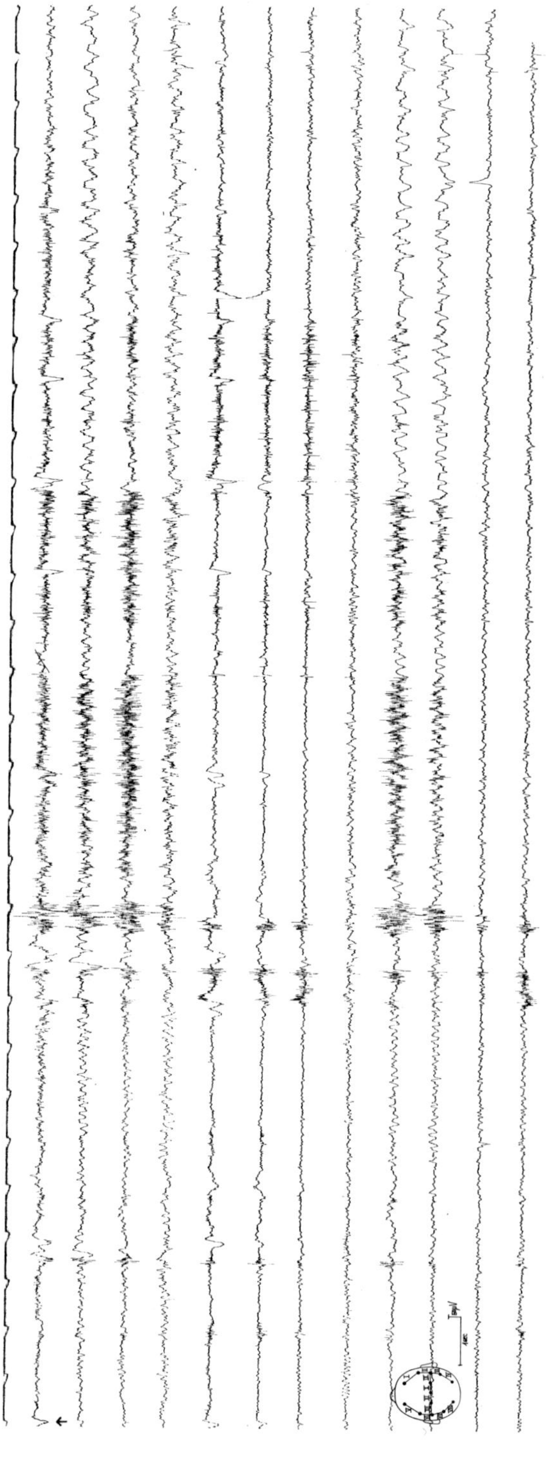

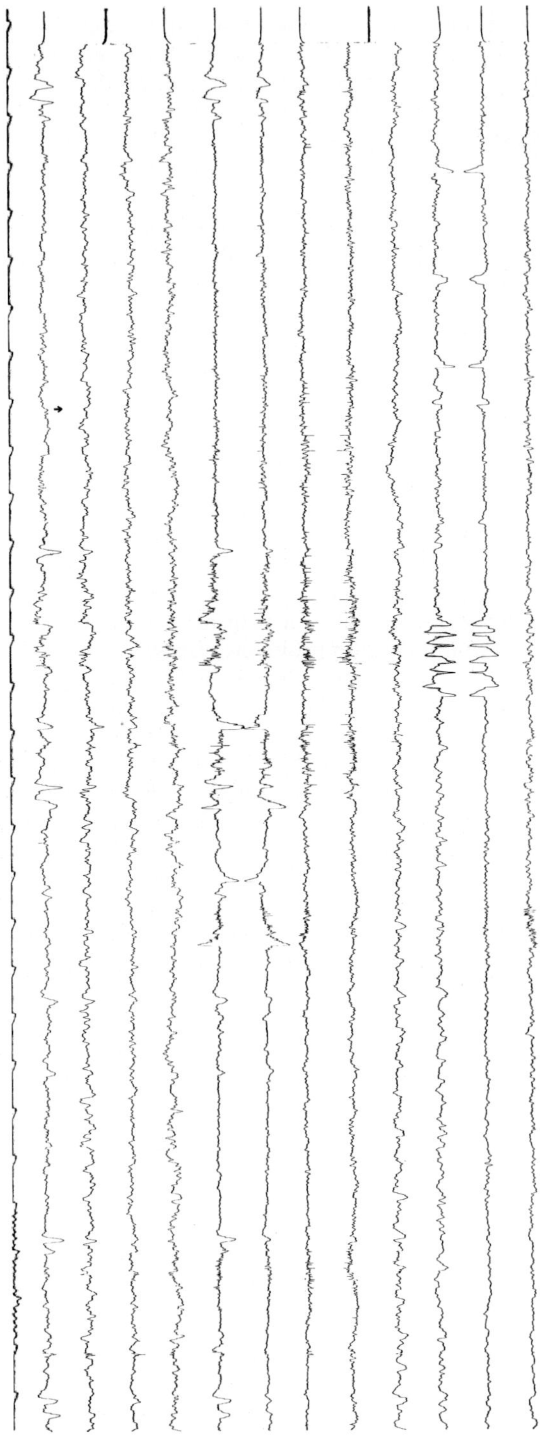

Abb. 59: EEG eines complex partiellen Anfalles. Beginn bei (↑), Ende bei (↓).

Schwerpunkt über der Centralregion zu beobachten. Es handelt sich dabei um rhythmische spikes, polyspikes oder sharp waves, die häufig streng mit den entsprechenden Muskelzuckungen zeitlich korrelieren. Sehr wahrscheinlich wird die lange Dauer des Ablaufes der Kojewnikoff-Epilepsie durch kontinuierliche Erregungen, die von subcorticalen Strukturen ausgehen, unterhalten.

1.3.2. Das EEG bei den complex partiellen Anfällen (psychomotorischen, focalen, lokalen Anfällen) (37, 101, 108, 116, 136, 182, 195, 264, 280, 305, 383, 396) (s. B.1. und 2 in Tab. 4)

Die Epilepsien mit complex partiellen Anfällen (psychomotorischen, focalen, lokalen Anfällen) sind in ihrer Phänomenologie am vielgestaltigsten und variabelsten. Dementsprechend hat sich bisher trotz der internationalen Klassifikation besonders im deutschen Sprachraum noch keine einheitliche Unterteilung und Nomenklatur ergeben. Als Synonyme werden u.a. verwandt: Rhinencephale Epilepsie, Temporallappenepilepsie, Dämmerattacken, uncinatus fits, Oral-Petit mal, complex partielle Anfälle vom oralen, adversiven oder Vokalisationstyp. Eine Gleichsetzung des Begriffes Temporallappenepilepsie und psychomotorische Epilepsie ist jedoch nicht statthaft, da der eine Begriff sich vornehmlich an den EEG-Veränderungen orientiert und auch Epilepsien mit Grands maux impliziert, während die letztere Bezeichnung vom klinischen Bild ausgeht und auch Anfälle beinhaltet, die von anderen Hirnregionen ihren Ursprung nehmen, und deren Entladungen wahrscheinlich nur auf die Temporalregion projeziert werden.
Von der Beobachtung des klinischen Anfallsbildes her, hat sich m. E. im klinischen Alltag am besten die Einteilung HALLENS in psychomotorische Anfälle vom oralen, adversiven und Vokalisationstyp bewährt, wobei als 4. Untergruppe noch die sogenannten «reinen psychomotorischen» Anfälle anzuführen sind. Im klassischen Fall ist das Anfallsgeschehen des psychomotorischen Anfalles in drei Abschnitte unterteilt, wobei die beiden ersteren Abschnitte auch isoliert auftreten können: die Aura (= sensorische Symptome), der Anfallskern mit den motorischen Entäußerungen und der postparoxysmale Dämmerzustand mit der Reorientierungsphase.
In der Hälfte bis zwei Drittel der Patienten mit complex partiellen (psychomotorischen) Anfällen bleibt die Ursache ungeklärt, in ca. 6–7% spielen genetische Faktoren eine Rolle. Ansonsten kommen andere Ursachen wie Hirntumoren, vaskuläre Prozesse, Traumen, entzündliche Veränderungen etc. in Betracht.
Das *EEG-Muster während complex partieller Anfälle* (Abb. 59 und 60) ist nicht ganz einheitlich. Es kann von Individuum zu Individuum und sogar beim gleichen Patienten von Anfall zu Anfall variieren. Als klassisches Muster gilt das Auftreten von generalisierten, sinusförmigen, synchronen steileren 3–6/sec-Zwischenwellen, die im Verlauf des Anfalles ihre Frequenz vermindern und in δ-Wellen übergehen. Vielfach sind spikes und/oder sharp waves untermischt. In ca. einem Fünftel der Anfälle sind jedoch – wie eigene Untersuchungen gezeigt haben – andere Wellenmuster vorrangig. Es kann sich um regelmäßige α-Tätigkeit, β-Krampfspitzen oder kontinuierliche Spikes-Entladungen handeln. In einem kleinen Teil der Fälle werden – insbesondere bei Kindern und Jugendlichen – spikes and waves-Muster beobachtet, wobei dann die Zuordnung – beispielsweise, ob orale Absencen oder oralpsychomotorische Anfälle – im Einzelfall Schwierigkeiten bereiten kann. Neben häufigen Amplitudenasymmetrien ist in 5 bis 10% sogar völlig eine Beschränkung der EEG-Veränderungen auf eine Hemisphäre zu konstatieren. Vielfach besteht keine Übereinstimmung zwischen den Seitenasymmetrien bzw. der focalen Veränderung im Anfalls-EEG zu den Herdbefunden im Intervall-EEG oder zu

der klinischen Ausformung des Anfallsbildes. So können die EEG-Veränderungen sowohl auf der dominanten wie der nicht dominanten Hemisphäre überwiegen.
Der Beginn der complex partiellen Anfälle kündigt sich meistens im EEG mit Veränderungen des Kurvenablaufes an. In etwa einem Fünftel der Anfälle geht eine Kurvenabflachung [«phenomène d'extinction» (MAZARS), «applatissement» (GASTAUT und Mitarb.), «suppression» (JASPER und Mitarb.)] voraus, wobei vor allem niedergespannte (unter 10 µV Amplitude) β-Wellen zur Beobachtung gelangen. In anderen Fällen normalisiert sich vorübergehend das EEG, oder es verdeutlicht sich einseitig oder über beiden Hemisphären die Dysrhythmie, oder die schon im Ruhe-EEG auftretenden Krampfpotentiale kommen gehäuft vor.
Das Ende der complex partiellen Anfälle ist im EEG nicht so abrupt wie bei den generalisiert nicht convulsiven Anfällen (z.B. Absencen). Bioelektrisch klingt der Anfall meist über eine Phase starker Kurvenverlangsamung mit hohen langsamen δ-Wellen mit dem Auftreten von zunehmend schnelleren und niedergespannten Wellen aus. Manchmal findet man wie nach einem Grand mal vorübergehend eine Kurvenabflachung.
Bei isolierten Auren (nach der internationalen Nomenklatur würde es sich bei erhaltenem Bewußtsein um einfach partielle Anfälle mit sensorischen Symptomen handeln) sind meist nur verstärkt dysrhythmische Veränderungen, z.T. mit untermischten spikes oder sharp waves, über den Temporalregionen vorzufinden. Mitunter treten auch im EEG «subklinische, psychomotorische Anfälle» mit den oben beschriebenen typischen Wellenmustern ohne wesentlich klinische Auffälligkeiten auf. Zweifelsohne gibt es complex partielle Anfälle ohne Veränderungen im Oberflächen-EEG. 7% der in Provokationsversuchen ausgelösten Anfälle GASTAUTS waren im Skalp-EEG bioelektrisch stumm. Durch Ableitungen am offenen Gehirn oder sogar mit Tiefenelektroden weiß man heute, daß z.B. mediobasal epileptische Entladungen ablaufen können, die im Oberflächen-EEG überhaupt nicht erfaßt werden.
Im *Intervall* (Abb. 61) ist das EEG der complex partiellen Anfälle vor allem geprägt von Veränderungen über einer oder sogar beiden Temporalregionen. Im klassischen Fall findet man ein- oder beidseitig focal über der Temporalregion einzeln oder gehäuft eingestreut, intermittierend oder gar kontinuierlich steile Abläufe, meist in Form von sharp waves, seltener von spikes oder sharp slow waves. Ihr Hauptmanifestationsort ist die Temporobasalregion, die mit der Ableitung über die Ohren erfaßt wird, oder die vordere Temporalregion. Erst dann folgen der Häufigkeit nach die mittleren und hinteren Temporallappenanteile und benachbarte Hirnregionen. In den unipolaren Ableitungen gegen das Ohr erscheinen die eigentlich nach negativ gerichteten steilen Gradienten oft als nach positiv gewendete steile Wellen über allen Hemisphärenableitepunkten, weil die Ohren dann nicht mehr indifferente Bezugspunkte darstellen, sondern Erregungen aus der Temporobasalregion registrieren.
Neben den focalen Krampfpotentialen findet man häufig auch Herdveränderungen mit focalen Kurvenverlangsamungen über dem Schläfenlappengebiet, die dann nicht selten über die Temporalregion hinaus auf benachbarte Areale übergreifen oder sogar ohne Krampfentladungen allein über der Temporal- und Temporobasalregion in Erscheinung treten.
In ca. der Hälfte der Fälle sind die epileptogenen Foci streng unilateral, in der anderen Hälfte bilateral lokalisiert. Bei dem beidseitigen Auftreten eines temporalen Krampffocus kann es sich entweder um die Folge von 2 unabhängig voneinander feuernden Krampfarealen handeln oder um einen Spiegelfocus, der durch Fortleitung über Kommissurenbahnen zur anderen Seite zustande kommt. Der Spiegelfocus ist meist dadurch zu identifizieren, daß die steilen Gradienten von niederer Amplitude sind, seltener und ausschließlich über der contralateralen Temporobasalregion in Erscheinung treten, während im

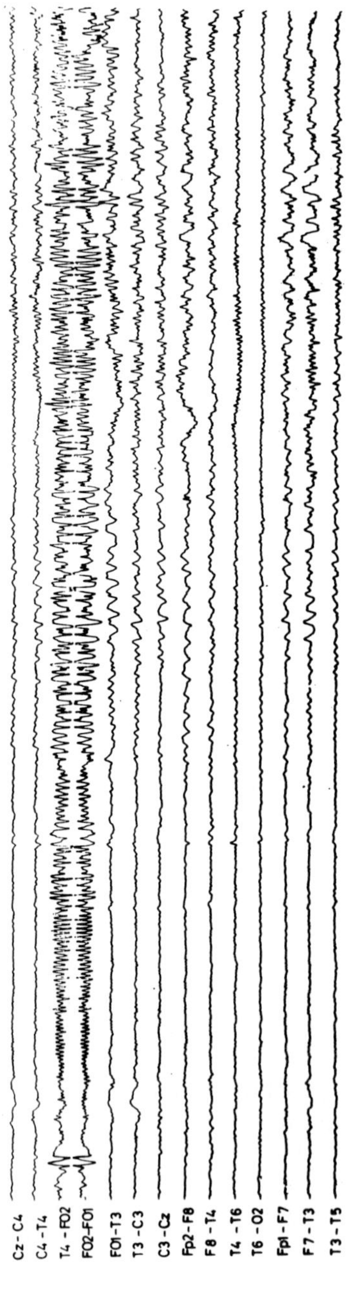
Cz-C4
C4-T4
T4-FO2
FO2-FO1
FO1-T3
T3-C3
C3-Cz
Fp2-F8
F8-T4
T4-T6
T6-O2
Fp1-F7
F7-T3
T3-T5

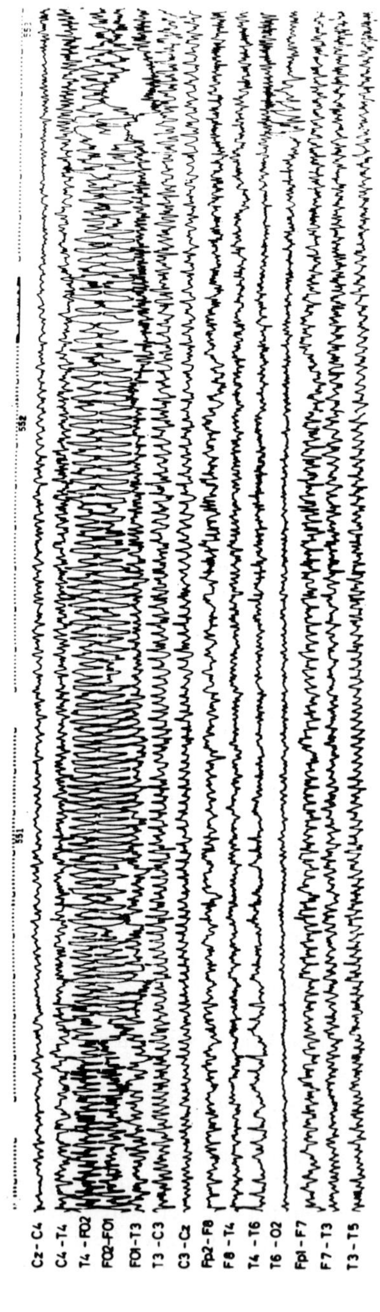
551
552
553
Cz-C4
C4-T4
T4-FO2
FO2-FO1
FO1-T3
T3-C3
C3-Cz
Fp2-F8
F8-T4
T4-T6
T6-O2
Fp1-F7
F7-T3
T3-T5

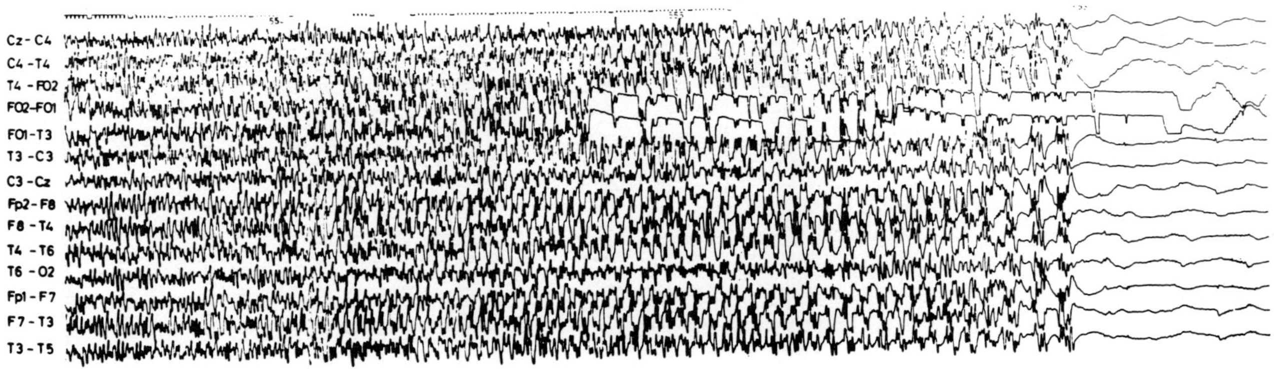

Abb. 60: EEG eines complex partiellen Anfalles mit Beginn in der rechten Foramen-ovale-Elektrode (FO_2) mit sharp waves und anschließend β-Krampfspitzen sowie schließlich Übergang in einen Grand mal.

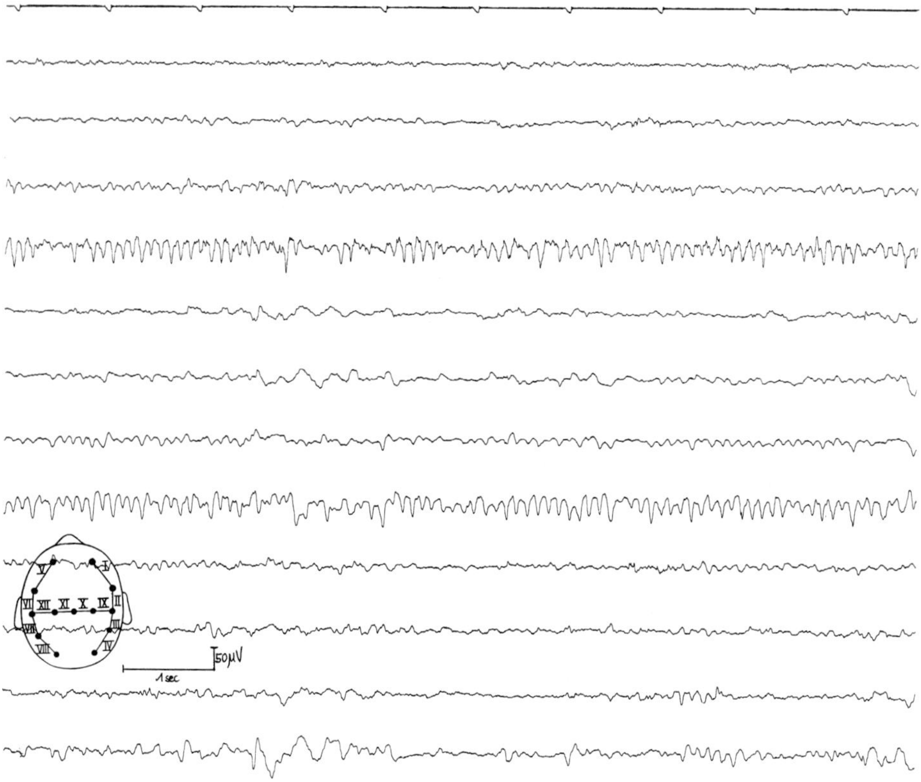

Abb. 61: Intervall-EEG bei einer Epilepsie mit complex partiellen Anfällen mit focaler Dysrhythmie und Krampffocus temporal links.

Primärfocus oft die Krampfpotentiale sich auch auf Nachbarareale ausbreiten. Immer wieder wechselnden Focuslokalisationen dürften Irritationen subcorticaler Hirnanteile zugrunde liegen.

Aus den Untersuchungen Christians geht hervor, daß die Beobachtung von konstanten unilateralen Herden keineswegs mit Sicherheit auf eine symptomatische Genese der complex partiellen Anfälle schließen läßt, wie umgekehrt das Auftreten von beidseitigen temporalen steilen Wellen nicht eine symptomatische Genese ausschließt, wenn auch bei den symptomatischen Epilepsien die einstige Lokalisation der Krampfentladungen häufiger zu finden ist als bei den idiopathischen Epilepsien.

Wie bei den Veränderungen im Anfalls-EEG ergibt sich – wie eigene Untersuchungen zeigen konnten – auch im Intervall keine strenge Korrelation zu den nach klinischen Gesichtspunkten aufgestellten Anfallstypen nach Hallen. So fanden wir ebenso häufig gleichseitige wie gegenseitige Herdveränderungen zu den Adversivbewegungen und keine strenge Beschränkung des Herdes auf die dominante Hemisphäre bei den dysphasischen Anfällen.

Eine Einteilung der complex partiellen Anfälle nach Gesichtspunkten, die sowohl die klinischen Phänomene wie die anatomisch-bioelektrischen Veränderungen berücksichtigt, hat Gastaut versucht. Er unterscheidet drei Gruppen:

1. Die oberflächlich temporale Form, die im Anfalls- und Intervall-EEG vor allem über der mittleren Temporalregion spikes-Entladungen zeigt und klinisch mit sensorischen Auren und aphasischen Störungen einhergeht.

2. Die tiefe temporale Form (die hippocampale Form), die im Intervall vorwiegend uni- oder bilaterale sharp waves über der vorderen Temporalregion aufweist und im Anfall neben einer Kurvenabflachung vor allem mit regelmäßigen langsamen Wellen einhergeht. Klinisch soll es sich um vornehmlich dreamy states mit oralen Automatismen handeln.

3. Die diencephale Form, bei der klinisch neben Bewußtseinsveränderungen Automatismen verschiedener Art imponieren sollen. Im Anfall sind symmetrische paroxysmale Veränderungen mit hohen Zwischen- und δ-Wellen zu beobachten, während im Intervall manchmal focale Störungen das Kurvenbild prägen. Als Ausgangspunkt der Erregungen werden Mittellinienstrukturen wie der Thalamus, Hypothalamus und der Hirnstamm angenommen.

Wieser unterscheidet auf Grund stereoelektroencephalographischer Befunde vom Ausgangspunkt der epileptischen Entladungen her 5 Typen: medio-basal limbischer Typ, Temporallappentyp, temporo-neocortical posteriorer Typ, operculärer Typ, fronto-basal-c ingulärer Typ.
Auch Jasper sowie Gibbs und Gibbs trennen eine diencephale bzw. thalamisch-hypothalamische Epilepsie ab, die sich in vegetativen Krisen manifestiere und im EEG durch ein besonderes Intervallmuster ausgezeichnet sei. Sie beschreiben Gruppen von 14 und 6/sec-positive steile Wellen, die vorwiegend bei Kindern und Jugendlichen im Schlaf auftreten und über den hinteren und temporalen Hirnregionen lokalisiert seien. Gibbs und Gibbs weisen darüber hinaus darauf hin, daß diese Wellenformationen besonders gehäuft bei Kindern mit neurovegetativen Beschwerden wie Kopfschmerzen, Schwindel und Übelkeit auftreten würden. Allerdings können sie auch nicht selten bei normalen Kindern und Adoleszenten gesehen werden, so daß sie nicht als epilepsiespezifische Veränderungen gelten können.
Neben den anfallsspezifischen Veränderungen finden sich in ca. $^{4}/_{5}$ der Fälle auch diffuse Störungen mit Allgemeinveränderungen oder Dysrhythmie.
Im Kindesalter ist das Intervall-EEG noch seltener normal. Man kann neben den temporalen Foci häufig auch extratemporale Herde, besonders praecentral und temporooccipital, antreffen. Sie sind sehr variabel und inkonstant. Vor allem bei jüngeren Kindern sind auch bilaterale, oft asymmetrische spikes and waves-Gruppen vorzufinden.
Allgemein gilt die Schlafprovokation als die probateste Methode, um gegenüber dem Wach-EEG eine größere Ausbeute an positiven Befunden zu erhalten. Die eigene Erfahrung lehrt, daß auch die Hyperventilation ein recht probates Mittel ist, um complex partielle Anfälle zu provozieren. Unter den pharmakologischen Provokationsmitteln sei neben dem Megimid noch besonders das Aneuxol hervorgehoben, das offenbar in der Lage ist, spezifisch complex partielle Anfälle auszulösen.

1.4. Das EEG bei den Grand mal-Epilepsien

1.4.1. Das EEG während des großen epileptischen Anfalles (39, 219, 261)

Selten gelingt es, einen großen generalisierten epileptischen Anfall abzuleiten, da während der tonischen und klonischen Phasen das EEG sehr stark durch Muskel- bzw. Bewegungsartefakte überlagert wird. Insbesondere aus Studien über den Elektrokrampf an

psychotischen Patienten hat man jedoch genaue Kenntnisse über die bioelektrischen Vorgänge während eines Grand mal gewonnen.
Oft gehen schon Stunden vor dem großen Anfall im EEG Veränderungen voraus, indem sich z.B. die Dysrhythmie verstärkt, der Herdbefund deutlicher wird, vermehrt Anfallspotentiale auftreten, oder seltener indem sich der Kurvenablauf normalisiert. Nicht selten entwickelt sich ein Grand mal aus kleinen Anfällen wie Absencen, Impuls-Petit mal oder Auren, so daß die entsprechenden Veränderungen praeparoxysmal das Kurvenbild beherrschen. Unmittelbar vor dem Anfall kann für einige Sekunden eine über den vorderen Hirnabschnitten am stärksten ausgeprägte Kurvendepression eintreten.
Der Anfall beginnt dann mit einer über den vorderen Hirnregionen einsetzenden Spitzentätigkeit, die zunächst α-Frequenz aufweist, sich dann beschleunigt bis auf ca. 16/sec und eine deutliche progrediente Amplitudenzunahme bis auf 250–500 μV erfährt. Dieses Stadium entspricht der tonischen Phase. Während der klonischen Phase, deren bioelektrisches Korrelat ebenfalls von den vorderen Hirnarealen seinen Ausgang nimmt, findet man gruppierte spikes mit dazwischenliegenden langsamen Wellen, so daß ein Muster ähnlich den polyspikes-wave-Entladungen entsteht. Nach zunehmender Frequenzverlangsamung bricht der Anfall im EEG plötzlich ab, und es folgt für ca. 30 Sekunden ein Abschnitt elektrischer Stille. Anschließend ist der Kurvenablauf noch über mehr oder weniger lange Zeit verlangsamt. Man findet zunächst δ-Wellen, die später in Zwischen-Wellen und schließlich in das Muster des Ausgangs-EEGs übergehen.
Sowohl nach großen generalisierten wie auch complex partiellen Anfällen kann die Normalisierung des Kurvenablaufes ausbleiben. Es herrschen dann meist ziemlich hochgespannte Zwischen- und δ-Wellen vor, die z.T. intermittierend Frequenzverlangsamung mit Amplitudenerhöhung aufweisen. Dazwischen können einzeln und gruppiert krampfspezifische Elemente eingelagert sein. Seltener findet man einen flacheren Kurvenablauf mit Zwischen- und δ-Wellen kaum über 20 μV.
Diesen EEG-Veränderungen entsprechen psychische Ausnahmezustände mit Bewußtseinseinschränkung, verzögertem Auffassungsvermögen, affektiv unkontrolliertem Verhalten, z.T. mit schweren aggressiven Handlungen und völliger Amnesie. Es handelt sich dabei um das typische Bild postparoxysmaler Dämmerzustände, die Stunden, Tage, ja in Einzelfällen sogar Wochen anhalten können und oft durch das Auftreten eines erneuten Grand mal abgeschlossen werden.

1.4.2. **Das Intervall-EEG bei den Grand mal-Epilepsien (generalisierte Epilepsien, idiopathisch, symptomatisch, unbestimmt)** (35, 36, 39, 96, 183, 195) (s. 2.1., 3.2. in Tab. 5)

Nach der tageszeitlichen Bindung unterscheidet man 3Typen von Grand mal-Epilepsien: den Typ der Aufwach- bzw. Feierabend-Grand mal-Epilepsie, bei der die Anfälle besonders morgens nach dem Erwachen oder in den ersten Stunden nach dem Aufstehen oder abends in der Entspannungssituation auftreten, den Typ der Schlaf-Grand mal-Epilepsie, bei der die Anfälle nachts im Schlaf einsetzen, und schließlich den Typ der diffusen Grand mal mit Anfällen ohne tageszeitliche Bindung.
Die Aufwach-Grand mal-Epilepsie ist der klassische Typ der idiopathischen Epilepsie, während die Schlaf-Grand mal-Epilepsien und vor allem die Epilepsien mit diffusen Grands maux eher symptomatische Epilepsien sind, wobei nicht immer bestimmt werden kann, ob sie primär generalisiert oder lokalisationsbezogen sind.
Das Intervall-EEG der *Aufwachepilepsie* (Abb. 62) ist nur selten normal. Es zeigt meist Allgemeinveränderungen wechselnden Ausmaßes mit diffuser Dysrhythmie. In ca. der

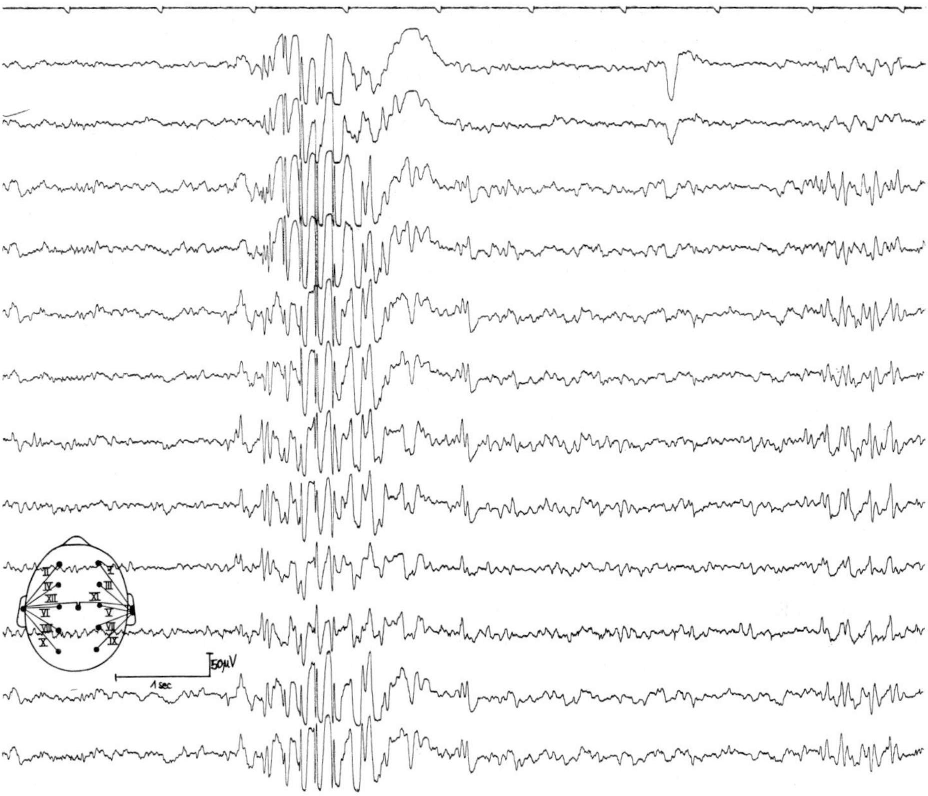

Abb. 62: Intervall-EEG bei Epilepsie mit Aufwach-Grand mal mit Krampfwellenparoxysmen.

Hälfte der Fälle tritt auch eine paroxysmale Dysrhythmie mit Gruppen langsamer hoher Wellen und fast ebenso häufig mit gruppierten spike- oder polyspikes-wave-Komplexen in Erscheinung. Da die Aufwach-Epilepsie oft mit kleinen Anfällen vom Typ der Pyknolepsie oder der Impuls-Petit mal kombiniert ist, werden nicht selten mit entsprechenden EEG-Veränderungen solche Anfälle manifest. Das probateste Provokationsmittel ist die Hyperventilation. Auch durch die Gabe von Megimid kann die Ausbeute an positiven Befunden erhöht werden. Schließlich kann in einem kleineren Teil der Fälle sogar noch der Schlaf einen Zuwachs an Information erbringen.

Nach längerem Bestehen einer Aufwach-Grand mal-Epilepsie, insbesondere wenn häufig Grands maux abgelaufen sind, werden nicht selten focale Veränderungen über den Temporalregionen beobachtet, die als ictogene Folgen angesehen werden. Man spricht deshalb von einer sogenannten sekundären Temporalisierung. Genau wie sich die 3 genannten Grand mal-Epilepsie-Typen im Hinblick auf ihr Auftreten zu den verschiedenen Tages- und Nachtzeiten unterscheiden, so zeigen sie auch sehr deutliche Unterschiede im Schlafverhalten. Bei den Aufwach-Epileptikern ist im gewöhnlichen Nachtschlaf ein deutliches Defizit in der Dauer der Tiefschlafphasen gegenüber dem Schlaf von Normalpersonen, bei den Schlaf-Epileptikern ein Übermaß an Tiefschlafphasen zu beobachten. Die Patienten mit einer diffusen Grand mal können entweder ein Zuviel oder Zuwenig an Tiefschlaf aufweisen.

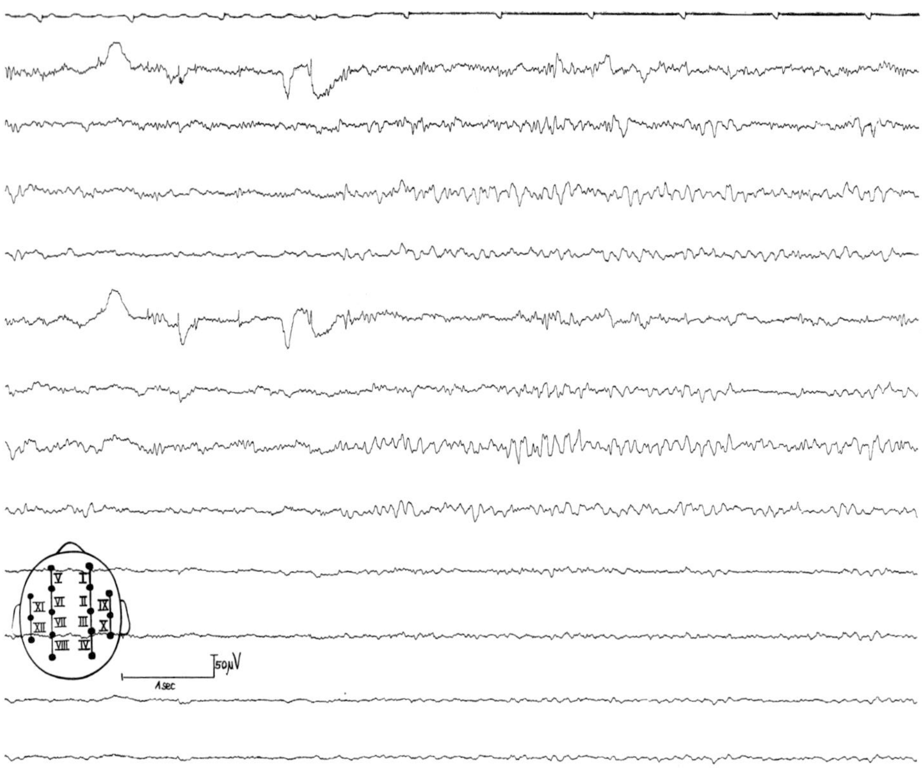

Abb. 63: Intervall-EEG bei Epilepsie mit Schlaf-Grand mal. (Neben α-Grundrhythmus lediglich medikamentös bedingte β-Wellen).

Das Wach-EEG der Patienten mit *Schlafepilepsie* (Abb. 63) dagegen ist in etwa $^2/_3$ der Fälle normal und zeichnet sich gerade durch Regelmäßigkeit und Konstanz der α-Frequenz aus. Bei den anderen Fällen sind meist leichtere Allgemeinveränderungen und diffuse Dysrhythmien nachweisbar. Häufiger als bei den Aufwach-Epileptikern findet man Herdbefunde, die besonders temporal lokalisiert sind. Nur selten tritt eine paroxysmale Dysrhythmie auf; dagegen findet man in etwa einem Fünftel der Fälle Krampfpotentiale meist vom Typ der spikes oder sharp waves, die einzeln oder auch intermittierend häufig über der Temporalregion in Erscheinung treten. Das nachgerade klassische Provokationsmittel bei der Schlafepilepsie stellt natürlich der Schlaf dar, der in über 80% der Fälle anfallsspezifische Veränderungen provoziert.

Die *Epilepsien* mit *diffusen Grands maux* stehen in etwa zwischen den beiden erstgenannten. Sie zeigen etwas vermehrt Allgemeinveränderungen und Dysrhythmien als die Schlaf-Grand mal-Epilepsien und häufiger Herdbefunde als die Aufwach-Grand mal-Epilepsien. Auch bezüglich der Häufigkeit anfallsspezifischer Potentiale liegen sie in etwa in der Mitte.

1.4.3. Das EEG bei Gelegenheitsanfällen (61, 64, 178, 252) (s. 4.1. in Tab. 5)

Die klassische Form von Gelegenheitsanfällen im Kindesalter stellen die *Fieberkrämpfe* dar. Es handelt sich dabei um symmetrische oder focal betonte große generalisierte Krampfanfälle, die in Zusammenhang mit fieberhaften Infekten in Erscheinung treten. Nach DOOSE sind 2 Gruppen von Kindern zu unterscheiden, die an Fieberkrämpfen leiden: Bei der ersten Gruppe treten nur wenige generalisierte Krampfanfälle bei fieberhaften Infekten auf, wobei das 2. Lebensjahr einen deutlichen Häufigkeitsgipfel zeigt. Im EEG findet man in diesen Fällen überzufällig oft abnorme ϑ-Rhythmen über der Parietalregion als Hinweis auf eine genetische Bedingtheit. Die Prognose bezüglich des Überganges in ein chronisches Anfallsleiden ist eher günstig. Manchmal findet man später Paroxysmen von irregulären spikes and waves-Komplexen, was dann als ungünstiges Vorzeichen zu werten ist. In der zweiten Gruppe sind vor allem focale Veränderungen, häufig mit sharp waves, zu beobachten, was für eine cerebrale Vorschädigung spricht und als prognostisch ungünstiges Zeichen gewertet werden muß.
Zu den Gelegenheitskrämpfen sind nach MATTHES auch die sog. *amorphen Neugeborenenkrämpfe* (nach der internationalen Nomenklatur am ehesten den Neugeborenenkrämpfen (3.1. in Tab. 5) gleichzusetzen) zu zählen. Es handelt sich um epileptische Anfälle, die innerhalb der ersten 10, am häufigsten zwischen dem 1. und 4. Lebenstag auftreten. Sie manifestieren sich vorwiegend in Form von spontanen Kloni und Myoklonien unterschiedlicher und oft wechselnder Lokalisation und Ausbreitung sowie von verschiedenartigen Tonuserhöhungen, in Form von Anfällen mit Cyanose und Hypotonie und z. T. Speichelfluß, von vorübergehendem Atemstillstand, oder von Reaktionslosigkeit mit Verdrehen der Augen und oralen Saugmechanismen. Als Ursachen kommen sowohl primär cerebrale Schädigungen wie Fehlbildungen, perinatale Hypoxämien und intracranielle Blutungen sowie entzündliche Prozesse oder primär extracerebrale Erkrankungen wie pulmonale und cardiale Störungen oder Stoffwechselkrankheiten (Hypocalcämie, Hypoglykämie, Vitamin B_6-Mangel, Aminoacidopathien) in Betracht. Die Prognose ist ungünstig. Die Mortalität liegt bei 30%. Bei 60–70% der überlebenden Kinder bleibt ein Residualschaden zurück. Das EEG zeigt sowohl im Anfall wie im Intervall kein charakteristisches Bild. Es können focale oder generalisierte Kurvenabflachungen und/oder paroxysmale Dysrhythmien mit Zwischen- oder Deltawellenrhythmen, spikes, sharp waves oder sharp and slow waves vorkommen, wobei die Krampfpotentiale meist focal oder multifocal in oft wechselnder Lokalisation angeordnet sind.
Eine besondere Form von Gelegenheitskrämpfen im Erwachsenenalter ist die *Eklampsie* des letzten Drittels der Schwangerschaft oder im Wochenbett. Die Elektroencephalographie ist allerdings nicht dazu geeignet, im Stadium der Praeeklampsie eine Aussage darüber zu machen, ob sich eine Eklampsie mit generalisierten Krampfanfällen ausbildet, da keine krampfspezifischen Elemente nachweisbar sind. Meist ist das EEG in der Praeeklampsie sogar normal. Erst unmittelbar vor dem Anfall trifft man einen Übergang in Zwischen- und δ-Wellen, die auch postparoxysmal mit einer Tendenz zur Rhythmisierung und z. T. mit steilerem Ablauf noch eine gewisse Zeit lang beobachtet werden können. In der Regel normalisiert sich das EEG jedoch sehr bald.
Andere Arten von Gelegenheitskrämpfen wie z. B. die häufig auftretenden alkoholinduzierten Anfälle, Anfälle nach Medikamentenentzug, Anfälle bei entzündlichen Gehirnerkrankungen sowie hormonalen und metabolischen Störungen werden, wenn Besonderheiten zu berichten sind, bei den entsprechenden Kapiteln abgehandelt.

1.5. Das EEG in der ätiologischen Einteilung der Epilepsien (187, 195, 254, 265, 285, 292)

Im Einzelfall ist es oft nicht leicht zu entscheiden, ob man eine sogenannte idiopathische oder symptomatische Epilepsie (Residual-, posttraumatische, Tumor-, vasculäre Epilepsie) vor sich hat. Wie u.a. die Untersuchungen von JUNG zusammen mit KAISER gezeigt haben (Abb. 64), gibt es jedoch in den einzelnen ätiologisch unterschiedlichen Gruppen Unterschiede bezüglich der Häufigkeit von Allgemeinveränderungen, Herdbefunden und krampfspezifischen Potentialen. Allerdings handelt es sich dabei nur um statische Korrelationen, die es jedoch ermöglichen, mit einer bestimmten Wahrscheinlichkeit aus dem EEG eine Aussage zur Ätiologie vorzunehmen. Z.B. spricht die Wahrscheinlichkeit von 6:1 für eine Residualepilepsie und nicht für eine idiopathische oder posttraumatische, wenn eine erhebliche Allgemeinveränderung sich mit einem Krampffocus kombiniert. Dagegen sind mit einer Wahrscheinlichkeit von 5:1 eine idiopathische Epilepsie und nicht eine symptomatische anzunehmen, wenn neben einer Allgemeinveränderung bilateral synchrone Krampfpotentiale in Erscheinung treten. Eine posttraumatische Epilepsie ist dann am wahrscheinlichsten, wenn ein normales EEG oder ein EEG mit Herdbefund ohne wesentliche Allgemeinveränderung vorliegt. Die bilateral synchronen paroxysmalen Krampfpotentialausbrüche – zumal wenn es sich um klassische 3/sec-spike-wave- oder polyspikes-wave-Komplexe handelt – sprechen immer am ehesten für eine idiopathische Epilepsie. Klassische Beispiele einer idiopathischen Epilepsie sind die Pyknolepsie, das Impulsiv-Petit mal und die Aufwach-Grand mal-Epilepsie.

Während die symptomatischen Epilepsien bei Hirntumoren, nach Schädelhirntraumen und bei Gefäßprozessen in den einzelnen Kapiteln noch gesondert besprochen werden, soll hier noch kurz auf die Residualepilepsie und den Begriff der sogenannten Spätepilepsien eingegangen werden. Bei den *Residualepilepsien*, den symptomatischen Epilepsien nach frühkindlichen Hirnschädigungen, sind Allgemeinveränderungen und Herdbefunde um so häufiger und stärker ausgeprägt, je früher die Epilepsie ausbricht. Auch das Auftreten von uni- oder bilateralen Krampfpotentialen mit spikes, spikes and waves oder slow spikes and waves bzw. slow sharp waves zeigt eine gewisse Altersabhängigkeit. Beginnt das Anfallsleiden in den ersten 5–6 Lebensjahren, dann trifft man nicht selten auf Herdbefunde, die eine ganze Hemisphäre einnehmen; meist aber haben sie einen Schwerpunkt über der Parietooccipitalregion. Bei Beginn zwischen dem 6. und

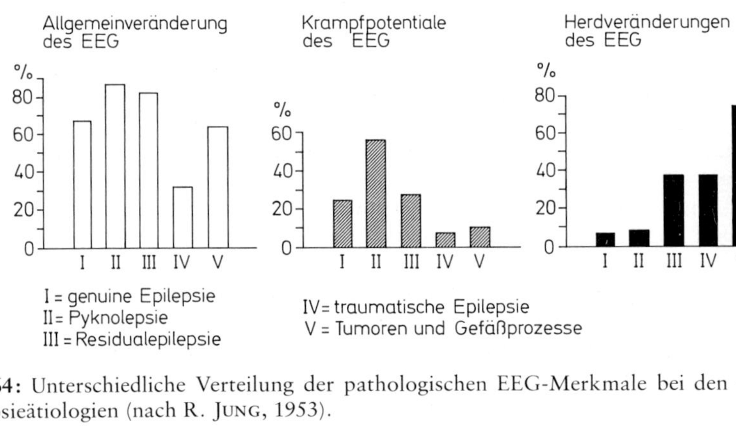

Abb. 64: Unterschiedliche Verteilung der pathologischen EEG-Merkmale bei den verschiedenen Epilepsieätiologien (nach R. JUNG, 1953).

10. Lebensjahr findet man vor allem frontopraecentrale oder frontotemporale Herde, bei Beginn jenseits des 12. Lebensjahres vor allem temporale oder temporobasale Herde. Die Krampffoci sind bei den Kindern oft variabel und inkonstant und können auch von Ableitung zu Ableitung wechseln. Ihre Lokalisation entspricht oft nicht der anatomischen Läsion, ja es kann sogar vorkommen, daß der Schwerpunkt einer Schädigung sogar gerade auf der zu dem Krampffocus contralateralen Seite liegt. Neben den epileptogenen Herden sind auch Herdveränderungen mit Kurvenverlangsamung und β-Depression im Schlaf-EEG vorzufinden.
Bei den sogenannten *Spätepilepsien* handelt es sich um Anfallsleiden mit Beginn im Erwachsenenalter. Die in der Literatur angesetzte Altersgrenze schwankt allerdings zwischen dem 20. und 60. Lebensjahr. Eine Erstmanifestation epileptischer Anfälle in dieser Lebensperiode erfordert eine besonders sorgfältige neurologische Untersuchung und ätiologische Abklärung, da die klassischen idiopathischen Epilepsien in dieser Altersstufe nur noch selten ihren Anfang nehmen. Wenn man den Ursachenkatalog der Häufigkeit nach in Alkoholismus, vaskuläre und raumfordernde Prozesse, Hirntraumen, metabolische und toxische Hirnschädigungen, Miszellanea sowie idiopathische Epilepsie aufteilt, so findet man nach unseren eigenen Erfahrungen bei alkoholinduzierten Anfällen im Intervall am häufigsten ein normales EEG (nämlich in ca. 60%), während bei vaskulär- und tumorbedingten Anfällen sowie bei posttraumatischer Epilepsie der höchste Prozentsatz pathologischer Veränderungen (in ca. 70–80%) angetroffen wird. Dabei spielen bei den letzteren Ätiologien Herdbefunde, z. T. auch Krampffoci, eine wichtige Rolle (bei Tumorepilepsie sogar in über 80%). Für die metabolisch-toxischen Hirnschädigungen, die alkoholinduzierten Anfälle und die idiopathische Epilepsie ist typisch, daß, wenn überhaupt EEG-Veränderungen nachzuweisen sind, diese sich vornehmlich auf Allgemeinveränderungen beziehen und Herdbefunde meistens fehlen. Für die idiopathischen Epilepsien ist darüber hinaus naturgemäß das Auftreten von paroxysmalen Dysrhythmien mit Krampfpotentialen charakteristisch.

1.6. Das EEG in der Behandlungskontrolle der Epilepsien (39, 231, 334)

Nicht für die Diagnose, sondern auch für die Steuerung der Behandlung von Anfallsleiden hat das EEG eine große Bedeutung. Zum einen werden die zu beobachtenden Veränderungen mitausschlaggebend für die Wahl des Medikamentes sein. Finden sich bilateral synchrone spikes and waves-Gruppen bei Petit mal-Epilepsien, dann sind Valproat bzw. die Succinimide die Medikamente der Wahl. Bei Hypsarrhythmie als Korrelat zu dem Propulsiv-Petit mal wird man einen Behandlungsversuch mit Clonazepam (Rivotril®) oder Corticoiden bzw. ACTH machen. Bei der idiopathischen Aufwach-Epilepsie mit bilateral synchronen Paroxysmen mit spike- oder auch polyspikes-wave-Komplexen wird man vor allem Valproat oder Primidon oder andere Barbituratabkömmlinge wählen, während bei Epilepsien mit temporalen Foci zunächst ein Behandlungsversuch mit Carbamazepin und in zweiter Linie mit Hydantoinen angebracht erscheint.
Zum anderen eignet sich das EEG auch zur Kontrolle des Behandlungsergebnisses. Eine Reduzierung oder sogar ein Verschwinden von Anfallspotentialen im EEG spricht für ein Ansprechen auf die gewählte anticonvulsive Therapie. Das hat besonders Bedeutung bei kindlichen Epilepsien mit Absencen, deren Häufigkeit oft nicht aus den Angaben der Eltern oder gar der kleinen Patienten kontrolliert werden kann oder auch bei Anfallsleiden mit seltenen Anfällen, bei denen evtl. primär erst aus dem Rückgang der EEG-Veränderungen ersehen werden kann, daß die Anfallsbereitschaft abgenommen hat. Wurde klinisch Anfallsfreiheit erzielt, dann sollte allerdings darauf verzichtet werden, nun un-

bedingt auch das EEG «sanieren» zu wollen («keine EEG-Kosmetik betreiben!»). Wurde relativ schnell unter medikamentöser Behandlung Anfallsfreiheit erzielt, dann kann es in manchen Fällen vorkommen, daß sich alternativ eine exogene Psychose oft schizophrenen Gepräges entwickelt, der dann ein völlig normales EEG entspricht. LANDOLT hat dafür den Begriff der «forcierten Normalisierung» geprägt. Mit der Reduzierung der Medikation und dem Wiederauftreten von EEG-Veränderungen und evtl. auch von Anfällen bildet sich die Psychose wieder zurück.

Unbestreitbar wichtig sind EEG-Kontrollen auch dann, wenn nach mindestens 2–3jähriger Anfallsfreiheit die anticonvulsive Medikation reduziert werden soll. Treten erneut Anfallspotentiale auf, dann bedeutet dies, daß die Reduktion offensichtlich zu früh und zu weitgehend erfolgte, und ein erneutes Anheben der Dosis erforderlich ist.

Auch bei symptomatischen Epilepsien, insbesondere bei Spätepilepsien, sind laufende EEG-Kontrollen vonnöten, um bei konstanten umschriebenen oder gar zunehmenden Herdbefunden weitere diagnostische Maßnahmen, insbesondere neuroradiologische Untersuchungen, einzuleiten, damit nicht raumfordernde Prozesse (nach Schädelhirntraumen, z.B. subdurale Hämatome oder Hirnabszesse, sonst vor allem Hirntumore) übersehen werden.

Schließlich kann das EEG auch ein Indikator für eine Überdosierung mit Anticonvulsiva sein. Wenn zwar die meisten Antiepileptika EEG-Veränderungen, insbesondere vermehrte β-Einstreuungen hervorrufen, so bedeutet das verstärkte Auftreten von hohen langsamen Wellen, daß eine Überdosierung vorliegt, die eine Reduzierung oder zumindest eine strenge Überwachung mit Fahndung nach ersten klinischen Zeichen einer Intoxikation nötig macht.

2. Das EEG bei Schädelhirntraumen (einschließlich Elektrotraumen und Verbrennungen) (39, 47, 55, 73, 115, 177, 181, 187, 197, 207, 208, 219, 233, 263, 283, 284, 315, 321, 329, 336, 341, 355, 356, 392)

2.1. Das EEG bei Commotio cerebri (Gehirnerschütterung)

In der Praxis wird es selten der Fall sein, daß unmittelbar nach einer Gehirnerschütterung eine EEG-Ableitung durchgeführt wird, so daß als Faustregel gelten kann, daß eine Commotio cerebri nicht zu EEG-Veränderungen führt. Wird innerhalb der ersten 30 Minuten nach dem Trauma abgeleitet, können leichte diffuse Veränderungen beobachtet werden, die sich innerhalb kürzester Zeit aber normalisieren. Manche Autoren gehen allerdings soweit, daß sie leichte, innerhalb von 24 Stunden sich zurückbildende EEG-Veränderungen mit der Diagnose einer Commotio cerebri für vereinbar halten. Darüber hinaus sind in der Folgezeit nach einer Commotio cerebri nicht mehr leichte Allgemeinveränderungen festzustellen als in der Normalbevölkerung auch (ca. 5–10% leichte Allgemeinveränderungen oder diffuse Dysrhythmie). Sind schwerere Allgemeinveränderungen oder gar Herdbefunde nachweisbar, so muß nach cerebralen Vorschädigungen gefahndet werden. Bilden sie sich bei weiteren Kontrollen zurück, so ist ein Zusammenhang mit dem Schädelhirntrauma anzunehmen und eine Contusio cerebri zu diagnostizieren. Bei Kindern liegen die Verhältnisse etwas anders, so daß darauf noch gesondert einzugehen sein wird.

2.2. Das EEG bei Contusio cerebri (bei gedeckten Schädelhirntraumen)

Das Ausmaß der initialen EEG-Veränderungen ist abhängig von der Schwere des Schädelhirntraumas und insbesondere von der Tiefe und Dauer der Bewußtseinsstörung. Bei den schwersten Formen der Hirncontusionen findet man eine allgemeine Kurvendepression, die bei deletärem Ausgang als Zeichen des Hirntodes in ein Nullinien-EEG übergehen kann. Sonst trifft man in der Regel im Stadium der tiefen Bewußtlosigkeit vorherrschend δ-Wellen, z.T. untermischt mit Zwischenwellen (Abb. 65). Bei Hirnstammbeteiligung können sich Gruppen von hohen rhythmischen frontal und temporal betonten δ-Wellen abheben. Ganz vereinzelt findet man trotz tiefer Bewußtlosigkeit einen

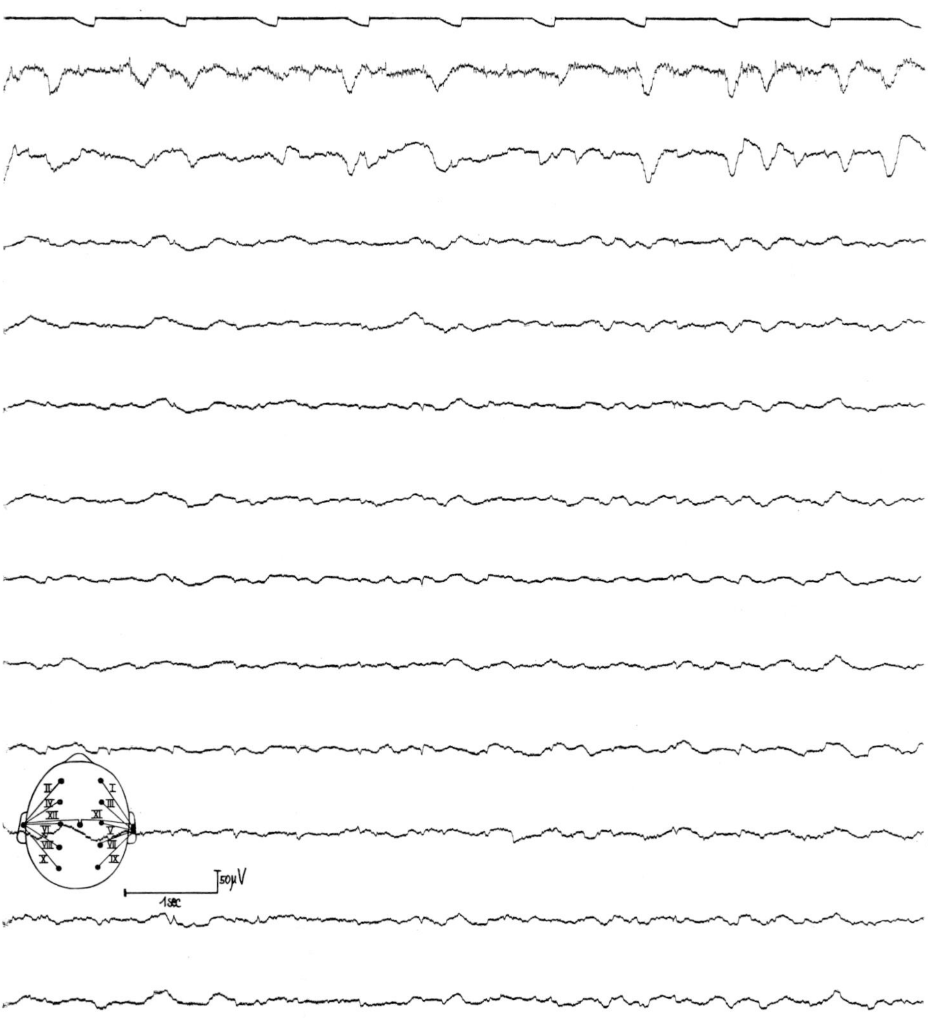

Abb. 65: Schwere Allgemeinveränderung im akuten Stadium einer schweren Hirncontusion (frontal bds. Augenartefakte).

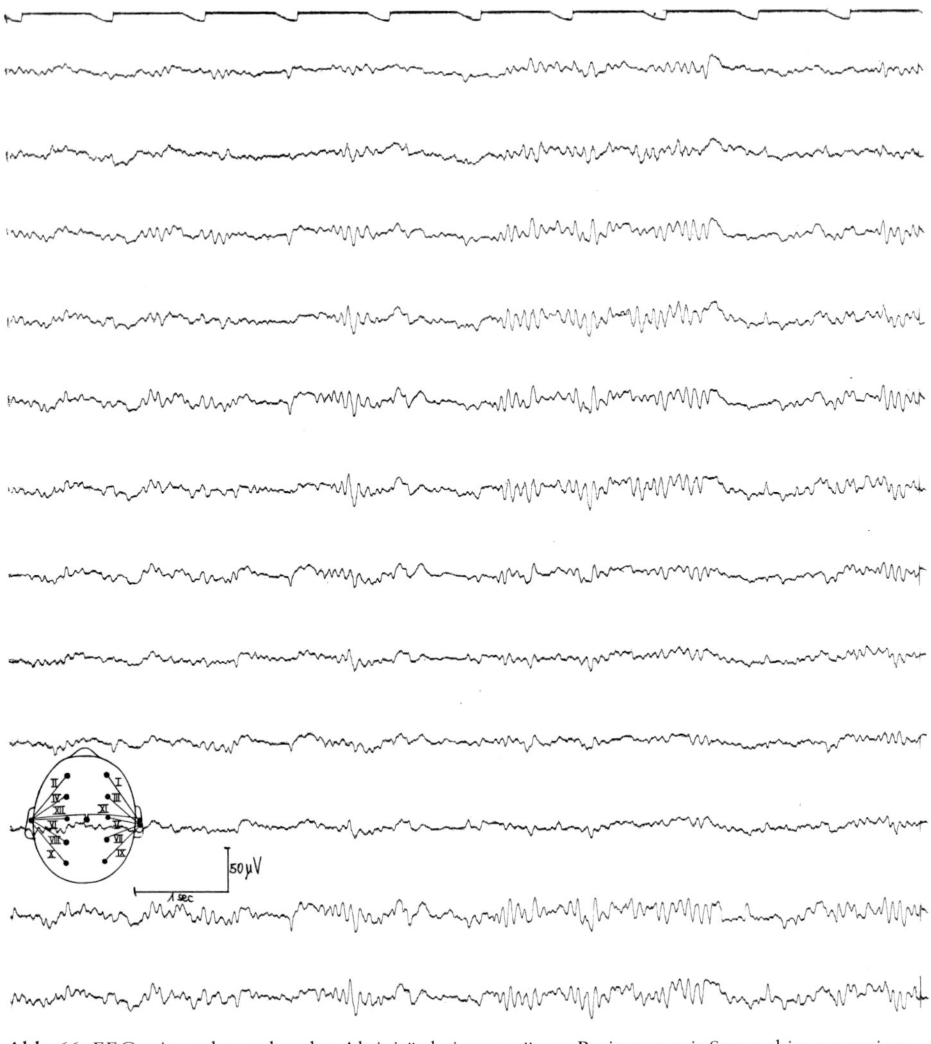

Abb. 66: EEG mit vorherrschend α-Aktivität bei comatösem Patienten mit Stammhirncontusion.

relativ normalen α-Rhythmus, was auf eine ganz umschriebene Läsion in der rostralen Brückengegend oder eine diffuse anoxische Schädigung hinweist (Abb. 66). Nach Rumpf kann das EEG im posttraumatischen Coma in 5 Stadien eingeteilt werden, denen auch eine gewisse prognostische Bedeutung zukommt:

Grad 1: dominierende α-Aktivität mit leichter Untermischung von ϑ-Wellen;

Grad 2: dominierend ϑ-Aktivität mit leichter Untermischung von δ-Aktivität;

Grad 3: dominierende hochgespannte rhythmische und/oder arrhythmische δ- und Subdeltaaktivität;

Grad 4: diffuse, meist niedergespannte δ- und Subdeltaaktivität;

Grad 5: isoelektrisches EEG.

Klart das Bewußtsein auf, so treten schnellere Frequenzen auf, wobei jedoch keine strenge Korrelation zwischen Schwere der Bewußtseinsstörung und Grad der Allgemeinveränderung besteht. So kann die Frequenzbeschleunigung der Bewußtseinsaufhellung vorangehen oder trotz Bewußtseinsbesserung zunächst ausbleiben. Contusionspsychosen, die auf ein diffuses traumatisches Hirnödem zurückgehen, sind immer auch mit Allgemeinveränderungen verbunden, wobei erhebliche Frequenzschwankungen auf die wechselnde Bewußtseinslage hinweisen. Die leichteste Form der Allgemeinveränderung stellt die diffuse α-Verlangsamung dar, die oft erst aus Verlaufsbeobachtungen ersichtlich wird, wenn nach einem Schädelhirntrauma gegenüber dem ersten posttraumatischen EEG sich die α-Frequenz um 1,5–2/sec oder mehr beschleunigt. Eine solche Frequenzbeschleunigung ist für eine abgelaufene Hirncontusion beweisend.
Anfänglich können Herdbefunde durch schwere Allgemeinveränderungen maskiert werden. Manchmal weisen lediglich schwerpunktsmäßige Verteilungen der langsamen Wellen über einer Hemisphäre auf einen Focus hin. Initial findet man meist entweder eine focale Kurvendepression oder einen δ-Focus, in leichteren Fällen eine focale Dysrhythmie. Während anfänglich die Herdlokalisation auch mit dem tatsächlichen Contusionsherd übereinstimmt, kommt es im weiteren Verlauf jedoch zu einer Focuswanderung. Bei Contusionspsychosen verlagern sich die Foci vor allem zur Temporal- oder Parietooccipitalregion, ansonsten soll die Tendenz bestehen, in einen occipitalen Herdbefund überzugehen. Bei einer Konstanz des Herdbefundes am ursprünglichen Ort soll die Gefahr einer posttraumatischen Epilepsie größer sein als bei einer Focuswanderung.
Die Allgemeinveränderungen, die in der Akutphase gegenüber den Herdbefunden überwiegen, bilden sich nur in etwa einem Viertel der Fälle schneller zurück als die Herdbefunde. In der Mehrzahl der Fälle sind sie nach 3 Monaten, spätestens aber nach $^1/_2$ Jahr verschwunden. Es finden sich dann nicht häufiger Allgemeinveränderungen, als sie auch schon im Mittel bei einer Normalbevölkerung bestehen.
Die Herdveränderungen bilden sich in gesetzmäßiger Weise zurück. δ-Foci gehen in focale Dysrhythmien oder focale α-Aktivierung, focale Dysrhythmien manchmal in focale α-Aktivierung über, um dann manchmal in eine focale α-Verminderung über der Parietooccipital- oder Temporalregion einzumünden (Abb. 67). Am Ende des 1. Unfalljahres können noch focale Dysrhythmien beobachtet werden. Die Häufigkeit des Vorkommens einer focalen Alpha-Verminderung als Residualzustand wurde offenbar früher überschätzt. Sie ist eher selten anzutreffen und darf nur dann als contusionsbedingter Herdbefund anerkannt werden, wenn die im ersten Teil angeführte strenge Definition gilt, da lediglich Amplitudenunterschiede, ja auch bei Normalpersonen, insbesondere bei ausgesprochenen Rechts- oder Linkshändern sowieso häufiger vorkommen. Bei Grenzbefunden sind diese nur im Zusammenhang mit den klinischen Daten als hinweisend auf eine stattgehabte Contusion zu verwerten.
Während anfänglich noch eine recht gute Korrelation zwischen Schweregrad des Schädelhirntraumas und den EEG-Veränderungen besteht, kann sich etwa ab dem 3. posttraumatischen Monat eine zunehmende Diskrepanz zwischen noch nachweisbaren neurologischen Ausfällen und sich zurückbildenden EEG-Veränderungen entwickeln. Nach 3 Monaten hat sich das EEG in über 50%, nach 6 Monaten bis auf ca. 30% und nach einem Jahr bis auf ca. 10–20% normalisiert. Nach 2 Jahren sind nur noch ungefähr 10–15% pathologische EEG-Befunde zu konstatieren. Bleiben Veränderungen, insbesondere schwere focale Störungen, über längere Zeit bestehen, oder treten sie sogar erneut auf, dann muß differentialdiagnostisch an eine Spätkomplikation (subdurales Hämatom, Hirnabszeß) gedacht, und es müssen die entsprechenden diagnostischen Maßnahmen durchgeführt werden.

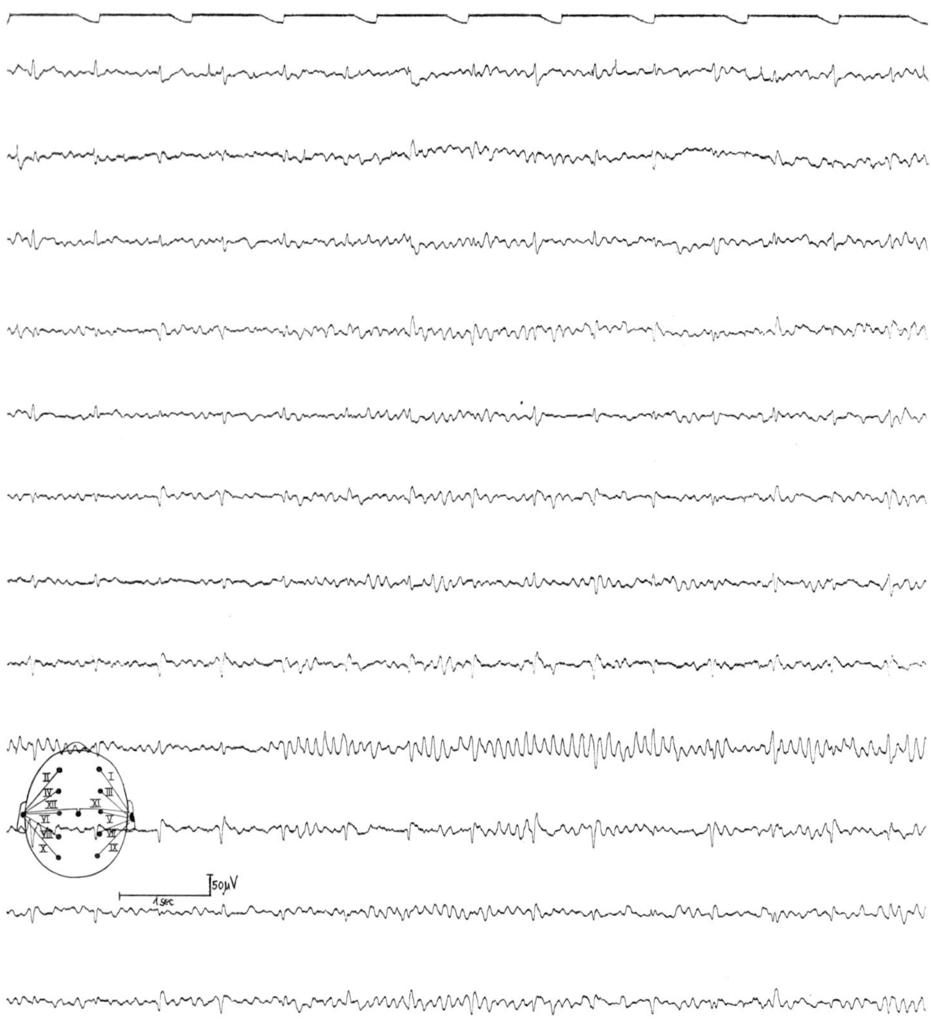

Abb. 67: Herdbefund mit α-Verminderung parieto-occipital links als Restzustand nach Hirncontusion.

Im Prinzip sind die *EEG-Veränderungen nach Hirncontusionen bei Kindern* die gleichen. Allerdings sind in dieser Altersstufe die EEG-Veränderungen ausgebreiteter und stärker als bei entsprechenden Hirntraumen im Erwachsenenalter. Die Rückbildung erfolgt nicht in der beim Erwachsenenalter aufgezeigten Gesetzmäßigkeit, und die Veränderungen können länger überdauern. Nach den bisherigen Erkenntnissen kann allerdings das EEG nicht zur sicheren Differenzierung zwischen Commotio und Contusio cerebri herangezogen werden, da auch angeblich nach klinisch sicheren Gehirnerschütterungen, ja sogar nach Schädelprellungen ohne initiale Bewußtseinsstörung über längere Zeit EEG-Veränderungen beobachtet worden sind. Eigene Erfahrungen sprechen jedoch dafür, daß Herdbefunde, die sich nach einem stattgehabten Schädeltrauma ausgebildet haben und bei Verlaufskontrollen eine Rückbildungstendenz zeigen, doch mit überwiegender Wahrscheinlichkeit auf eine Contusio cerebri hinweisen, während Allgemeinveränderungen und Dysrhythmien geringeren Grades nur in der Verlaufskontrolle mit Zeichen der Besserung und im Zusammenhang mit sicheren klinischen Befunden als Contusionsfolgen verwertet werden sollten.

2.3. Das EEG bei offenen Hirnverletzungen

Bei offenen Hirnverletzungen deckt sich die Lokalisation des Herdbefundes wesentlich besser mit dem tatsächlichen Schädigungsort. Sowohl die Schwere des Herdbefundes wie auch der begleitenden Allgemeinveränderungen hängt ab von dem Ausmaß der primären Gewalteinwirkung (z. B. Größe und Gewalt des Geschoßprojektils, Zahl und Ausmaß der in das Schädelinnere verlagerten Knochensplitter und Fremdkörper) wie auch von der Schwere und der Ausbreitung der entzündlichen Reaktionen und cerebralen Kreislaufstörungen. Im Anfang findet man gehäuft eine allgemeine Kurvenabflachung, die keine Veränderung durch äußere Reize erfährt. Später zeigen sich dann Allgemeinveränderungen mit vorherrschend δ- und Zwischenwellentätigkeit. Mit Abkapselung des Infektionsherdes treten die diffusen Veränderungen zurück, und focale Störungen in den Vordergrund. Sowohl die Allgemeinveränderungen wie auch die Herdbefunde halten länger an als bei den gedeckten Schädelhirntraumen, so daß nach Ablauf von 2 Jahren immer noch in 50% der Fälle pathologische EEGs nachzuweisen sind. Dazu gehören allerdings nicht die über Knochenlücken sowieso meist zu beobachtenden Amplitudendifferenzen mit höher gespannten α- und β-Wellen. Als Herdbefund können Veränderungen über einer Knochenlücke nur dann gelten, wenn auch eine focale Kurvenverlangsamung nachgewiesen werden kann.

2.4. Das EEG bei epi- und subduralen Hämatomen (286, 324, 365)

Für die Diagnose eines epiduralen Hämatomes hat das EEG so gut wie keine Bedeutung. Es wird nur selten gelingen, in diesem Zustand eine EEG-Ableitung vorzunehmen. In den wenigen Fällen, in denen doch ein EEG abgeleitet werden konnte, sind vor allem neben Allgemeinveränderungen bei Bewußtseinstrübung weitflächige focale Kurvendepressionen mit Kurvenverlangsamung beobachtet worden.

Ein subakut- bis chronisches subdurales Hämatom muß immer dann in Erwägung gezogen werden, wenn schwere EEG-Veränderungen, insbesondere Foci, über 6–8 Wochen hinaus konstant bleiben oder erneut in Erscheinung treten. Weil gerade die neurologischen Ausfälle beim subduralen Hämatom nicht selten homolateral auftreten und somit den Untersucher in der Seitenlokalisation täuschen können, sollte doch auch das EEG herangezogen werden, das allerdings, wie im weiteren zu ersehen ist, auch nicht mit 100%iger Sicherheit die pathologische Seite angeben kann.

Der eindrücklichste – allerdings nur relativ selten vorkommende – Befund beim subduralen Hämatom ist eine meist über mehrere benachbarte Hirnregionen ausgedehnte Kurvenabflachung mit trägen flachen Wellen, die in den bipolaren Ableitungen fast einer isoelektrischen Kurve gleichen kann (Abb. 68). Manchmal handelt es sich allerdings nur um eine ausgeprägtere α-Verminderung mit eingestreuten langsameren Wellen. In der Mehrzahl der Fälle aber imponieren focale δ- oder ϑ-Wellen, die meist jedoch ebenfalls niederamplitudig sind.

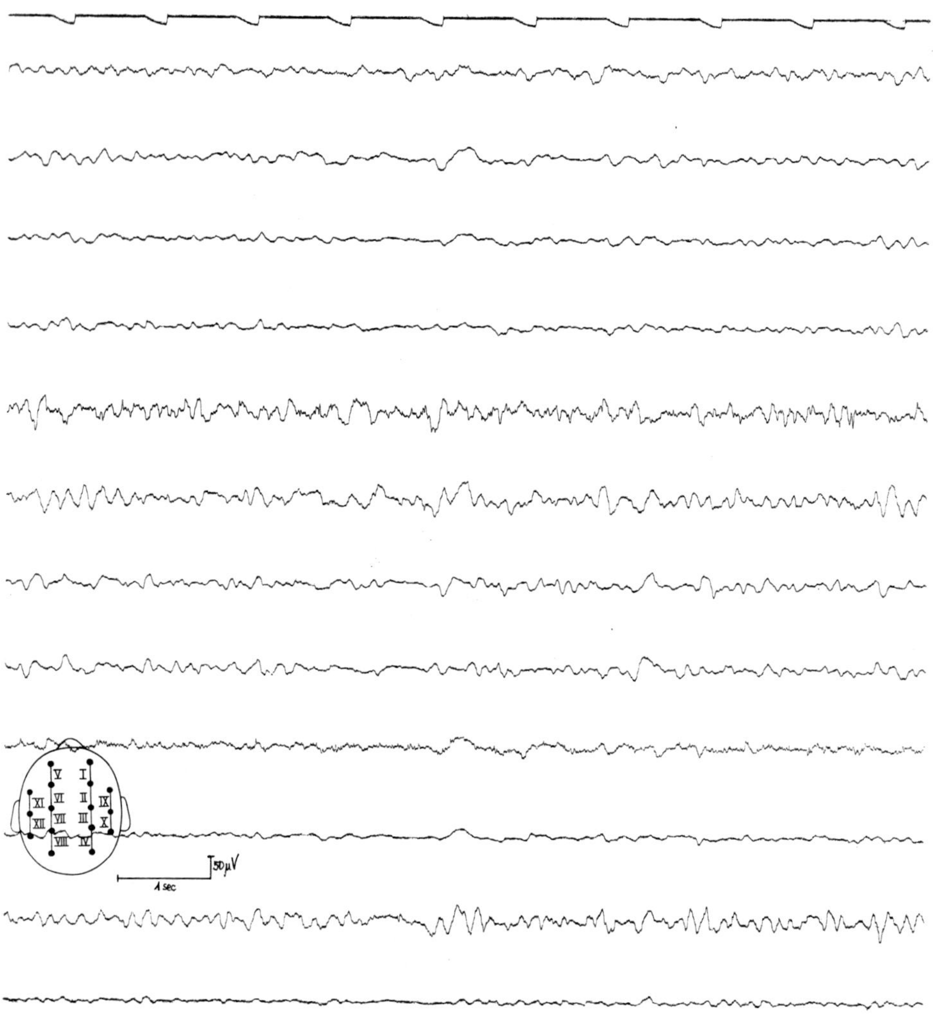

Abb. 68: Herdbefund mit Kurvenverlangsamung und vor allem Amplitudenreduktion über der rechten Hemisphäre bei chronisch subduralem Hämatom in diesem Bereich.

Entsprechend den Bewußtseinsstörungen findet man auch Allgemeinveränderungen, wobei nicht selten gruppierte höher gespannte, fast rhythmische langsame Zwischen- und δ-Wellengruppen mit frontaler Betonung bilateral auf die schwankende Bewußtseinslage hinweisen. Während in ca. 10–15% normale EEG-Kurven zu beobachten sind, läßt sich in ca. 50–60% aufgrund der focalen Veränderungen die richtige Seitenlokalisation des Hämatoms vornehmen. In ca. weiteren 10% sind allerdings die focalen Störungen mehr über der dem Hämatom gegenüberliegenden Hemisphäre vorzufinden. In den restlichen 20–30% sind nur Allgemeinstörungen vorhanden, die keine Lokalisation ermöglichen.

Bei beidseitigen chronischen subduralen Hämatomen, wie z. B. bei der Pachymeningiosis haemorrhagica interna sind meist bilaterale Veränderungen vorhanden, die allerdings häufig doch einen focalen Schwerpunkt aufweisen.
Nach dem operativen Ablassen des subduralen Hämatomes kommt es meist sehr bald zu einer Rückbildung der Veränderung, die in der Regel nach $^1/_2$ Jahr abgeschlossen ist.

2.5. Das EEG bei der posttraumatischen Epilepsie (33, 297, 392)

Die Wahrscheinlichkeit der Entwicklung einer posttraumatischen Epilepsie hängt ab von der Art, dem Ausmaß und der Lokalisation der Gewalteinwirkung. Das Risiko einer posttraumatischen Epilepsie ist bei Impressionsfrakturen ohne Duraverletzung (15–20%) und penetrierenden Hirnverletzungen (30–50%) wesentlich größer als nach geschlossenen Schädelhirntraumen (3–5%). Contusionen der Prae- und Postcentralregion führen häufiger zu einer posttraumatischen Epilepsie als Schädigungen anderer Areale, Läsionen des Cortex eher als Irritationen subcorticaler Strukturen.
Insbesondere bei Kindern und Jugendlichen können in den ersten Stunden und Tagen nach dem Unfall nicht selten anfallsspezifische Veränderungen beobachtet werden, die sogar mit Krampfanfällen verbunden sein können (sogen. posttraumatische Frühepilepsie), die meist jedoch nur vorübergehender Natur sind und in der Regel eine gute Prognose haben. Allerdings besteht beim Auftreten von Frühanfällen ein ca. 4mal größeres Risiko, eine Spätepilepsie zu entwickeln, als wenn in der Frühphase keine Anfälle auftraten.
An einer Entwicklung der eigentlichen posttraumatischen Epilepsie (sogen. posttraumatische Spätepilepsie) muß gedacht werden, wenn sich im EEG nach einer Normalisierung oder wesentlichen Besserung wieder eine Verschlechterung einstellt, oder sehr lange erhebliche Veränderungen, wie z. B. δ- oder Zwischenwellenfoci, konstant erhalten bleiben.
Im klassischen (je nach Untersucher in 6% bis über 50% der Fälle) Fall findet man bei der posttraumatischen Epilepsie einen Krampffocus (Abb. 69) mit spikes und/oder sharp waves oder eine focale Dysrhythmie, während Allgemeinveränderungen eher gering ausgeprägt sind oder sogar meist fehlen. Nicht immer muß allerdings das Auftreten von focalen Anfallspotentialen mit einer manifesten Epilepsie verbunden sein. Die Krampffoci können über allen Hirnregionen in Erscheinung treten, bevorzugen aber – zumal bei posttraumatischer psychomotorischer Epilepsie – die Temporalregion. Selten findet man bilaterale, paroxysmale Veränderungen im Erwachsenenalter; spikes and waves-Komplexe weisen auf eine vorbestehende cerebrale Krampfbereitschaft hin, die höchstens durch das Schädelhirntrauma aktiviert worden ist. Häufig werden bei posttraumatischer Epilepsie die Anfallspotentiale überhaupt erst nach der Anwendung von Provokationsmethoden wie Hyperventilation, Schlaf oder Schlafentzug, sichtbar.
In der Minderzahl der Fälle von posttraumatischer Epilepsie nach gedeckten Schädelhirnverletzungen – nämlich in ca. 10%–20% ist das Ruhe-EEG unauffällig, nach offenen Hirntraumen ist es weitaus seltener normal. Treten Herdbefunde auf, dann handelt es sich vor allem um leichte focale Kurvenverlangsamungen oder lediglich um eine α-Verminderung (Abb. 67).
Unter anticonvulsiver Medikation können die focalen Anfallspotentiale verschwinden, jedoch ergibt sich daraus noch keine Garantie für eine Anfallsfreiheit, insbesondere wenn sowieso die Anfälle relativ selten in Erscheinung treten.
Im Gegensatz zur posttraumatischen Epilepsie der Erwachsenen kommen bei traumatisch bedingten Anfällen im Kindesalter relativ häufig bilateral synchrone spikes and waves-Komplexe vor (in ca. $^1/_5$ der Fälle gegenüber in ca. $^1/_{10}$ der Fälle focale Anfallspotentiale).

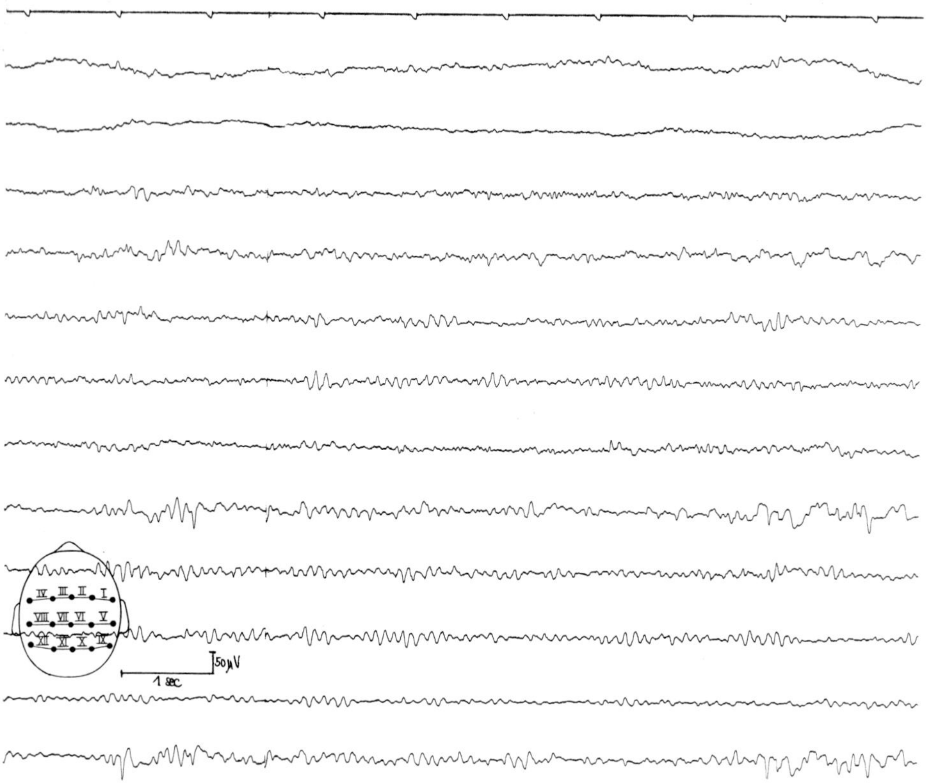

Abb. 69: Focale Dysrhythmie mit Krampffocus temporal links bei posttraumatischer Epilepsie mit diffuser Grand mal-Epilepsie.

So kann das EEG beim Einsetzen einer posttraumatischen Epilepsie vor dem 10. Lebensjahr ganz dem Kurvenablauf einer idiopathischen Epilepsie gleichen.

2.6. Das EEG bei Elektrotrauma (235, 391)

Bei einer direkten Einwirkung der elektrischen Energie durch die Schädelkapsel hindurch auf das Gehirn mit sichtbaren Verbrennungszeichen am Schädeläußeren ist meist eine Verlangsamung des α-Rhythmusses vorzufinden. Bei peripherer elektrischer Durchflutung mit initialer cerebraler Irritation – erkenntlich an der primären Bewußtlosigkeit – können gleichfalls eine leichte Kurvenverlangsamung, in manchen Fällen auch eine temporale beidseits betonte Dysrhythmie beobachtet werden. Ist es im Rahmen eines peripheren Stromdurchflusses zu keiner erkennbaren cerebralen Mitbeteiligung gekommen, ist in der Regel der Kurvenablauf nicht sicher pathologisch verändert. Die EEG-Abnormitäten bilden sich meist bald zurück, so daß auch aus der EEG-Verlaufsbeobachtung evtl. rückblickend auf eine abgelaufene cerebrale Schädigung durch das Elektrotrauma geschlossen werden kann.

2.7. Das EEG bei Verbrennungen (5, 160)

Bei über größere Hautpartien ausgebreiteten Verbrennungen kann es infolge einer toxischen Encephalopathie zu exogenen Psychosen und epileptischen Anfällen kommen. Im akuten Stadium findet man dabei wohl Allgemeinveränderungen wie auch Herdstörungen, die vorwiegend über der Frontal- oder Occipitalregion lokalisiert sind. Während im akuten Stadium Krampfpotentiale trotz Auftretens von Anfällen selten sind, findet man sie im subakut-chronischen Stadium sowohl generalisiert wie auch focal deutlich häufiger. Der Manifestationsgipfel der EEG-Veränderungen liegt zwischen dem 3. und 11. Tag. Bei überlebenden Patienten können bleibende EEG-Veränderungen leichteren Grades beobachtet werden.

3. Das EEG bei Hirntumoren (39, 70, 85, 86, 115, 126, 145, 187, 219, 222, 228, 246, 250, 288, 298, 355, 357, 367, 368, 398)

Wenn auch das EEG im Zeitalter der cerebralen Computertomographie und Kernspintomographie in der Diagnostik der Hirntumoren an Bedeutung verloren hat, so kommt ihm doch als eine ungefährliche und die Patienten nicht belastende Untersuchungsmethode, die jederzeit wiederholt werden kann, weiterhin in der Vorauswahl für die Durchführung des CT und in der Verlaufsbeobachtung eine wichtige Rolle zu. Zwar zeigt das EEG keine spezifischen Veränderungen, aber es weist in vielen Fällen den Weg zu den weiteren diagnostischen Maßnahmen. In ca. 90% der Großhirntumoren sind zwar EEG-Veränderungen zu erwarten, aber nur in ca. $^{2}/_{3}$ der Fälle läßt das EEG eine Lokaldiagnose zu. Sind klinischer Befund, EEG und cerebrale Computertomographie unauffällig, dann liegt die Wahrscheinlichkeit, einen Großhirntumor zu übersehen, bei höchstens 1–2%.
Die im EEG zu registrierenden Veränderungen gehen nicht auf den Tumor selbst zurück, da Tumorgewebe elektrisch inaktiv ist, sondern auf die durch den Tumor hervorgerufenen Nachbarschaftsreaktionen. Es handelt sich dabei vor allem um perifocales Ödem sowie Kreislaufstörungen, wobei vor allem durch den Tumordruck bedingte venöse Abflußstörungen im Vordergrund stehen.
Ob bei Hirntumoren EEG-Veränderungen auftreten oder nicht, sowie das Ausmaß der zu beobachtenden Störungen hängt vor allem ab von Sitz und Art des Tumors. Rindennahe Tumoren der Großhirnhemisphären machen in der Regel früher und stärkere EEG-Veränderungen als tiefsitzende und basale Geschwülste. Tumoren in der hinteren Schädelgrube können sogar häufig im EEG stumm bleiben. Schnell wachsende, maligne Geschwülste machen eher und deutlichere EEG-Veränderungen als langsam wachsende benigne Tumoren.

3.1. Normales EEG bei Hirntumoren

Bei Tumoren der Mittellinie (3. Ventrikel, Balken, Stammganglien) und der hinteren Schädelgrube liegt der Prozentsatz normaler EEGs zwischen 25 bis 33% der Fälle. Sind also beim normalen EEG klinische Zeichen von Hirndruck wie Kopfschmerzen, Erbrechen im Schwall, Stauungspapillen etc. nachweisbar, so ist die Wahrscheinlichkeit eines raumfordernden Prozesses in diesem Bereich sehr groß.

3.2. Die pathologischen Veränderungen im EEG bei den Hirntumoren

3.2.1. Die Herdveränderungen

Als klassischer Herdbefund bei Hirntumoren gilt seit GREY WALTER der δ-Focus (Abb. 70), der allerdings in seiner reinen Form mit kontinuierlichen focalen δ-Wellen selbst bei Hirntumoren nur relativ selten vorkommt. Meist handelt es sich um ein Gemisch von Zwischen- und δ-Wellen, indem bei malignen Geschwülsten mehr die δ-Wellen, bei langsam wachsenden Tumoren wie Meningiomen, Oligodendrogliomen und Astrozytomen eher die Zwischenwellen dominieren. Der Anteil dieser Herdbefunde liegt bei ca. 70–80%. Der Rest besteht aus focaler α-Aktivierung sowie α- und β-Verminderung. Die focalen Veränderungen sind meist nicht nur über einem Hirnareal zu finden, sondern abgestuft meist auch auf die Nachbarschaftsbezirke oder eine ganze Hemisphäre ausgebreitet. Die Stelle der stärksten Frequenzverlangsamung ist als Schwerpunkt des Herdbefundes anzusehen. Eine genaue Lokalisation ermöglicht die Beachtung des Phänomens der Phasenumkehr, worauf schon hingewiesen wurde. Sitzt der Tumor subcortikal, kann eine Phasenumkehr auch an mehr als einer Stelle beobachtet werden. Findet man eine focale Kurvendepression mit flachen, sehr trägen Wellen, so zeigt diese am zuverlässigsten die Herdlokalisation an.

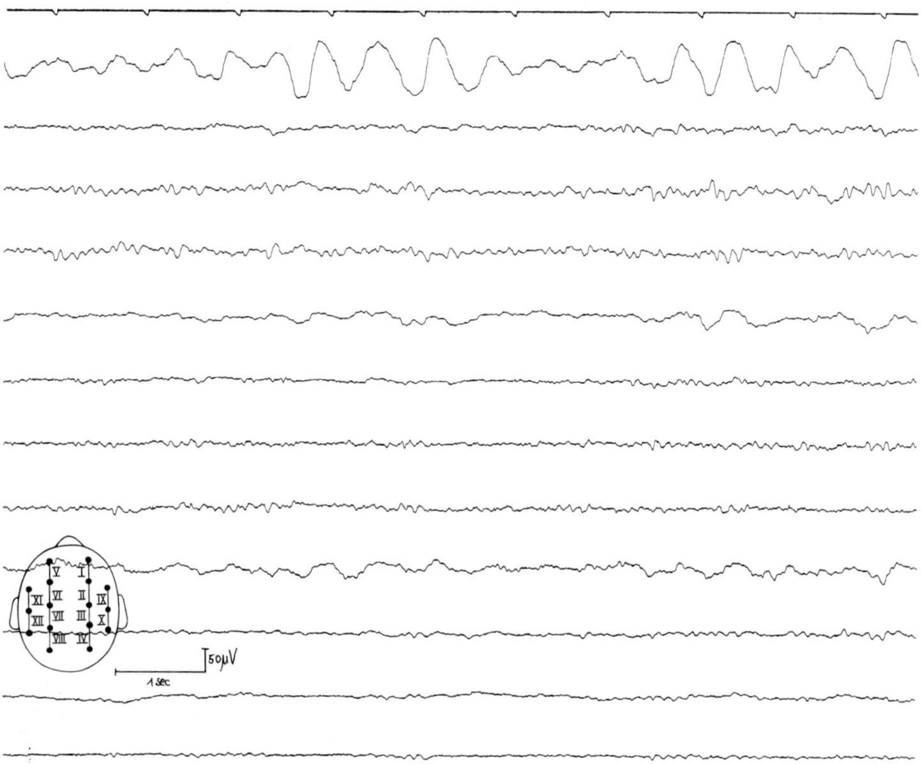

Abb. 70: Herdbefund mit δ-Focus frontal rechts bei Frontallappenglioblastom.

Die Herdlokalisation im EEG stimmt häufig nicht mit dem eigentlichen Sitz des Tumors überein. Doch wird fast immer durch die Herdlokalisation die richtige Seite des Tumorsitzes angegeben.
Während die eher seltenen Herdbefunde mit α-Aktivierung und α-Verminderung, die vor allem bei centroparietalen Neoplasmen vorgefunden werden, meist auch über den entsprechenden Regionen lokalisiert sind, zeigen δ-Foci häufig eine Verlagerung in die Temporalregion, ohne daß dort der eigentliche Tumorsitz vorliegt. Allerdings ist dementsprechend auch die höchste Übereinstimmung zwischen Tumorsitz und Herdlokalisation im EEG bei Temporallappentumoren zu beobachten.
Nicht selten treten bei Großhirntumoren Anfallspotentiale in Erscheinung, wobei diese eher in den Tumorrandbezirken zu sehen sind und hinsichtlich Tumorlokalisation sehr unzuverlässig sind. Während spikes eher unilateral auftreten und eine engere Seitenbeziehung zur Tumorlokalisation haben, sind sharp waves häufig multifocal, contralateral oder bilateral vorzufinden. Die spikes sind bevorzugt temporal, die sharp waves eher frontal und allerdings auch vornehmlich temporal lokalisiert. Contralaterale Foci werden am häufigsten praecentral und am seltensten parietooccipital beobachtet. Bilaterale Anfallspotentiale trifft man am häufigsten bei parietalen Tumoren sowie bei Neoplasmen im Bereich des mittleren Sinusdrittels (z.B. bei Falx-Meningiomen). Sowohl spikes wie auch sharp waves sind am häufigsten bei Temporallappentumoren und am seltensten bei Prozessen der Parietooccipitalregion vorzufinden. Unter Berücksichtigung der Tumorart sind entsprechend der klinischen Beobachtung die Astrozytome am häufigsten (in ca. 30%), die Glioblastome am seltensten (in ca. 10%) mit Anfallspotentialen verbunden, während die Meningiome und die Metastasen etwa dazwischen liegen. Bei tiefsitzenden Tumoren und Prozessen im Bereich der hinteren Schädelgrube sind Anfallspotentiale selten und können dann – wie offenbar noch am häufigsten – bilateral oder aber auch homo- oder contralateral in Erscheinung treten.

3.2.2. Die Allgemeinveränderungen und fortgeleiteten δ-Rhythmen

In ca. $^1/_4$ der Hirntumorfälle sind Allgemeinveränderungen zu erwarten. Ihr Auftreten wie auch das Ausmaß steht vor allem mit dem Sitz des Tumors und dem Grad der Bewußtseinsstörungen in Beziehung. Je früher die Bewußtseinseinschränkung, um so stärker sind ausgeprägte Allgemeinveränderungen zu beobachten, so daß z.B. bei deutlicher Somnolenz schon bilateral dominierend δ-Wellen beobachtet werden können. Nicht selten ist die Allgemeinveränderung auf der Seite des Tumorsitzes stärker ausgeprägt als contralateral. Frontal betonte Allgemeinveränderungen findet man außer bei frontalen Tumoren vor allem bei Raumforderungen im Bereich der Stammganglien und des Balkens. Tumoren der hinteren Schädelgrube führen besonders häufig zu parietooccipital betonten Allgemeinveränderungen. Setzt man den Sitz der Tumoren zu der Häufigkeit von Allgemeinveränderungen in Beziehung, so sind Tumoren der Frontal- und Parietalregion am häufigsten, solche der Central- und Occipitalregion am seltensten mit Allgemeinveränderungen verbunden.
Bezüglich der Korrelation von Schweregrad der Allgemeinveränderungen zu dem Tumorsitz gilt in etwa folgende Regel: Je cortexnaher der Tumorsitz, um so häufiger dominieren δ-Wellen. Bei Tumoren der Hirnbasis und der hinteren Schädelgrube sind eher Allgemeinveränderungen gemischt aus Zwischen- und δ-Wellen vorzufinden. Bilaterale reine Zwischenwellen gelten als besonders bezeichnend für subcorticale und basale Tumoren sowie für Geschwülste im Bereich des 3. Ventrikels.

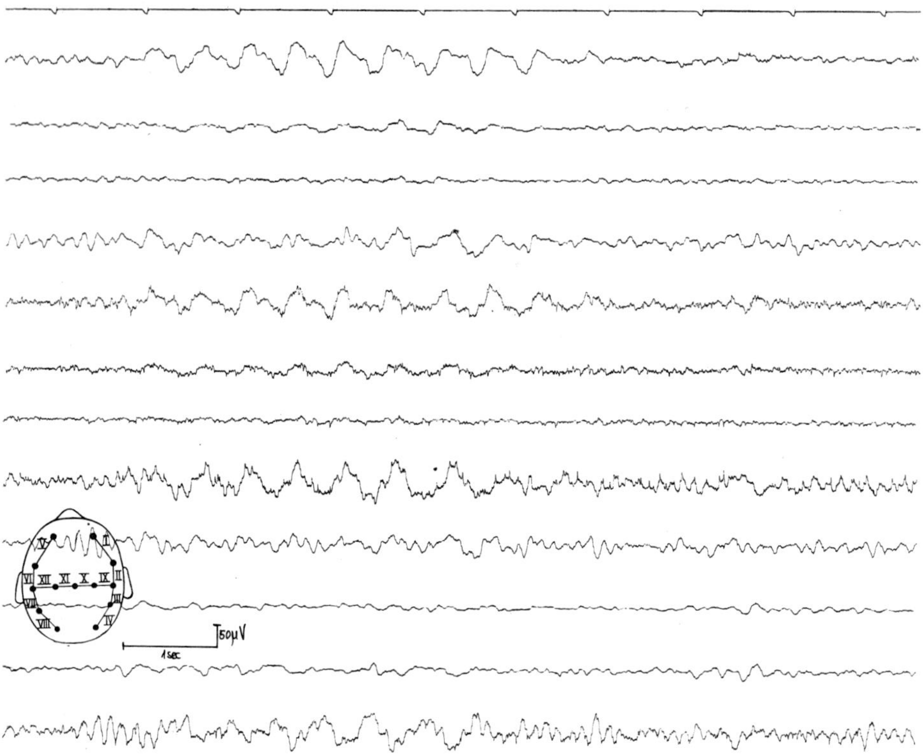

Abb. 71: Herdbefund temporal links mit δ-Focus mit nach frontal beidseits und geringer nach contralateral fortgeleiteten δ-Wellen bei Temporallappentumor links.

Von den Allgemeinveränderungen und den Herdbefunden abzutrennen sind die sogenannten fortgeleiteten δ-Rhythmen (Abb. 71), wobei es sich um meist rhythmische sinusoidale δ-Wellengruppen und -serien handelt, die intermittierend, besonders über der Frontalregion, in Erscheinung treten. Sie bilden ein Fernsymptom und können insbesondere bei einseitigem Auftreten Schwierigkeiten in der Unterscheidung zum Herdbefund machen. Man trifft sie bei Hemisphärentumoren häufiger als bei subcorticalen und infratentoriellen Geschwülsten. Von den Großhirngeschwülsten sind am häufigsten – nämlich in ca. 70% – die occipitalen Neubildungen mit diesem Wellenmuster verbunden. Homolaterale δ-Rhythmen sind vor allem bei Großhirngeschwülsten und subcorticalen Neoplasmen vorzufinden, während bei infratentoriellen Tumoren die bilateralen symmetrischen Wellenmuster überwiegen. Abgesehen von den frontalen Tumoren projezieren besonders oft die parietotemporalen Neoplasmen die fortgeleiteten Wellen in die Frontalregion, während die occipitalen Geschwülste die Temporal- und die parasagittalen Tumoren die Parietalregion bevorzugen sollen. Die frontalen Tumoren sind auffällig häufig mit meist contralateral fortgeleiteten δ-Wellengruppen kombiniert, wobei als Unterscheidungsmerkmal zum eigentlichen Herdbefund besonders die Rhythmizität sowie meist auch die höhere Amplitude der fortgeleiteten Wellen zu beachten sind. Tumoren in der hinteren Schädelgrube sind bezüglich der fortgeleiteten Rhythmen eher mit schnelleren Frequenzen – z. T. sogar aus dem Zwischenwellenbereich – als die Großhirngeschwülste verbunden.

3.3. Beziehung der EEG-Veränderungen zum Tumorsitz

3.3.1. Hemisphärentumoren

3.3.1.1. Frontale Tumoren

In ca. 50% stimmt die Focuslokalisation mit dem Tumorsitz überein (Abb. 70, 72), in einem weiteren Drittel sind die Herdzeichen nach temporal oder central verlagert. Stirnhirnneoplasmen sind unter allen Hemisphärentumoren am häufigsten mit Allgemeinveränderungen verbunden. Bei Tumoren, die sich auf das Marklager beider Stirnhirn-

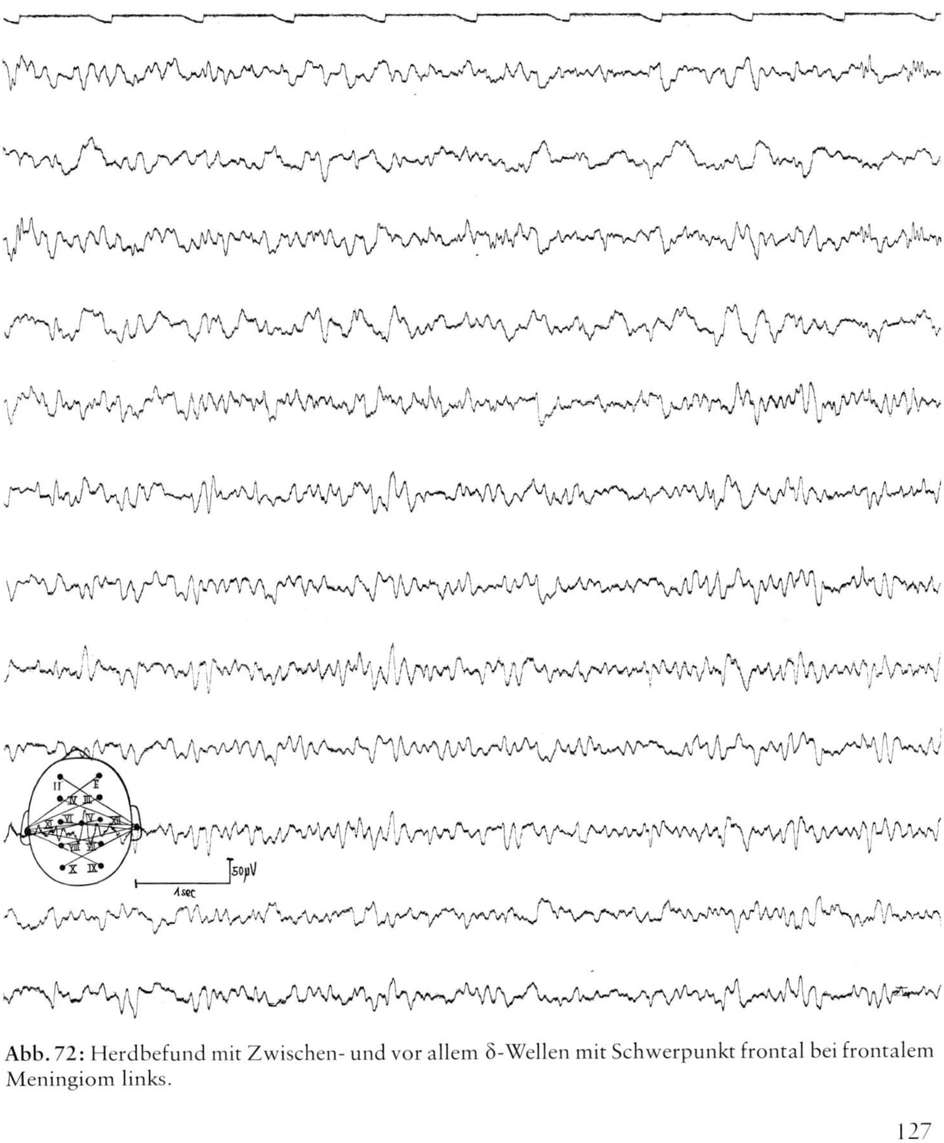

Abb. 72: Herdbefund mit Zwischen- und vor allem δ-Wellen mit Schwerpunkt frontal bei frontalem Meningiom links.

lappen erstrecken, den sogenannten Schmetterlingsgliomen, herrschen meist schwere Allgemeinveränderungen mit deutlicher Betonung der langsamen δ-Aktivität über der Frontalregion vor. Bei einseitigen Stirnhirntumoren findet man über dem entsprechenden Frontalareal in der Regel einen δ-Focus, der sich, wenn ein größeres Begleitödem vorliegt, auch auf die Nachbarschaft zur Praecentral- oder Temporalregion ausbreiten kann. Nicht selten findet man fortgeleitete δ-Rhythmen nach contralateral. Ist die Begleitreaktion noch gering, so kann aus dem EEG-Muster sogar mit einer gewissen Sicherheit auf die exaktere Lokalisation im Frontalbereich geschlossen werden. Frontodorsale Prozesse führen zu unregelmäßiger α- und Zwischenwellentätigkeit parasagittal frontal oder/und zu einem Ausbleiben oder einer Verlangsamung der β-Wellen. Bei frontotemporalen Tumoren (wie z.B. auch bei Keilbeinmeningiomen) findet man vornehmlich temporale oder temporobasale Herde. Frontobasale Geschwülste (wie z.B. Olfactoriusmeningiome) zeigen Veränderungen vor allem über dem Frontalpol oder frontotemporal und führen nicht selten zu bilateralen Anomalien.

3.3.1.2. Temporale Tumoren

Bei temporalen Tumoren (Abb. 71, 73) findet sich die größte Übereinstimmung zwischen EEG-Veränderung und Tumorlokalisation (in ca. 70%); der Rest zeigt eine Verlagerung der Herdbefunde vor allem nach frontal, weniger nach parietal. Bei starkem perifocalem Ödem zeigt sich über den gleichseitigen hinteren Hirnabschnitten nicht selten eine α-Verminderung. Öfters trifft man focale Anfallspotentiale, die sowohl im Herdbereich wie bilateral oder sogar contralateral lokalisiert sein können. Gerade bei temporalen Tumoren werden auch immer wieder Spiegelfoci beobachtet. Nach den frontalen Tumoren sind die temporalen Neoplasmen diejenigen, die am zweithäufigsten mit Allgemeinveränderungen einhergehen.

3.3.1.3. Tumoren der Centralregion

Bei Tumoren der Centralregion sind selten δ-Foci, eher focale Dysrhythmien anzutreffen. Manchmal handelt es sich um Herdbefunde mit «β-Aktivierung», die mit höheren und unregelmäßigeren β-Wellen auf der pathologischen Seite einhergehen. Die Herdveränderungen werden häufig mehr nach parietal oder temporal projeziert. Besonders häufig sind focale Anfallspotentiale (spikes, sharp waves, unregelmäßige atypische spikes and waves) zu beobachten. Allgemeinveränderungen sind eher selten.

3.3.1.4. Parietale Tumoren

Nur in ca. $^1/_3$ der Fälle gibt es eine Übereinstimmung zwischen Tumorsitz in dieser Region und der Herdlokalisation. In der Mehrzahl der Fälle projezieren sich die Herde auf die Temporalregion. Auch hier sind δ-Foci seltener als bei frontalen und temporalen Tumoren, und Allgemeinveränderungen treten zurück. Besonders bei parasagittalen Meningiomen und Astrozytomen sind oft keine EEG-Veränderungen zu konstatieren.

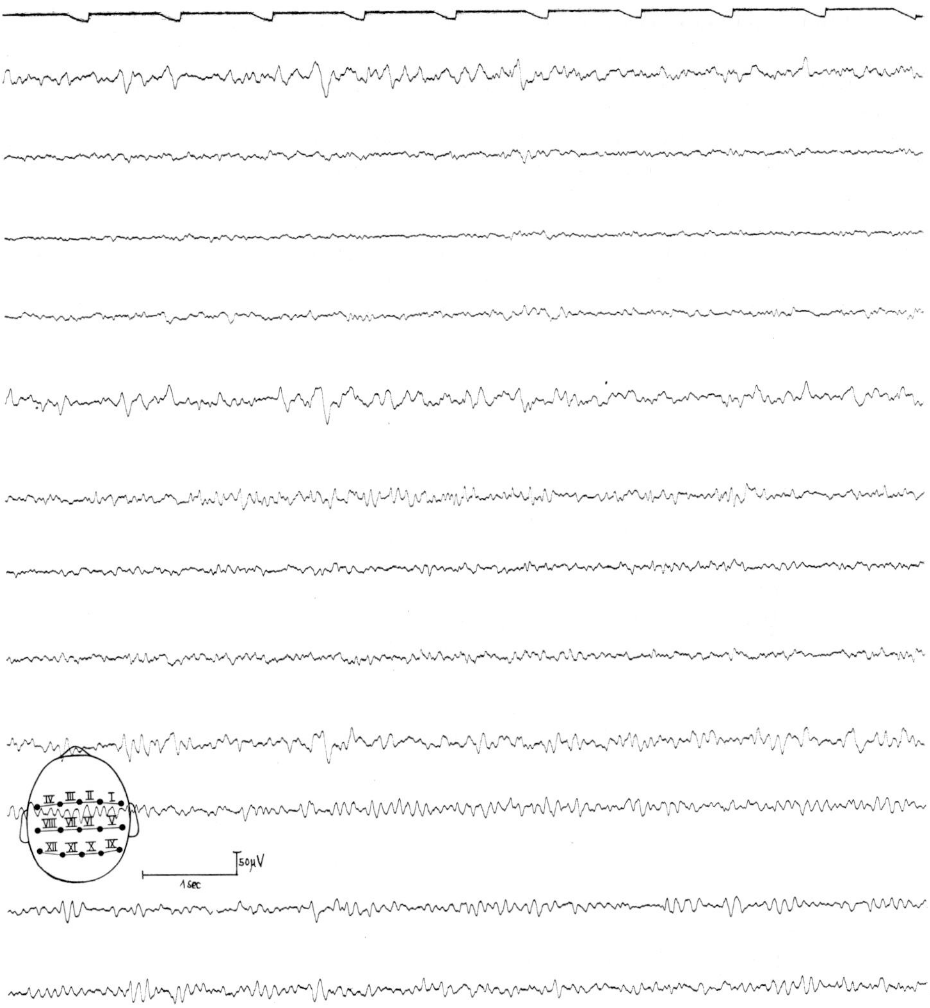

Abb. 73: Herdbefund mit focaler Dysrhythmie temporal rechts bei Temporallappenastrocytom rechts.

3.3.1.5. Occipitale Tumoren

Die occipitalen Tumoren sind die Geschwülste, bei denen die geringste Übereinstimmung zwischen Schwerpunkt der Herdbefunde und eigentlicher Tumorlokalisation besteht. Meist sind die Herdbefunde nach vorne zur Parietal- oder Parietotemporalregion verlagert, während occipital oft nur eine α-Verminderung vorgefunden wird. Besonders häufig findet man unilateral fortgeleitete δ-Wellen nach frontal und temporal.

3.3.2. Mittellinientumoren

In ca. der Hälfte der Fälle von Balkentumoren sind beidseitige EEG-Veränderungen festzustellen, die je nach Sitz mehr die vordere, mittlere oder hintere Schädelhälfte betreffen. Brechen sie nach einer Seite ins Marklager aus, können Herdbefunde auftreten, die dann zu Veränderungen führen, die den Tumoren der entsprechenden Areale gleichen. Das gleiche gilt für Tumoren des 3. und 4. Ventrikels.
Für Tumoren der Stammganglien und der Seitenventrikel wie auch im übrigen für Geschwülste im Bereich des 3. Ventrikels gelten als besonders typisch bilateral vorherrschende Zwischenwellen sowie fortgeleitete δ-Wellen-Rhythmen mit Schwerpunkt frontal, wobei die letzteren auch öfters homolateral, nur selten contralateral in Erscheinung treten. Herdbefunde sind dann zu erwarten, wenn die Tumoren auf einer Seite ins Hemisphärenmark einbrechen.

3.3.3. Basale Tumoren

Intraselläre Geschwülste sind in ca. der Hälfte bis $^2/_3$ der Fälle mit weitgehend unauffälligen EEG-Abläufen verbunden. In einer kleineren Fallzahl treten Allgemeinveränderungen mit vorherrschender Zwischenwellentätigkeit auf, die frontal betont ist. Bei Kraniopharyngeomen dagegen sind häufiger bilaterale oder sogar – je nach Ausdehnung des Prozesses – seitendifferente Veränderungen mit hochgespannten Zwischenwellen über der vorderen Schädelhälfte zu beobachten. Im Gegensatz dazu sind Tuberculum-Sellae-Meningiome eher mit normalem Kurvenablauf verbunden.

3.3.4. Tumoren der hinteren Schädelgrube

Im Gegensatz zu den Beobachtungen bei den Hemisphärentumoren ist das EEG hinsichtlich der Aussage, ob ein infratentorieller Tumor vorliegt oder nicht, wie auch im Hinblick auf eine Seitenlokalisation wesentlich unzuverlässiger und kann in seiner Aussage nur in enger Kenntnis der klinischen Daten von einem gewissen Wert sein. In ca. $^1/_3$ der Fälle von Tumoren der hinteren Schädelgrube ist das EEG normal. Nur in einem kleinen Teil der Fälle sind homo-, manchmal auch sogar contralaterale Herdbefunde mit focaler Dysrhythmie parietooccipital oder temporal vorzufinden. Wenn Allgemeinveränderungen auftreten, sind diese weniger stark ausgeprägt als bei supratentoriellen Geschwülsten, und sie haben meist ihr Ausprägungsmaximum mehr über der hinteren Schädelhälfte. Paramediane Neoplasmen führen eher zu Allgemeinveränderungen als laterale Neubildungen. Am seltensten von allen Geschwülsten sind die Akusticusneurinome mit EEG-Veränderungen verbunden (Abb. 74) (nur in ca. 15% focale Anomalien über der Parietotemporalregion). Fortgeleitete δ-Wellen treten nicht so häufig wie bei Hemisphärentumoren auf, und sie sind bei infratentoriellen Geschwülsten in der Mehrzahl bilateral und symmetrisch.

3.4. Beziehungen der EEG-Veränderungen zur Tumorart

Obgleich Sitz und Stadium der Tumorentwicklung eine sehr wesentliche Rolle für Art und Ausmaß der EEG-Veränderungen spielen, gilt doch ganz allgemein die Feststellung, daß die EEG-Veränderungen um so stärker ausgeprägt sind, je maligner das Wachstum des Neoplasmas ist.

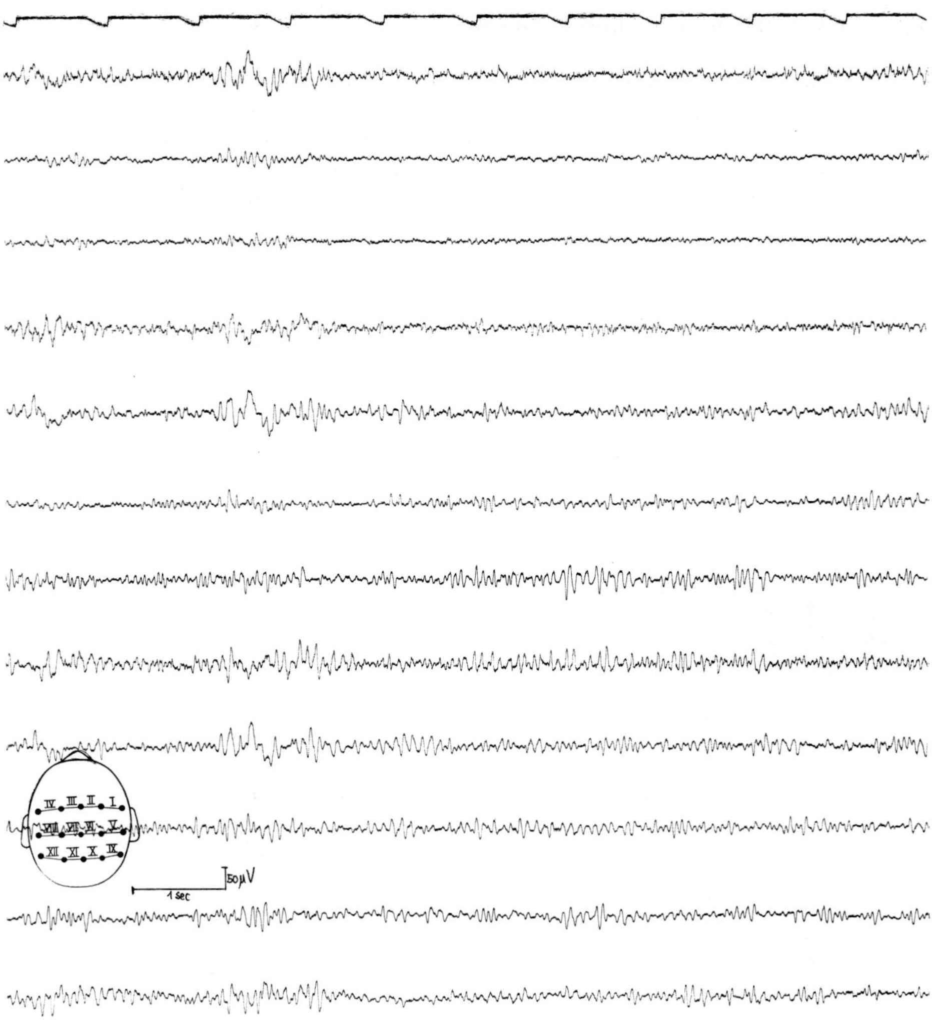

Abb. 74: Nach temporal beidseits fortgeleitete dysrhythmische Wellengruppen bei Akusticusneurinom links.

3.4.1. Maligne, rasch wachsende Tumoren

Schon im frühen Stadium ihrer Entwicklungen zeigen Glioblastome (Abb. 70), Melanome und die meisten anderen Hirnmetastasen in der Mehrzahl ausgeprägte Herdbefunde mit Zwischen- und δ-Wellen, die im späteren Stadium meist in δ-Foci übergehen, wobei im Tumorzentrum oft sehr flache träge Wellen angetroffen werden. Darüber hinaus finden sich sehr bald Allgemeinveränderungen. Krampfpotentiale sind eher selten.

3.4.2. Benigne, langsam wachsende Tumoren

Die am langsamsten wachsenden Tumoren, die Meningiome, sind in der Regel auch am spätesten mit EEG-Veränderungen verbunden. Selten trifft man δ-Foci an, meist ist die α-Grundaktivität erhalten. Astrozytome (Abb. 73, 75), Oligodendrogliome und Spongioblastome stehen auch bezüglich der EEG-Veränderungen zwischen den Glioblastomen und den Meningiomen. Bei den benignen Geschwüsten sind häufiger Krampfpotentiale anzutreffen.

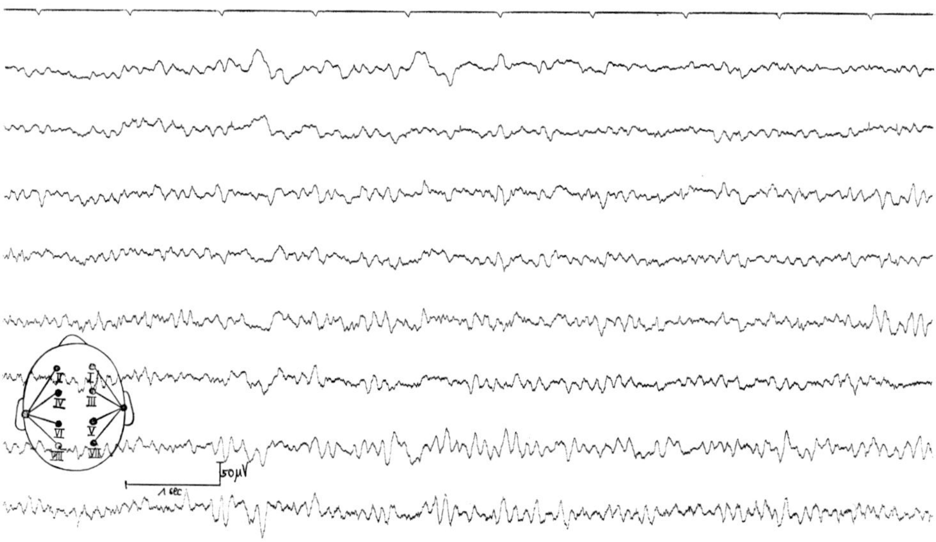

Abb. 75: Herdbefund mit Zwischen- und δ-Wellen frontal rechts bei Frontallappenastrocytom rechts.

3.4.3. Verlaufsbeobachtungen

Bleiben EEG-Veränderungen bei Hirntumoren über längere Zeit konstant oder ändern sich wenig, dann ist ein langsames Wachstum wahrscheinlich, während rasch progrediente EEG-Veränderungen für ein malignes Wachstum sprechen.

Postoperativ findet man häufig in der ersten Woche Gruppen und Serien von hochgespannten δ-Wellen, die sich jedoch bald zurückbilden. 6–8 Wochen lang sind noch stärkere focale Veränderungen nachweisbar, wobei auffällig häufig höhere und stärker ausgeprägte β-Wellen in Erscheinung treten.

Je nach Totalität des operativen Eingriffes und des Ausmaßes des Defektes bleiben mehr oder weniger ausgeprägte residuale Störungen zurück. Entwickelt sich später eine Narbenepilepsie, so kündigt sich diese nicht selten mit focalen Anfallspotentialen an. Bei wieder zunehmenden EEG-Veränderungen muß vor allem an ein Rezidiv gedacht, und es müssen entsprechende weitere diagnostische Maßnahmen eingeleitet werden.

3.5. Die EEG-Veränderungen bei Hirntumoren im Kindesalter (16, 72, 73, 267, 294, 366)

Ganz allgemein gilt, daß, je jünger die Kinder sind, um so weniger häufig EEG-Veränderungen zu erwarten sind. Treten diese aber auf, dann sind sie meist globaler als bei den Erwachsenen, so daß seltener ganz umschriebene Herdbefunde zu entdecken sind. Auch bilden sie sich nach Operationen meist wieder schneller zurück. Normale EEGs findet man vor allem bei Tumoren des caudalen Hirnstammes (z.B. Ponstumoren), während Großhirntumoren auch in der Überzahl mit EEG-Anomalien verbunden sind. Tumoren der Mittellinie und des Kleinhirnes liegen dazwischen. Allgemeinveränderungen zeigen im Gegensatz zu den Erfahrungen bei den Erwachsenen eher einen Schwerpunkt über der hinteren Schädelhälfte und temporal, wohin auch meistens die fortgeleiteten δ-Rhythmen projeziert werden. Sie treten prozentual nicht wie im Erwachsenenalter am häufigsten bei Hemisphärentumoren (bei Kindern in ca. 50%), sondern bei Kleinhirntumoren (ca. 70%) in Erscheinung. Focale Veränderungen temporal und temporooccipital und intermittierende Herdbefunde, gleich welcher Lokalisation, zeigen keine sichere Beziehung zu dort oder in der Nachbarschaft liegenden Neubildungen, sondern kommen nicht selten auch bei Mittellinientumoren und Geschwülsten der hinteren Schädelgrube vor. Nur konstante δ-Foci frontal, praecentral und postcentral sind einigermaßen zuverlässig in der Lokaldiagnose eines Hirntumors.

Mittelhirntumoren führen im Verlauf ihrer Entwicklung meist zu einem Verschlußhydrocephalus durch Kompression des Aquaeductus Sylvii. In diesem Stadium treten Allgemeinveränderungen und fortgeleitete Zwischen- und δ-Wellenrhythmen mit Schwerpunkt bifrontal auf.

Bei langsam wachsenden Ponstumoren – Astrozytomen und Spongioblastomen – findet man zunächst in der Mehrzahl der Fälle normale EEGs, was nachgerade von differentialdiagnostischer Bedeutung sein kann. Bei Glioblastomen in dieser Gegend dagegen findet man doch häufig diffuse Veränderungen mit erheblicher Zwischenwelleneinstreuung. Bei parapontinen Geschwülsten sind im Gegensatz zu den reinen Ponstumoren nicht selten focale Veränderungen, die sich nach occipital oder temporal projezieren, nachzuweisen.

Bei Kleinhirnwurmmedulloblastomen findet man in späteren Stadien häufig bilaterale dominierende δ-Wellen. Bei den langsamer wachsenden Astrozytomen der Kleinhirnhemisphären sind oft homolaterale focale langsame Wellen über der Temporooccipitalregion oder auch contralateral mehr über den vorderen Hirnabschnitten vorzufinden. Besonders häufig – worauf schon hingewiesen wurde – treten fortgeleitete δ-Rhythmen auf.

3.6. Das EEG bei nichtoperativen Behandlungsmaßnahmen bei Hirntumoren

3.6.1. Das EEG bei Strahlenschäden des Gehirnes (34, 59, 339)

EEG-Veränderungen nach Bestrahlungen des Gehirnes wegen hirneigener Tumoren wie auch wegen Metastasen oder wegen Leukämien sind verursacht durch den Grundprozeß wie auch durch die strahlenbedingten Läsionen des Gehirnes. Während der Bestrahlung kommt es häufig zu einer Verlangsamung der Grundaktivität mit Allgemeinveränderung unterschiedlicher Ursache und diffuser Dysrhythmie. Länger andauernde Allgemeinveränderungen sind meist auch mit einem organischen Psychosyndrom vergesellschaftet und ein ungünstiges prognostisches Zeichen im Hinblick auf eventuell bleibende Hirnschäden. Das EEG kann auch für die Verlaufsbeobachtung eingesetzt werden, um das Auftreten von Rezidiven zu kontrollieren, wenn wieder eine Verschlechterung sowohl von focalen wie auch diffusen Veränderungen auftritt.

3.6.2. Das EEG bei Behandlung mit Chemotherapeutica (255, 269, 403)

Unter der Behandlung mit Chemotherapeutica wie Asparaginase, CCNU, Methotrexat (systemisch und intrathekal) kann es zu z. T. erheblichen Veränderungen im EEG mit vor allem Allgemeinveränderung sowie diffuser und z. T. paroxysmaler Dysrhythmie kommen, wobei diese EEG-Veränderungen dann auch klinisch mit einem organischen Psychosyndrom bis hin zu Bewußtseinseintrübung und epileptischen Krampfanfällen korrelieren können.
Die EEG-Veränderungen unter Vincristinbehandlung sind im Kapitel 6.1. (S. 199) beschrieben.
Wie im Zusammenhang mit der Strahlentherapie kommt dem EEG auch eine Bedeutung in der Verlaufsbeobachtung zu.

4. Das EEG bei entzündlichen Erkrankungen des Zentralnervensystems

4.1. Das EEG bei Meningitiden (39, 73, 99, 122, 219, 311, 370, 371, 395)

Die bei den meisten Meningitiden zu beobachtenden mehr oder weniger stark ausgeprägten EEG-Veränderungen weisen darauf hin, daß es eigentlich kaum isolierte Meningitiden gibt, sondern daß es sich praktisch immer um eine Meningoencephalitis handelt. Dabei fällt auf, daß die Veränderungen im Kindesalter oft stürmischer und massiver sind als bei den Erwachsenen.
Bei den akut lymphozytären und eitrigen Meningitiden entsprechen die EEG-Veränderungen dem Ausmaß der cerebralen Irritationen und sind um so stärker ausgeprägt, je stärker die Beeinträchtigung des Bewußtseins ist. Bei leichteren Formen von lymphozytären Meningitiden, die zu keiner wesentlichen Bewußtseinsstörung führen, kann man manchmal sogar einen normalen EEG-Befund erheben; in der Regel findet man jedoch höchstens leichte Allgemeinveränderungen oder eine diffuse Dysrhythmie mit vermehrt eingestreuten Zwischenwellen. Bei schweren Formen (Abb. 76) lymphozytärer Meningitiden wie auch bei den bakteriellen Meningitiden sind die Veränderungen parallel zu dem Grad der Bewußtseinsstörung stärker ausgeprägt. Man beobachtet dann mäßige bis schwere Allgemeinveränderungen, z. T. mit dominierender δ-Aktivität, die ihr Maximum manchmal mehr über den vorderen, manchmal mehr über den hinteren Hirnregionen haben. Außerdem können vorübergehend focale Störungen in Erscheinung treten.
Bei der oft perakut einsetzenden Meningokokkenmeningitis findet man meist im Beginn eine dominierende δ-Aktivität mit Schwerpunkt temporal und occipital, die bald mit dem Einsetzen einer erfolgreichen Therapie in Zwischenwellen übergeht. Bei günstigem Verlauf können die Veränderungen nach ca. 1 Woche wieder verschwunden sein.
Nach Ausheilung der Meningitiden kann sich auch das EEG völlig normalisieren. Manchmal bleibt eine vermehrte β-Aktivität oder eine leichte diffuse Dysrhythmie zurück. Je massiver und je länger anhaltend die initialen Veränderungen ausgeprägt waren, um so häufiger bleiben Residualstörungen zurück. Stärkere, bleibende oder sich erneut nach einer Meningitis wieder entwickelnde Veränderungen, insbesondere focale Störun-

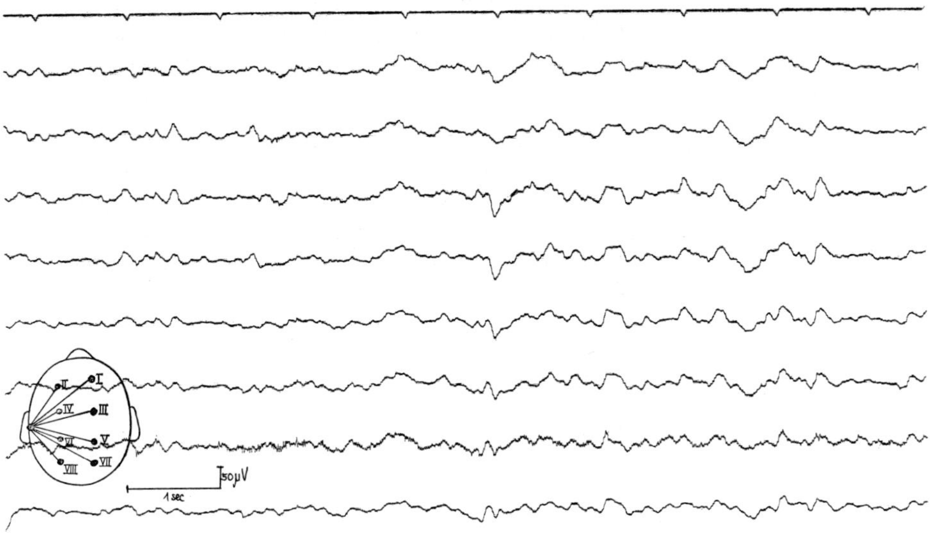

Abb. 76: Mäßige bis schwere Allgemeinveränderung bei bakterieller Meningitis.

gen, sind immer verdächtig auf die Entwicklung sekundärer Komplikationen, wobei in erster Linie eine Abszedierung in Erwägung gezogen werden muß.

Eine besondere Stellung durch ihren meist sehr langwierigen Verlauf nimmt die *tuberkuläre Meningitis bzw. Meningoencephalitis* (Abb. 77) ein. Auch bei ihr sind die Veränderungen im Kindesalter wesentlich stärker ausgeprägt als bei den Erwachsenen. Im Vordergrund stehen Allgemeinveränderungen, die um so stärker ausgeprägt sind, je stärker auch die Bewußtseinslage beeinträchtigt ist. Während die EEG-Veränderungen beim Erwachsenen kaum über eine mäßige Allgemeinveränderung hinausgehen, findet man bei den Kindern und Jugendlichen bei schweren Formen nicht selten eine Allgemeinveränderung mit δ-Dominanz, die oft parietooccipital und temporal ihr Maximum hat. Eher selten sind diffuse oder focale Anfallspotentiale zu beobachten. Fortgeleitete ϑ- oder δ-Rhythmen über der Frontalregion sind als prognostisch ungünstiges Zeichen zu bewerten und sollen vor allem bei basaler Arachnitis oder bei Ependymitis mit nachfolgendem Hydrocephalus auftreten. Focale Störungen sind meist nicht sehr ausgeprägt und flüchtig.

EEG-Verlaufskontrollen bei tuberkulöser Meningitis sind sehr wichtig, da sie neben dem Liquorbefund – insbesondere bei Kindern – oft die einzige Möglichkeit darstellen, um die Effektivität einer Behandlung zu überprüfen und zu kontrollieren. Beim Anschlagen der Therapie kommt es zu einer Frequenzbeschleunigung, die sogar manchmal der Besserung der Liquorverhältnisse vorausgeht. Umgekehrt können eine zunehmende Verschlechterung oder lang anhaltende Veränderungen im EEG ein ungenügendes bzw. uneffektives therapeutisches Vorgehen anzeigen. Im Gegensatz zu den Befunden bei den anderen Meningitiden sind nach einer tuberkulösen Meningitis – insbesondere bei Kindern – in einer großen Zahl von Fällen lange anhaltende oder sogar bleibende EEG-Veränderungen nachzuweisen. Es handelt sich dabei um mehr oder weniger stark ausgeprägte Allgemeinveränderungen und diffuse Dysrhythmien, während focale Störungen eher selten sind. Besonders lange sind Hyperventilationsveränderungen – auch bei klinisch als völlig saniert anzusehenden Patienten – vorzufinden.

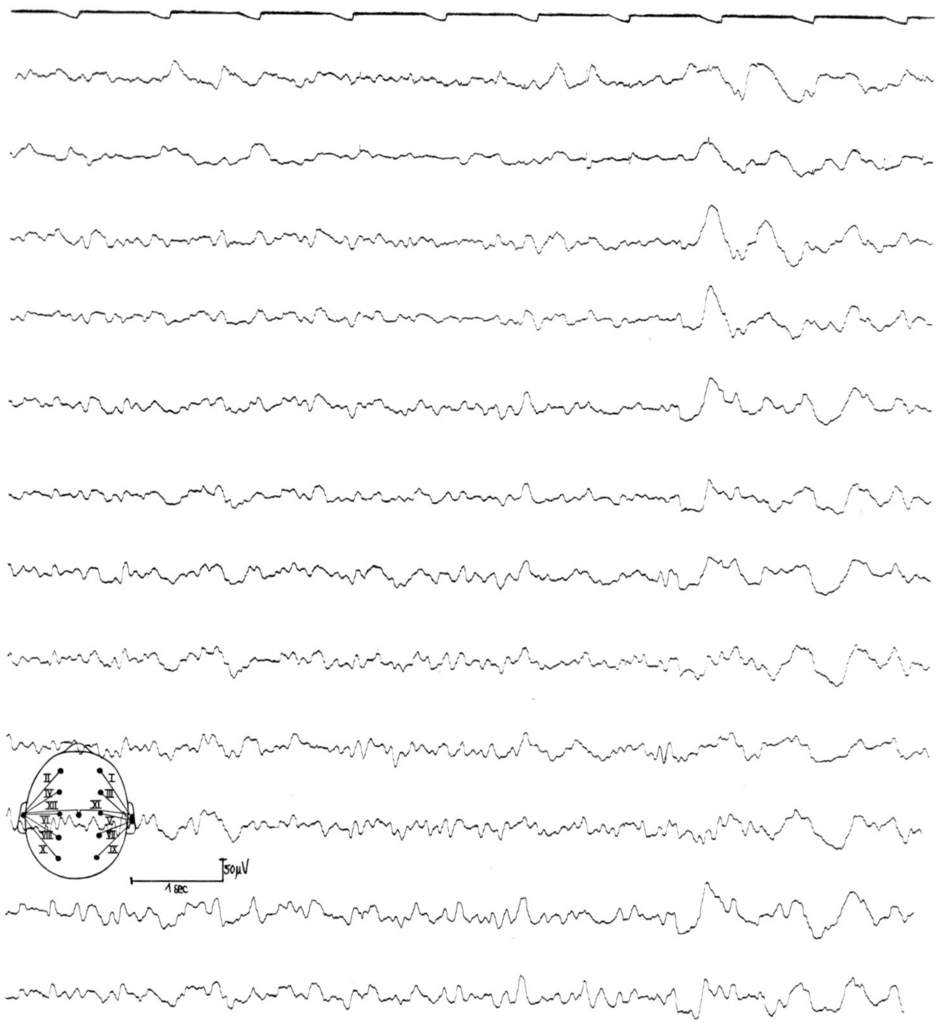

Abb. 77: Mäßige bis streckenweise schwere Allgemeinveränderung bei wechselnder Bewußtseinslage bei Tbc-Meningitis.

4.2. Das EEG bei den sporadischen Encephalitiden (39, 115, 156, 219, 311, 395)

Unter sporadischer Encephalitis versteht man im allgemeinen Gehirnentzündungen, die nicht auf einen bestimmten – oft epidemisch auftretenden – Erreger zurückgehen und keine sicheren zeitlichen Beziehungen zu einer anderen allgemeinen Infektionskrankheit zeigen. Zwar hört man oft in der Vorgeschichte, daß ein unspezifischer grippaler Infekt vorausgegangen sei, jedoch läßt sich nicht immer ein ursächlicher Zusammenhang sichern.

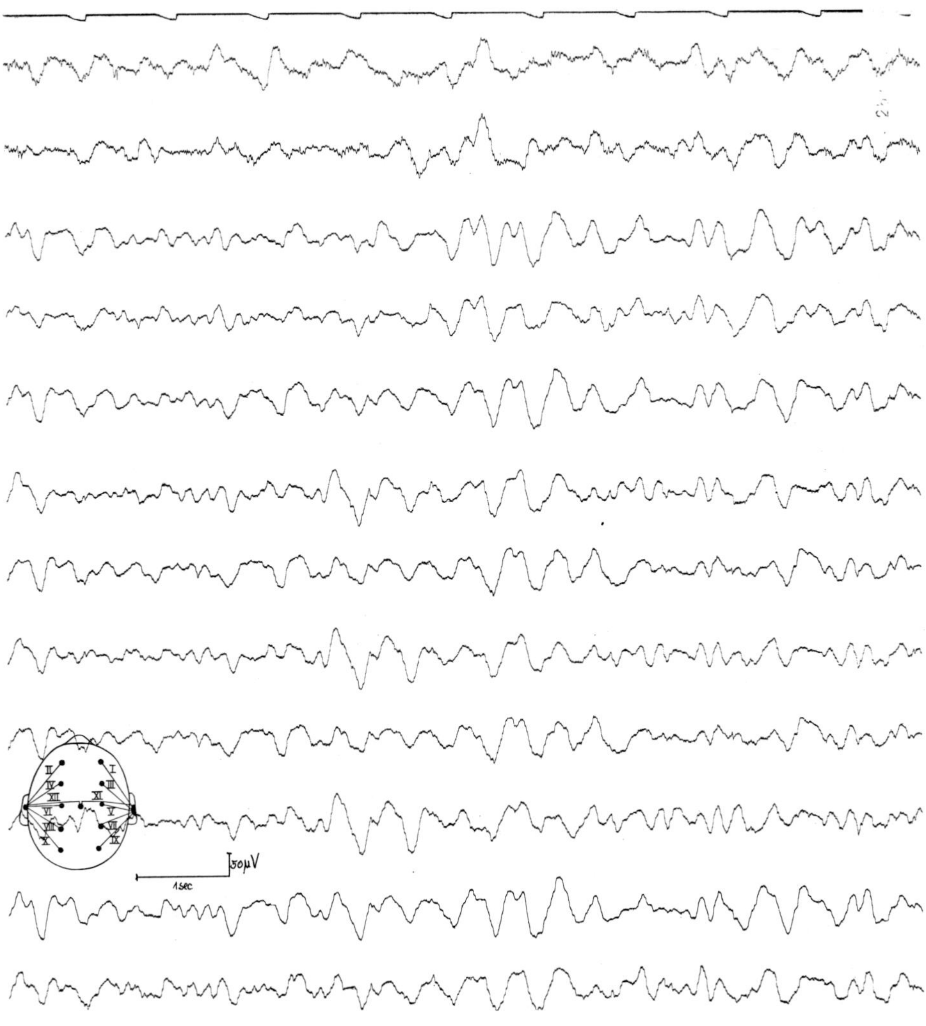

Abb. 78: Mäßige bis schwere Allgemeinveränderung bei sporadischer Encephalitis.

Wie bei den Meningitiden bzw. Meningoencephalitiden gehen die EEG-Veränderungen (Abb. 78) in etwa parallel zu der Bewußtseinslage. Darüber hinaus sind sie auch abhängig von dem Grad der Ausdehnung des entzündlichen Prozesses sowie den sekundären Komplikationen wie Hirnödem und cerebralen Kreislaufstörungen. Die leichteste Form der Allgemeinveränderung stellt die α-Verlangsamung dar, die erst im Nachhinein, wenn bei Kontrollen eine Frequenzbeschleunigung um 1,5–2 Hz oder mehr festgestellt wird, eine Aussage über eine abgelaufene cerebrale Irritation möglich macht. Das Bewußtsein ist in der Regel bei solch geringen Störungen klar erhalten. Bei schwereren Formen kommt es dagegen zu mäßiger oder schwerer Allgemeinveränderung, wobei oft paroxysmal auftretende Gruppen und Serien von fast rhythmischen, frontal betonten δ-Wellen die wechselnde Bewußtseinslage anzeigen. Sie werden als Ausdruck einer Mitbeteiligung tiefer gelegener, medialer Hirnstrukturen, besonders des Diencephalons, gedeutet.

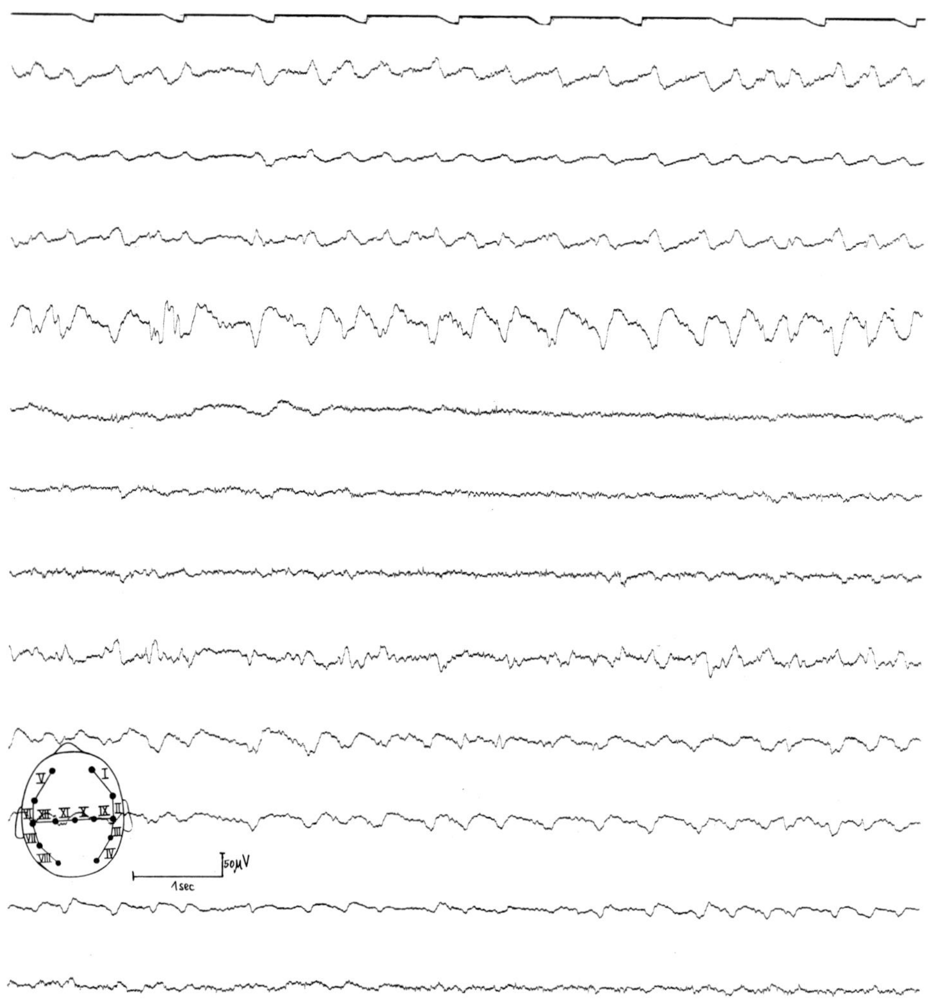

Abb. 79: Herdbefund mit δ-Focus temporal links bei sporadischer Encephalitis.

Focale Veränderungen kommen in ca. der Hälfte der Fälle vor, wobei es sich vor allem um δ-Foci handelt (Abb. 79). Manchmal werden sie erst im Stadium der Rückbildung sichtbar, da sie zuvor bei allgemeiner δ-Dominanz verdeckt waren. Foci über der Frontopraecentralregion sind häufig Krampffoci, Herdbefunde parietooccipital und temporal meist Foci langsamerer Wellen. Fortgeleitete occipitale δ-Foci können bei Hirnstammencephalitiden beobachtet werden.

Bei günstigem Ausgang bilden sich die Allgemeinveränderungen etwa nach 2–3 Monaten zurück. Sie sind meist deutlich länger als klinische Erscheinungen und Liquorveränderungen nachweisbar. Solange das EEG nicht vollständig normalisiert ist, sollte der Patient keiner stärkeren körperlichen oder geistigen Anstrengung ausgesetzt werden. Die Herdstörungen bilden sich über graduell weniger ausgeprägte Veränderungen wie focale

Dysrhythmie und α-Aktivierung zurück. Manchmal bleibt als Residuum eine occipitale α-Verminderung bestehen.
Bei Kindern bleiben die schon meist primär stärker ausgeprägten Veränderungen in der Regel länger bestehen. Auch finden sich im Gegensatz zu den Beobachtungen bei den Erwachsenen nicht selten bleibende epileptogene Foci, die auf die Entwicklung einer Residualepilepsie hinweisen können.

4.3. Das EEG bei primären Encephalitiden (19, 30, 31, 39, 58, 73, 80, 98, 112, 115, 125, 155, 219, 223, 251, 260, 296, 311, 313, 314, 316, 374, 395)

Die *Herpes simplex-* sowie die *akute hämorrhagisch-nekrotisierende Encephalitis* sind entsprechend ihrem oft deletären Verlauf mit entzündlichen Veränderungen und Nekrosen besonders im Bereich der Gyri hippocampi, der Inselregion sowie bestimmter Bezirke der Temporallappen von besonders schweren EEG-Veränderungen begleitet. Als fast pathognomonisch gelten folgende Kennzeichen: Die Hintergrundaktivität ist geprägt von langsamen δ-Wellen, die manchmal von flachen Kurvenabschnitten unterbrochen werden können. Vom 2. bis 15. Tag des Krankheitsverlaufes findet man in den meisten Fällen mit Intervallen von 1–3 Sekunden sehr periodisch auftretende sharp wave-Komplexe, die die Frontal- und Temporalregion bevorzugen und focal in Erscheinung treten können. Im Gegensatz zu den periodischen Komplexen bei der subakut sklerosierenden Leukencephalitis und ähnlichen Phänomenen bei der Jakob-Creutzfeld-Erkrankung, die über lange Zeit kontinuierlich ablaufen können, sind sie in der Regel nur bis zum 15. Tag zu beobachten und verschwinden dann, ohne daß dadurch eine klinische Besserung oder eine günstige Prognose angezeigt würde. Im Gegenteil ihr Auftauchen scheint eher einen deletären Ausgang anzuzeigen. Nicht selten findet man δ-Foci über der Temporalregion, die dann die Differentialdiagnose zu raumfordernden Prozessen, insbesondere, wenn leichte Zellzahlerhöhungen im Liquor festgestellt werden, zu der Entwicklung von Hirnabszessen stellen lassen. Umgekehrt machen derartige EEG-Muster bei entsprechenden klinischen Erscheinungen auch ohne positiven Liquorbefund die Diagnose einer Herpes simplex-Encephalitis wahrscheinlich.
Ein nachgerade spezifisches Muster zeigt die *subakut sklerosierende Leukencephalitis* (VAN BOGAERT) (Abb. 80). Es handelt sich um eine im Kindes- bis Jugendalter meist schleichend beginnende Erkrankung mit zunächst im Vordergrund stehender zunehmender Demenz. Nach vorübergehenden Phasen psychomotorischer Unruhe mit z.T. optischen Halluzinationen tritt ein Zustand von völliger Apathie ein. Später kommen neurologische Herdsymptome wie agnostische und apraktische sowie aphasische Störungen hinzu. Schon meist im Beginn der Erkrankung treten epileptische Anfälle auf, später zeigen sich choreatische Hyperkinesen und schließlich Myoklonien, die sehr regelmäßig in bestimmten Abständen ablaufen. Im EEG zeigt sich mit Fortschreiten der Erkrankung eine zunehmende Verlangsamung mit in den Endzuständen intermittierend auftretenden längeren Abschnitten von isoelektrischem Kurvenablauf. Die Veränderungen sind meist über beiden Hemisphären gleich stark ausgeprägt, können aber auch einmal Asymmetrien zeigen. Paroxysmal heben sich aus dieser Grundaktivität Wellenkomplexe heraus, die aus bi- bis polyphasischen Spitzen mit nachfolgenden Gruppen langsamerer Wellen bestehen. Die Komplexe wiederholen sich relativ regelmäßig mit einer Frequenz von vornehmlich 6–12/sec und zeigen eine Variationsbreite von 2–20/sec. Sie sind jedesmal von klonischen Zuckungen begleitet. Sie sind fast immer bilateral synchron angeordnet, nur ausnahmsweise unilateral. Manchmal findet man nur Komplexe von höher gespannten langsamen Wellen mit abnehmender Amplitude. Die Komplexe sind während einer

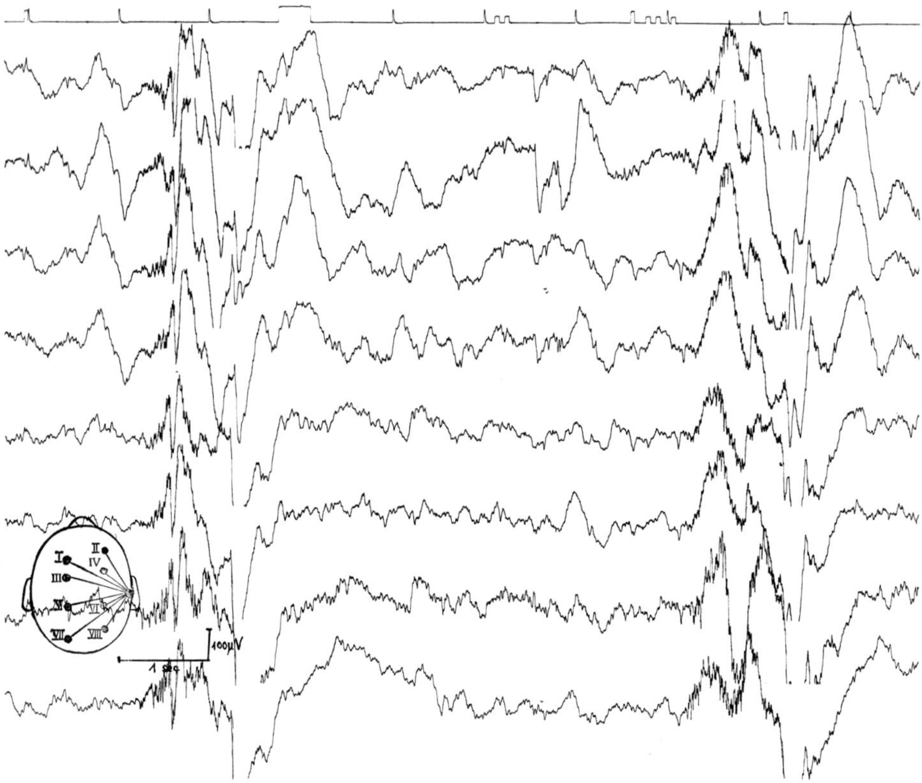

Abb. 80: EEG bei autoptisch gesicherter subakut sklerosierender Leukencephalitis (s. Text).

Ableitung kontinuierlich zu beobachten, können aber bei demselben Patienten von Ableitung zu Ableitung die Frequenz und auch die Morphologie der Graphoelemente wechseln und auch einmal vorübergehend oder gegen Ende der Erkrankung ganz verschwinden. Darüber hinaus sind auch nicht selten Krampfpotentiale mit spikes bzw. spikes mit langsamer Nachschwankung mit Betonung über den frontalen Hirnabschnitten vorzufinden. Das Schlaf-EEG verliert den typischen Aufbau. Zunächst sind nur noch 2 Muster erkennbar: entweder Abschnitte mit hochgespannten langsamen Wellen oder solche mit niedergespannter rascher Aktivität, wobei z. T. auch noch β-Spindeln erkennbar werden. In Spätstadien findet man keine Spindelaktivität und keine K-Komplexe mehr, und es herrscht dann insgesamt eine langsame hochgespannte δ-Aktivität vor. Manchmal setzen sich die o.a. periodisch auftretenden Wellenkomplexe im Schlaf fort.

Bei der *Jakob-Creutzfeld-Erkrankung* (subakute spongiöse Encephalitis), die zu den «slow-virus»-Infektionen gerechnet wird und die im mittleren bis höheren Erwachsenenalter auftritt, sind gleichfalls erhebliche EEG-Veränderungen nachweisbar. Die Erkrankung führt ziemlich rasch zu einer schnellen Demenz und geht mit Myoklonien und extrapyramidalen Symptomen einher. Das EEG zeigt mit Fortschreiten der Erkrankung eine zunehmende Allgemeinveränderung mit im Endstadium schwer desorganisierter, vorherrschender δ-Aktivität. Vorübergehend können auch Herdbefunde zur Beobachtung gelangen. Typisch, ja fast pathognomonisch sind periodische Entladungen, die meist in Abständen von 0,5–2, seltener bis 4 Sekunden in Erscheinung treten und aus vorzüglich triphasischen, seltener mono-, bi- oder polyphasischen sharp waves mit Amplituden bis 300 µV bestehen, die häufig von rhythmischen Wellen mit Frequenzen zwischen 3 und 7/sec gefolgt sind. In einem Teil der Fälle kommt es anschließend zu einer vorübergehenden Kurvendepression mit Abschnitten isoelektrischen Kurvenablaufes («burst suppression») von 0,5–1,5 sec Dauer. Die periodischen Wellengruppen sind häufig mit Myoklonien korreliert. Im Gegensatz zur subakut sklerosierenden Leukencephalitis können sie bis zum tödlichen Ausgang kontinuierlich in Erscheinung treten.

Bei der *Poliomyelitis* können in bis zu $^{3}/_{4}$ der Fälle pathologische EEG-Befunde auftreten, wobei verständlicherweise die encephalitische Form die stärksten, die rein spinale Form die geringsten Veränderungen aufweist. Je nach Schweregrad und Ausbreitung des entzündlichen Prozesses sind Allgemeinveränderungen und diffuse Dysrhythmien leichteren bis mäßigen Grades festzustellen. Selten trifft man bilateral synchrone Ausbrüche langsamer Wellen oder gar von Krampfpotentialen. Die Veränderungen bilden sich in der Regel innerhalb eines Monates wieder zurück. Bei Ableitungen in den ersten Tagen nach Poliomyelitisimpfungen konnten bisher keine EEG-Abnormitäten nachgewiesen werden.

In unseren Breiten vorkommende *Frühsommerencephalitiden* machen meist stärker ausgeprägte Veränderungen mit mäßiger bis schwerer Allgemeinveränderung und z.T. starker Amplitudenerhöhung sowie paroxysmalen Gruppen von Zwischen- und δ-Wellen. Sind solche Bilder zu beobachten, so können sie bei differentialdiagnostischen Überlegungen eher als ein Argument gegen das Vorhandensein einer Poliomyelitis verwandt werden.

Die wenigen Berichte über EEG-Ableitungen bei sporadischen Fällen von *Encephalitis lethargica* enthalten keine Besonderheiten. Beim *postencephalitischen Parkinsonismus* sind gleichfalls meist normale EEG-Kurven zu erhalten. Selbst bei Ableitung von Schaukrämpfen ergeben sich im EEG keine Auffälligkeiten. Sehr regelmäßige langsame Wellen von 6–7/sec-Frequenz (Abb. 81), die vom regelmäßigen Parkinsontremor herstammen können, werden manchmal als mäßige Allgemeinveränderung verkannt. Ihre Identifizierung als Tremorartefakte ergibt sich aus der Regelmäßigkeit der Frequenz, die mit der Zitterfrequenz übereinstimmt, und daraus, daß durch Willensanstrengung der Tremor und damit die regelmäßigen Wellen vorübergehend unterdrückt werden können.

Bei HIV-Infizierten kann eine Verlangsamung des EEG-Grundrhythmus auf 7–8/sec-Wellen eine direkte HIV-Infektion des Gehirnes anzeigen. In der Literatur wird dieses Stadium *subakute AIDS-Encephalitis*, *chronische AIDS-Encephalopathie* oder auch *AIDS-Demenz-Komplex* genannt. Die Patienten zeigen in diesem Stadium psychopathologische Auffälligkeiten wie Apathie, Interesselosigkeit, allgemeine Adynamie und bei psychologischer Testung doch auch deutliche kognitive Störungen wie mangelnde Aufmerksamkeit, Störungen der Konzentration und Merkfähigkeit. Im Liquor findet man intrathekal gebildete HIV-Antikörper. Das Ausmaß der psychopathologischen Auffälligkeiten korreliert mit der Schwere der Allgemeinveränderung im EEG. Auch ohne opportunistische Infektion sind im EEG in diesem Stadium z.T. Asymmetrien bis zu Herdbefunden erkennbar.

Vorübergehend können Allgemeinveränderungen und diffuse Dysrhythmie auch auftreten im Zusammenhang mit einer akuten Meningo-Encephalitis im Stadium der *akuten HIV-Infektion*, der erst später die Serokonversion nachfolgt, und die immer reversibel ist, aber möglicherweise schon den Beginn der ZNS-Primär-Besiedelung anzeigt.

Im Stadium der opportunistischen Infektionen sind bei der *Toxoplasmose* Allgemeinveränderungen und Herdbefunde und bei der Cryptococcen-Meningo-Encephalitis fort-

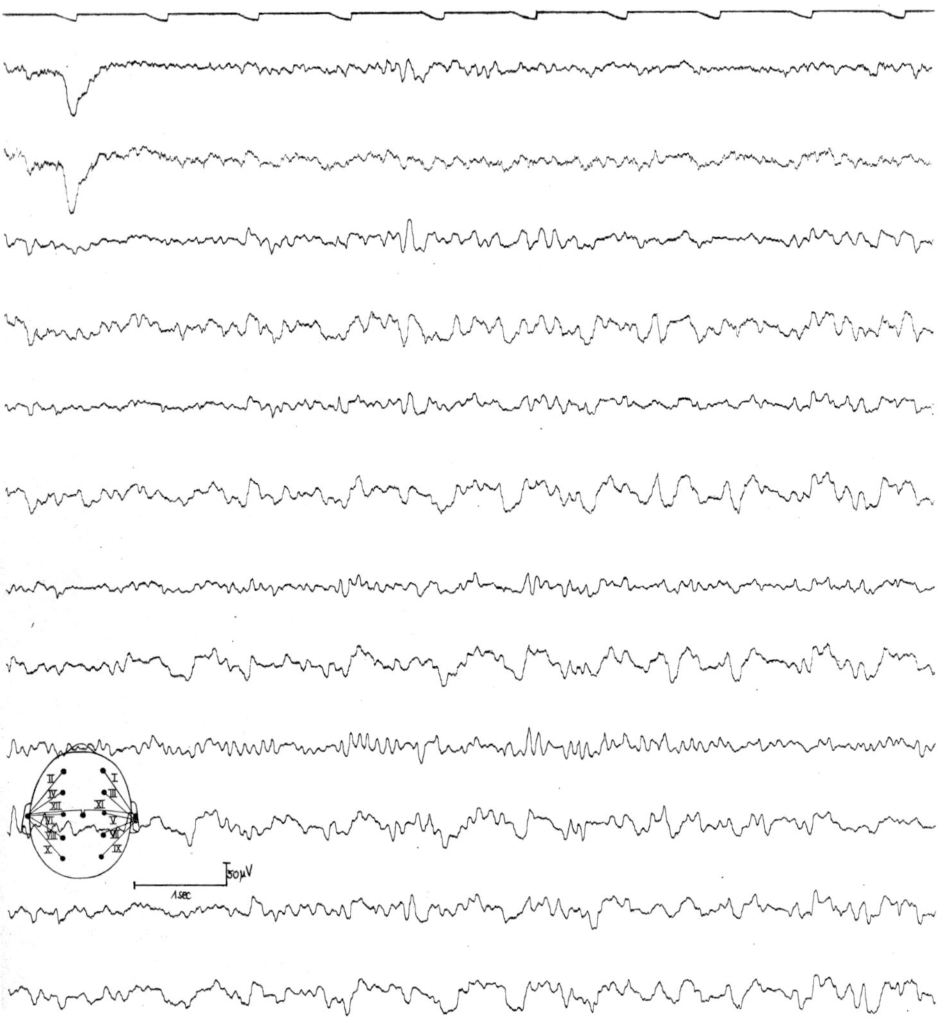

Abb. 81: Herdbefund mit δ-Focus mit Schwerpunkt von central bis occipital links bei Hirnabszeß parietal links.

schreitend eine Allgemeinveränderung zu beobachten. Bei *Lymphomen* findet man entsprechend der Lokalisation Herdbefunde. Mit Hilfe des EEGs kann in diesen Fällen ein Therapieerfolg kontrolliert werden.
Bei durch *Borrelien* hervorgerufenen Infektionen des zentralen und peripheren Nervensystemes (Bannwarth-Syndrom, Lyme's disease) sind bei encephalitischen Symptomen, aber auch ohne klinisch nachweisbare Anzeichen einer cerebralen Mitbeteiligung mehr oder weniger stark ausgeprägte Verlangsamungen der Grundaktivität im Sinne einer Allgemeinveränderung oder diffusen Dysrhythmie beschrieben worden.

4.4. Das EEG bei para- und postinfektiösen Encephalitiden (39, 73, 121, 123, 153, 219, 229, 234, 311, 313, 314, 317, 395)

Bei den para- und postinfektiösen Encephalitiden nach exanthematösen Erkrankungen des Kindesalters (z.B. Masern, Röteln, Varicellen) sowie nach Mumps handelt es sich meistens um sogenannte perivenöse Encephalitiden. Manchmal können sie sich jedoch bei den gleichen Erkrankungen als hochakute Krankheitsbilder nach Art von sero-hämorrhagischen Encephalitiden mit Nekrosen und diffusen Hämorrhagien manifestieren. Im EEG sieht man anfänglich hohe polyrhythmische δ-Wellen, von denen sich sehr bald bilateral synchrone rhythmische δ-Wellengruppen über den vorderen Hirnregionen abheben. Mit dem Abklingen der Erkrankung kommt es zu einer Frequenzbeschleunigung mit Übergang in dominierende Zwischenwellentätigkeit, bis dann nach einigen Wochen, nicht selten sogar erst nach Monaten, sich wieder eine α-Grundrhythmusaktivität einstellt. Über Jahre können dysrhythmische Störungen über den hinteren Hirnregionen mit einzelnen und gruppiert auftretenden höher gespannten und z.T. steileren Zwischenwellen sowie über der Temporalregion mit δ-Wellengruppen persistieren. Auch bei völlig normalisiertem Ruhe-EEG können noch über Jahre oder sogar bleibend Veränderungen unter Hyperventilation als Hinweis auf eine erhöhte Vasolabilität in Erscheinung treten.

Gerade im Beginn der Erkrankungen können focale oder generalisierte Krampfpotentiale mit spikes, sharp waves oder auch meist irregulären spikes and waves zur Beobachtung gelangen. Sie können nur ein vorübergehendes Phänomen darstellen oder auch fortbestehen und mit einer oft nach Jahren sich entwickelnden focalen oder generalisierten postinfektiösen Epilepsie korrelieren. Auch Foci mit langsamen Wellen können auftreten. Meist verschwinden sie bald. Manchmal persistieren sie, sind mit einem Krampffocus verbunden und weisen dann auf die Entwicklung einer symptomatischen Epilepsie hin.

Selbst bei bezüglich einer cerebralen Irritation klinisch unauffälligen Kindern können bei ansteckenden Kinderkrankheiten im EEG in der akuten oder postakuten Phase Allgemeinveränderungen und δ-Rhythmen beobachtet werden: am häufigsten bei Masern (in ca. der Hälfte der Fälle), auffällig oft jedoch auch bei Mumps (in ca. $^1/_3$ der Fälle), Varicellen und Scharlach (in ca. $^1/_5$ der Fälle) und bei Röteln (in ca. $^1/_{10}$ der Fälle).

Auch beim Typhus abdominalis können leichte bis mäßige Allgemeinveränderungen beobachtet werden, ohne daß die Patienten klinisch schwerere cerebrale Symptome aufweisen. Beim Vollbild der Typhusencephalitis kann sich auch eine schwere Allgemeinveränderung und/oder eine paroxysmale Dysrhythmie mit fortgeleiteten Deltawellenrhythmen ausbilden.

Bei herdförmig-metastatischen para- bzw. postinfektiösen Encephalitiden wie bei Malaria, Toxoplasmose, Cysticercose, Pilzinfektionen wie Histoplasmose, Blastomycose und Cryptococcose, bei Filariose, Brucellosen, Trichinose sind neben den Allgemeinveränderungen und diffusen Dysrhythmien vermehrt focale Veränderungen nachweisbar.

Bei der *Chorea minor* können initial Allgemeinveränderungen, aber auch paroxysmale Dysrhythmien mit δ-Wellengruppen auftreten. Als besonders typisch gelten Zwischenwellen mit einer Frequenz von 4–6/sec, die meist rhythmisch, z.T. paroxysmal bilateral synchron ablaufen.

Bei der *postvaccinalen Encephalitis* (nach Pockenschutzimpfung) findet man in der akuten Phase Allgemeinveränderungen, z.T. schwereren Grades, sowie nicht selten Herdbefunde mit hochgespannten langsamen Wellen, die die temporalen und hinteren Hirnregionen bevorzugen. In ca. $^2/_3$ der Fälle oder sogar noch häufiger treten Anfallspotentiale in Erscheinung, die focal oder generalisiert angeordnet sein können. Findet

man nach einer fieberhaften Impfreaktion längere Zeit noch EEG-Veränderungen, so kann, auch wenn klinisch sich dafür kein sicherer Anhalt ergeben hat, eine abgelaufene Impfencephalitis angenommen werden. Diese Aussage ist insofern von Bedeutung, als sich daraus entschädigungspflichtige Konsequenzen ergeben. Nach schwereren Impfencephalitiden bleiben meist erhebliche Defektsyndrome zurück. Handelt es sich dabei um ein organisches Psychosyndrom und extrapyramidale Bewegungsstörungen, dann findet man im EEG in der Regel keine Abnormitäten, höchstens mehr diffuse Störungen. Bei klinisch faßbaren Halbseitensymptomen und symptomatischen Epilepsien sind dagegen vor allem focale Erscheinungen, oft mit Krampffoci, nachweisbar.
Nach anderen Schutzimpfungen wie gegen Masern, Keuchhusten oder Poliomyelitis bleibt das EEG in der Regel normal.

4.5. Das EEG bei postinfektiösen Encephalopathien (39, 69, 115, 219, 311, 314, 395)

Im Einzelfall ist es oft schwierig zu entscheiden, ob es sich bei den cerebralen Komplikationen im Rahmen ansteckender Kinderkrankheiten um eine para- bzw. postinfektiöse Encephalitis oder um eine toxische Encephalopathie mit sekundärer Reaktion des Gehirnes auf die Allgemeinerkrankung handelt. Grundsätzlich kann jedoch gesagt werden, daß bei den diffusen toxischen Encephalopathien sich die EEG-Veränderungen, die denen des akuten Stadiums der para- und postinfektiösen Encephalitiden ganz gleichen können, meist schneller zurückbilden, so daß sie die klinischen Erscheinungen kaum überdauern. Dagegen sind die EEG-Veränderungen bei focalen postinfektiösen Encephalopathien (z.B. als Folge von funktionellen vaskulären Störungen, Embolien, lokalen Thrombosen und Phlebitiden) meist schwerwiegender und länger andauernd. Neben Allgemeinveränderungen sind hierbei insbesondere Herdbefunde, z.T. mit Krampffoci, zu beobachten. Als Residuum bleiben nicht selten epileptogene Foci oder paroxysmale Dysrhythmien mit Mustern nach Art der Petit mal-Varianten. Als ein typisches Beispiel einer postinfektiösen Encephalopathie kann die Pertussisencephalopathie gelten. In der akuten Phase kann man schwere Allgemeinveränderungen mit z.T. δ-Dominanz beobachten, wobei 2 unterschiedliche Muster unterschieden werden können: Einmal ein Muster mit sehr unregelmäßigen δ-Wellen, die z.T. von schnelleren Zwischenwellen überlagert werden, zum anderen sehr regelmäßige, durch Augenöffnen blockierbare δ-Wellen. Die Rückbildung kann Monate dauern. Als Residuen können focale Veränderungen sowie anfallsspezifische Potentiale, herdförmig oder auch generalisiert, in Erscheinung treten.

4.6. Das EEG bei multipler Sklerose (39, 323, 395)

Bei der multiplen Sklerose sind in ca. $^{1}/_{3}$ der Fälle pathologische EEGs vorzufinden. Es handelt sich dabei zu je etwa einem Drittel um Allgemeinveränderungen, um Herdbefunde oder um eine Kombination von beiden Abnormitäten. Nur relativ selten sind paroxysmale Störungen und anfallsspezifische Potentiale. Die Veränderungen sind meist instabil und häufig wechselnd. Man findet häufiger pathologische EEG-Befunde bei Symptomen, die auf mehrere Entmarkungsherde zu beziehen sind, als wenn nur unifocale klinische Symptome vorhanden sind. Bezüglich der Prognose ist das Vorhandensein von EEG-Veränderungen eher als ungünstiges Zeichen zu bewerten.

4.7. Das EEG bei der Neurolues (39, 301, 304, 311, 395)

Bei der *Lues cerebro-spinalis* finden sich im akuten Stadium entsprechend den klinisch faßbaren Halbseitensymptomen focale Veränderungen wie bei cerebrovaskulären Erkrankungen, die vom δ-Focus in der akuten Phase bis zur focalen Dysrhythmie und α-Aktivierung im Abklingstadium reichen. Darüber hinaus können in schweren Fällen auch leichte Allgemeinveränderungen oder eine diffuse Dysrhythmie in Erscheinung treten. Im Stadium der Ausheilung kann das EEG völlig normal sein oder leichte, meist diffuse Anomalien aufweisen.

Bei der *progressiven Paralyse* werden in der Hälfte der Fälle pathologische Befunde beobachtet. Dabei hängt bis zu einem gewissen Grade das Auftreten wie auch das Ausmaß der zu beobachtenden Veränderungen vom Alter, der Aktivität des Krankheitsprozesses und der Art des psychopathologischen Bildes ab. Vor allem sind leichte bis mäßige Allgemeinveränderungen mit über den vorderen Hirnregionen betonter Dysrhythmie zu beobachten, wobei sich die langsamen Wellen über den vorderen Hirnabschnitten zu rhythmischen Gruppen und Serien formieren können, was Penin als «Parenrhythmie» beschrieben hat. Vorübergehende focale Veränderungen können bei der Lissauerschen Herdparalyse gesehen werden. Pathologische Hirnstrombilder findet man vor allem bei noch aktiven Prozessen mit dem typischen Liquorsyndrom der progressiven Paralyse (erhöhte Gesamteiweißwerte mit relativer Vermehrung der γ-Globuline). Bei jüngeren Patienten und bei der stumpfdementen Form der progressiven Paralyse sind eher und stärkere EEG-Veränderungen als bei älteren Kranken und bei den expansiven Formen zu erwarten. Im Stadium der Ausheilung ist das EEG meist unauffällig, und man kann bei einer erfolgreichen Behandlung mit Penicillin bzw. Malariakur nicht selten eine Normalisierung des Kurvenablaufes beobachten.

4.8. Das EEG bei Hirnvenen- und -sinusthrombose und -thrombophlebitis (31, 39, 158, 162)

Blande bzw. entzündliche Thrombosen der Hirnsinus- und Hirnvenen führen je nach Ausmaß und Lokalisation des Gefäßverschlusses zu mehr oder weniger ausgeprägten Abflußbehinderungen mit nachfolgenden Malacien und Hämorrhagien. Dementsprechend sind EEG-Veränderungen unterschiedlichen Grades und Ausmaßes zu beobachten. Es besteht eine recht gute Parallelität zwischen der Schwere der EEG-Veränderungen und dem klinischen Bild. Im Vordergrund stehen meist Allgemeinveränderungen, wobei gerade der Schweregrad der Allgemeinveränderung ziemlich exakt das Ausmaß der Funktionsstörungen anzeigt, d.h. bei schwereren Verlaufsformen herrschen δ-Wellen, bei leichteren ϑ- oder gar nur langsame α-Wellen vor. Nicht selten sind generalisierte Krampfpotentiale in Form von sharp waves, spikes und vereinzelt auch atypischen spikes and waves zu beobachten. Oft treten über den vorderen Hirnabschnitten intermittierende rhythmische δ-Wellengruppen und -serien auf, die bei verstärkter Abflußhinderung in eine konstante δ-Aktivität übergehen können.

Focale Veränderungen sind vor allem über der Parietalregion und benachbarten Arealen (Parietotemporal- und Parietooccipitalregion) lokalisiert und weniger temporal oder über den vorderen Hirnabschnitten anzutreffen. Nicht selten handelt es sich dabei um Herdbefunde mit Kurvendepression, denen oft größere Erweichungs- oder Blutungsherde zugrunde liegen. Focale Krampfpotentiale, die gleichfalls öfters vorzufinden sind, verteilen sich dagegen in etwa gleichmäßig über die vorderen, temporalen und parietalen Hirn-

abschnitte. Besonders typisch ist die Flüchtigkeit der Herdbefunde und ihre Variabilität bezüglich der Lokalisation.
Bei Thrombosen des Sinus sagittalis superior mit Abflußbehinderung der corticalen Venen sind die Veränderungen vor allem über der Parietal-, Parietotemporal- und Parietooccipitalregion lokalisiert, während bei Verschlüssen der inneren Hirnvenen nicht selten nach frontal und frontotemporal fortgeleitete δ- und Zwischenwellenrhythmen in Erscheinung treten. Bei Sinus-cavernosus-Thrombosen sind meist normale EEGs oder in schwereren Fällen lediglich leichte Veränderungen über den vorderen Hirnarealen vorzufinden.
Im weiteren Verlauf kommt es bei einer Verschlechterung des Krankheitsbildes zu einer Verstärkung der Allgemeinveränderung, die praefinal in eine ausgedehnte allgemeine Kurvendepression übergehen kann, sowie zu schwereren und ausgedehnteren, nicht selten multiplen Herdstörungen. Bei Rückbildung des Krankheitsprozesses tritt vor allem eine Frequenzbeschleunigung ein, wobei in diesem Stadium dann sich manchmal erstmals Herdstörungen abzeichnen. Auch nach klinischer Abheilung sind häufig EEG-Residuen leichteren Grades zu beobachten, wobei es sich in der Mehrzahl der Fälle um leichtere Herdbefunde, manchmal auch focale Krampfaktivität verbunden mit einer symptomatischen Epilepsie, handelt.

4.9. Das EEG bei Hirnabszessen (187, 192, 201, 266, 332, 355)

Hirnabszesse (Abb. 81) führen im Stadium ihrer Ausbildung meist zunächst zu erheblichen Allgemeinveränderungen, ganz gleich, ob es sich um fortgeleitete Abszesse von rhino- oder otogenen Eiterungen oder um durch hämatogene Aussaat entstandene Absiedelungen handelt. Mit zunehmender Abkapselung des Abszesses bilden sich die Allgemeinveränderungen zurück, und es zeigen sich die focalen Störungen, wobei sich vor allem δ-Foci oder sogar focale Kurvendepressionen entwickeln. Im Randgebiet des Herdbefundes kommen nicht selten focale Anfallspotentiale vor. Sowohl die Allgemein- wie die Herdstörungen sind bei fortgeleiteten Prozessen meist stärker ausgeprägt als bei Spätkomplikationen nach offenen oder geschlossenen Schädelhirnverletzungen. Bei den fortgeleiteten otogenen Abszessen sind in der Regel ausgedehnte und schwere Herdbefunde über den entsprechenden Temporal- und Temporobasalregionen vorzufinden. Nicht selten herrschen focale Subdeltawellen vor. Bei rhinogenen Abszessen sind die Veränderungen uni- oder manchmal auch bilateral frontal lokalisiert, wobei nicht selten bei sehr unregelmäßigen langsamen Wellenschwankungen eine Abgrenzung gegenüber Artefakten Schwierigkeiten bereiten kann. Bei Kleinhirnabszessen sind oft keine focalen Störungen, dagegen eher schwere Allgemeinveränderungen nachweisbar.

5. Das EEG bei degenerativen Erkrankungen des Gehirnes

5.1. Das EEG bei den angeborenen metabolischen Störungen des Gehirns (17, 39, 57, 73, 76, 89, 94, 163, 166, 259, 299, 312, 352, 354)

In den letzten Jahren ist es gelungen, zahlreiche angeborene Stoffwechselstörungen («inborn errors») des Gehirns in ihrer Genese genau zu erfassen, so daß die angeborenen und frühkindlichen Cerebralparesen und Schwachsinnsformen in viele Untergruppen aufgeteilt werden können. Die größte Gruppe stellen die *Eiweißstoffwechselstörungen* dar, von denen u.a. die Phenylketonurie (M. Fölling), die Alkaptonurie, die Ahornsirupkrankheit, die Vitamin B_6-Mangelerkrankung und das Lowe-Syndrom anzuführen sind. Unter den *Fettstoffwechselstörungen* (Lipoidosen) sind vor allem der M. Gaucher, die Nieman-Pick'sche Erkrankung sowie der M. Tay-Sachs zu erwähnen. Zu den Speicherkrankheiten zählen auch die progressiven Myoklonusepilepsien mit Mucopolysaccharidablagerungen in den cerebralen Ganglienzellen. Ganz allgemein gilt, daß das EEG keine Differenzierung der einzelnen Stoffwechseldefekte zuläßt, sondern eher einen Eindruck über das Ausmaß der cerebralen Funktionsstörung und damit des Reifegrades des kindlichen Gehirnes vermittelt.

Die am meisten mit dem EEG untersuchte Erkrankung aus der Gruppe der Eiweißstoffwechselstörungen ist die *Phenylketonurie*. Hier kommt es durch eine Blockierung der Phenylalaninparaldehydroxylase zu einer Verwertungsstörung des Phenylalanins mit toxischer Einwirkung auf das Gehirn mit nachfolgendem schweren Schwachsinn und häufig epileptischen Krampfanfällen. In über 80% der erkrankten Kinder sind pathologische Hirnstromwellenbilder zu beobachten. Ganz im Vordergrund stehen dabei krampfspezifische Veränderungen. Im Alter unter 2–3 Jahren handelt es sich dabei häufig um eine Hypsarrhythmie, während bei älteren Kindern sich dann die Anfallspotentiale mehr zu paroxysmalen Gruppen und Serien von slow spikes and waves oder atypischen spikes and waves formieren. In jedem Alter können jedoch auch multiple Krampffoci beobachtet werden. Die Hintergrundaktivität ist meist im Sinne einer Allgemeinveränderung bzw. diffusen Dysrhythmie verlangsamt bis hin zur vorherrschenden Zwischen- und δ-Aktivität. Die β-Aktivität kann vermehrt sein. Als besonders typisch gelten Veränderungen des Schlaf-EEGs: Während bei normalen Säuglingen sich erst in der 4. bis 7. Woche Schlafspindeln entwickeln, zeigen Kinder mit einem M. Fölling schon in der 1. Woche Schlafspindeln, die gegenüber dem normalen Muster aber häufiger und mit höheren Amplituden auftreten. Außerdem treten sehr frühzeitig und bis ins frühe Jugendalter hinein eigenartige Komplexe in Erscheinung, die sich aus steil ablaufenden Spindeln in Kombination mit K-Komplexen zusammensetzen, die polyspikes mit einer langsamen Nachschwankung ähneln. Darüber hinaus sind im Schlaf vermehrt Anfallspotentiale mit spikes and sharp waves zu beobachten. Bei einer erfolgreichen Behandlung mit frühzeitigem Einsetzen einer phenylalaninarmen Diät kann sich das EEG mit Rückbildung der Krampfaktivität sowie der Allgemeinveränderung und einer Angleichung des Schlafmusters an altersentsprechende Befunde normalisieren.

Beim *Lowe-Syndrom* (oculo-cerebro-renales-Syndrom), das gleichfalls zu einem Intelligenzdefekt und zu einem deutlichen Rückstand der körperlichen Entwicklung führt, findet man schon ab dem 1. Lebensjahr bei normaler Grundaktivität mit Maximum über den mittleren, hinteren und temporalen Hirnabschnitten schnelle β-Wellen mit Frequenzen um 25–32/sec, die sich z.T. zu Gruppen mit hohen Amplituden formieren.

Bei den *Vitamin B_6 (Pyridoxin)-abhängigen Krämpfen* sind im EEG auf dem Hintergrund von meist erheblichen Allgemeinveränderungen multifocale oder generalisierte Anfallspotentiale nachzuweisen, wobei sogar manchmal Muster wie bei einer Hypsarrhythmie entstehen. Nach genügender Pyridoxinzufuhr normalisiert sich das EEG.

Bei der *infantilen Form der amaurotischen Idiotie nach Tay-Sachs* besteht die Grundaktivität meist aus langsamen Wellen aus dem Zwischen- und δ-Wellenbereich. Paroxysmal treten auf diesem Hintergrund generalisierte oder auch manchmal multifocale δ-Wellenrhythmen oder in besonders typischer Weise triphasische, hochgespannte langsame Komplexe auf, in die spikes oder sharp waves eingelagert sind, die den langsamen Schwankungen vorausgehen, folgen oder ihnen superponiert sein können. Diese Paroxysmen zeigen keine zeitliche Periodizität, sind von Fall zu Fall andersgestaltet und sind selbst bei dem gleichen Patienten oft von Ableitung zu Ableitung variabel. Bei der juve-

nilen Form der amaurotischen Idiotie (Spielmeyer-Vogt) sind die Allgemeinveränderungen weniger stark ausgeprägt, während die beschriebenen paroxysmalen Veränderungen auch hier den Kurvenablauf bestimmen.
Gleichsam eine Spätform der amaurotischen Idiotie stellt die Kufs'sche Erkrankung mit Beginn um das 30. Lebensjahr dar, die sich in 2 Spielformen manifestiert: entweder als progressive Myoklonusepilepsie mit zunehmender Demenz und Ataxie oder lediglich als fortschreitende Demenz mit cerebellarer Ataxie und/oder extrapyramidal-motorischen Symptomen vorwiegend in Form von Hyperkinesen. Das EEG zeigt bei beiden Typen eine Verlangsamung der Grundaktivität mit Allgemeinveränderungen und diffuser Dysrhythmie sowie bei der Myoklonusepilepsie generalisierte spike and waves-Entladungen. Besonders charakteristisch für den Myoklonusepilepsietyp ist der hohe Grad an Photosensibilität insbesondere bei niederen Frequenzen von 1–2 Hz.
Bei den *progressiven Myoklonusepilepsien* können nach DIEBOLD vom Erbgang und klinischen Bild her 4 Typen unterschieden werden, wobei sicherlich insbesondere die Typen 3 und 4 ätiologisch nicht einheitlich sind und sich dahinter auch Speicherkrankheiten wie die Kufs'sche Erkrankung oder mitochondriale Encephalomyopathien verbergen können.

1. Die autosomal recessiv erbliche Hauptform vom Typ Lafora, die meist im Alter von 12–17 Jahren beginnt und relativ rasch nach 3–10jähriger Verlaufsdauer zum Tode führt. Neben Myoklonien entwickeln sich meist ein epileptisches Anfallsleiden, psychotische Episode, eine progrediente Demenz sowie neurologische Symptome.

2. Die autosomal recessiv erbliche Spätform des Typs Lafora setzt zwischen dem 17. und 33. Lebensjahr ein, hat einen längeren Krankheitsverlauf mit geringer ausgeprägten Symptomen. Bei diesen beiden Typen finden sich Mucopolysaccheridablagerungen in den Ganglienzellen des Zentralnervensystems, wobei alle Abschnitte betroffen sein können.

3. Die autosomal recessiv erbliche Form mit degenerativen Veränderungen extrapyramidaler und cerebellarer Neuronensysteme. Der Beginn der Erkrankung liegt vorwiegend zwischen dem 10. und 14. Lebensjahr, die Verlaufsdauer geht über 10–25 Jahre.

4. Die autosomal dominant erbliche Form mit degenerativen Zentralnervensystemveränderungen (Ammonshorn, Großhirn- und Kleinhirnrinde, Pallidum, zentrale Kerne und Vorderstränge des Rückenmarkes). Die Erkrankung setzt meist in der späten Kindheit ein und zeigt eine sehr langsame Progredienz.

Im EEG zeigen die 4 verschiedenen Typen gleichfalls einige, allerdings nicht pathognomonische Unterschiede. Beim 1. Typ findet man schon vor der klinischen Manifestation Allgemeinveränderungen und krampfspezifische Entladungen. Mit Fortschreiten der Erkrankung nimmt die Allgemeinveränderung zu, so daß in Spätstadien langsame Zwischen- und δ-Wellen dominieren. Manchmal sind 4/sec-Rhythmen occipital zu konstatieren, die durch Augenöffnen blockiert werden. Auffällig häufig sind über den vorderen Hirnabschnitten betonte β-Wellen nachzuweisen. Bei den meisten Fällen imponieren paroxysmale, bilateral-synchrone Ausbrüche von atypischen spikes bzw. polyspikes and waves-Komplexen, die in der Regel über den vorderen Hirnabschnitten betont sind. Seltener sind spikes-Paroxysmen oder lediglich Gruppen von hochgespannten steileren δ-Wellen anzutreffen. Je häufiger die Myoklonien ablaufen, um so zahlreicher sind die EEG-Paroxysmen, ohne daß eine strenge zeitliche Korrelation zwischen den Myoklonien und EEG-Ausbrüchen festgestellt werden kann. Durch Photostimulation sind sowohl die Myoklonien wie auch die EEG-Paroxysmen zu aktivieren.

Bei den Typen 2 und 3 sind die Allgemeinveränderungen im EEG weniger stark ausgeprägt, und es finden sich gleichfalls paroxysmale Veränderungen, wobei es sich beim Typ 2 vor allem um Einzelspikes oder spikes-Gruppen handelt. Beim letzten Typ kann die Grundaktivität normal oder – wie es meist der Fall ist – nur wenig verlangsamt sein. In manchen Fällen findet man vermehrt eingestreute β-Wellen. In einem Teil der Fälle sind paroxysmale Veränderungen mit polyspikes-wave-Komplexen, atypischen Steilwellen oder Einzelspikes vorzufinden.

Die *Dyssynergia cerebellaris myoclonica (Ramsay-Hunt)* zeigt wie die Myoklonusepilepsien eine deutliche, allerdings recht langsame Progredienz und ist von Myoklonien geprägt. Allerdings stellen epileptische Anfälle kein unabdingbares Symptom dar, und die Demenz tritt eher zurück. Eine das Krankheitsbild auszeichnende Symptomatik ist die meist schwere cerebellare Ataxie. In Einzelfällen der Ramsay-Huntschen Erkrankung können normale Hirnstrombilder beobachtet werden. Meist finden sich bei leichten bis mäßigen Allgemeinveränderungen paroxysmale Ausbrüche von spikes bzw. polyspikes bzw. polyspikes and waves, die mit den zu beobachtenden Myoklonien korreliert sein können. Je häufiger die paroxysmalen Ausbrüche auftreten, um so geringer ist die Grundaktivität verlangsamt.

Dem Ramsay-Hunt-Syndrom sehr ähnlich ist das *Cherry-red-spot-Myoklonus-Syndrom* (Sialidose = Mucolipidose durch Mangel an Neuramidose), das gekennzeichnet ist durch einen kirschroten Fleck am Augenhintergrund mit Amblyopie, Myoklonien, Photosensibilität und cerebellarer Ataxie. Eine Demenz gehört nicht zum klinischen Bild. Auf dem Hintergrund einer niedergespannten Grundaktivität treten rhythmische Spikes- und Polyspikes-Entladungen über dem Vertex auf, die im Schlaf noch verdeutlicht werden. Die Myoklonien korrelieren mit den Spike-Entladungen.

Auch mit einer progressiven Myoklonusepilepsie geht einher die *MERF* (Myoclonus Epilepsy associated with ragged-red fibers = Fukuhara-Syndrom). Es handelt sich um eine Mitochondriopathie, die sich in der Jugendzeit oder im frühen Erwachsenenalter manifestiert und mit Myoklonien, Ataxie, sensoneuraler Taubheit und zunehmender Demenz einhergeht. Im EEG findet man eine leichte bis mäßige Allgemeinveränderung und eine paroxysmale Dysrhythmie mit einzeln und in Gruppen auftretenden sharp waves und spikes and waves mit besonderer Akzentuierung über den hinteren Hirnregionen. In einem Teil der Fälle kommt es zu einer photoconvulsiven Reaktion.

Beim *MELAS-Syndrom* (Mitochondriale Myopathie, Encephalopathie, Lact-Acidose, Schlaganfallsepisoden) liegt gleichfalls eine Mitochondriopathie vor, die klinisch gekennzeichnet ist durch Kleinwuchs, partielle und/oder generalisierte Krampfanfälle, episodische Lähmungen, Migräne, corticale Sehstörungen. Die episodisch auftretenden Symptome sind epileptischer Natur oder gehen auf Ischämien infolge Schwellungszuständen der Endothelzellen zurück. Die Krankheit setzt meist zwischen dem 3. und 11. Lebensjahr ein. Gesichert wird die Diagnose durch eine Muskelbiopsie mit Nachweis der «ragged-red-Fasern», durch Feststellung der Lact-Acidose und biochemisch durch den Nachweis eines Defektes in der Atmungskette. Im EEG finden sich intermittierend Allgemeinveränderungen, Herdbefunde mit Kurvenverlangsamung und z. T. focale und generalisierte Krampfaktivität.

5.2. Das EEG bei den Chromosomenaberrationen (73, 74, 82)

In etwa 20–30% der Fälle von *Mongolismus* (Trisomie 21, Down-Syndrom) sind pathologische EEG-Bilder nachzuweisen. Im Kindesalter sind häufiger abnorme Kurvenabläufe zu beobachten als im Erwachsenenalter, so daß eine Tendenz zur EEG-Normalisierung mit zunehmendem Alter angenommen werden kann. Die EEG-Veränderungen sind sehr uneinheitlich und reichen von Allgemeinveränderungen unterschiedlichen Ausmaßes bis zu paroxysmalen Veränderungen mit spikes, spikes bzw. polyspikes and waves-Komplexen, die nicht immer mit einem klinisch manifesten Anfallsleiden korrespondieren müssen.

Beim *Aicardi-Syndrom*, das X-chromosomal-dominant vererbt wird, und durch Netzhautanomalien, Corpus-callosum-Agenesie sowie BNS-Krämpfe gekennzeichnet ist, zeigen sich im EEG multifocale Krampf-Wellen-Entladungen, z. T. nach Art einer Hypsarrhythmie und/oder ein «burst-suppression»-Muster.

Bei den *anderen Formen von Chromosomenanomalien* (wie Klinefelter-Syndrom, Turner-Syndrom, Fragile-X-Syndrom, etc.) existieren keine den einzelnen Anomalien typisch oder gar spezifisch zuzuordnenden EEG-Muster. Wie beim Mongolismus besteht eine große Variabilität und es sind nicht selten krampfspezifische Veränderungen nachzuweisen.

5.3. Das EEG bei den diffusen und umschriebenen hirnatrophischen Prozessen des Gehirnes im Erwachsenenalter (39, 115, 116, 249, 271, 275, 291, 303, 380, 389, 393)

Bei den *praesenilen Demenzen*, der Alzheimerschen und Pickschen Erkrankung findet man entsprechend dem Degenerationsprozeß mit diffusem bzw. bei der Pickschen Atrophie mehr umschriebenem Untergang von corticalen Ganglienzellpopulationen EEG-Veränderungen, die allerdings keine strenge Korrelation zur Schwere des Abbausyndroms zeigen. Bei der Pickschen Erkrankung sind die Veränderungen meist stärker ausgeprägt als beim M. Alzheimer.

Beim *M. Alzheimer* ist der Kurvenablauf meist insgesamt nach Art einer leichten bis mäßigen Allgemeinveränderung verlangsamt. In Endstadien mit schwankender Bewußtseinslage sind manchmal auch Gruppen mit nach temporal und frontal fortgeleiteten rhythmischen δ-Wellen nachweisbar. Seltener sind focale Störungen zu erkennen, die nicht immer mit entsprechenden neurologischen Herdsymptomen verbunden zu sein brauchen. Bei starken psychosensorischen Reizen kann vorübergehend eine Frequenzbeschleunigung einsetzen. In seltenen Fällen ist Photosensibilität mit photoconvulsiven Reaktionen beschrieben worden. Als typisch gilt die «geringe oder fehlende β-Reaktion» auf Gabe von Barbituraten.

Beim *M. Pick* sind in manchen Fällen β-Wellen-Einstreuungen über den vorderen, mittleren und temporalen Ableitepunkten vorzufinden. Über den hinteren Hirnabschnitten herrschen Zwischen- und δ-Wellen vor. Manchmal findet man entsprechend dem Schwerpunkt des atrophisierenden Prozesses eine Betonung der langsamen Wellen über den Frontal- und Temporalregionen sowie Gruppen von frontal beiderseits betonten rhythmischen δ-Wellen.

Bei der *senilen Demenz* sind die EEG-Veränderungen meist nicht so stark ausgeprägt wie bei den praesenilen Demenzen. Bei langsam fortschreitenden Prozessen können sogar weitgehend normale Hirnstrombilder beobachtet werden. In der Regel ist der Kurvenablauf aber jedoch verlangsamt, und in etwa entsprechend dem Schweregrad des Abbausyndroms findet man leichte bis schwere Allgemeinveränderungen. Manchmal sind Gruppen von nach frontal fortgeleiteten höhergespannten Zwischen- und δ-Wellen zu erkennen. Ca. $^1/_4$ der Fälle hat focale Störungen mit Zwischen- und δ-Wellen, vereinzelt auch mit Anfallspotentialen. In fortgeschrittenen Stadien kann man allerdings sogar nicht selten sharp and slow waves-Komplexe z. T. mit einer Tendenz zum rhythmischen Auftreten beobachten, die den triphasischen steilen Wellen bei Stoffwechselcomata ähneln. Sie laufen bilateral mit Betonung über den hinteren Hirnregionen ab.

Im Frühstadium von *Chorea Huntington* findet man oft normale EEG-Muster. Überzufällig häufig ist jedoch nach VOGEL und seinen Mitarbeitern ein weitgehend flacher Kurvenablauf zu beobachten, der in einem Großteil der Fälle viele flache Zwischenwellen enthält. Außerdem sind nicht selten Hirnstrombilder mit normaler α-Tätigkeit mit vielen untermischten flachen Zwischenwellen zu beobachten. In fortgeschrittenen Stadien bestehen – wenn überhaupt eine EEG-Veränderung nachzuweisen ist – eine statistisch zu sichernde Korrelation zwischen der Schwere des Krankheitsbildes und dem Grad der festzustellenden Allgemeinveränderung. Krampfpotentiale sowie Herdbefunde gehören zu den Ausnahmen.

Bei der *Gilles-de-la-Touretteschen Erkrankung* mit generalisierten und vor allem im Mundbereich lokalisierten Hyperkinesen und Koprolallie sind in ca. 50% der Fälle pathologische Hirnstrombilder nachzuweisen. Das reicht von verlangsamtem α-Grundrhythmus über schwere Allgemeinveränderungen und diffusen Dysrhythmien bis zu paroxysmalen Störungen, z. T. mit abnormen Rhythmisierungen von z. T. hochgespannten monomorphen α-, Zwischen- oder δ-Wellen. Vereinzelt werden auch Anfallspotentialausbrüche beobachtet.

Beim *M. Wilson*, dem ein Mangel an Coeruloplasmin, dem Kupfervehikel im Serum, zu Grunde liegt, und bei dem es infolgedessen zu pathologischen Kupferablagerungen in

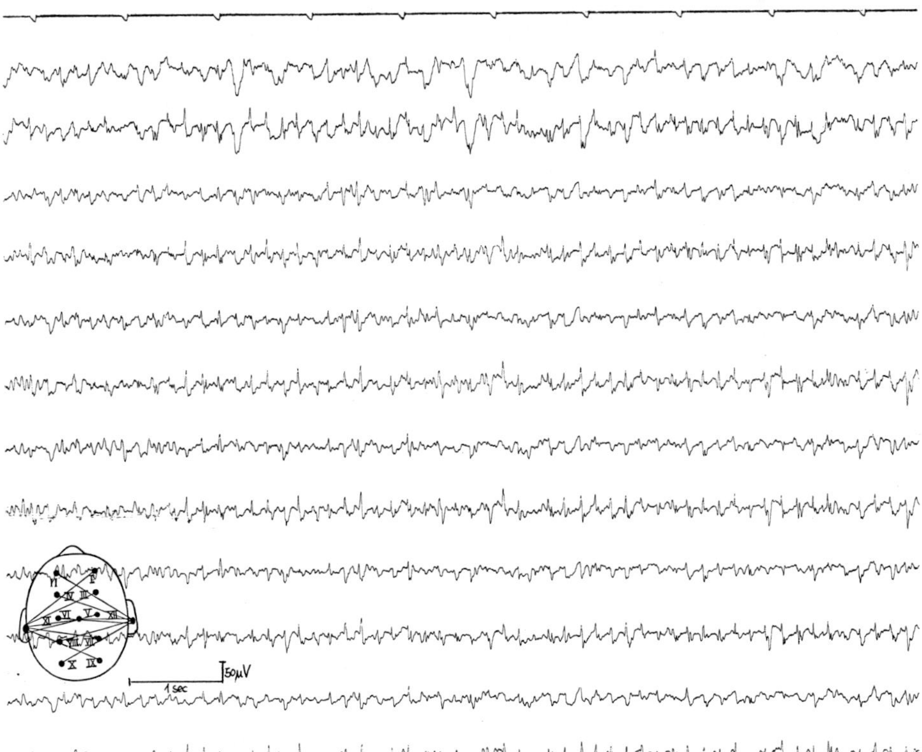

Abb. 82: EEG mit regelmäßigen 6/sec-Tremorartefakten bei M. PARKINSON.

Leber und Gehirn (Stammganglien, Kleinhirn, Rinde) mit nachfolgenden degenerativen Veränderungen kommt, findet man im Beginn der Erkrankung meist normale Kurvenabläufe. Später herrschen meist ziemlich flache Zwischenwellen von 5–7/sec-Frequenz vor. In manchen Fällen findet man diffuse eingestreute bi- bis triphasische sharp waves. Eine klinische Besserung durch Penicillamin spiegelt sich im EEG nicht wider.
Beim *M. Parkinson* (Abb. 82) mit degenerativen Ganglienzelluntergängen besonders in der Substantia nigra und im zentralen Höhlengrau sind die Hirnstrombilder meist weitgehend unauffällig. Häufig sind die Kurvenabläufe durch Muskel- und der Tremorfrequenz entsprechende Zitterartefakte gestört. Nach ENGLAND und Mitarb., die den Tremor durch zusätzliche Elektroden mitregistrierten, soll es sich allerdings bei den regelmäßigen 5–6/sec-Wellen, die in der Regel als Tremorartefakte gedeutet werden, z.T. um echte Hirnstromwellen handeln, ein Befund, der im Krankenmaterial von CHRISTIAN jedoch nicht bestätigt werden konnte. Meist handelt es sich um Hirnstrombilder mit unregelmäßigen, eher niedergespannten α-Wellen, in die nur wenige Zwischenwellen eingelagert sind. Echte höhergespannte Zwischen- und δ-Wellen sind dagegen eher die Ausnahme. GIBBS und GIBBS beschreiben beim M. Parkinson als besonders typisch das sogenannte «mitten»-Muster, das sich aus einer schnellen, meist abgerundeten spitzen und einer langsamen Welle zusammensetzt, wobei die spitze Welle der langsamen meist in deren Anstieg aufgesetzt ist, so daß das Bild eines Fäustlings entsteht. Diese Komplexe treten im Schlaf, oft im Anschluß an eine Schlafspindel, auf und sind vornehmlich bilateral synchron frontal am stärksten ausgeprägt.

5.4. Das EEG bei cerebralen Mißbildungen und Phakomatosen (26, 39, 48, 56, 73, 87, 88, 140, 276, 381)

Die *Mikrocephalie*, die durch ein abnorm kleines Gehirn und kleinen Schädel gekennzeichnet ist, ist oft auch mit Abnormitäten der Hirnwindungen wie Mikro- oder Makrogyrie oder gar Agyrie verbunden. In ca. $^2/_3$ der Fälle sind pathologische Hirnstrombilder nachzuweisen, die verschiedenartiger Natur sein können: Es wurden sowohl Dysrhythmien mit schneller wie auch langsamer Aktivität, Anfallspotentiale in Form von uni- oder multifocalen spikes oder auch von atypischen, irregulären generalisierten spikes and waves oder Hypsarrythmie beschrieben. Als besonders typisch gilt ein unregelmäßiger, niedergespannter oder gar flacher Kurvenablauf. Bei pneumencephalographisch festgestellten focalen Abnormitäten entsprechen diesen im EEG Herdbefunde mit langsamen hochgespannten Wellenfolgen.
Bei *Anencephalie* mit weitgehend fehlenden oder nur teilweise vorhandenen Rindenanteilen sind neben überraschend normalen Hirnstrombildern vor allem sehr flache Kurvenabläufe oder diffuse Dysrhythmien beobachtet worden. Hirnreste können gleichsam als noch vorhandene focale Aktivität imponieren.
Es wurden immer wieder im Zusammenhang mit *Balkenmangel* (s.a. Aicardi-Syndrom, S. 81, 152) abnorme EEGs beschrieben. Da aber mit einer Agenesie des Corpus callosum auch häufig andere cerebrale Mißbildungen kombiniert sind, können die in einigen Fällen angeführten pathologischen Befunde wie z.B. occipitale Dysrhythmien oder focale langsame Wellen nicht unbedingt auf den Balkenmangel bezogen werden. Ganz im Gegenteil ist sogar eher anzunehmen, daß diese Anomalie allein – wie nicht selten beschrieben – keine EEG-Veränderung hervorruft.
Bei der *Porencephalie* handelt es sich definitionsgemäß um mehr oder weniger stark ausgedehnte Hohlraumbildungen des Gehirnes, die mit dem Ventrikelsystem oder den Subarachnoidalräumen oder beiden kommunizieren. Die Grundaktivität ist meist ins-

gesamt oder zumindest im Bereich der betroffenen Hemisphäre verlangsamt. Darüber hinaus findet man entweder eine focale Kurvendepression, der meist morphologisch eine flüssigkeitsreiche Cyste oder ein Mangel an Hirnrinde unter der ableitenden Elektrode entspricht, oder ein Focus mit langsamen Wellen und z. T. mit focalen spikes bzw. slow sharp waves, der in der Regel auf eine lokale Gliose oder eine andere degenerative Gewebsveränderung hinweist. Es gibt jedoch auch in Einzelfällen unauffällige Hirnstrombilder.

Beim *kindlichen Hydrocephalus*, ganz gleich welcher Genese, hängt das Ausmaß der EEG-Veränderung vor allem ab von der Schwere des Ausfalls an Hirngewebe. Darüber hinaus spielen noch eine Rolle das Alter des Kindes, die Geschwindigkeit der Entwicklung des Hydrocephalus, und ob sich gleichzeitig ein epileptisches Anfallsleiden entwickelt hat. Bei leichten Fällen können normale Hirnstrombilder beobachtet werden. Mit zunehmendem Parenchymschwund treten dann diffuse Veränderungen mit Kurvenverlangsamung und allgemeiner Spannungsreduktion auf. Nicht selten sind fortgeleitete δ-Rhythmen als Hinweis auf eine Irritation tiefer gelegener Hirnstrukturen vorzufinden. Darüber hinaus zeigen sich relativ häufig multiple Krampffoci oder eine Hypsarrhythmie. Als besonders typisch sind Veränderungen des Schlaf-EEG-Musters anzusehen. Vertexzacken und Schlafspindeln treten nicht über beiden Hemisphären synchron in Erscheinung, sind z. T. vermindert oder können sogar völlig fehlen. Kommt es nach Anlegung einer Torkildsen-Drainage oder anderen Shuntoperationen zu einer Besserung des EEG-Befundes, so kann dies als ein prognostisch günstiges Zeichen gewertet werden.

Beim *M. Recklinghausen* treten, selbst bei cerebralen Geschwulstbildungen, EEG-Veränderungen erst sehr spät auf. Es handelt sich dabei um leichte bis mäßige Allgemeinveränderungen, wobei die langsamen Wellen über den vorderen Hirnabschnitten überwiegen können, wenn die Geschwulst einen suprasellären Sitz hat. Focale Störungen sind selten und werden eigentlich nur bei cortexnahen Neubildungen vorgefunden. Für die Akusticusneurinome gilt das schon weiter oben Gesagte.

Die *tuberöse Sklerose (M. Bourneville)* ist ausgezeichnet durch das Auftreten von gliösen Wucherungen in der Prae- und Postcentralregion sowie durch Neubildungen in den Nieren und im Herzen (Rhabdomyome). Als besonders typisches Symptom können die Hautveränderungen im Gesicht, das Adenoma sebaceum (Pringle) angesehen werden, wobei es sich um von den Talgdrüsen ausgehende kleine Geschwülstchen handelt, die schmetterlingsförmig um Nase und Augen angeordnet sind. Schon in früher Kindheit beginnt die Erkrankung mit epileptischen Anfällen und führt zu Demenz und meist spastischen Symptomen. Das EEG ist in der Regel schwer gestört, und es imponieren vor allem spezifisch epileptische Elemente in Form von manchmal auffallend kurzdauernden spikes (Dauer unter 20 ms), atypischen spikes and waves und in früher Kindheit auch nach Art einer Hypsarrhythmie. Die Krampfpotentiale können sowohl paroxysmal bilateral synchron, z. T. mit leichten Asymmetrien oder auch focal, manchmal gar multifocal angeordnet sein. Die Grundaktivität ist meist auch verlangsamt, zeigt diffuse und z. T. auch paroxysmale Dysrhythmie mit Gruppen langsamer hochgespannter δ-Wellen. Darüber hinaus finden sich häufig focale und multifocale Veränderungen mit langsamen Wellen, die auf die oben erwähnten corticalen Gliawucherungen zurückgehen.

Das *Sturge-Weber-Krabbe-Syndrom* besteht aus teleangiektatischen und venösen Fehlbildungen an Haut und Gehirn. Äußerlich sichtbar ist meistens ein Naevus flammeus über der der angiomatösen Fehlbildung im Gehirn entsprechenden Gesichtshälfte, wobei meist das Areal des 1. Trigeminusastes betroffen ist. Die angiomatösen Fehlbildungen imponieren im Röntgenbild meist als Verkalkungen. Häufig ist die Erkrankung mit epileptischen Anfällen verbunden. Im EEG finden sich oft über den Arealen der angiomatösen Fehlbildungen focale Störungen mit Kurvendepression oder mit focaler Dysrhythmie.

Daneben ist meist auch die Grundaktivität verlangsamt, und es sind oft Anfallspotentiale diffus oder auch focal eingestreut.

6. Das EEG bei cerebro-vaskulären Erkrankungen (39, 66, 187, 188, 205, 219, 335, 349)

Das Gehirngewebe zeigt bei einer Durchblutungsgröße von ca. 60 ml/100 g/Minute einen hohen Sauerstoffverbrauch, der ca. 3,5 ml/100 g/Minute beträgt. Dabei ist die Rinde in etwa um das Fünffache stärker durchblutet als das Mark. Sauerstoffmangel führt deshalb sehr schnell zu einem Funktionsausfall, was sich folglich in Veränderungen des Hirnstrombildes widerspiegelt. Akuter Sauerstoffmangel ruft eine Kurvenverlangsamung hervor, deren Ausmaß in enger Beziehung zu dem Grad der Hypoxie steht.
Die Regulierung der Hirndurchblutung erfolgt im Gegensatz zu den Vorgängen in den anderen Organsystemen des Körpers nicht so sehr über das autonome Nervensystem als vielmehr vornehmlich über metabolische Faktoren. Dabei wird die Durchblutungsgröße über weite Blutdruckbereiche konstant gehalten, was man als Autoregulation bezeichnet. Verschiebungen des pHs des Hirngewebes zur sauren Seite hin führt zu einer Erweiterung der Gefäße mit Mehrdurchblutung, eine Verschiebung zum Alkalischen hin ruft eine Durchblutungsdrosselung mit Engstellung der Gefäße hervor. Das EEG korreliert jedoch nur sehr unvollkommen mit der Hirndurchblutungsgröße, was – wie noch zu zeigen sein wird – insbesondere für chronische cerebrale Mangelzustände zutrifft. Bei einer Erhöhung der arteriellen CO_2-Spannung im Blut, die mit einer cerebralen Mehrdurchblutung einhergeht, findet man bei gesunden Versuchspersonen höchstens eine geringe Amplituden- und Ausprägungsminderung des α-Rhythmusses, während bei Patienten mit diffusen cerebrovaskulären Prozessen eine deutliche Frequenzbeschleunigung eintreten kann. Eine Entkoppelung zwischen EEG-Frequenz und regionaler Durchblutungsgröße ist bei einer akuten focalen Ischämie zu beobachten, wo trotz konsekutiver Hyperämie im Läsionsbereich focale Verlangsamungen in Erscheinung treten.
Wird der CO_2-Gehalt des Blutes gesenkt, wie es im Hyperventilationsversuch der Fall ist, dann tritt eine Vasokonstriktion ein, was bei labiler Hirndurchblutung EEG-Veränderungen zur Folge hat. Besonders bei Kindern und Jugendlichen bis zum Alter von 21–25 Jahren in gleichsam physiologischer Weise und im Erwachsenenalter immer dann, wenn die Hirndurchblutung sowieso schon gestört ist, kommt es zum Auftreten von oft sich gruppierenden hochgespannten Zwischen- und δ-Wellen. Daß noch andere Faktoren bei der Entstehung der EEG-Veränderungen eine Rolle spielen, zeigt sich z.B. daraus, daß der Hyperventilationseffekt noch wesentlich verstärkt wird, wenn gleichzeitig eine Hypoglykämie vorliegt. Da das Gehirn fast ausschließlich seine Energiegewinnung aus dem oxydativen Glucosestoffwechsel bezieht, reagiert es natürlich gleichfalls besonders empfindlich auf Glucoseaufnahme- und -verwertungsstörungen.
Aus Untersuchungen über die Flugtauglichkeit konnte unter experimentellen Bedingungen die Reaktion des EEGs auf Sauerstoffmangel registriert werden. Bei zwar individueller Resistenzschwelle gegenüber einem Sauerstoffmangel fand sich jedoch ein gesetzmäßiger Ablauf der zu beobachtenden Veränderungen. Zunächst wird der Kurvenablauf unregelmäßiger, die α-Wellen verlangsamen sich und zeigen eine Aktivierung über der Frontopraecentralregion. Später dominieren Zwischenwellen mit Frequenzen um 6/sec über allen Hirnabschnitten. Schließlich treten bei gleichzeitiger Bewußtseinstrübung hohe δ-Wellengruppen über den vorderen Hirnregionen auf. Wird jedoch wieder Sauerstoff zugeführt, bilden sich die Veränderungen in der gleichen Reihenfolge, wie sie sich

ausgebildet haben, wieder zurück. Zusätzliche Hyperventilation verstärkt, vermehrte CO_2-Zugabe zum eingeatmeten Gasgemisch verringert den Hypoxieeffekt.
Bei Patienten mit primärer cerebraler Mangeldurchblutung führt eine Hypoxie zu einer Aktivierung bzw. Akzentuierung von EEG-Veränderungen. Es kommt zu einer allgemeinen Kurvenverlangsamung, die über der stärker betroffenen Hemisphäre auch stärker ausgeprägt in Erscheinung tritt. So können zuvor latente Störungen demaskiert und sichtbar gemacht werden. Wegen der mit einer Hypoxämie verbundenen Gefahr von vorübergehenden oder sogar bleibenden neurologischen Ausfällen sollte jedoch der Hypoxieversuch nicht als eine Routinemethode angewandt werden.

6.1. Das EEG bei umschriebenen cerebro-vaskulären Prozessen

6.1.1. Das EEG bei lokaler Ischämie (arterielle Thrombose oder Embolie im Bereich der Großhirnhemisphären)

(39, 68, 143, 158, 187, 196, 203, 219, 226, 242, 243, 268, 335, 350, 376)

Umschriebene cerebrale Malacien sind in der Regel im frischen Zustand mit mehr oder weniger stark ausgeprägter, meist aber geringer Allgemeinveränderung und eher leichteren und schneller rückbildungsfähigen Herdbefunden verbunden. Der Schweregrad der Allgemeinveränderung ist unabhängig von der Lokalisation des Erweichungsherdes und ist ein Ausdruck des Ausmaßes der cerebralen Dekompensation. In bestimmten Grenzen korreliert er mit der Bewußtseinslage. Allgemeine Kurvenabflachungen und schwere Allgemeinveränderungen sind immer als ungünstiges Zeichen zu bewerten. Nach flüchtigen transitorischen Ischämien können Allgemeinveränderungen fehlen.
Schweregrad und Lokalisation der Herdbefunde bei focalen Erweichungen (Abb. 83) hängen ab von der Ausdehnung des Erweichungsherdes sowie vom Ort des betroffenen Gefäßgebietes. Bei sich schnell entwickelnden Verschlüssen größerer Gefäße sind auch stärker ausgeprägte Herdbefunde zu beobachten, als wenn es sich um Verschlüsse kleinerer Arterien handelt. Außerdem ist von Bedeutung, ob es sich um den Ausfall einer «sogenannten Endarterie» handelt, oder ob Kollateralisationsmöglichkeiten existieren. Auch spielt der Zeitfaktor der Entwicklung eines Verschlusses eine wichtige Rolle, da die Ausbildung von Kollateralen eine gewisse Zeit in Anspruch nimmt.
In ca. $^1/_4$ der Fälle von Encephalomalacien finden sich anfänglich δ-Foci, in der Mehrzahl focale Dysrhythmien oder Asymmetrien des α-Rhythmusses, insbesondere nach Art der α-Aktivierung. Die Herdbefunde sind meist nicht konstant, sondern zeigen häufig eine intermittierende Anordnung über dem betroffenen Hirnareal. Nicht selten sind im Herdbereich focale Anfallspotentiale wie focale spikes oder sharp waves zu beobachten. Besonders häufig sollen sie nach transitorischen ischämischen Attacken (TIA), nämlich in über $^1/_3$ der Fälle, in Erscheinung treten.
Bei Erweichungen im Zuflußgebiet der *Arteriae cerebri anteriores* am Frontalpol und am Vertex sind die geringsten EEG-Veränderungen zu erwarten. Manchmal fehlen jegliche Herdveränderungen, oder es sind nur leichte Seitenasymmetrien mit flacherem Kurvenablauf vorhanden. Liegt bei einem frischen cerebralen Gefäßinsult ohne Anzeichen einer Hirnstammbeteiligung eine stärker ausgeprägte Hemiparese vor, ohne daß im EEG ein schwererer Herdbefund festgestellt werden kann, dann ist die Wahrscheinlichkeit einer frontalen Erweichung sehr groß. Ausgedehnte Herdbefunde dagegen von frontal bis parietal mit Kurvendepression weisen auf einen Verschluß des horizontal verlaufenden Anteils der Arteria cerebri anterior hin. Parietooccipitale δ-Foci trifft man vor allem bei einem Verschluß der A. cerebri anterior bei gleichzeitig völligem Fehlen eines Kollateralzuflusses von Seiten des pericallösen Anteils der A. cerebri posterior an.

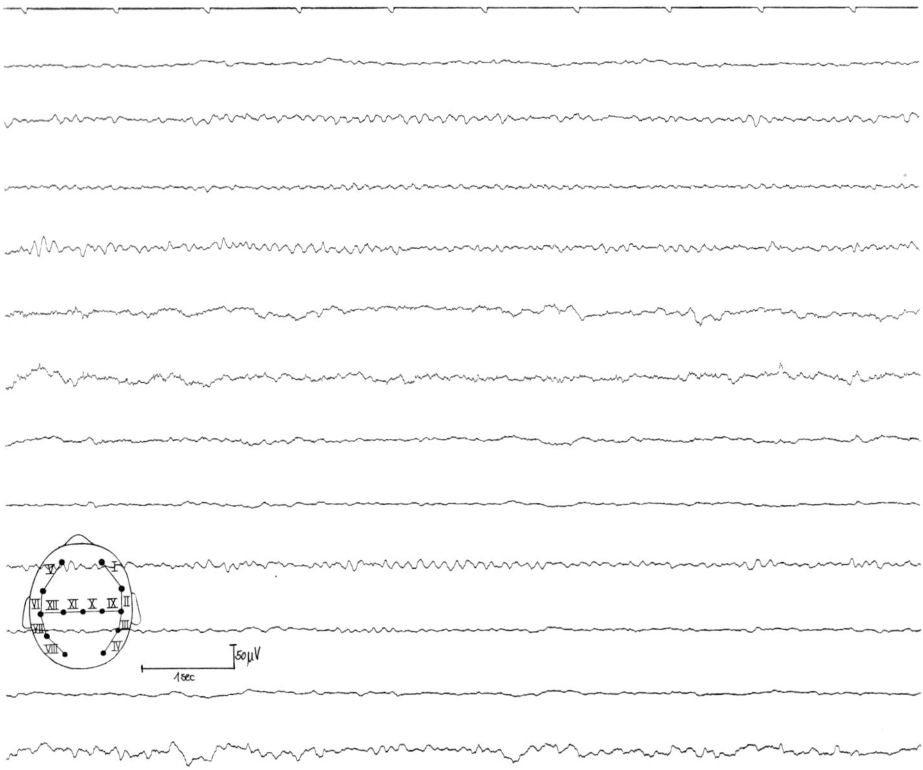

Abb. 83: Herdbefund mit Kurvendepression sowie Zwischen- und δ-Wellen temporal links bei Mediaverschluß links.

Bei Obstruktionen im Bereich der *Arteriae cerebri posteriores* findet man Herdbefunde mit meist kleinen polymorphen δ-Wellen und α-Verminderung über der Occipital- und Temporal- sowie Temporobasalregion. Bei akuten Verschlüssen des mittleren Anteils der Arteria cerebri posterior können diffuse EEG-Veränderungen auftreten, da es dabei zu einer Ischämie der Arteriae chorioideales posteriores kommen kann.

Auf Durchblutungsstörungen in temporo-basalen Hirnabschnitten, die von Ästen der Aa. cerebri posteriores versorgt werden, gehen Episoden von Verwirrtheit und Ratlosigkeit zurück, für die später eine Amnesie besteht (= *transitorische globale Amnesie*). Im EEG findet man in einem Teil der Fälle auch nach Abklingen der Episoden noch Veränderungen, die vornehmlich über der Temporalregion lokalisierte Herdbefunde mit focaler Dysrhythmie umfassen. Daneben können auch leichte Allgemeinveränderungen vorkommen.

Die schwersten und ausgedehntesten Herdbefunde sind bei *Mediaverschlüssen* (Abb. 83) zu beobachten, da in deren Versorgungsgebiet die am schlechtesten ausgebildete Kollateralversorgung existiert. Bei Obstruktion des Hauptastes der Arteria cerebri media steht oft ein Verlust der Grundaktivität im Herdbereich im Vordergrund. Daneben sind polymorphe Zwischen- und δ-Wellen vor allem über der vorderen und mittleren Temporalregion bis hin zu den centroparietalen Arealen zu beobachten. Manchmal wandern die Foci bei Verlaufskontrollen von mehr frontotemporal nach parietooccipital und umge-

kehrt. Frontale δ-Foci sprechen für ausgedehntere Erweichungsherde oder möglicherweise für eine gleichzeitige Minderdurchblutung im Versorgungsgebiet der Arteria cerebri anterior. Ausdehnung des δ-Focus nach parietal weist auf eine ungenügende Kollateralversorgung durch die leptomeningealen Gefäße der Arteria cerebri anterior, ein temporobasaler δ-Focus auf eine ausbleibende Kollateralversorgung durch die leptomeningealen Gefäße der Arteria cerebri posterior hin. Auffällig wenig sind meist die EEG-Veränderungen auf der contralateralen Seite; lediglich bei Kindern und älteren Patienten jenseits des 50. Lebensjahres sind manchmal auch dort Herdstörungen nachweisbar.
Bei *Stammganglieninsulten* (Abb. 84) oder Erweichungen im *Bereich der inneren Kapsel* sind die Herdbefunde nach der gleichseitigen Temporalregion lateralisiert, ohne daß die Rinde des Temporallappens betroffen sein muß. Meist sind die Störungen nicht sehr ausgeprägt; es handelt sich vornehmlich um inkonstante δ-Foci.
Bei *Carotisverschlüssen* wird wegen der geringen Kollateralisationsmöglichkeit am stärksten das Versorgungsgebiet der Arteria cerebri media vom hypoxämischen Schaden betroffen. Dementsprechend sind die Herdbefunde vor allem über der Temporal- sowie über der Centrotemporalregion lokalisiert. Bei relativ plötzlichem Verschluß der Arteria carotis interna einer Seite und bei gleichzeitiger Minderdurchblutung auch über die andere Arteria carotis oder bei schlechtem Kollateralzufluß über den Circulus arteriosus Willisi kann eine ausgedehnte halbseitige Erweichung auftreten, was sich im EEG mit einer weit ausgebreiteten Kurvendepression und dem Auftreten von flachen Deltawellen

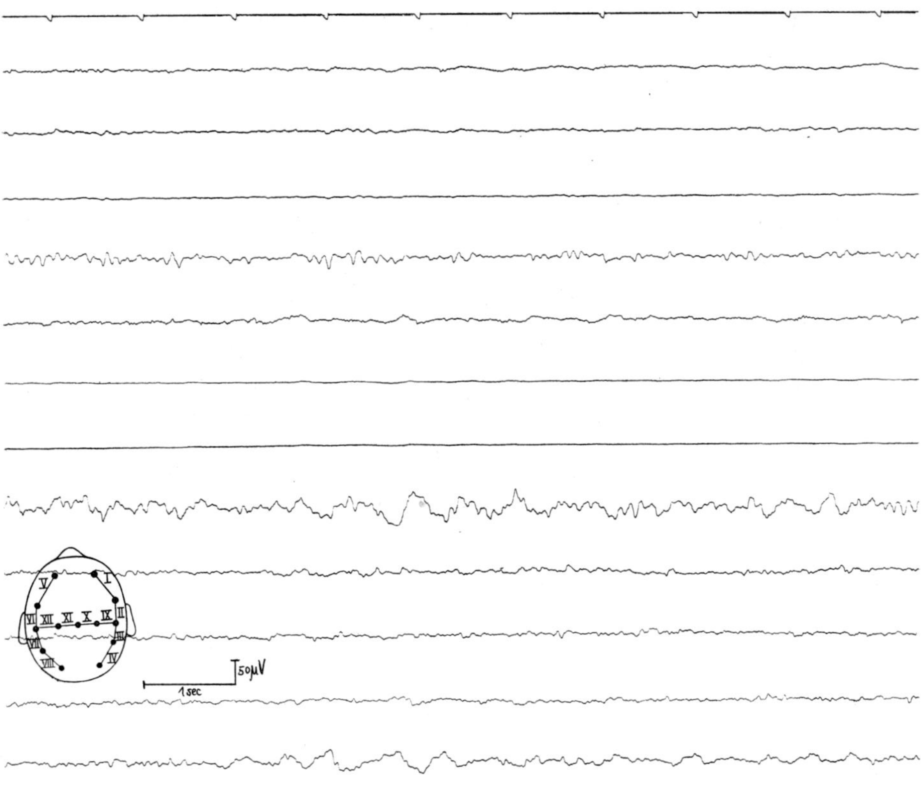

Abb. 84: Herdbefund mit Kurvendepression und δ-Focus temporal links bei Stammganglieninsult.

über der entsprechenden Hemisphäre mit Schwerpunkt temporal manifestiert. In der Regel kann jedoch bei Carotisverschlüssen eine bessere Ersatzversorgung als bei Mediastammthrombosen eintreten, so daß die Herdbefunde bei Obstruktion im Bereich der Arteria carotis interna meist weniger stark ausgeprägt sind als bei Mediaverschlüssen.
Der Schweregrad der Allgemeinveränderungen läßt in gewissem Umfang prognostische Schlüsse zu. Stärker ausgeprägte Allgemeinveränderungen sind vor allem bei Fällen mit letalem Ausgang oder solchen vorzufinden, bei denen eine erhebliche Restsymptomatik zurückbleibt. Bei transitorischen Insulten dagegen sind in der Regel keine Allgemeinveränderungen nachweisbar. Allerdings können auch ohne nachweisbare Veränderungen im CT bei TIA's vorübergehend, die klinische Symptomatik überdauernd, focale Störungen im EEG sichtbar werden. Bei Kontrollableitungen ist bei Verlaufsbeobachtungen eine recht gute Korrelation zwischen dem klinischen Verlauf und den EEG-Veränderungen festzustellen: Zunahme der Allgemeinveränderung bei Verschlechterung der Symptomatik, Abnahme der Allgemeinveränderung bei Rückbildung der Ausfälle. Der Schweregrad der Herdbefunde zeigt dagegen eine geringere Beziehung zum späteren Ausgang, wenn auch schwere bleibende Ausfälle oder gar letale Verläufe eher primär mit δ-Foci, transitorische Insulte dagegen eher mit focalen Dysrhythmien oder gar mit leichteren Herdstörungen verbunden sind.
In der Mehrzahl der Fälle tritt bei den Encephalomalacien schon in den ersten Tagen nach dem akuten Ereignis eine Rückbildung der EEG-Veränderungen ein. δ-Foci bilden sich über focale Dysrhythmien und nicht selten α-Aktivierung, primäre focale Dysrhythmien oft auf dem gleichen Weg zurück. Nach ca. 8 Wochen sind nur noch bei ca. 40–50% der Patienten Herdbefunde nachweisbar, die jedoch auch im weiteren Verlauf größtenteils völlig verschwinden. Als Hinweis auf einen abgelaufenen Insult findet man dann höchstens noch eine β-Spindelverminderung im alten Herdbereich im Schlaf-EEG. Hat sich der EEG-Herd völlig zurückgebildet, und es besteht jedoch immer noch ein erhebliches neurologisches Defizit, so muß ein Endzustand angenommen werden. Bleiben dagegen über lange Zeit oder sogar für immer focale langsame Wellen bestehen, dann sind Insultrezidive zu befürchten.

6.1.2. Das EEG bei intracerebralen Hämorrhagien im Großhirnhemisphärenbereich (39, 67, 158, 203, 219, 335, 350, 351, 376)

Intracerebrale Hämatome (Abb. 85), ganz gleich welcher Genese, sind meist sowohl vom klinischen Bild her wie auch im Elektroencephalogramm mit schwereren Veränderungen verbunden als ischämische Gefäßinsulte. Bei ausgedehnten Blutungen finden sich meist Allgemeinveränderungen stärkeren Ausmaßes mit ziemlich hochgespannten trägen Wellen. Auf der Seite des Hämatomes ist im akuten Stadium vor allem eine Ausprägungs- und Spannungsminderung des α-Rhythmusses festzustellen. Im Herdareal kommt es auch zu einer β-Reduzierung. Dominierend sind meist polymorphe δ- und langsame Zwischenwellen, die im Gegensatz zu den ischämischen Insulten bei Mediathrombosen nicht so sehr auf die Centrotemporalregion beschränkt sind. Bei relativ langsam sich entwickelnden Hämatomen älterer Patienten werden die Herdbefunde allerdings auch vorwiegend auf die Temporalregion projeziert, ganz gleich wo die Blutungen lokalisiert sind. Nicht selten sind focale sharp waves oder auch spikes zu beobachten, die gleichfalls nicht nur über der Temporalregion in Erscheinung treten. Häufig finden sich auch bilaterale oder nach contralateral fortgeleitete Störungen. Die Lokalisation der Herdbefunde im EEG richtet sich nach dem Ort der Blutung, wobei in etwa die gleichen Gesetzmäßigkeiten wie bei den Encephalomalacien gelten.

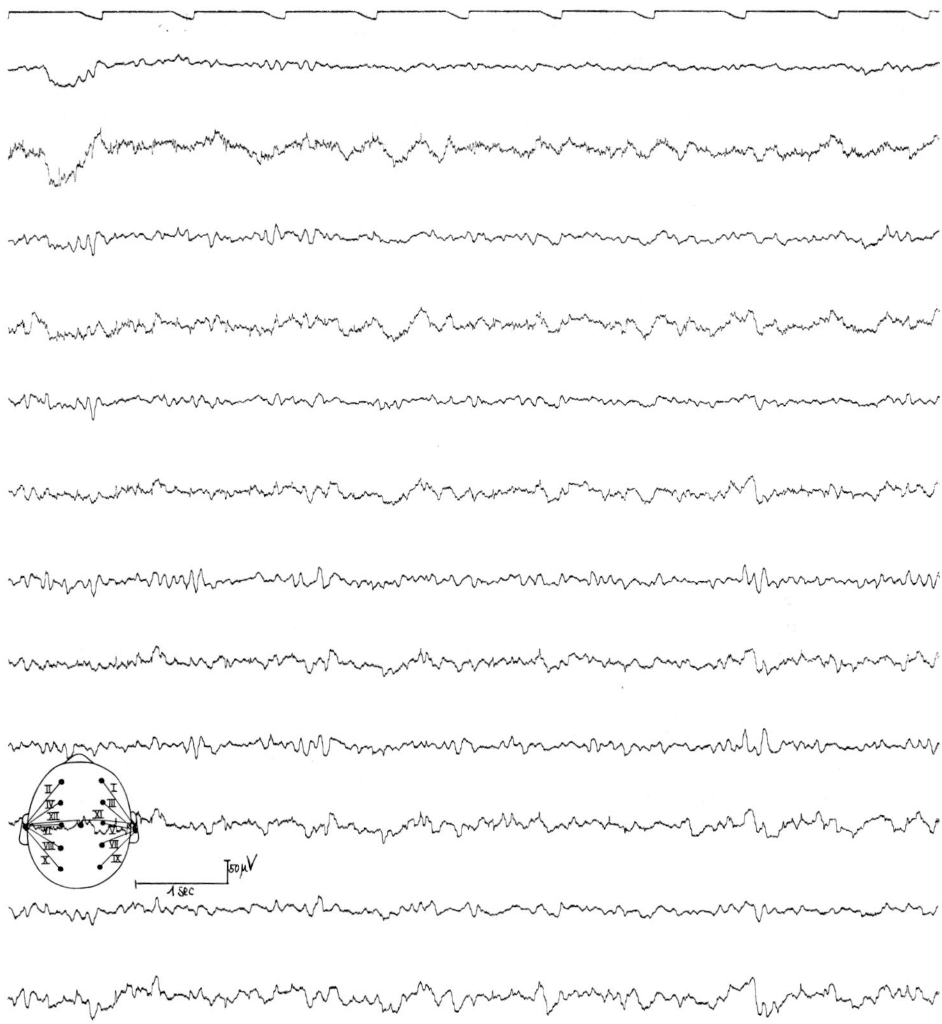

Abb. 85: Herdbefund mit δ-Focus frontopraecentral links bei spontanem intracerebralen Hämatom im linken Marklager.

Während bei leichteren und flüchtigen ischämischen Insulten auch weitgehend unauffällige Kurvenbilder beobachtet werden können, ist das EEG bei Hämorrhagien im frischen Zustand fast immer pathologisch. Bei Blutungen mit Ventrikeleinbruch zeigen sich im akuten Zustand in der Regel sehr ähnliche Muster: Auf der Seite der Blutung fehlt der α-Rhythmus vollständig und ist meist contralateral auch stark gemindert. Außerdem treten über der homolateralen Temporalregion intermittierend Gruppen von meist regelmäßigen, ziemlich niedergespannten Zwischenwellen mit einer Frequenz von 5–7/sec auf, während dazwischen Abschnitte von isoelektrischem Kurvenablauf in Erscheinung treten.

Die EEG-Veränderungen nach einer Hämorrhagie bilden sich meist relativ langsam zurück. Nach 8 Wochen sind immer noch 85% der EEGs pathologisch, wobei sowohl Allgemeinveränderungen wie auch Herdbefunde vorgefunden werden können. Die Rückbildung erfolgt auf die Weise, daß die Amplituden der langsamen Wellen niederer und die Frequenzen schneller werden. Die Allgemeinveränderungen verschwinden früher als die focalen Störungen. Oft bleiben α-Asymmetrien mit entweder focaler α-Aktivierung oder α-Verminderung zurück. Hat sich das EEG trotz erheblicher neurologischer Ausfälle normalisiert, ist kaum mehr eine Besserung des klinischen Zustandes zu erwarten. Cysten führen selten zu EEG-Veränderungen, locale Atrophien und Glianarben höchstens zu focaler α-Verminderung. Im Schlaf-EEG sind die focalen Störungen länger zu sehen als im Wach-EEG.

6.1.3. Das EEG bei Encephalomalacien und Hämorrhagien im Bereich des Hirnstammes (90, 151, 198, 200, 203, 241, 376, 382)

Bei Mangeldurchblutung und Hämorrhagien im Bereich des Hirnstammes sind im Gegensatz zu den supratentoriellen vaskulären Prozessen nicht immer pathologische EEG-Veränderungen zu erwarten. Aus größeren Zusammenstellungen geht hervor, daß bei ischämischen Hirnstamminsulten in über der Hälfte der Fälle unauffällige Kurvenbilder zu beobachten sind. Auffällig häufig (nämlich in ca. $^1/_5$ der Fälle) ist der Kurvenablauf verlangsamt, wobei ziemlich regelmäßige 7–8/sec-Wellen dominieren. Als eine Besonderheit ist die Tendenz zur Synchronisation des α-Rhythmusses über der Centrotemporalregion mit hochgespannten, ziemlich regelmäßigen Wellenfolgen bds. hervorzuheben. Nicht selten sind Herdbefunde occipital oder temporal anzutreffen. Es handelt sich dabei vornehmlich um α-Verminderungen oder focale Dysrhythmien. Dabei stimmt in der Regel die Seite des Herdbefundes mit der Seite der Hirnstammalacie überein.
Als Faustregel kann gelten: Je weiter nach rostral im Hirnstamm der Prozeß lokalisiert ist, um so stärker ausgeprägte EEG-Veränderungen sind zu erwarten. Infarkte und Blutungen im Mittel-Zwischenhirnbereich gehen meist mit Allgemeinveränderungen sowie z. T. mit Gruppen fortgeleiteter Zwischen- und δ-Wellen über der Temporooccipital- oder auch über der Frontalregion einher. Bei Prozessen im unteren Hirnstamm dagegen sind nicht selten nahezu normale EEGs, z. T. ziemlich niedergespannt oder auch flach, vorzufinden.
Als nachgerade sicheres lokaldiagnostisches Kriterium für eine Erweichung oder Blutung im Bereich der Brücke mit z. T. Übergreifen auf die caudalen Anteile des Mesencephalons kann die Beobachtung von dominierender α-Aktivität trotz tiefer Bewußtlosigkeit gelten (Abb. 66). Dabei kann eine Verschiebung des α-Focus von occipital nach praecentrocentral stattfinden, und es können β-Wellen und Zwischenwellengruppen eingestreut sein. Von besonderer Bedeutung zur Abgrenzung gegenüber dem normalen α-EEG im Wachzustand ist das Fehlen des Blockierungseffektes bei psychosensorischen Reizen.
Blutungen in die *Stammganglien* führen vor allem zu Herdveränderungen mit Zwischen- und δ-Wellen über der gleichseitigen Temporalregion und nicht selten zu mehr oder weniger stark ausgeprägter und ausgedehnter homolateraler Kurvendepression. Bei umschriebenen Ausfällen im Thalamus durch Blutung oder Erweichung soll es bei Affektion des anteroventralen Anteils des Thalamuskernes vor allem zu einer gleichseitigen α-Reduktion, bei Befall des hinteren Thalamusanteiles zu einer focalen α-Aktivierung kommen. Ausgedehntere Thalamusschädigungen führen, insbesondere wenn eine Raumverdrängung zur Gegenseite eintritt, zu Herdbefunden mit polymorphen Deltawellen über der gesamten gleichnamigen Hemisphäre.

Bei *Kleinhirninsulten* können sowohl völlig normale Kurvenbilder wie aber auch solche mit homolateralen oder sogar contralateralen Herdveränderungen vorkommen. Die Herdbefunde projezieren sich vor allem auf die Occipital- und die Temporalregion.
Beim *Subclavian-Steal-Syndrom*, bei dem es in der Arteria vertebralis auf der Seite des Subclaviaverschlusses zu einer Strömungsumkehr und damit zu einer Mangeldurchblutung im Basilariskreislaufsystem kommt, können EEG-Veränderungen durch vermehrte Arbeit des homolateralen Armes provoziert werden, weil dadurch vermehrt Blut abgezapft wird. Man kann als Folge der vermehrten Minderdurchblutung des Hirnstammes dann entweder temporale Dysrhythmien oder/und vor allem eine deutliche Aktivierung des α-Rhythmusses über der Parietooccipitalregion feststellen, der dort dann höhere Amplituden und eine Frequenzverlangsamung aufweist.

6.1.4. Das EEG in der Differentialdiagnose zwischen Encephalomalacien und Hämorrhagien einerseits sowie der cerebro-vaskulären Prozesse zu den Hirntumoren andererseits (39, 143, 158, 187, 350)

Encephalomalacien und intracerebrale Hämatome zeigen vor allem graduelle Unterschiede in der Ausprägung der Veränderungen. Bei Hämorrhagien finden sich häufiger und schwerere Allgemeinveränderungen als bei Erweichungen. Bei Encephalomalacien sind nur in ca. einem Drittel der Fälle auch Veränderungen auf der nicht betroffenen Seite erkennbar, während bei den Hämorrhagien im akuten Stadium meist allgemeine Störungen auftreten. Bei ischämischen Insulten sind die Herdbefunde oft nicht so stark ausgeprägt und konstant als bei intracerebralen Hämatomen. Bei letzteren sind häufiger konstante δ-Foci nachweisbar, während bei den ersteren eher inkonstante δ-Foci oder sogar meist im akuten Stadium focale Dysrhythmien auftreten. Die Veränderungen bei intracerebralen Hämatomen bilden sich in der Regel langsamer zurück als bei Erweichungen. Nach 8 Wochen sind bei Hämorrhagien noch in ca. 85% der Fälle pathologische Befunde, bei Encephalomalacien nur noch ca. 40% pathologische Hirnstrombilder vorhanden. Beiden Prozessen gemeinsam sind über lange Zeit im Schlaf-EEG zu beobachtende Veränderungen, wobei vor allem die focale β-Spindelminderung hervorzuheben ist.
Wie die Unterscheidung zwischen Encephalomalacie und Blutung im Einzelfall allein aus dem EEG meist nicht möglich ist, so gibt es für die *Differentialdiagnose* zwischen *Gefäßprozeß* und *Tumor* zwar einige Faustregeln, die jedoch auch nur als hinweisende und nicht als 100%ig sichere Kriterien gelten können. Dabei muß vorweg hervorgehoben werden, daß insbesondere ausgedehntere intracerebrale Hämatome im frischen Stadium dieselben Veränderungen wie schnell wachsende Hirntumoren machen können.
Eher ein Gefäßprozeß kann angenommen werden, wenn eine Diskrepanz zwischen erheblichen neurologischen Ausfällen und relativ geringen EEG-Veränderungen besteht. Bei Gefäßprozessen – insbesondere bei den Encephalomalacien – ist die Hintergrundaktivität eher normal oder nur gering verändert und zeigt z.B. in typischer Weise eine Frequenzlabilität. Bei Gefäßprozessen sind die Foci meist umschriebener als bei Tumoren, und sind fortgeleitete Wellengruppen seltener. Besonders kennzeichnend für die Gefäßprozesse ist die Rückbildungstendenz der EEG-Veränderungen bei Verlaufsbeobachtungen, während bei Hirntumoren eher zunehmende Verschlechterungen zu beobachten sind. Bei Tumorapoplexien allerdings oder auch nach entwässernden Maßnahmen mit Verringerung des perifocalen Ödemes können auch bei raumfordernden Prozessen vorübergehend Rückbildungen der EEG-Veränderungen gesehen werden.

6.1.5. Das EEG bei Angiomen und A-V-Aneurysmen (39, 325, 335, 355)

Bei cerebralen Angiomen sind die EEG-Befunde nicht selten enttäuschend. In ca. $^1/_3$ der Fälle ist das EEG normal. Die Lokalisation der focalen Phänomene im EEG stimmen oft nicht mit dem eigentlichen Sitz des Hämangioms überein, was sich vor allem z.T. dadurch erklären läßt, daß durch den hohen Blutumsatz im Angiom intracerebrale Steal-Syndrome entstehen, so daß Mangeldurchblutungen auch in vom Hämangiom entfernteren Gebieten entstehen. Bei den Herdbefunden kann es sich um alle Formen von Herdstörungen handeln. Oft sind lediglich Amplitudenasymmetrien imponierend. Die Herdveränderungen sind gewöhnlich umschriebener und abgegrenzter als bei Tumoren. Arterio-venöse Aneurysmen (Abb. 86) haben fast immer pathologische Hirnstrombilder

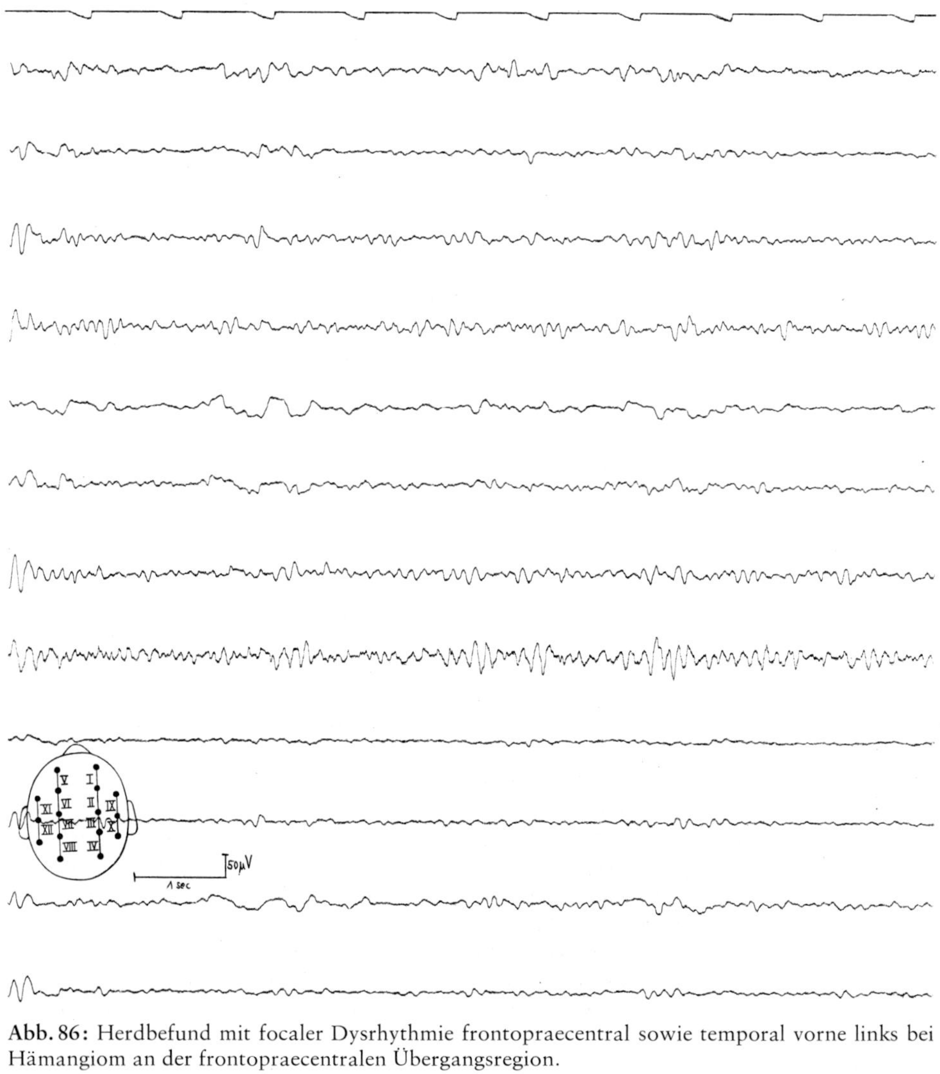

Abb. 86: Herdbefund mit focaler Dysrhythmie frontopraecentral sowie temporal vorne links bei Hämangiom an der frontopraecentralen Übergangsregion.

zur Folge. Das Ausmaß der EEG-Veränderungen steht in Beziehung zur Häufigkeit von stattgehabten Blutungen und zu dem Vorhandensein epileptischer Anfälle. Man findet leichte bis mäßige Allgemeinveränderungen sowie Herdbefunde mit α-Wellenasymmetrien oder gar Zwischen- und δ-Wellen. Nicht selten, insbesondere wenn auch klinisch epileptische Anfälle manifest sind, treten focale spikes oder sharp waves auf.

6.1.6. Das EEG bei arteriellen Aneurysmen und Subarachnoidalblutung (39, 127, 164, 335, 355)

Bei *klinisch stummen arteriellen Aneurysmen* findet man meist weitgehend unauffällige Hirnstrombilder oder höchstens leichte Asymmetrien des α-Rhythmusses mit Amplituden- und Ausprägungsdifferenzen oder Kurvenverlangsamung. Für größere Aneurysmen sollen hochgespannte pulssynchrone Potentiale über dem Areal des Aneurysmasitzes typisch sein, die durch die Gefäßpulsation des Aneurysmas selbst hervorgerufen sein sollen.

Nach *Ruptur eines Aneurysmas* mit nachfolgender *Subarachnoidalblutung* hängen die zu beobachtenden EEG-Veränderungen vor allem von dem Grad der nachfolgenden Bewußtseinstrübung und dem Ausmaß sowie der Lokalisation der Gefäßspasmen ab. Außerdem ist von großer Bedeutung, in welchem zeitlichen Abstand von dem Blutungstermin die Ableitung erfolgt. Im frischen Stadium sieht man mehr oder weniger stark ausgeprägte Allgemeinveränderungen, deren Schweregrad lose mit dem Grad der Bewußtseinsstörung korreliert. Nicht selten findet man auch diffuse Dysrhythmien. Treten Herdbefunde auf (in ca. 50% der Fälle), wobei es sich nur selten um δ-Foci, eher um focale Dysrhythmien oder α-Wellenverlangsamungen oder -verminderungen handelt, dann stimmen sie in der Lokalisation in der Regel mit dem Sitz des Aneurysmas überein. Damit ergeben sich relativ verläßliche Hinweise für den Neuroradiologen, auf welcher Seite zunächst angiographiert und vor allem, wo nach dem Aneurysma gesucht werden soll, wenn der klinische Befund oder das CT in dieser Hinsicht unergiebig sind.

Der Sitz der Herdbefunde stimmt meist gut mit dem arteriellen Versorgungsgebiet überein, an dessen zuführendem Gefäß das Aneurysma sitzt, oder das von den Gefäßspasmen betroffen ist. Da Operationen zum Zeitpunkt noch bestehender Gefäßspasmen prognostisch ungünstiger verlaufen, kann die Beobachtung des Hirnstrombildes auch für die Wahl des richtigen Operationszeitpunktes von gewisser Bedeutung sein.

Im einzelnen können bei den verschiedenen Aneurysmalokalisationen folgende Befunde erhoben werden: Bei Aneurysmen der Arteria communicans anterior ist die Grundaktivität häufig über beiden Hemisphären diffus gestört, wobei besonders die Frontopraecentralregion betroffen ist. Gelegentlich sind die Veränderungen sogar nur auf diese Abschnitte beschränkt. In ca. einem Drittel der Fälle sind praecentral beidseits intermittierend Gruppen von ziemlich rhythmischen 6/sec-Zwischenwellen zu beobachten. In einem weiteren Drittel treten vorübergehend rhythmische sinusoidale Deltawellen über den vorderen Hirnabschnitten in Erscheinung. In ca. der Hälfte der Fälle sind frontopraecentrale Foci mit langsamen Wellen zu erwarten, wobei eine strenge Beschränkung auf die Frontotemporal- oder Frontopraecentralregion mit großer Wahrscheinlichkeit auf ein Communicans-Anterior-Aneurysma hinweist. Sehr kennzeichnend, wenn auch nur relativ selten zu beobachten, sind auch frontale Foci mit unilateraler Kurvendepression.

In fast der Hälfte der Fälle mit einem Aneurysma der Arteria cerebri media kommt es zu einer Kurvendepression der gesamten gleichseitigen Hemisphäre. In einem weiteren, jedoch wesentlich kleineren Anteil, tritt eine Kurvenabflachung über der homolateralen

Parietalregion ein. Mehr als die Hälfte der Fälle zeigen Herdbefunde über der Centralregion, nahezu alle über der Temporalregion, insbesondere temporal hinten. Häufig sind langsame Wellengruppen beidseits temporal anzutreffen.
Aneurysmen der Arteria communicans posterior haben im EEG keine besonders typischen Veränderungen im Gefolge. Oft treten temporale Herdbefunde, insbesondere auch temporal hinten, in Erscheinung, und in ca. 50% der Fälle sind centroparietal intermittierend Gruppen von Zwischen- und δ-Wellen zu beobachten.
Bei den relativ seltenen Aneurysmen im vertebro-basilären Strömungsgebiet finden sich als nachgerade pathognomonisch sehr träge, ziemlich flache Wellen von mehr als einer Sekunde Dauer über der Occipitalregion, die am besten bei Ableitung mit einer Zeitkonstante von mindestens 1 erfaßt werden. Darüber hinaus treten – wie auch oft bei den anderen Aneurysmen – in der Regel langsame Wellengruppen über der hinteren Temporalregion und intermittierend centroparietal in Erscheinung. Als besonders kennzeichnende Befunde sind noch eine einseitige occipitale Kurvendepression und eine auffällige Synchronisation mit gleichzeitigem Beginn und Aufhören der Schlafspindeln über allen Hirnregionen anzuführen.
Die bioelektrischen Veränderungen bilden sich gewöhnlich relativ schnell zurück. Nach ca. 3–4 Wochen sind nur noch in ca. $^1/_3$ der Fälle pathologische Hirnstrombilder nachzuweisen. Nur wenn die Aneurysmablutung zu einem intracerebralen Hämatom geführt hat, oder wenn Rezidivblutungen eingetreten sind, verzögert sich die Normalisierung, die nach ca. 3 Monaten weitgehend abgeschlossen ist. Es bleiben in der Regel höchstens Amplitudenasymmetrien mit homolateraler Reduktion zurück.

6.2. Das EEG bei diffusen cerebro-vaskulären Erkrankungen

6.2.1. Das EEG bei der sogenannten «Cerebralsklerose», Hypertonie, M. Binswanger und M. Winiwarter-Buerger (3, 25, 39, 134, 141, 210, 219, 240, 242, 281, 335)

Dem klinischen Bild der sogenannten *«Cerebralsklerose»* mit insbesondere psychischen Störungen wie Merkfähigkeits- und Konzentrationsschwäche, Affektlabilität, Akzentuierung von Persönlichkeitsmerkmalen und Charaktereigentümlichkeiten können sehr unterschiedliche Pathomechanismen zugrunde liegen. Neben einer Minderung der Durchblutung können auch Störungen in der Aufnahme und Verwertung von Sauerstoff und des Hauptenergielieferanten Glucose vorliegen. Dabei ist keine eindeutige Beziehung zwischen der Durchblutungsgröße oder den cerebralen Stoffwechselvorgängen und dem EEG festzustellen. Wie eigene Untersuchungen gezeigt haben, muß ein pathologischer Hirnstoffwechsel nicht mit einem pathologischen Hirnstrombild korrelieren, was auch für die globale Minderdurchblutung gilt. Nach unserer Erfahrung ist jedoch ein Kurvenablauf mit einer Grundfrequenz unter 9/sec, auch wenn sie noch im α-Bereich liegt, immer hochverdächtig auf eine cerebrale Minderdurchblutung oder eine Hirnstoffwechselstörung. Man sollte deshalb solche Hirnstrombilder in der Beurteilung unbedingt hervorheben, indem man den Zusatz: EEG mit «vorwiegend langsamem α-Rhythmus» anbringt.
Weitgehend einig sind sich fast alle Autoren darin, daß sich die zunehmende Frequenzverlangsamung im Alter nicht so sehr nach der Altersstufe als eher nach der Schwere und der Ausdehnung des arteriosklerotischen Gefäßprozesses richtet. Auch beim Fehlen klinisch manifester Ausfälle gilt das Auftreten von langsamen Wellen immer als Zeichen einer beginnenden cerebralen Dekompensation. In leichteren Stadien der «Cerebralsklerose» findet man neben unregelmäßigen langsamen α-Wellen mit Frequenzen vor-

wiegend um 8–9/sec oft auch vermehrt β-Aktivität und unregelmäßig eingestreute Zwischenwellen sowie auch auffällig häufig ein frequenzlabiles EEG. Nicht selten sind die α-Wellen hochamplitudig, zeigen wenig Amplitudenschwankungen und werden beim Augenöffnen nicht blockiert. Klagen, die sich auf flüchtige Durchblutungsstörungen im Carotis- oder auch im vertebrobasilären Versorgungsgebiet beziehen (Carotis- oder vertebrobasiläre Insuffizienz), korrelieren oft mit über der Temporalregion lokalisierten Unregelmäßigkeiten bestehend aus einzelnen oder auch in Gruppen auftretenden Zwischen- oder auch δ-Wellen, die meist wechselnde Seitenausprägung oder -betonung aufweisen.

In fortgeschrittenen Stadien der «cerebralsklerotischen Demenz» (Multi-infarkt-Demenz = MID) treten die α-Wellen zurück. Es herrschen dann Zwischenwellen vor, und es finden sich über den vorderen und temporalen Hirnabschnitten auch Gruppen und Serien von δ-Wellen. Diese Veränderungen sind bei zusätzlichen Risikofaktoren wie Diabetes mellitus oder Hypertonie noch stärker ausgeprägt. Zusätzlich findet man häufig Herdbefunde mit Kurvenverlangsamung. Wenn auch im Einzelfall das EEG keine sichere Differentialdiagnose zwischen MID und M. Alzheimer zuläßt, so kann doch die Faustregel gelten, daß bei der ersteren Erkrankung eher die Herdstörungen, bei der letzteren eher diffuse Veränderungen dominieren.

Bei länger bestehender *Hypertonie* (Abb. 87) sind in der Mehrzahl der Fälle – ganz unabhängig vom Alter – gleichfalls pathologische EEGs zu beobachten, die allerdings nicht in strenger Beziehung zum Schweregrad der Hypertonie und der Encephalopathia hypertonica stehen. Im Frühstadium der Erkrankung findet man vor allem Frequenzlabilität sowie häufig Gruppen von hochgespannten α-Wellen über der Praecentrocentralregion. Darüber hinaus treten immer wieder Gruppen von ziemlich regelmäßigen Zwischenwellen über den vorderen Hirnregionen beidseits in Erscheinung. Im mittleren Krankheitsstadium herrscht meist über der vorderen Schädelhälfte eine ziemlich flache 5–7/sec-Zwischenwellentätigkeit vor, die abnorm hohen α-Wellen treten jetzt wieder eher in den

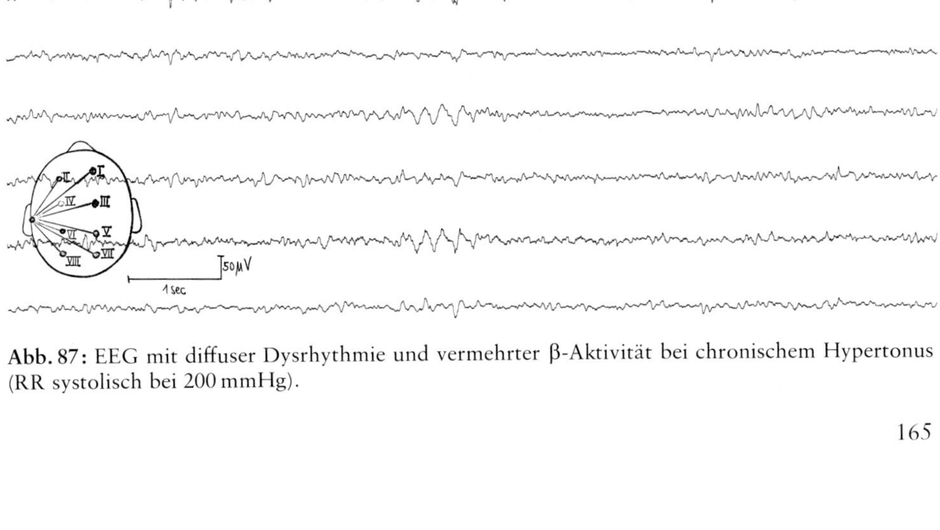

Abb. 87: EEG mit diffuser Dysrhythmie und vermehrter β-Aktivität bei chronischem Hypertonus (RR systolisch bei 200 mmHg).

Hintergrund. Typisch sind paroxysmale Gruppen von hochgespannten steileren Zwischenwellen, die frontal und temporal beidseits ihr Maximum haben. Die Grundaktivität ist in diesem Stadium meist noch nicht generell verlangsamt. Erst im Spätstadium kommt es dann zu einer allgemeinen Kurvenverlangsamung, was dann als prognostisch ungünstiges Zeichen zu bewerten ist.
Beim *M. Binswanger* (subcorticale arteriosklerotische Encephalopathie), der meist auf dem Boden einer chronischen Hypertonie entsteht und im CT mit typischen Markveränderungen einhergeht, sind neben Allgemeinveränderung und diffuser Dysrhythmie auch paroxysmale Gruppen langsamerer Wellen vor allem parietooccipital sowie sogar Krampf-Wellenformationen beschrieben worden.
Bei der *Thrombangitis obliterans (M. Winiwarter-Buerger)* finden sich in den Fällen, in denen schon frühzeitig ein organisches Psychosyndrom zu Tage tritt, oft im Anfangsstadium δ-Wellengruppen über der Frontotemporalregion. Mit zunehmender Demenz bilden sich meist Hirnstrombilder mit unregelmäßigem und flachem Kurvenverlauf bei vorherrschend langsamen Wellen aus. Kommt es zu einem Verschluß eines größeren Gefäßes, dann sind die gleichen Veränderungen wie bei Thrombosen anderer Genese vorzufinden.

6.2.2. Das EEG bei entzündlichen Erkrankungen der Hirngefäße (115, 128, 161)

Bei entzündlichen Erkrankungen der Hirngefäße, die insbesondere im Rahmen einer Kollagenose wie Periarteriitis nodosa, Lupus erythematodes, Wegener'scher Granulomatose oder Sklerodermie (Morphea) auftreten können, sind z.T. beträchtliche EEG-Veränderungen mit Allgemeinveränderungen, Herdbefunde und z.T. – insbesondere auch im Zusammenhang mit klinisch manifesten epileptischen Anfällen – auch Krampffoci nachweisbar.

6.2.3. Das EEG nach cerebraler Angiographie (124, 335)

Daß eine Carotis- oder Vertebralisangiographie nicht ohne Folgen für die cerebrale Durchblutung und den Hirnstoffwechsel ist, zeigen postangiographische EEG-Untersuchungen im Vergleich zu Vor-EEGs. Auch bei klinisch unverändertem postangiographischem Befund sind vielfach EEG-Veränderungen festzustellen. Es handelt sich dabei um Allgemeinveränderungen, Dysrhythmien, vor allem über der Temporobasalregion, und um focale Störungen auf der Seite der Carotisangiographie. Bestehen schon im Vor-EEG pathologische Befunde, so werden sie durch die Angiographie, insbesondere Herdbefunde, noch verstärkt. Bei unauffälligem Vor-EEG bilden sich die Veränderungen innerhalb von 1–3 Tagen zurück; bei pathologischem Vorbefund ist meist bis spätestens zum 5. Tag der praeangiographische Zustand wieder erreicht. Als wesentliche pathogenetische Faktoren für das Zustandekommen der EEG-Veränderungen sind vor allem hämodynamische Faktoren sowie chemotoxische Einflüsse des Kontrastmittels zu diskutieren. Daneben spielt die Primärerkrankung gleichfalls eine mitentscheidende Rolle.

6.2.4. Das EEG bei Migräne und vasomotorischen Kopfschmerzen (10, 39, 42, 115, 116, 148, 149, 187, 227, 388, 394)

In der Mehrzahl der Fälle mit einfacher oder klassischer *Migräne* sind die während der Migräneattacke abgeleiteten Hirnstrombilder unauffällig oder zeigen höchstens über der

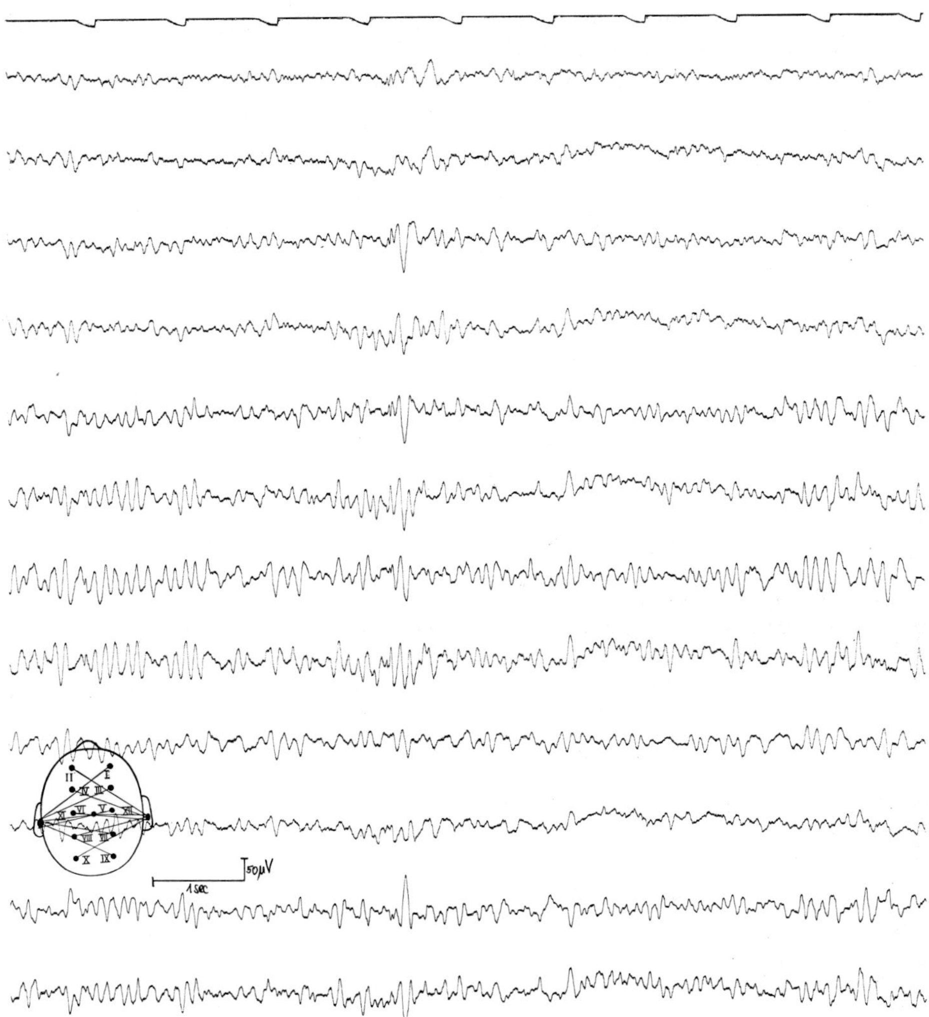

Abb. 88: Dysrhythmisches EEG mit Steilwellen bei Migräne («migraine dysrhythmic»).

Occipitalregion contralateral zum hemianopischen Flimmerskotom eine Minderung des α-Rhythmusses. Manchmal ist im Vergleich zum Intervall-EEG die Ausprägung des α-Rhythmusses über beiden Hemisphären reduziert. Selbst in Anfällen einer sogenannten «migraine accompagné» mit vorübergehenden Halbseitensymptomen und Aphasien kann der EEG-Befund im Vergleich zu den Intervallableitungen unverändert bleiben. Häufig sind jedoch Asymmetrien mit vornehmlich Herdbefunden über der entsprechenden Temporal-, seltener Centroparietalregion zu beobachten. Es kann sich dabei lediglich um eine lokale Aktivierung des dort vorhandenen Grundrhythmusses mit steileren Wellen oder aber auch um focale Dysrhythmien und selten δ-Foci handeln. Selten treten focale Krampfpotentiale auf. Die focalen Störungen bilden sich meist etwas langsamer als die klinischen Erscheinungen zurück und können insbesondere bei länger den Mi-

gräneanfall überdauernden Symptomen (= komplizierte Migräne) noch Tage bis Wochen nach dem Anfall beobachtet werden.
Auch im Intervall haben ca. 40–50% der Patienten ein normales EEG. Die anderen (Abb. 88) zeigen meist leichte Allgemeinveränderungen und diffuse Dysrhythmien, wobei immer eine erhebliche Labilität der Frequenzen und der Amplituden ins Auge fällt. Häufig finden sich auch paroxysmale Störungen mit bilateralen Gruppen von langsameren und steileren Wellen und sogar in 5–10% der Fälle mit sharp waves oder seltener spike-wave-Komplexen. Als besondere Migräneform wird deshalb nach diesem EEG-Muster die «migraine dysrhythmic» abgegrenzt und in Beziehung zur Epilepsie gebracht. Diese Fälle sollen in der Tat besser auf die Behandlung mit Anticonvulsiva als mit Ergotaminpräparaten ansprechen. Focale Veränderungen im Intervall sind wieder insbesondere bei «migraine accompagné» vorzufinden. Bei ihrem Auftreten auch im Intervall ergibt sich allerdings immer der Verdacht auf eine «symptomatische Migräne», so daß in der Regel weiter eingreifende neuroradiologische Untersuchungsmaßnahmen angebracht sind. Besonders heftig sind oft die Reaktionen auf Hyperventilation. Es treten dann Gruppen von höhergespannten, z.T. steileren Zwischen- und δ-Wellen in Erscheinung, die bilateral synchron ablaufen und über den vorderen Hirnabschnitten ihr Amplitudenmaximum haben. Auch unter Photostimulation sollen bei einer größeren Anzahl von Patienten Abnormitäten in Form von Krampfpotentialausbrüchen aktiviert werden können. Schließlich gilt als besonders typisch für Migräniker ein «photic driving» über den occipitalen Ableitepunkten bei Flimmerlichtfrequenzen über 20/sec, während über den anderen Arealen dieses Phänomen schon bei mittleren Frequenzen auftreten soll.
Bei kindlicher Migräne sind die EEG-Veränderungen noch häufiger und deutlicher erkennbar als im Erwachsenenalter. Es werden auch genetisch bedingte EEG-Muster wie parietale ϑ-Rhythmen, generalisierte spike and wave-Gruppen, occipitale 4/sec-Rhythmen und Photosensibilität in 40–50% der Fälle beschrieben.
Bei *funktionell vasomotorischen Kopfschmerzen*, die meist im Rahmen einer allgemeinen vegetativen Labilität auftreten, sind gleichfalls nicht selten leichte diffuse unspezifische Veränderungen nach Art einer leichten Allgemeinveränderung oder einer leichten diffusen Dysrhythmie anzutreffen. Unter Hyperventilation findet man häufig paroxysmale Störungen mit frontal betonten Gruppen von Zwischen- und δ-Wellen.

B. Das EEG bei internistischen Erkrankungen

1. Das EEG bei Herz- und Kreislaufstörungen

1.1. Das EEG bei Herzerkrankungen (29, 39, 185, 187, 217, 289, 373)

Nach einem *akuten Herzstillstand* mit konsekutiver cerebraler Ischämie – wie er z.B. nicht ganz selten als Zwischenfall bei der Narkoseeinleitung auftreten kann – tritt innerhalb kurzer Zeit hirnelektrische Stille ein. Kommt der Kreislauf innerhalb einiger Minuten wieder in Gang, so stehen die anschließend zu beobachtenden EEG-Veränderungen in Beziehung zum Schweregrad der ischämischen Schädigung und damit zur Dauer des Kreislaufstillstandes. Als prognostisch ungünstiges Zeichen ist das intermittierende Auftreten von isoelektrischen Kurvenabschnitten unterbrochen von Gruppen und Serien mit langsameren und steileren Wellen, die z. T. von schnelleren Frequenzen überlagert werden, zu werten (burst-suppression).

Bei Patienten, bei denen *offene Herzoperationen* durchgeführt werden, konnte genauer das Verhalten des EEGs bei vorübergehender Kreislaufunterbrechung studiert werden. Schon 8 Sekunden nach Beginn der Kreislaufunterbrechung ist kein α-Rhythmus mehr nachweisbar. Es treten dann langsame Wellenformationen in Erscheinung, die bei länger bestehender Kreislaufunterbrechung in flache δ-Wellen übergehen, um dann nach ca. 30 Sekunden in eine isoelektrische Kurve einzumünden. Hält die cerebrale Anoxämie länger als 10 Minuten an, dann ist ein Überleben meist nicht mehr möglich. Durch künstliche Hypothermie kann die Überlebenszeit allerdings verlängert werden. Kommt der cerebrale Kreislauf jedoch vor dieser Zeitgrenze wieder in Gang, so bildet sich wieder ein Hirnstromwellenbild mit zunächst flachen, trägen Wellen aus, das sich im weiteren Verlauf beschleunigt, und dessen Wellen an Amplitude wieder zunehmen. Die Geschwindigkeit, in der sich die EEG-Anomalien zurückbilden, und der Schweregrad der primär länger anhaltenden EEG-Veränderungen hängen ab von dem Ausmaß und der Ausdehnung der ischämischen Schädigung. War es durch die An- oder Hypoxämie zu einer ausgedehnten corticalen Läsion oder zu einem diffusen Marködem gekommen, so daß klinisch ein mehr oder weniger typisches Mittelhirnsyndrom imponiert, das im weiteren Verlauf in ein apallisches Syndrom übergehen kann, dann sind in der Regel zunächst schwere Allgemeinveränderungen mit δ-Dominanz zu beobachten. Manchmal sind auch focale Schwerpunkte der langsamen Wellen erkennbar. Im weiteren Verlauf kann sich später nach Wochen das EEG in Diskrepanz zu bleibenden schweren neurologischen Ausfällen normalisieren, was allerdings dann bezüglich einer Besserungschance als prognostisch ungünstiges Zeichen angesehen werden muß.

Beim *Adams-Stokesschen Anfall* mit vorübergehender Asystolie kommt es gleichfalls zu einer cerebralen Ischämie, so daß Bewußtseinsverlust und nicht selten myoklonische Zuckungen auftreten. Schon ca. 6–8 Sekunden nach dem Ventrikelstillstand sind im EEG langsame δ- oder sogar Subdeltawellen zu beobachten. Mit dem Einsetzen der Herztätigkeit treten wieder Subdelta- und δ-Wellen auf. Bleibt eine durch die Ventrikelautomatik bedingte Bradycardie um 40/sec, dann sind 4–6/sec-Zwischenwellenrhythmen vorherrschend. Wie bei Herzstillständen oder Kreislaufzusammenbrüchen anderer Genese hängt das Ausmaß der zunächst über längere Zeit zu beobachtenden EEG-Veränderungen und die Schnelligkeit ihrer Rückbildung dann von der Dauer der stattgehabten Hyp- bzw. Anoxämie ab.

Das Hirnstromwellenbild bei *akuter Herzinsuffizienz* im Rahmen des Herzinfarktes spiegelt oft das Grundleiden der Hypertonie wider, so daß nicht selten frequenzlabile EEGs, leichte Allgemeinveränderungen oder diffuse Dysrhythmien beobachtet werden können. Kommt es im Rahmen des Herzinfarktes zum Zusammenbruch des Kreislaufes, dann können als Folge cerebraler Hypoxämie auch schwerere Allgemeinveränderungen oder im Gefolge lokaler Ischämien focale Störungen auftreten. Bei kontinuierlichen EEG-Ableitungen in den ersten Nächten nach dem Herzinfarkt ist ein Defizit an Tief- und REM-Schlaf festzustellen, das erst 10–14 Tage später mit einem Rebound aufgeholt wird. Interessanterweise laufen in dieser Phase Angina-pectoris-Anfälle vorwiegend im Nicht-REM-Schlaf ab, was im Gegensatz zu der üblichen Korrelation von nächtlichen Praecordial-Schmerzen und REM-Schlafphasen steht.

Chronische Herzinsuffizienz kann gleichfalls eine cerebrale Mangeldurchblutung und Sauerstoffminderversorgung zur Folge haben. Als Ursache kommen u. a. vermindertes Herzminutenvolumen, Absinken des arteriellen Mitteldruckes, Alkalose durch Hyperventilation in Betracht. Im EEG sind dann diffuse Dysrhythmien und mehr oder weniger stark ausgeprägte Allgemeinveränderungen zu beobachten. Besonders häufig treten Hyperventilationsveränderungen auf.

Akute oder subakute bakterielle Endokarditiden sind nicht selten von cerebralen Komplikationen begleitet. Es handelt sich dabei um cerebrale Embolien, diffuse oder focale Encephalitiden und Abszeßbildungen. Die dabei auftretenden EEG-Veränderungen gleichen den in den entsprechenden Kapiteln angeführten EEG-Veränderungen. Bei rheumatischen Endokarditiden weisen focale Störungen auf cerebrale Embolien hin.
Angeborene Herzfehler sind nicht selten mit EEG-Veränderungen verbunden. Ihr Auftreten und Schweregrad sind insbesondere abhängig von dem Ausmaß der dadurch bedingten Hypoxie. Vor allem Pulmonalstenose und Ventrikelseptumdefekt sind diesbezüglich ungünstig. Herzfehler, die mit Cyanose einhergehen, zeigen häufiger und schwerere EEG-Veränderungen als solche, die zu keiner sichtbaren Cyanose führen. Als Anomalien sind vor allem leichte Allgemeinveränderungen oder diffuse Dysrhythmien nachweisbar. Bei noch normalem Ausgangs-EEG sind oft gerade unter Hyperventilation oder nach körperlichen Anstrengungen pathologische Muster zu beobachten, was darauf hinweist, daß die cerebrale Blutversorgung an der Grenze zur Dekompensation steht. Auffällig häufig ist bei Patienten mit kongenitalen Herzfehlern ein epileptisches Anfallsleiden vorzufinden. Im EEG können dann entsprechend paroxysmale Veränderungen mit meist atypischen spike-wave-Gruppen oder auch andere Krampfpotentialentladungen zur Beobachtung gelangen.
Oft kommt es bei den Herzfehlern mit Rechts-Links-Shunt (also den cyanotischen Typen) zu Hirnabszeßbildungen. Im EEG sind dann neben Allgemeinveränderungen focale Störungen mit meist δ-Foci erkennbar, die den Weg zur richtigen Diagnose und Lokalisation weisen.

1.2. Das EEG bei Kreislaufstörungen und vegetativer Labilität
(39, 91, 104, 107, 219, 220, 335)

Bei *akutem Blut- oder Sauerstoffmangel* des Gehirnes tritt ein Bewußtseinsverlust ein, der meist auch mit einem Tonusverlust der Muskulatur verbunden ist. Man nennt eine solche «Ohnmachtsattacke» ganz allgemein Synkope oder vegetativer Anfall, wobei man je nachdem, ob es sich nur um eine Entgleisung des parasympathischen oder des sympathischen Nervensystems handelt, von «vagotonen oder sympathicotonen» Anfällen spricht. Je nach der Auslösungsart unterscheidet man spontane von provozierten Synkopen.
Die häufigste Form der vegetativen Anfälle ist die *vagovasale Synkope*. Als Ursache kommen u. a. in Frage: Orthostatische Belastung, starke Reize wie Schreckerlebnisse, Schmerzen, seelische Erregungen, erhöhter intracerebraler Druck bei Husten, Niesen und Pressen. Pathophysiologisch handelt es sich bei der plötzlichen Umstellung auf einen Vagotonus um einen Entlastungsreflex auf einen übermäßigen Sympathicotonus. Dabei kommt es durch plötzliche Weitstellung der Gefäßperipherie zu einem Absacken des Blutes in diese Gefäßpartien und zu nachfolgender cerebraler Minderdurchblutung. Im Anfall selbst, der ja nur selten als spontanes Geschehen mit dem EEG beobachtet werden kann, findet man im Beginn zunächst eine Amplitudenzunahme und gleichzeitige Verlangsamung der Grundaktivität bis hin zum Auftreten von hohen monomorphen δ-Wellen. Dauert die gesamte Attacke nicht länger als 6–8 Sekunden, dann bilden sich die EEG-Veränderungen wieder auf dem gleichen Weg sehr schnell zurück.
Dauert die cerebrale Ischämie länger an, dann treten Krämpfe auf («convulsive Synkope»), die dann nicht selten mit großen epileptischen Anfällen verwechselt werden. Im Gegensatz zum Grand mal, bei dem die Patienten blau werden, sind in der Synkope die Patienten blaß. Den myoklonischen Zuckungen, die vor allem die Arme betreffen, gehen bei der Synkope nur kurz dauernde tonische Streckkrämpfe voraus, während den Grand

mal meist eine länger dauernde tonische Phase einleitet. Außerdem ist eine Synkope in der Regel kürzer als ein Grand mal, und die Patienten sind nach einer Synkope sofort wieder bewußtseinsklar.
Im EEG findet man bei der *«convulsiven Synkope»* kurz vor oder während des Streckkrampfes einen ca. 4–6 Sekunden andauernden isoelektrischen Kurvenabschnitt, der während der Myoklonien in hohe langsame Zwischen- und δ-Wellen, denen z.T. Spitzen aufgesetzt sind, übergeht. Eine sichere Abgrenzung gegenüber Artefakten ist nicht immer möglich. Bei Kindern sind die langsamen Wellen besonders hoch, und es fehlt oft der isoelektrische Kurvenabschnitt; bei älteren Patienten sind die δ-Wellen dagegen oft niedergespannt, und das isoelektrische Intervall ist besonders lang.
Als Provokationsmethoden für vagovasale Synkopen gilt der Bulbus-Druckversuch mit Kompression der Augäpfel, der Valsalva-Versuch mit Druck auf den Bauch und schließlich der Carotis-Sinus-Reiz- bzw. der Carotiskompressionsversuch.
Auch im Intervall findet man bei Patienten mit vagovasalen Synkopen gehäuft (in ca. 20%) EEG-Veränderungen, wobei es sich vor allem entweder um paroxysmale langsamere oder steilere Wellenformationen oder sogar – allerdings selten – um Krampfpotentiale in Form von meist einzeln auftretenden spikes oder sharp waves handelt.
Beim sogenannten *hypersensitiven Carotis-Sinus-Syndrom* ist der Sinus caroticus überempfindlich auf mechanische Reize, die auf den Bulbus caroticus einwirken, wie z.B. Kompression eines zu engen Hemdkragens, Überdehnung durch plötzliche übermäßige Kopfdrehung zur Seite und vor allem nach hinten. Dabei treten Schwindelerscheinungen und evtl. synkopale Anfälle auf, die durch vorsichtiges Reiben des Bulbus caroticus auch provoziert werden können. Dabei kommt es entweder zu einer cerebralen Minderdurchblutung durch eine Bradykardie oder durch einen vagovasalen Reflex mit Blutdruckabfall. Im EEG verdrängen ca. 8–10 Sekunden nach der Carotisbulbus-Reizung Zwischen- und später δ-Wellen die α-Wellen. Das Erscheinen der δ-Wellen signalisiert dabei den Beginn des Bewußtseinsverlustes.
Beim *Carotisdruckversuch* macht man sich sowohl die vom Sinus caroticus ausgehende vagale Reflexwirkung wie auch die Folge des mechanischen Abklemmens des Blutzuflusses über die entsprechende Arteria carotis zunutze. In praxi kann man beide Wirkungen nicht immer voneinander trennen. Die Reflexwirkung tritt jedoch in der Regel früher ein als die Folge des gedrosselten Blutzuflusses. Man geht so vor, daß man mit 4 Fingern oder dem Daumen die Arteria carotis neben dem Schildknorpel komprimiert. Immer sollten gleichzeitig eine EEG- und EKG-Registrierung erfolgen, und der Versuch sofort abgebrochen werden, wenn stärkere Reaktionen im EKG oder im EEG sichtbar werden. Wenn 30 Sekunden nach Beginn des Versuches keine Reaktionen erfolgen, so werden in der Regel überhaupt keine auftreten.
Meist tritt unmittelbar nach dem Druckversuch eine Pulsverlangsamung ein. Bei 10–20% der Fälle kommt es sogar zu einer Asystolie von ca. 2 Sekunden, sehr selten von längerer Dauer. Der Blutdruck sinkt ab. In einer Gegenregulation wird nach ca. 10–12 Sekunden in der Mehrzahl der Fälle der Puls beschleunigt, der Blutdruck angehoben, und die Atmung verstärkt. Bei Kreislaufgesunden ist oft im EEG außer einer leichten Amplitudenminderung nichts festzustellen. Bei Kreislaufkranken können nach ca. 10 Sekunden die α-Wellen in höher gespannte Zwischen- und auch später δ-Wellen übergehen, die in ca. der Hälfte der Fälle nur auf der Seite der Kompression in Erscheinung treten. Manchmal kommt es nur zu einer flüchtigen α-Reduktion. Bei guter Kollateralisation über den Circulus arteriosus Willisi verschwinden die langsameren Wellen wieder rasch. Bei Gefäßverschlüssen, insbesondere der Arteria carotis interna der Gegenseite oder bei nur schwach ausgebildeten Rami communicantes des Circulus arteriosus Willisi sind die Veränderungen aber stärker ausgeprägt. Treten dann vorherrschend δ-Wellen über beiden Hemi-

sphären auf, muß unbedingt die Kompression abgebrochen werden. Wird der Druck jedoch weiter aufrecht erhalten, dann verlieren die δ-Wellen an Amplituden und gehen in einen flachen Kurvenverlauf über. Dabei verliert der Patient das Bewußtsein, und es können klonische Zuckungen entstehen. Beim Nachlassen des Druckes kann sich vorübergehend der Puls wieder verlangsamen, und im EEG werden die Stadien wieder rückwärts bis zum Ausgangs-EEG durchlaufen.
Ist der Schwerpunkt unilateraler Kurvenverlangsamung über der Frontotemporalregion, dann handelt es sich vor allem um ein Durchblutungsdefizit im Carotis-Mediaversorgungsbereich (man spricht vom «Carotis-Media-Typ»), und die Patienten klagen über contralaterale Paraesthesien und Schwächeerscheinungen. Tritt eine Kurvenabflachung ein, dann können contralateral Myoklonien auftreten. Im Gegensatz zum focalen epileptischen Anfall ist aber zu diesem Zeitpunkt keine corticale Aktivität nachweisbar. Finden sich die langsamen Wellen über den temporooccipitalen Regionen am stärksten ausgeprägt, dann sind vor allem Durchblutungsstörungen im Basilariskreislaufsystem anzunehmen («Basilaris-Posteriortyp»). Die Patienten klagen dann vor allem über Schwindel, Übelkeit und Brechreiz, Sehstörungen oder visuelle Halluzinationen. Entwickeln sich solche Durchblutungsstörungen aus extra- oder intracranieller Ursache spontan, spricht man von partiellen ischämischen Krisen.
Kommt es auf der Gegenseite der Kompression zu einer Focalisierung langsamer Wellen, dann ist ein intracerebrales Stealsyndrom, z. B. infolge eines homolateralen Hämangiomes, anzunehmen.
Bei *beidseitiger Kompression der Arteria carotis communis* tritt nach 7–20 Sekunden über beiden Hemisphären eine zunehmende Verlangsamung des Kurvenablaufes ein. Schließlich dominieren 2–3/sec-δ-Wellen. Wird die Kompression danach unterbrochen, so kehrt der Kurvenablauf ziemlich rasch zur Ausgangsnorm zurück. Selten flacht das Kurvenbild vorübergehend völlig ab. Klinisch kann man u. a. mehr oder weniger stark ausgeprägte Bewußtseinsstörungen, orale Mechanismen, Myoklonien beobachten. Oft besteht anschließend eine Amnesie für diesen Zustand.
Wägt man den durch die Kompressionsversuche zusätzlichen Informationsgewinn gegenüber den damit verbundenen Risiken ab, dann wird man sie in der Praxis jedoch nur selten anwenden. Bei ihrer Durchführung kommt es nämlich immer wieder zur Verstärkung von schon zuvor vorhandenen neurologischen Ausfällen wie Aphasie, Halbseitensymptomen etc., oder sie können sogar erst provoziert werden. Tödliche Zwischenfälle, möglicherweise als Folge von Sinusreflexen, sind allerdings nur extrem selten berichtet worden.
Bei *Hypotension* ohne klinisch manifeste Symptome sind im EEG keine besonderen Veränderungen zu beobachten. Wie bei Patienten mit oft gleichzeitig feststellbarer vegetativer Labilität findet man gehäuft leichte Allgemeinveränderungen, diffuse und manchmal auch leichte paroxysmale Dysrhythmien. Auffällig oft sind unter Hyperventilation Anomalien mit zunehmender Frequenzverlangsamung und/oder vor allem paroxysmale Störungen mit Gruppen frontal betonter höher gespannter langsamerer Wellen aus dem Zwischen- und δ-Wellenbereich zu provozieren, die häufig auch steile Elemente enthalten.

2. Das EEG bei Bluterkrankungen sowie bei Reticulosen (39, 84, 115, 213, 215, 385, 387)

Bei Vitamin B_{12}-Mangelzuständen mit *perniciöser Anämie* sind häufig erhebliche EEG-Veränderungen nachweisbar. In größeren Untersuchungsserien zeigten $^2/_3$ und mehr der unbehandelten oder schlecht substituierten Patienten EEG-Abnormitäten. Es besteht keine Korrelation zum Hämoglobingehalt des Blutes, zum Alter der Patienten und auch nicht zum Schweregrad der neurologischen Ausfälle, wenn auch meistens bei klinischer Manifestation einer funiculären Myelose (Abb. 89) pathologische Hirnstrombilder zu erwarten sind, solange noch keine Behandlung eingesetzt hat. Bei Patienten mit psychischen Störungen allerdings ist das EEG in der Regel auch pathologisch.
Im ungünstigsten Fall wird das Hirnstrombild von flachen, generalisiert auftretenden δ-Wellen beherrscht, die immer wieder durch Gruppen mit trägen biphasischen $^1/_2$–$1^1/_2$/sec-Wellen unterbrochen werden. Die Patienten zeigen in diesem Zustand eine wechselnde Bewußtseinslage, sind jedoch immer erweckbar und orientiert. Sie sind apathisch, gähnen oft und klagen über Kopfschmerzen und Schwindel. Mittelschwere Störungen sind geprägt von höhergespannten Zwischenwellenrhythmen, die durch paroxysmale Gruppen von α-Wellen unterbrochen werden. Besonders auffällig ist die

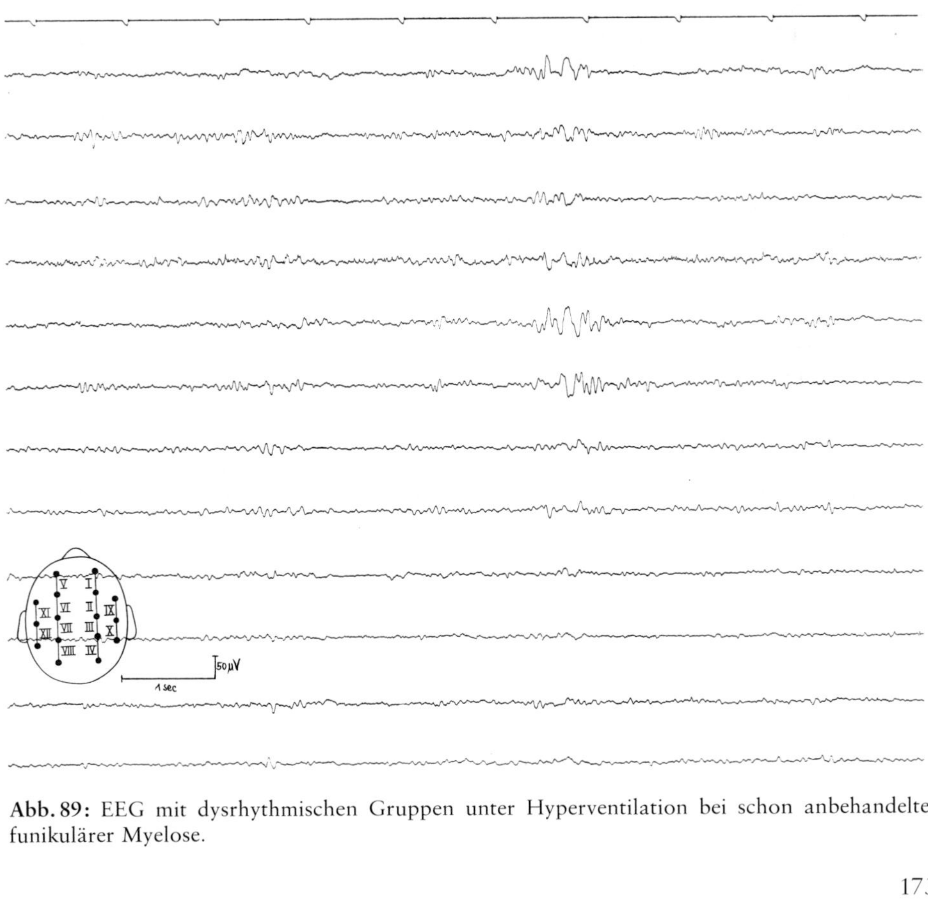

Abb. 89: EEG mit dysrhythmischen Gruppen unter Hyperventilation bei schon anbehandelter funikulärer Myelose.

Zunahme der Veränderungen unter Hyperventilation, die oft das Ende der Mehratmung lange überdauern. Als leichtere Abnormität kann man eine Verschiebung des α-Focus nach frontopraecentral und/oder einen auffällig hochgespannten α-Grundrhythmus beobachten. Zwischen diesen Mustern und den mittelschweren Störungen sind alle Übergänge möglich. Nicht ganz selten sind Anfallspotentiale in Form von spikes oder sharp waves, insbesondere über der Temporalregion, zu sehen, ohne daß auch gleichzeitig eine manifeste Epilepsie vorliegen muß.
Mit dem Einsetzen der Substitutionsbehandlung tritt auch sehr bald eine Besserung der EEG-Veränderungen ein. Markierungspunkt ist die Reticulozytenkrise. Es kommt vor allem zu einer rasch zunehmenden Frequenzbeschleunigung, die allerdings nach ca. 4–5 Wochen Behandlung etwas stagniert und ab dann nur noch sehr langsam vorangeht. Auffällig ist, daß auch primär normal erscheinende α-EEGs häufig doch noch eine Frequenzbeschleunigung zeigen. Überhöhte α-Wellen werden niederer, der α-Focus konzentriert sich wieder auf die hinteren Hirnregionen. Lange sind noch Hyperventilationsveränderungen nachweisbar (Abb. 89). Bei ungenügender Vitamin B_{12}-Zufuhr verschlechtert sich das Hirnstrombild wieder, so daß EEG-Verlaufsuntersuchungen bis zu einem gewissen Grad für die Beurteilung der Behandlungseffektivität herangezogen werden können.
Anämien anderer Genese zeigen in der Mehrzahl der Fälle unauffällige EEG-Muster oder nur geringe Normabweichungen mit vorherrschend langsamerer 7–8/sec-Wellen- und/oder dominierender hochgespannter α-Aktivität. Seltener werden paroxysmale Störungen mit Gruppen synchroner steilerer Zwischen- und δ-Wellen beobachtet. Bei Hb-Werten von über 30% sind in der Regel die Hirnstrombilder normal.
Bei *Hämoblastosen und Reticulosen* sind oft pathologische Hirnstrombilder zu beobachten, ohne daß immer auch klinisch manifeste cerebrale Komplikationen vorhanden sein müssen. Am seltensten und am geringsten ausgeprägt sind die EEG-Veränderungen bei chronisch lymphatischer Leukämie. Erst bei starker Reduzierung des Allgemeinzustandes findet man leichte bis mäßige Allgemeinveränderungen. Bei chronisch myeloischer Leukämie sind etwas häufiger, meist leichte EEG-Veränderungen feststellbar. Mit dem Auftreten leukämischer Infiltrate am Augenhintergrund sind oft mäßige Allgemeinveränderungen mit vorherrschender Zwischenwellentätigkeit oder Zwischenwellenparoxysmen korreliert. Kurz vor oder parallel zum terminalen Paramyeloblastenschub zeigen sich im EEG schwere Allgemeinveränderungen mit δ-Dominanz.
Bei den akuten Leukämien sind erwartungsgemäß die häufigsten und schwersten EEG-Veränderungen zu beobachten. Neben den metabolischen Störungen, die sich in der Para- und Dysproteinämie widerspiegeln, spielen auch morphologisch faßbare Veränderungen wie Blutungen, ischämische Insulte infolge thrombotischer Gefäßverschlüsse und direkte cerebrale Infiltrationen eine verursachende Rolle. Dementsprechend findet man Allgemeinveränderungen unterschiedlichen Grades, paroxysmale Störungen mit Zwischen- und δ-Wellen sowie manchmal auffällig steile Entladungen über der Frontalregion. Häufig treten wechselnde Seitenasymmetrien auf; bei umschriebenen Blutungen, Erweichungen und Infiltrationen entwickeln sich Herdbefunde, die sich nicht von focalen Störungen bei cerebrovasculären Prozessen anderer Genese oder anderen Hirntumoren unterscheiden. Schwere EEG-Veränderungen gelten immer als prognostisch ungünstiges Zeichen. Bei Remissionen können sie sich allerdings auch wieder zurückbilden.
Gerade bei kindlichen Leukosen (Abb. 90), bei denen durch die moderne Chemotherapie die Überlebenszeiten in den letzten Jahren deutlich zugenommen haben, findet man vermehrt intracranielle Manifestationen wie Meningiosis leucaemica und intracerebrale Infiltrate. In diesem Stadium sind in über 90% der Fälle pathologische Hirnstrombilder zu erwarten. In über ²/₃ der Fälle treten mehr oder weniger stark ausgeprägte

Allgemeinveränderungen mit Kurvenverlangsamung auf. Häufig sind auch diffuse, seltener paroxysmale Dysrhythmien zu sehen, wobei besonders auch auf das Auftreten von spike-wave-Komplexen hinzuweisen ist. Herdbefunde findet man in fast einem Fünftel der Fälle. Bei Ganzkopfbestrahlung oder/und intrathekaler Methotrexatinstallation kann mit EEG-Verlaufsuntersuchungen das Ansprechen auf die Behandlungsmaßnahme überwacht werden. Die EEG-Veränderungen bilden sich parallel zur klinischen Besserung und zur Liquorsanierung zurück. Wiederauftreten von EEG-Abnormitäten machen erneute Liquorkontrollen und evtl. erneute Behandlungsmaßnahmen notwendig.
Bei metastasierenden Lymphosarkomen und malignen Reticulosen verhält sich das EEG in etwa parallel zum Schweregrad des Krankheitsbildes. In schweren Fällen findet man vorwiegend mäßige bis schwere Allgemeinveränderungen und diffuse Dysrhythmien, die sich bei klinischer Besserung auf die entsprechende chemotherapeutische oder Bestrahlungsbehandlung hin wieder zurückbilden.
Im Rahmen der Lymphogranulomatose kann es einmal zu direkter Irritation des Zentralnervensystemes durch schädelbasisnahe Granulomatosen, diffuse meningeale Infiltrationen sowie durch umschriebene intracerebrale Infiltrate kommen. Andererseits scheint das Gehirn auch indirekt durch mit der Lymphogranulomatose verbundene Stoffwechselstörungen geschädigt zu werden, da es zweifelsohne neuropsychiatrische Ausfälle ohne entsprechendes histopathologisches Korrelat gibt. Bei streng isolierten Lymphogranulomatosen ist das EEG in der Regel normal. Bei ausgebreiteten Krankheits-

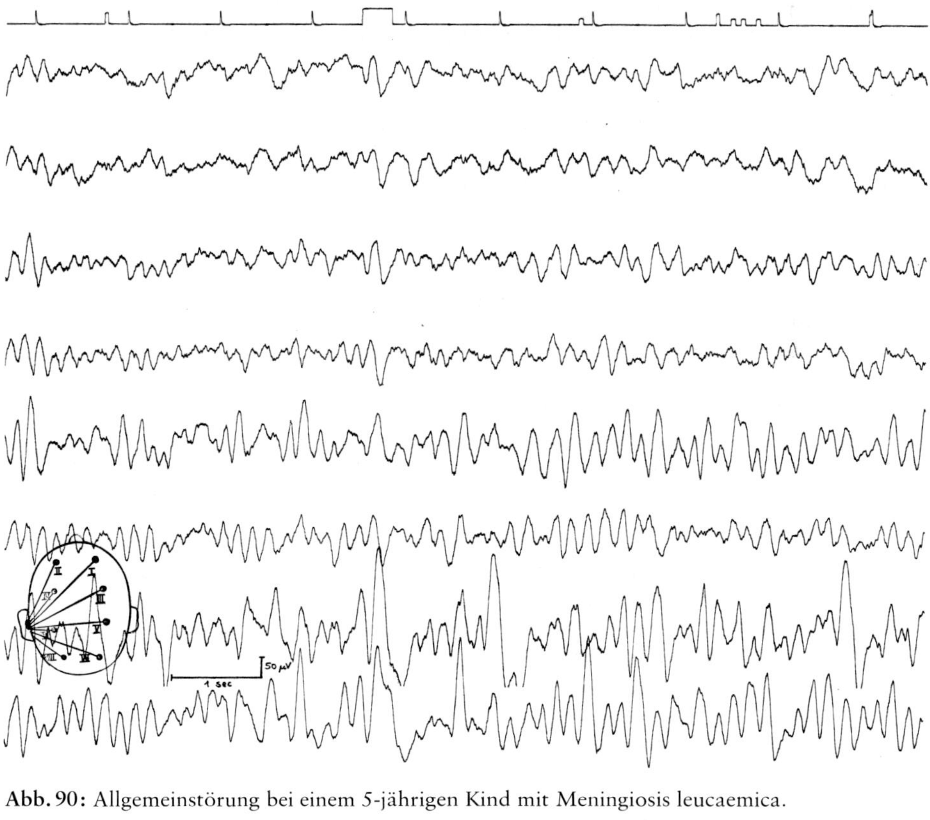

Abb. 90: Allgemeinstörung bei einem 5-jährigen Kind mit Meningiosis leucaemica.

fällen mit Beeinträchtigung des Allgemeinbefindens, Gewichtsabnahme, diffusem Hautjucken, Schweißausbrüchen und Dys- oder/und Paraproteinämie sind meist mehr oder weniger deutliche Verlangsamungen der Grundaktivität nachweisbar.
Die leichteste Form der Störung zeigt sich durch vermehrte Zwischenwellen über den vorderen Hirnabschnitten, dann folgen abschnittsweise Zwischenwellenrhythmen, schließlich liegt eine mäßige Allgemeinveränderung mit dominierender Zwischenwellentätigkeit vor. Erst in Endstadien sind schwere Allgemeinveränderungen zu beobachten. Bei Remission bilden sich die EEG-Veränderungen zurück. Unterbleibt die Frequenzbeschleunigung trotz scheinbarer klinischer Besserung, dann ist dies als prognostisch ungünstiges Zeichen zu werten. Neben den Allgemeinveränderungen sind häufig auch paroxysmale Störungen mit Gruppen von meist hochgespannten Zwischen- und δ-Wellen mit Maximum über den temporalen und frontalen Hirnregionen vorzufinden. Je schwerer die Allgemeinveränderung, um so häufiger treten auch Paroxysmen mit Gruppen von Steilwellen in Erscheinung, ohne daß klinisch Anfälle manifest werden müssen. Herdbefunde mit focaler Dysrhythmie oder δ-Foci weisen auf intracerebrale Neubildungen hin. Insgesamt zeigen die EEG-Veränderungen eine gewisse Beziehung zur Dauer der Erkrankung sowie vor allem zu den Blutbildveränderungen mit Reduktion der Leuko- und Lymphozyten und schließlich zu dem Ausmaß der Serumeiweißminderungen.
Polycythämie und Polyglobulie führen durch erhöhte Blutviskosität und Stase in den kleinen Gefäßen häufig zu cerebraler Minderdurchblutung bis hin zu lokalen Thrombosen mit ischämischen Insulten. Durch Störungen des Thrombozytenapparates besteht zusätzlich eine erhöhte Blutungsneigung. Entsprechend den häufigen Klagen der Patienten über Kopfschmerzen, Schwindelerscheinungen und den oft zu beobachtenden psychischen Störungen sind im EEG leichte bis mäßige Allgemeinveränderungen und diffuse Dysrhythmien nachweisbar. Auch paroxysmale Anomalien kommen vor. Nicht selten weisen focale Störungen noch vor der klinischen Manifestation eines Schlaganfalles auf eine lokale cerebrale Minderdurchblutung hin. Bei Remissionen bessern sich gleichfalls die EEG-Veränderungen.

3. Das EEG bei pulmonalen Erkrankungen (39, 115, 219, 399)

Bei Erkrankungen der Lunge mit Beeinträchtigung der Atmungstätigkeit werden in der Regel in leichteren Fällen keine oder nur geringgradige EEG-Veränderungen beobachtet. Durch eingeschränkte Atmungsfunktion kommt es zwar zu einer Untersättigung des Blutes mit Sauerstoff, aber gleichzeitig zu einem CO_2-Anstieg, was im Rahmen der Autoregulation der Hirndruchblutung zu einer Vasodilation der Hirngefäße und damit zu einer Mehrdurchblutung führt.
Erst bei stärkerer und länger anhaltender Dyspnoe – wie z.B. beim chronischen Cor pulmonale –, wo das Sauerstoffdefizit vor allem auch bei gleichzeitiger Herzinsuffizienz nicht mehr durch Mehrdurchblutung ausgeglichen werden kann, sind im EEG Veränderungen nachweisbar. Es handelt sich dabei um leichte bis mäßige Allgemeinveränderungen und z.T. um diffuse Dysrhythmien. Kommt es auch zu einer Beeinträchtigung der Bewußtseinslage, findet man Gruppen von frontal und temporal betonten δ-Wellen, die in schweren Fällen dann sogar dominieren können. Darüber hinaus können durch die kompensatorische Polyglobulie auch Thrombosen und konsekutiv lokale Ischämien entstehen, die sich im EEG dann in Herdbefunden manifestieren.

4. Das EEG bei Stoffwechselerkrankungen

4.1. Das EEG bei akuter und chronischer Niereninsuffizienz (14, 161, 282, 310, 318, 404)

Vorab muß betont werden, daß keine strenge Korrelation zwischen den einzelnen Retentionswerten im Serum wie Harnstoff oder Kreatinin und den EEG-Mustern besteht. Von größerer Bedeutung scheint dagegen der Zeitfaktor zu sein, d.h. bei plötzlicher Dekompensation der Nierenfunktion sind eher schwerere EEG-Veränderungen zu erwarten, als wenn schon die gleiche Stoffwechsellage über längere Zeit bestanden oder sich nur langsam progredient entwickelt hat.
Auch für chronische Niereninsuffizienz typische neurologische Symptome wie allgemeine Hyperreflexe oder ausgeprägter Haltungstremor sind nicht immer mit pathologischen Hirnstrombildern verbunden. Schließlich scheint auch keine strenge Beziehung von EEG und Hypertonus feststellbar zu sein.
Bei *chronischer Niereninsuffizienz im Stadium der Kompensation* (1,5–12 mg% Kreatinin im Serum) sind im EEG (Abb. 91) keine oder meist nur geringgradige Veränderungen zu beobachten. Man findet als leichtestes Zeichen cerebraler Irritation Veränderungen unter Mehratmungsbelastung mit Kurvenverlangsamung oder Auftreten von dysrhythmischen

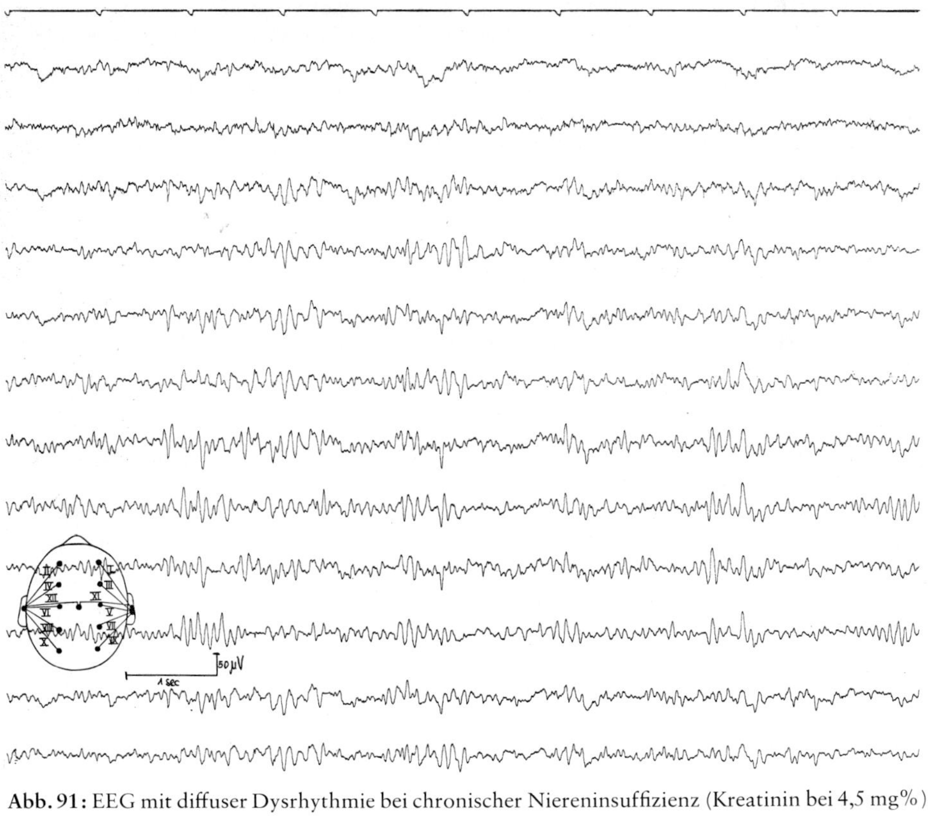

Abb. 91: EEG mit diffuser Dysrhythmie bei chronischer Niereninsuffizienz (Kreatinin bei 4,5 mg%).

Gruppen von höher gespannten frontal und temporal beidseits betonten Zwischenwellen. Im Ruhe-EEG zeigen sich vermehrt eingestreute Zwischenwellen und manchmal auffällig hochgespannte α-Wellen. Selten gehen die Veränderungen über eine leichte Allgemeinveränderung oder leichte diffuse Dysrhythmie hinaus.

Tritt ein *akutes Nierenversagen* ein, oder kommt es zu einer plötzlichen Dekompensation einer chronischen Niereninsuffizienz, sind in der Regel auch deutliche EEG-Veränderungen nachweisbar. Je nach Schweregrad cerebraler Mitbeteiligung findet man eine zunehmende Verlangsamung der Grundaktivität bis hin zu schwerer Allgemeinveränderung mit δ-Dominanz. In leichteren Fällen imponiert häufig eine hochgespannte 6–8/sec-Wellenaktivität mit oft eingestreuten steileren Wellen sowie langsameren Zwischen- und δ-Wellen, was dem Bild einer zusätzlich diffusen Dysrhythmie entspricht. Daneben sind jedoch auch oft paroxysmale Gruppen von hochgespannten steileren Zwischen- und δ-Wellen erkennbar, die generalisiert in Erscheinung treten und wechselnde Asymmetrien aufweisen können. Als besonders charakteristisch gilt die fehlende Reaktion auf das Augenöffnen oder andere psychosensorische Reize. Durch akustische Reize werden sogar nicht selten Gruppen von höher gespannten generalisierten Zwischenwellen provoziert, die über der vorderen Schädelhälfte ihr Amplitudenmaximum haben.

Unter Photostimulation können bei Urämikern mit gleichzeitig deutlichen Allgemeinveränderungen im Ausgangs-EEG bei Einzellichtblitzen temporooccipital beidseits hohe Steilwellen provoziert werden, deren Amplituden 100 μV z. T. übersteigen. Sie erscheinen mit einer Latenzzeit von 30–40 msec zu den Lichtblitzen und konfigurieren sich aus einer kleinen positiven Vorschwankung und einem nach negativ gerichteten spike. Bei zunehmender Frequenz nimmt dieser an Amplitude ab und verschwindet ab einer Lichtblitzfrequenz von 10/sec völlig.

Besonders auffällig sind die EEG-Veränderungen bei *Hyperhydratation*. Sie treten oft ganz abrupt in Erscheinung, bevor sich klinisch Symptome einer cerebralen Dekompensation bemerkbar machen. Man findet dann eine zunehmende Kurvenverlangsamung und diffuse Dysrhythmie. Es können sogar schwere Allgemeinveränderungen mit vorherrschend δ-Aktivität beobachtet werden. Auf das Auftreten paroxysmaler Störungen, manchmal auch mit epileptischen Potentialen, wurde schon hingewiesen. Die Veränderungen nach einer Überwässerungskrise bilden sich nur langsam zurück; und es können noch nach Monaten leichte Störungen wie langsamer α-Grundrhythmus, leichte diffuse Dysrhythmie und vor allem erhöhte Labilität unter Hyperventilation nachgewiesen werden. Das gleiche gilt für Verläufe nach überstandenem akuten Nierenversagen, wo auch noch über lange Zeit danach unter Mehratmungsbelastung paroxysmale Ausbrüche von Zwischen- und δ-Wellengruppen in Erscheinung treten können.

Als Folge einer vorübergehenden Flüssigkeitsverschiebung in den Intracerebralraum müssen auch die EEG-Veränderungen nach Hämo- oder Peritonealdialyse angesehen werden. Da infolge der Bluthirnschranke Harnstoff und Kreatinin im Liqor und im Extrazellularraum des Gehirnes langsamer eliminiert werden als aus dem Serum, kommt es bei mehr oder weniger rasch durchgeführter Dialyse zu einer Verschiebung des osmotischen Druckes in Richtung des Intracerebralraumes: Flüssigkeit wandert also nach intracerebral ab, und es entsteht ein Hirnödem. Man spricht vom *Dysequilibriersyndrom*. Klinisch können vor allem psychische Störungen bis hin zu exogenen Psychosen und cerebralen Krampfanfällen auftreten. Im EEG treten dementsprechend pathologische Veränderungen auf, oder schon zuvor bestehende Störungen werden noch verstärkt. Wie beim Hyperhydratationssyndrom handelt es sich dabei um Allgemeinveränderungen und diffuse Dysrhythmien unterschiedlichen Schweregrades sowie auch nicht selten um paroxysmale Phänomene. Auch ohne klinische Auffälligkeiten weisen postdialytische EEG-Abnormitäten auf Dialyse-abhängige cerebrale Komplikationen hin, die vor allem auf Flüssigkeitsverschiebungen durch allzu rasche Dialyse zurückgehen. Somit können EEG-Ableitungen vor und nach der Dialyse bis zu einem gewissen Grad als Maßstab für eine «cerebral-schonende Dialyse» benutzt werden. Als Regel kann dabei gelten, daß die Gefahr für Dialyse-abhängige cerebrale Komplikationen und damit für stärkere EEG-Veränderungen um so größer ist, je schwerer schon die praedialytischen EEG-Veränderungen als Ausdruck ausgedehnter cerebraler Schädigungen sind.

Bei der *Dialyse-Encephalopathie*, die auf eine chronische Aluminiumintoxikation infolge eines erhöhten Aluminiumgehaltes des Dialysewassers zurückgeführt wird, und mit einer zunehmenden Demenz, Tremor und Asterixis sowie Myoklonien einhergeht, zeigt das EEG schon vor dem Auftreten erster klinischer Symptome eine Kurvenverlangsamung.

Später treten paroxysmale Veränderungen mit Gruppen von rhythmischen ϑ- und δ-Wellen hinzu, die über den vorderen, temporalen und temporobasalen Hirnregionen betont sind. Manchmal sind auch epileptische Potentiale eingestreut.

Cerebrale Krampfanfälle im Rahmen von Nierenerkrankungen treten häufiger bei chronischer Niereninsuffizienz als beim akuten Nierenversagen auf. Meist handelt es sich um generalisierte Krampfanfälle, seltener um focale Krisen. Bei den letzteren wie auch bei focal eingeleiteten Anfällen sind meist entsprechend den klinischen Symptomen hirnlokale Störungen auf dem Boden von intracerebralen Blutungen oder ischämischen Insulten auch im EEG Herdbefunde mit focaler Dysrhythmie oder auch anfänglich mit δ-Foci nachweisbar. Bei ausgedehnten allgemeinen cerebralen Schädigungen können diese allerdings durch schwere Allgemeinveränderungen zunächst maskiert werden.

Primär generalisierte Krampfanfälle treten vor allem in Zusammenhang mit Überwässerung und hypertonischen Krisen in Erscheinung. Das EEG zeigt in diesem Stadium meist erhebliche Veränderungen mit mäßiger bis schwerer Allgemeinveränderung und diffuser Dysrhythmie. Als besonders typisch gelten generalisierte oder frontopraecentral betonte paroxysmale Gruppen und Serien von z.T. sehr rhythmischen 2–4/sec-Wellen, denen spikes und sharp waves untermischt sein können. Nicht immer ist das Auftreten solcher Muster mit der klinischen Manifestation von epileptischen Anfällen verbunden. Manchmal können auch paroxysmale Formationen von slow spikes and waves oder sharp and slow waves (Petit mal-Variante) gesehen werden.

Im *Coma uraemicum* findet man wie bei den anderen Stoffwechselcomata schwere Allgemeinveränderungen mit vorherrschend δ-Aktivität, wobei das Auftreten von intermittierend flachen Kurvenabschnitten als prognostisch ungünstiges Zeichen zu werten ist und auf das Finalstadium hindeutet.

4.2. Das EEG bei Lebererkrankungen (22, 43, 302, 330, 340)

Im Rahmen schwerer Lebererkrankungen, insbesondere der dekompensierten Lebercirrhose, sind neuropsychiatrische Befunde auffällig, die zu dem Begriff der *«hepatischen Encephalopathie»* geführt haben. Neben Bewußtseinsstörungen unterschiedlichen Grades bis hin zum tiefen Coma imponiert vor allem ein heftiges Zittern, das als «flapping tremor» bezeichnet wird. Vom klinischen Bild her können 3 Stadien cerebraler Irritation unterschieden werden. Im ersten Stadium imponiert der «flapping tremor». Psychisch zeigen die Patienten eine Verlangsamung im Denken, gestörte Konzentration und Aufmerksamkeit und allgemeine Leistungsschwäche. Im zweiten Stadium, dem Praecoma, sind die Patienten meist verwirrt, desorientiert, in ihren Bewegungen ungeschickt und apraktisch. Im dritten Stadium, dem Coma hepaticum, liegt eine mehr oder weniger ausgeprägte Bewußtlosigkeit vor.

Das EEG steht nicht so sehr in Beziehung zu den durch die Lebererkrankung hervorgerufenen Veränderungen im Blutserum wie Höhe der Transminasen, des Bilirubins oder des Amoniaks als zu dem Schweregrad der neuropsychiatrischen Befunde, den es in etwa widerspiegelt. Bei einer Lebercirrhose ohne wesentliche neuropsychiatrische Symptomatik ist in der Regel das EEG gleichfalls weitgehend unauffällig. Man findet höchstens leicht vermehrt eingestreute Zwischenwellen, so daß Übergänge zwischen einem noch unregelmäßigen EEG und einer diffusen Dysrhythmie entstehen.

Im Stadium I der hepatischen Encephalopathie finden sich vermehrt Zwischenwellen, die zunächst nur intermittierend, im weiteren Fortschreiten der Erkrankung jedoch dominierend in Erscheinung treten. Es herrschen dann generalisiert ziemlich regelmäßige 4–7/sec-Zwischenwellen vor. Im Stadium II, dem Praecoma hepaticum, treten auf dem Hintergrund der dominierenden Zwischenwellentätigkeit paroxysmale Gruppen und Serien von meist monomorphen δ-Wellen auf, die frontal ihr Ausprägungs- und Amplitudenmaximum haben. Daneben finden sich manchmal auch Ausbrüche von steilen Wellen. In dieser Phase der Erkrankung zeigen die Hirnstrombilder sehr starke Schwankungen und interindividuelle Variationen; immer erfolgen noch im EEG Reaktionen auf psychosensorische Reize mit Frequenzbeschleunigung oder mehr oder weniger stark ausgeprägtem Blockierungseffekt.

Im *Coma hepaticum* (Abb. 92) treten in charakteristischer Weise, wenn auch nicht spezifisch, steile Abläufe in Erscheinung, die wegen ihrer besonderen Konfiguration «triphasische Steilwellen» oder auch «pseudoparoxysmale Aktivität» genannt werden. Sie sind keineswegs spezifisch für das hepatische Coma, sondern können auch bei anderen Comaformen und bei bestimmten Narkosemitteln in tieferen Narkosestadien vorgefunden werden. Es handelt sich bei den triphasischen steilen Wellen um Potentiale, die aus einer nach positiv gerichteten steilen Komponente bestehen, der je eine niederamplitudige Auslenkung nach negativ hin vorausgeht und nachfolgt. Je nach dem Ausmaß der Amplitude der Vor- und Nachschwankung imponiert der Komplex als mono-, bi- oder triphasisch. In der Regel sind die triphasischen sharp waves über der Frontalregion am stärksten ausgeprägt und haben dort auch ihr Amplitudenmaximum. Treten sie generalisiert auf, dann zeigen sie nicht selten eine Phasenverschiebung nach occipital hin, die 25–140 msec betragen kann. In manchen Fällen befindet sich allerdings das Maximum über der Central- oder über der Occipitalregion, ohne daß sie über der Frontalregion in Erscheinung treten. Die triphasischen steilen Wellen treten einzeln, in Gruppen oder auch über längere Strecken auf, wobei als Hintergrundaktivität meist δ-Wellen imponieren. In dieser Phase des Comas reagieren die Patienten meist noch auf Schmerzreize mit ungezielten Abwehrreaktionen, aber im EEG kann kein «arousal effect» mehr provoziert werden.

Vertieft sich das Coma, dann verschwinden die triphasischen steilen Wellen, und es herrschen arrhythmische langsame δ-Wellen vor. Im Finalstadium gehen sie in niedergespannten Subdeltawellen über, und es treten intermittierend isoelektrische Kurvenabschnitte auf. Besteht das Stadium der flachen langsamen Wellenschwankungen über mehrere Tage, so ist in der Regel keine Besserung mehr zu erwarten, so daß der Beobachtung dieses Musters eine prognostisch ungünstige Bewertung zukommt.

In etwa 5–10% der Fälle einer hepatischen Encephalopathie treten epileptische Anfälle auf. Es kommen sowohl focale wie generalisierte Krisen vor. Am häufigsten entwickeln sie sich im Terminalstadium einer Lebercirrhose oder einer akuten Hepatitis. Sie können jedoch in Einzelfällen bei einer Hepatopathie ohne klinisch manifeste neuropsychiatrische Symptome in Erscheinung treten. Im EEG entsprechen den Halbseitenanfällen focale spikes oder sharp waves bei meist auch gleichzeitiger focaler Betonung der verlangsamten Grundaktivität. Bei primär generalisierten Anfällen findet man meist generalisierte Aus-

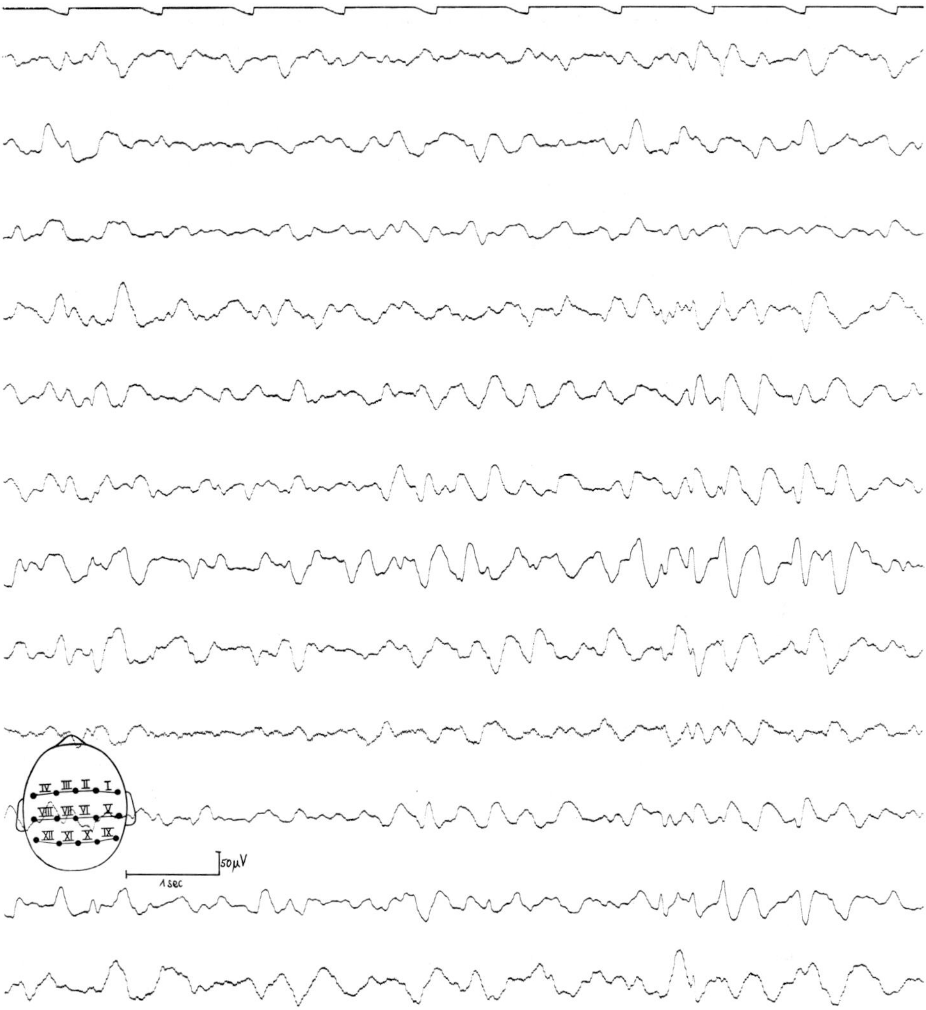

Abb. 92: Schwere Allgemeinveränderung mit z. T. triphasischen Steilwellen bei Coma hepaticum.

brüche von in der Regel atypischen spike-wave-Komplexen oder sharp waves, manchmal jedoch nur das Muster der triphasischen steilen Wellen, so daß sich kein Unterschied zu dem üblichen Coma-EEG ergibt.

Vor allem PENIN hat darauf hingewiesen, daß besonders bei leichteren Formen der hepatischen Encephalopathie, also nach unserer Kategorisierung vorwiegend in den Stadien I und II, die EEG-Veränderungen von der Prozeßhaftigkeit der Erkrankung abhängig sind. Handelt es sich um eine irreversible cerebrale Schädigung, dann ist eher ein normales Kurvenbild zu erwarten, während bei akuter Änderung des Zustandsbildes und der Möglichkeit zur Reversibilität der Störungen deutlichere pathologische Veränderungen das Kurvenbild prägen. Als besonders typisch führt er dabei – wie übrigens auch bei anderen exogenen und sogar endogenen Psychosen – Gruppen und Serien von frontal

betonten rhythmischen Zwischen- und δ-Wellen an, die er als Parenrhythmie bezeichnet. Dominieren solche Rhythmen durchgehend, spricht er von Aidiorhythmie.
Nach einer *porto-cavalen Shuntoperation* trifft man in der Mehrzahl der Fälle auch beim Fehlen psychopathologischer Symptome eine Verlangsamung des α-Rhythmusses von 0,5–2,5/sec an. Entwickelt sich eine Encephalopathie, dann sind entsprechende EEG-Veränderungen zu beobachten, die sich entweder parallel zur klinischen Besserung normalisieren oder akute Exazerbationen durch Zunahme widerspiegeln. Bei irreversiblen Restsymptomen kann gleichfalls das EEG wieder weitgehend normal werden, so daß wenn bei klinisch manifesten neuropsychiatrischen Befunden ein weitgehend unauffälliges Hirnstrombild nachgewiesen wird, eine nicht rückbildungsfähige Residualsymptomatik angenommen werden muß.
Sowohl nach dem klinischen wie dem EEG-Verlauf können zwei Typen schwerer Encephalopathien nach einer Shuntoperation unterschieden werden. Bei der ersten Form treten immer wieder episodenhaft psychotische Zustände mit z. T. stuporösem Verhalten teilweise mit unruhiger Verwirrtheit auf, wobei im EEG ziemlich regelmäßige rhythmische Zwischen- und δ-Wellen (ϑ-, δ-Aidiorhythmie) dominieren. In den Zwischenphasen zeigt das EEG nur geringe Abnormitäten. Beim zweiten Typ entwickelt sich das psychopathologische Bild langsam progredient bis hin zu schwerer Demenz. Im EEG findet man dementsprechend eine zunehmende Kurvenverlangsamung vom EEG mit langsamen α-Wellen bis hin zur leichten bis mäßigen Allgemeinveränderung.

4.3. Das EEG bei Pankreaserkrankungen (12, 384)

Bei *akuten Pankreatitiden* werden nicht gar so selten akute exogene Psychosen beobachtet, die in ihrer Symptomatik oft der des Alkoholdelirs gleichen, so daß manchmal folgenschwere Fehldiagnosen gestellt werden. Als Ursache werden vor allem Einwirkungen der freigewordenen Pankreasfermente auf das Gehirn diskutiert. Im Gegensatz zum Alkoholdelir, bei dem oft im EEG keine wesentlichen Veränderungen oder höchstens leichte Kurvenverlangsamungen, die innerhalb von 1–3 Tagen nach Abklingen des Delirs sich wieder zurückbilden, anzutreffen sind, findet man bei den deliranten Bildern im Rahmen der akuten Pankreasnekrose mäßige bis z. T. schwere Allgemeinveränderungen (Abb. 93). Darüber hinaus halten die EEG-Abnormitäten in der Regel abgestuft mehrere Tage bis Wochen nach Abklingen der akuten Erkrankung an. In manchen Fällen sieht man auch focale Störungen, denen dann auch klinische Halbseitensymptome entsprechen können.
Bei der *familiären congenitalen cystischen Pankreasfibrose, der Mucoviscidose*, können schon im frühen Kindesalter in ca. einem Viertel der Fälle leichte EEG-Veränderungen nachgewiesen werden. Es handelt sich dabei vor allem um leichte Allgemeinveränderungen mit Kurvenverlangsamung, seltener um abnorme Zwischen- oder δ-Wellenrhythmen oder um vermehrte β-Aktivität. Der Befund des Hirnstrombildes zeigt keine sichere Beziehung zum Schweregrad der Mucoviscidose.

4.4. Das EEG bei der akuten intermittierenden Porphyrie (65)

Die akute intermittierende Porphyrie ist in ihren Attacken oft mit psychischen Auffälligkeiten bis hin zu schweren psychotischen Bildern vom akuten exogenen Reaktionstyp verbunden. Im EEG sind in diesen Zuständen entsprechende Veränderungen mit mäßiger bis schwerer Allgemeinveränderung vorzufinden. Dabei herrschen die langsamen Wellen

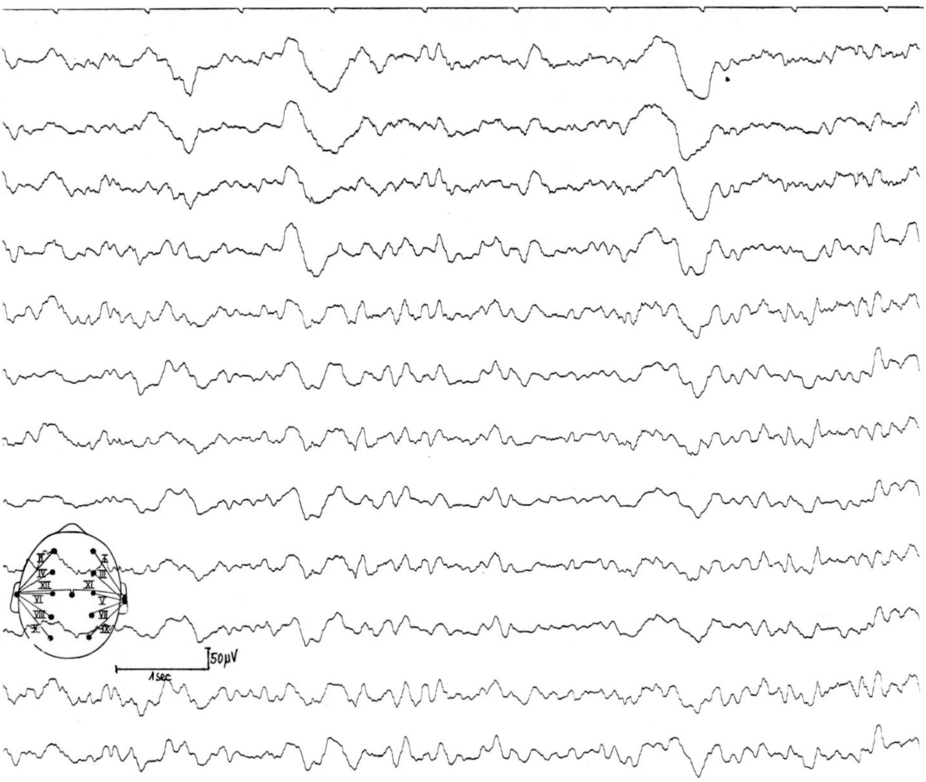

Abb. 93: Mäßige Allgemeinveränderung mit stellenweise paroxysmaler Dysrhythmie mit Gruppen von δ-Wellen bei akuter Pankreatitis mit symptomatischer Psychose.

über den vorderen Hirnabschnitten vor. Sind gleichzeitig – wie so oft in einer akuten Porphyrieattacke – epileptische Anfälle abgelaufen, kann man paroxysmale Gruppen von atypischen und irregulären spike-wave-Komplexen oder sharp waves vorfinden. Bei focalen Anfällen sieht man über der contralateralen Hemisphäre focale spikes oder sharp waves. Selbst bei Porphyriekrisen ohne cerebrale Mitbeteiligung, z. B. nur in Form von Abdominalkoliken, können pathologische Hirnstrombilder mit paroxysmalen Gruppen von Zwischenwellen gesehen werden. Auch nach Abklingen der akuten Phase sind noch über längere Zeit pathologische EEG-Muster zu erkennen, die bei Verschlechterung eine erneute Attacke anzeigen können.

5. Das EEG bei endokrinen Störungen

5.1. Das EEG bei Störungen des Kohlehydratstoffwechsels (28, 39, 77, 78, 115, 117, 120, 214, 345)

Bei *Diabetikern* findet man trotz relativ hoher Blutzuckerwerte oft keine oder nur geringe EEG-Veränderungen. Jenseits von 300 mg% sollen vermehrt Unregelmäßigkeiten mit intermittierend auftretenden Gruppen von langsamen Wellen, denen manchmal spikes oder sharp waves beigemischt sind, zu sehen sein, jenseits von 500 mg% soll zusätzlich eine zunehmende Frequenzbeschleunigung einsetzen. Erst wenn sekundär im Rahmen des Diabetes eine Hypertonie oder/und eine cerebrale Arteriosklerose hinzugekommen sind, sind stärkere EEG-Veränderungen (Abb. 94) wie Allgemeinveränderungen, diffuse Dysrhythmie oder Frequenzlabilität nachweisbar. Auch wenn gleichsam als Behandlungsfolge hypoglykämische Krisen abgelaufen sind, können sich pathologische Hirnstrombilder entwickeln. Gerät der Diabetiker in ein Coma, dann tritt eine der Bewußtseinsstörung in etwa parallel verlaufende zunehmende Kurvenverlangsamung ein, bis dann im Coma 2–4/sec-Wellen dominieren. Im tiefen Coma ohne Reaktion auf

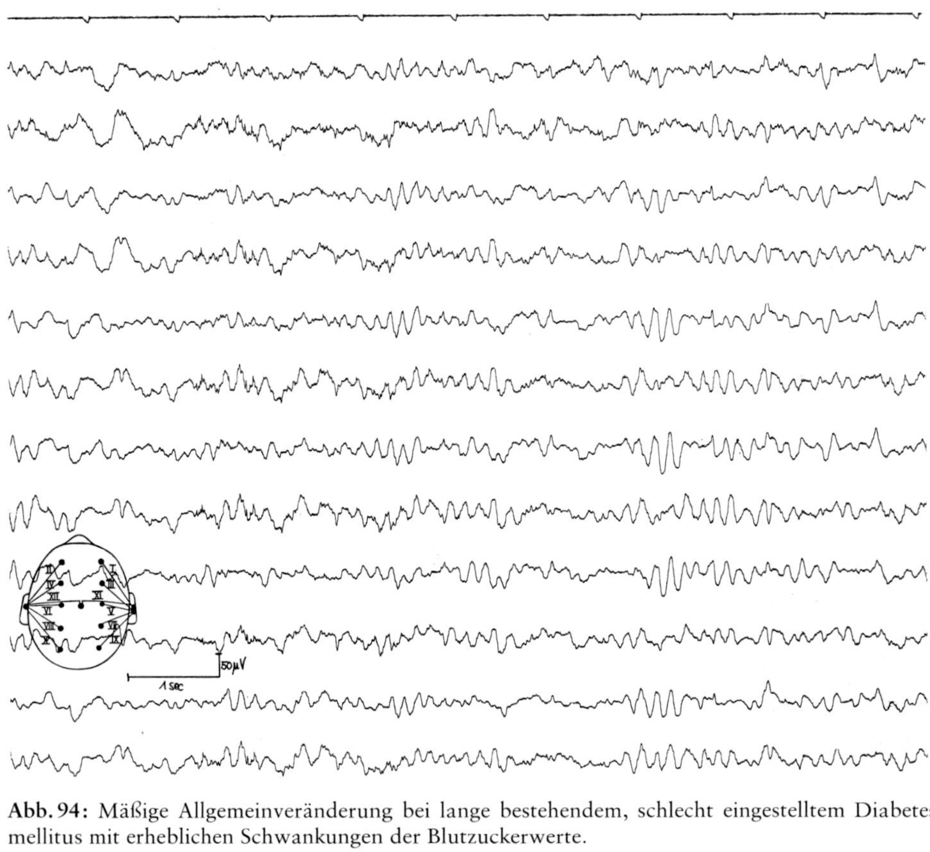

Abb. 94: Mäßige Allgemeinveränderung bei lange bestehendem, schlecht eingestelltem Diabetes mellitus mit erheblichen Schwankungen der Blutzuckerwerte.

psychosensorische Reize herrschen dann flache unregelmäßige δ- und Subdeltawellen vor. Nicht selten findet man focale Schwerpunkte der langsamen Wellen. Nach Abklingen des Comas können noch längere Zeit schwere diffuse Störungen zur Beobachtung gelangen.

Entgegen den relativ geringen EEG-Veränderungen bei Hyperglykämie findet man bei *Blutzuckererniedrigungen* deutliche EEG-Abnormitäten (Abb. 95). Das ist nicht verwunderlich, wenn man bedenkt, daß das Gehirn seinen Energiehaushalt fast ausschließlich aus Glucoseverbrennung bestreitet. Bei Hypoglykämie ändert sich die Hirndurchblutung zwar nicht, aber die Sauerstoffverwertung ist gestört, was sich in der verminderten arteriovenösen O_2-Differenz widerspiegelt. Steht dem Gehirn weniger Glucose zur Verfügung, kann es auch gleichsam den bereitgestellten Sauerstoff nicht mehr verwerten, so daß sich eine länger dauernde Hypoglykämie wie eine Hypoxämie auswirkt. Vorübergehend kann das Gehirn auf seine eigenen Glykogenreserven zurückgreifen, doch nach etwa 30 Minuten macht sich eine schwere Hypoglykämie doch auch im EEG bemerkbar.

Gesunde Versuchspersonen sind gegenüber Blutzuckersenkungen wesentlich widerstandsfähiger als Patienten mit einem vorgeschädigten Gehirn wie Diabetiker oder solche, die an Spontanhypoglykämien – z.B. im Rahmen eines Inselzelladenomes – leiden. Grundsätzlich kann jedoch von einer gewissen Abhängigkeit der Frequenz der Hirnstromwellen von der Höhe des Blutzuckerspiegels gesprochen werden. Beim Absinken des Blutzuckers auf Werte um 50–60 mg% kann es schon zu einer allgemeinen Kurvenverlangsamung mit Frequenzen um 6–8/sec kommen. Bei ca. 40 mg% herrschen Zwischenwellen um 3–5/sec vor. Als kritische Schwelle hinsichtlich des Bewußtseins gelten 20–30 mg%. Sinkt der Zuckerspiegel unter diesen Wert, tritt meist eine Bewußtseinsstörung ein, und im EEG herrschen Wellen um 2–4/sec vor. Im tiefen hypoglykämischen Coma sind dann nur noch flache, unregelmäßige δ- und Subdeltawellen vorzufinden. Im Gegensatz zu der geringen Hyperventilationslabilität bei Hyperglykämie werden die be-

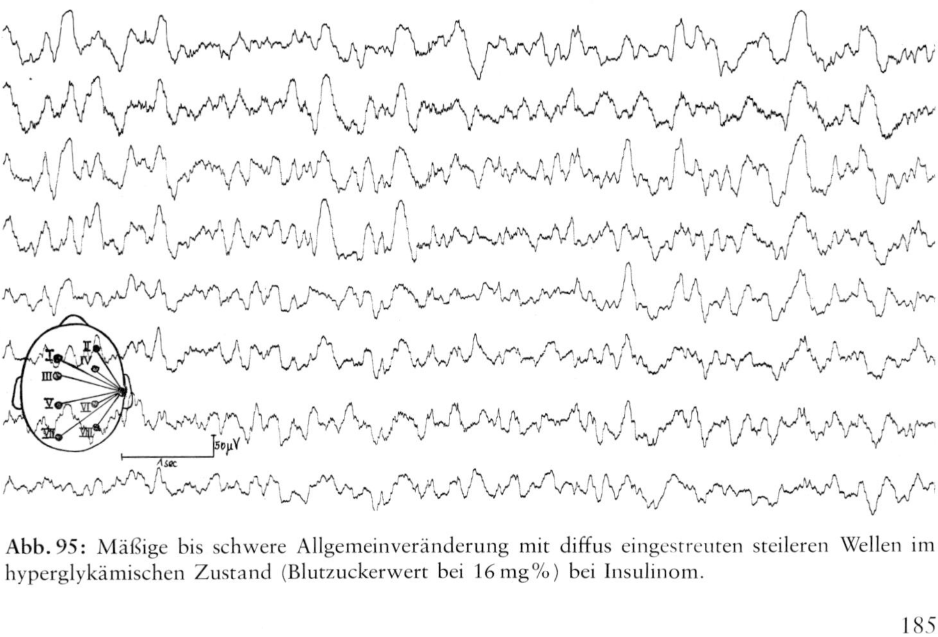

Abb. 95: Mäßige bis schwere Allgemeinveränderung mit diffus eingestreuten steileren Wellen im hyperglykämischen Zustand (Blutzuckerwert bei 16 mg%) bei Insulinom.

schriebenen Veränderungen bei Hypoglykämie durch Mehratmung deutlich aktiviert, und es treten dann auch paroxysmale Gruppen von mono- oder auch polymorphen Zwischen- und δ-Wellen in Erscheinung. Durch i.v. Injektion von Glucose kann – wenn die hypoglykämische Krise nicht übermäßig lang andauert – der Zustand der Bewußtseinsstörung sofort unterbrochen werden. Auch das EEG kehrt dann ziemlich rasch in sein Ausgangsmuster zurück.

Hypoglykämien können spontan – z.B. bei Inselzelladenom – oder induziert bei Patienten mit endogenen Psychosen im Rahmen der Insulinschockbehandlung oder bei Diabetikern durch Überdosierung von Insulin oder oralen Antidiabetika auftreten. Halten die hypoglykämischen Zustände längere Zeit an, oder wiederholen sie sich gehäuft, dann bleiben irreversible cerebrale Schäden zurück, die sich dann auch in mehr oder weniger stark ausgeprägten EEG-Veränderungen niederschlagen. Man findet dann Allgemeinveränderungen unterschiedlichen Grades, diffuse Dysrhythmien und Herdbefunde, die auf eine verschieden stark ausgeprägte Empfindlichkeit der einzelnen Hirnregionen auf Glucosemangel hinweisen. Es können sowohl δ-Foci wie Zwischenwellenherde beobachtet werden, die vornehmlich über der Temporalregion lokalisiert sind. Nicht selten treten im Rahmen hypoglykämischer Zustände epileptische Anfälle, focal oder generalisiert, in Erscheinung. Im EEG sieht man dementsprechend Krampffoci mit spikes oder sharp waves vornehmlich über der Temporalregion oder generalisierte Krampfentladungen mit Gruppen von meist frontal betonten spikes, sharp waves oder auch sharp and slow waves. Auch klassische spike-wave-Komplexe sollen vor allem bei Kindern und Jugendlichen vorkommen. Bei Neugeborenen dagegen soll in der Hypoglykämie infolge der Unreife des Gehirnes keine Krampfaktivität nachzuweisen sein.

Unterschiedliche Empfindlichkeit und Reaktion von Normalpersonen, Epileptikern und Patienten mit Spontanhypoglykämie bei Inselzelltumoren auf Tolbutamidinjektionen kann man sich in der differentialdiagnostischen Abklärung letzterer Erkrankung zunutze machen. Die dabei auftretenden Folgezustände sind geringer ausgeprägt als bei Insulininjektionen und offensichtlich besser steuerbar. Nach Injektion von 25 mg/kg Körpergewicht Tolbutamid zeigen Normalpersonen selbst bei Blutzuckersenkungen von 20% des Ausgangswertes im Ruhe-EEG keine wesentlichen Änderungen, während unter Mehratmung vermehrt Zwischenwellen und manchmal auch Gruppen von höhergespannten Zwischen- und δ-Wellen provoziert werden. Bei Anfallspatienten unterschiedlicher Genese werden z.T. schon im Ruhe-EEG Frequenzverlangsamungen mit Zwischen- und δ-Wellen sowie verstärkte Störungen unter Hyperventilation beobachtet. Manchmal werden sowohl in Ruhe als auch unter Mehratmung Anfallspotentiale provoziert. Bei Patienten mit Hyperinsulinismus werden vor allem unter Hyperventilation starke Veränderungen hervorgerufen, wobei es sich insbesondere um abnorme Rhythmisierungen von Zwischen- und δ-Wellen handelt, die z.T. über den Temporalregionen ihr Ausprägungsmaximum haben. Epilepsiespezifische Elemente sind gar nicht oder nur sehr selten nachzuweisen. Zu beachten sind flüchtige Herdbefunde mit entsprechenden klinischen Herdsymptomen, die durch sofortige Glucosezufuhr rückgängig gemacht werden können.

5.2. Das EEG bei Erkrankungen der Schilddrüse (39, 73, 115, 214, 236, 293, 347, 364, 375, 402)

Die *Hyperthyreose* ist mit einer vermehrten Ausschüttung von Schilddrüsenhormon, das den Zellstoffwechsel anregt, verbunden. Dementsprechend findet man bei manchen Patienten auch im EEG (Abb. 96) eine Frequenzbeschleunigung mit Alphawellen von einer

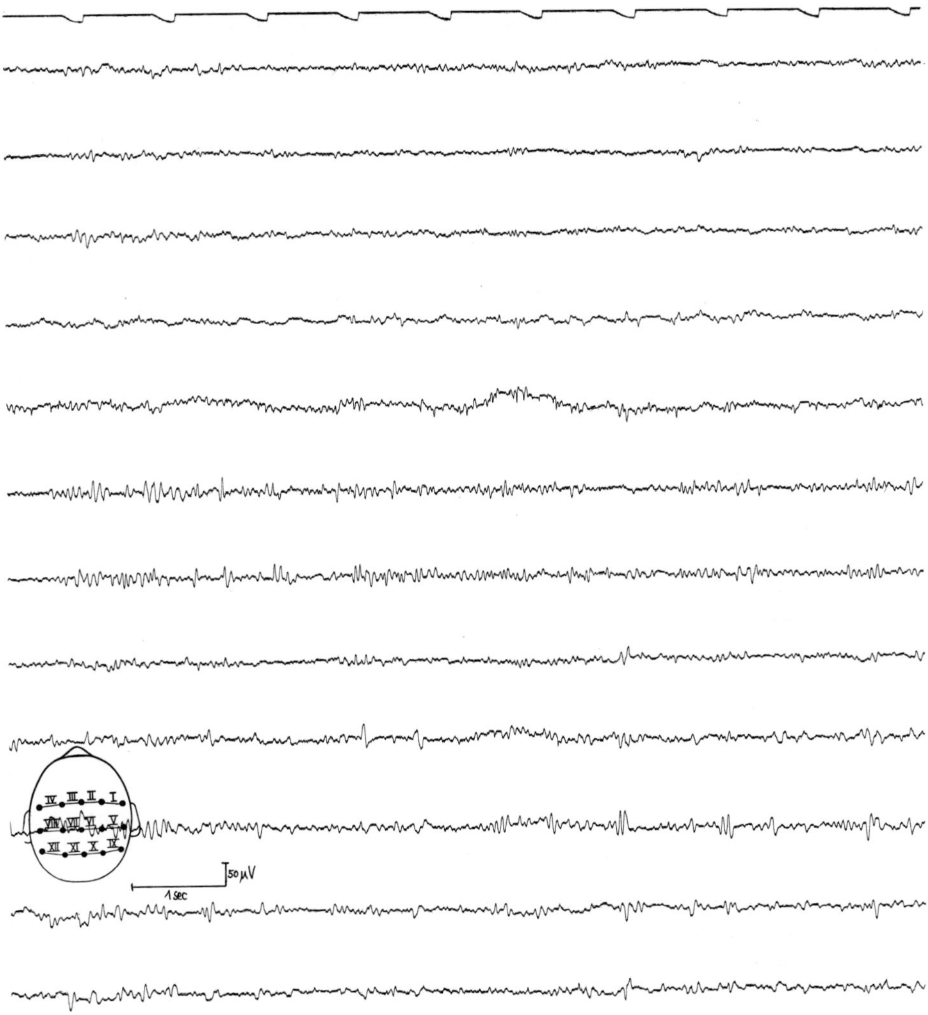

Abb. 96: EEG mit frequenten α-Wellen und vorherrschend β-Aktivität bei Hyperthyreose.

Frequenz von 11–13/sec und mit Betawellen von einer Frequenz von 14–30/sec. Die Alphawellen können nach Art eines Arkadenrhythmus über der Praecentralregion ablaufen. Die β-Wellen haben oft auffällig hohe Amplituden bis über 150 µV über der Frontopraecentral- und/oder der Parietooccipitalregion. Durch Augenöffnen werden sie nicht oder nur unvollkommen blockiert. Neben der schnellen Aktivität treten manchmal einzeln oder auch in Gruppen 5–6/sec-, z. T. auch 3–5/sec-Wellen über den Temporalregionen beidseits auf. Außerdem können paroxysmale Gruppen von spikes, z. T. mit langsamer Nachschwankung, und sharp waves beobachtet werden, die z. T. durch Photostimulation provoziert werden. Durch Hyperventilation erfahren sowohl die temporal betonten langsamen Wellen wie auch die paroxysmalen Gruppen eine Aktivierung. Während die Frequenz der α-Wellen in keiner Beziehung zum Schweregrad der

Schilddrüsenüberfunktion steht, sind Korrelationen des Auftretens der temporalen langsamen Wellen, der paroxysmalen Aktivität und der überhöhten β-Aktivität zu dem Ausmaß der Schilddrüsenhormonüberproduktion festzustellen. Häufiger als eine generelle Frequenzbeschleunigung tritt offenbar bei der Hyperthyreose eine allgemeine Kurvenverlangsamung auf. Insbesondere in der thyreotoxischen Krise mit Pulsbeschleunigung, Hyperthermie, Hyperhidrosis, Durchfällen, Hypertonie, Tremor und Bewußtseinsstörungen herrschen dann Zwischenwellen vor, in die intermittierend Gruppen von hochgespannten δ-Wellen eingestreut sind. Im Coma basedowicum mit Bewußtlosigkeit findet man wie in den Comata anderer Genese dominierend δ-Wellen, die in tieferen Stadien durch Abschnitte mit isoelektrischem Kurvenverlauf unterbrochen werden.
Bei einer Behandlung der Hyperthyreose mit Thyreostatika können sich die EEG-Abnormitäten wieder zurückbilden: ein zuvor beschleunigtes EEG kann sich verlangsamen, ein verlangsamtes EEG eine Frequenzbeschleunigung zeigen. Insbesondere die schweren Veränderungen in der thyreotoxischen Krise oder im Coma basedowicum normalisieren sich in der Regel rasch und vollständig.
EEG-Verlaufsbeobachtungen können nützlich sein, um Rezidive zu entdecken. Noch vor der klinischen Manifestation von Symptomen einer erneuten Schilddrüsenüberfunktion können wieder EEG-Veränderungen auftreten, die dann eine erneute Überprüfung der hormonellen Situation notwendig machen.
Auch zur Differentialdiagnose zwischen primärer und durch Funktionsstörungen im diencephal-hypophysären Bereich bedingter sekundärer Hyperthyreose soll das EEG einen Beitrag erbringen können. Bei Funktionsstörungen der übergeordneten Zentren sollen die schnellen Frequenzen fehlen oder zumindest deutlich geringer ausgeprägt sein. Es sollen dann vornehmlich langsame α-Wellen und in schwereren Fällen sogar Zwischen- und δ-Wellen vorherrschen. Durch Hyperventilation sollen stärkere Reaktionen als bei primärer Hyperthyreose hervorgerufen werden. Als besonders typisch für eine diencephal bedingte Schilddrüsenüberfunktion gelten hochgespannte rhythmische Zwischen- oder sogar steile Wellen beidseits frontal.
Bei Unterfunktion der Schilddrüse, *der Hypothyreose*, ist im Gegensatz zur Hyperthyreose der Grundrhythmus verlangsamt. Beim angeborenen Myxödem findet man ganz allgemein im kindlichen EEG einen gegenüber der Altersnorm zu langsamen Kurvenablauf. α-Wellen findet man überhaupt nicht oder im Vergleich zu gleichaltrigen Kindern zu gering ausgeprägt. Bei Säuglingen und Kleinkindern herrschen niedergespannte ziemlich rhythmische Zwischen- und δ-Wellen vor, manchmal sind paroxysmale Ausbrüche von steilen Wellen anzutreffen. Besonders typisch ist das Fehlen oder zumindest die deutliche Reduzierung der β-Spindeln im Schlaf-EEG. Das Ausmaß der EEG-Veränderungen steht in etwa mit dem Schweregrad der geistigen Retardierung in Beziehung.
Auch das Erwachsenen-EEG von Patienten mit congenitalem Myxödem zeigt insgesamt einen eher langsamen Grundrhythmus. Man trifft vorwiegend α-Wellen mit Frequenzen um 8–9, seltener bis 10/sec; so gut wie nie liegt die α-Frequenz höher. Häufig sind die α-Wellen niedergespannt, manchmal jedoch im Gegenteil sogar hochamplitudig. Meist sind die α-Wellen wenig moduliert und monomorph. In einem Großteil der Fälle sind neben den α-Wellen viele Zwischenwellen erkennbar, so daß entweder das Bild einer diffusen Dysrhythmie oder einer leichten bis mäßigen Allgemeinveränderung imponiert. Hyperventilation oder Photostimulation führen zu keiner wesentlichen Änderung des Kurvenablaufes. Das Ausmaß der Kurvenverlangsamung ist abhängig von der Schwere des Psychosyndroms.
Beim im Erwachsenenalter erworbenen Myxödem sind die EEG-Veränderungen nicht so stark ausgeprägt wie beim congenitalen Typ. Im Prinzip sieht man jedoch in etwa die gleichen EEG-Muster. Die Frequenz der α-Wellen bewegt sich bevorzugt zwischen 8 und

10/sec. Die Amplituden sind eher niedrig. Über den vorderen Hirnabschnitten kann man auch β-Wellen mit Frequenzen um 15–25/sec antreffen. Häufig sind Zwischenwellen, seltener δ-Wellen, diffus ausgebreitet, vorzufinden. Beim Augenöffnen erfolgt oft nur eine unvollständige Blockierung, bei Mehratmung kann es zu einer Zunahme der langsamen Wellen kommen.

Unter der Behandlung mit Schilddrüsenhormon tritt eine Wandlung der EEG-Veränderungen ein. Bei Kindern nehmen die Schlafspindeln zu; im Wach-EEG kommt es zur Frequenzbeschleunigung und Amplitudenerhöhung, und es entwickelt sich ein altersentsprechender α-Rhythmus. Bei Erwachsenen wird der α-Rhythmus beschleunigt, die Amplituden werden gleichfalls angehoben, die langsameren Wellen nehmen ab. Bei schweren angeborenen Defektzuständen jedoch ist entsprechend dem klinischen Bild auch das EEG nicht immer völlig zu normalisieren. Bei einem Rezidiv tritt erneut eine Kurvenverlangsamung, insbesondere eine Frequenzabnahme der α-Wellen ein, so daß sich EEG-Verlaufsbeobachtungen zur Beurteilung der Effektivität einer Substitutionsbehandlung anbieten.

Die schwersten EEG-Veränderungen sieht man im Coma myxödematosum. Der Kurvenablauf ist in diesem Zustand sehr flach, und man erkennt nur sich kaum von der Grundlinie abhebende sehr träge Wellenschwankungen. Nur vereinzelt heben sich höhergespannte 4–5/sec-Zwischenwellen ab. Durch diesen flachen Kurvenablauf unterscheidet sich das Coma bei Schilddrüsenunterfunktion von anderen Stoffwechselcomata, bei denen zunächst höhergespannte δ-Wellen dominieren.

Mit Hilfe des EEGs kann auch ein primäres Myxödem von einer sekundären Hypothyreose durch Hypophyseninsuffizienz unterschieden werden. Bei sekundärer Hypothyreose sieht man in der Regel kein Niederspannungs-EEG, sondern eher eine diffuse und z.T. paroxysmale Dysrhythmie mit Gruppen höhergespannter 3–6/sec-Wellen. Diese Unterscheidung ist deshalb von Bedeutung, weil eine Thyroxinbehandlung eines sekundären Myxödems sogar zu einer weiteren Zunahme der EEG-Veränderungen führt, was für eine zusätzliche cerebrale Schädigung spricht.

5.3. Das EEG bei Störungen des Calcium-Stoffwechsels (39, 44, 73, 328, 346, 360, 364)

Grundsätzlich muß hervorgehoben werden, daß Tetanieformen (idiopathische, parathyreoprive, rachitogene Tetanie) mit erniedrigtem Serum-Calcium-Spiegel sich dadurch von normocalcämischer Tetanie (wie z.B. Hyperventilationstetanie, Tetanie bei starkem Erbrechen mit Säureverlust) im EEG unterscheiden lassen, daß bei den ersteren mehr oder weniger deutliche Veränderungen vorkommen können, während bei den letzteren jegliche EEG-Veränderungen fehlen oder nur gering ausgeprägt sind.

Bei *rachitogener Tetanie oder Spasmophilie*, die vorwiegend zwischen dem zweiten Lebensmonat und zweiten Lebensjahr zur Beobachtung gelangen, und mit Laryngo- und Carpopedal-Spasmen sowie schließlich auch tonisch-klonischen Krämpfen einhergehen, werden im Intervall-EEG in ca. der Hälfte der Fälle pathologische Muster beobachtet. Man findet Allgemeinveränderungen unterschiedlichen Ausmaßes sowie paroxysmale Störungen mit Gruppen synchroner hochgespannter δ-Wellen. Darüber hinaus sind besonders bei Kindern mit tonisch-klonischen Krampfanfällen auch paroxysmale Gruppen von meist atypischen, irregulären spike-wave-Komplexen vorhanden. Während der Krampfanfälle sind gleichfalls durchgehend generalisierte Anfallspotentiale erkennbar. Durch Hyperventilation werden die Veränderungen meist deutlich verstärkt, wobei gleichfalls neben einer zunehmenden allgemeinen Kurvenverlangsamung Gruppen und

Serien von hochgespannten rhythmischen langsamen Zwischen- und δ-Wellen sowie z. T. auch von atypischen spike-wave-Komplexen imponieren. In manchen Fällen werden auch focale Störungen mit lokaler Kurvenverlangsamung oder epileptogenem Focus registriert. Eine Calcium-Injektion i.v. hat auf die EEG-Veränderungen keinen unmittelbaren Einfluß. Erst unter der causalen Therapie durch Ersatz des fehlenden Vitamins D normalisiert sich das EEG parallel zur klinischen Besserung.
Bei *parathyreopriver und idiopathischer Tetanie* sind EEG-Veränderungen häufiger anzutreffen als bei Spasmophilie. In gewissen Grenzen besteht – bezogen auf das Einzelindividuum – eine Korrelation zwischen dem Ausmaß der EEG-Abnormitäten und dem Serum-Calcium-Spiegel, wobei jedoch erhebliche interindividuelle Unterschiede zu beobachten sind. Bei Serum-Calcium-Werten unter 5 mg% treten in der Regel die α-Wellen in den Hintergrund, und es herrschen Zwischenwellen vor, die meist niedergespannt sind. Manchmal treten frontal betonte Gruppen und Serien von rhythmischen niederamplitudigen δ-Wellen in Erscheinung. Nicht selten beobachtet man – bei der parathyreopriven Tetanie häufiger als bei den idiopathischen Formen – paroxysmale Gruppen von hochgespannten steileren Zwischenwellen, manchmal auch von unregelmäßigen spikes, sharp waves oder sogar spike-wave-Komplexen. Letztere treten vor allem dann auf, wenn auch klinisch manifeste epileptische Anfälle ablaufen. Besonders charakteristisch ist die erhöhte Hyperventilationslabilität mit Aktivierung vor allem paroxysmaler Störungen. Wie bei rachitogener Tetanie hat eine einmalige Calcium-Injektion keinen Einfluß auf das EEG-Muster, sondern erst unter der AT-10-Behandlung tritt eine Normalisierung der EEG-Veränderungen ein, wobei bei länger bestandener Tetanie jedoch nicht selten Residualsymptome zurückbleiben können.
Tetanische Anfälle bei Normocalcämie, wozu auch die Hyperventilationstetanie zu rechnen ist, zeigen im Intervall meist ein normales EEG-Muster oder höchstens – wie man es bei vegetativ Labilen überhaupt gehäuft beobachten kann – eine leichte Allgemeinveränderung oder eine leichte diffuse Dysrhythmie. Unter Mehratmungsbelastung, in welcher Situation ja dann die typischen Symptome wie Schnauzkrampf und Carpopedalspasmen auftreten, findet man höchstens eine leichte Kurvenverlangsamung oder geringe dysrhythmische Veränderungen mit Gruppen von frontal betonten langsamen Wellen. Bei Kindern und Jugendlichen lassen sich die im hyperventilationstetanischen Anfall zu beobachtenden EEG-Rhythmen nicht von den in diesem Alter in physiologischer Weise in Erscheinung tretenden Veränderungen mit hochgespannten rhythmischen Zwischen- und δ-Wellen, die frontal und temporal beidseits ihr Maximum haben, unterscheiden.
Bei *Hypercalcämie* (Abb. 97), z. B. im Rahmen eines Hyperparathyreoidismus, findet man häufig Allgemeinveränderungen unterschiedlichen Ausmaßes mit z. T. dominierender Zwischen- oder sogar δ-Wellentätigkeit. Auffällig häufig treten paroxysmale Gruppen von rhythmischen höhergespannten Zwischen- und δ-Wellen mit Betonung über den vorderen Hirnarealen in Erscheinung. Deutliche EEG-Veränderungen sind erst nach einem Anstieg des Serum-Ca auf Werte über 65 mval/l (= 13 mg%) zu erwarten. Als besonders typisch gilt die Einstreuung von triphasischen steilen Wellen in die paroxysmalen Störungen. Nach entsprechender Behandlung mit Senkung des Serum-Calcium-Spiegels kommt es mit einer gewissen zeitlichen Verzögerung zu einer weitgehenden Normalisierung des Hirnstrombildes.
Schon aus der Art des EEG-Musters lassen sich Unterscheidungsmerkmale zwischen Hyper- und Hypocalcämie herausarbeiten. Beide Formen der Calciumstoffwechselstörung sind zwar mit einer mehr oder weniger ausgeprägten Verlangsamung der Grundaktivität vergesellschaftet, und bei beiden Anomalien findet man paroxysmale Ausbrüche, aber nur bei der Hypocalcämie sind Anfallspotentiale in Form von spikes, spike-wave-

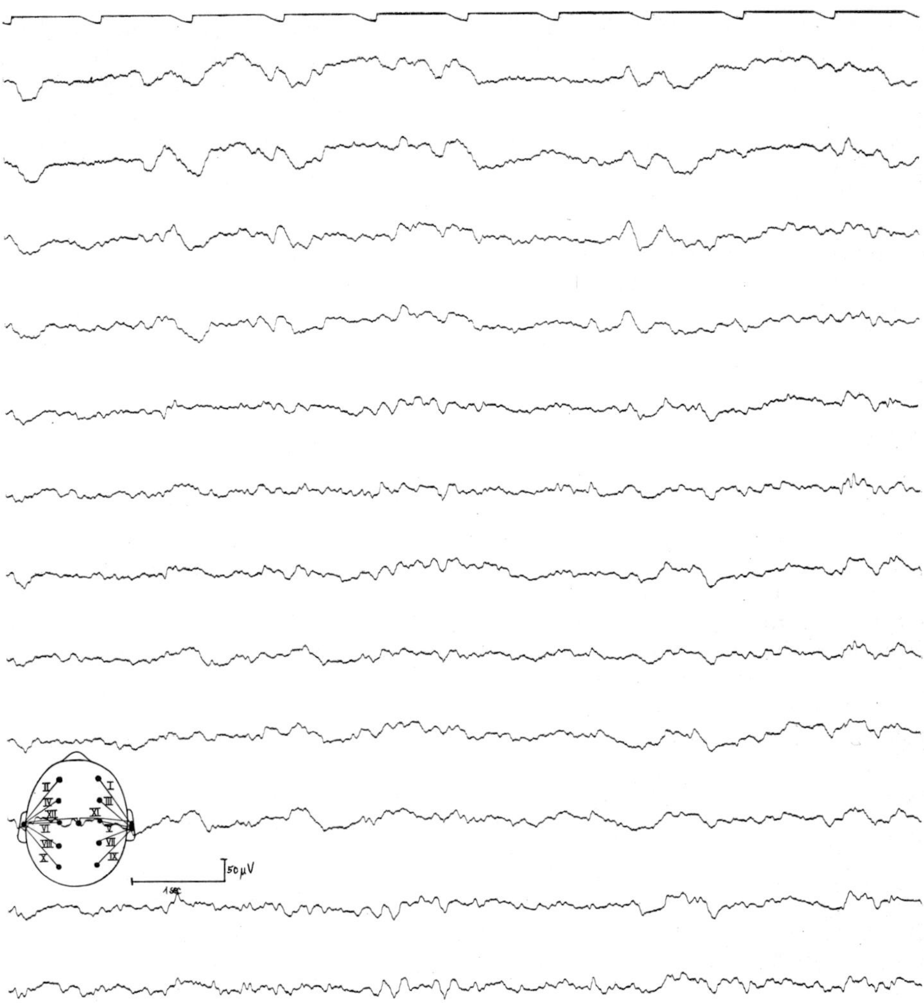

Abb. 97: Mäßige Allgemeinveränderung wechselnder Ausprägung bei schwerer Hypercalcämie mit Serumcalciumwerten um 10–11 mval.

Komplexen und sharp waves nachweisbar, während bei Hypercalcämie manchmal triphasische steile Wellen vorkommen, wie man sie besonders typisch im Coma hepaticum sehen kann, bei einer Hypocalcämie jedoch noch nicht angetroffen hat.

5.4. Das EEG bei Störungen der Nebennierenrindenfunktion (39, 73, 115, 209, 214, 364)

Bei chronischer Nebennierenrindeninsuffizienz, beim *M. Addison*, sieht man in der Regel auch psychische Symptome im Sinne des endokrinen Psychosyndromes nach BLEULER. In einem Teil der Fälle sind dementsprechend auch hirnelektrische Veränderungen nach-

weisbar, die wohl vor allem auf die gleichzeitig bestehende Hypoglykämie zurückzuführen sind. Man findet vor allem eine α-Verlangsamung oder in schwereren Fällen eine mäßige Allgemeinveränderung mit dominierender höhergespannter Zwischenwellentätigkeit, die über der vorderen Schädelhälfte betont ist. Manchmal trifft man unter Mehratmungsbelastung Gruppen von frontal lokalisierten δ-Wellen, selten untermischt von steilen Wellen. Vereinzelt wurden auch epileptogene Foci beschrieben.
In der Addison-Krise ist der α-Rhythmus verschwunden. Das Kurvenbild besteht dann aus ziemlich niedergespannten Zwischen- und δ-Wellen. Im Addison-Coma herrschen ziemlich flache δ-Wellen vor. Auf Cortison-Zufuhr bilden sich die EEG-Veränderungen relativ schnell wieder zurück.
Beim *adrenogenitalen Syndrom* kann das Hirnstrombild normal sein. Es wurden in Einzelfällen jedoch auch paroxysmale Störungen mit Gruppen von Zwischen- und δ-Wellen oder auch längere Serien von rhythmischen langsamen Wellen beschrieben.
Beim *Cushing-Syndrom* mit Überfunktion der Nebennierenrinde können normale Hirnstrombilder beobachtet werden. Auffällig häufig findet man jedoch EEGs vom partiellen β-Typ, wobei die β-Wellen mit Amplituden selten über 50 μV vor allem frontopraecentral und temporobasal in Erscheinung treten. Typisch ist, daß sie immer wieder in kurzen Gruppen auftreten. Durch eine Operation mit Entfernung der ursächlichen Rindenhyperplasie oder eines Adenomes kommt es nicht grundsätzlich zu einer Änderung der β-Aktivität. Sie kann verschwinden, bestehen bleiben oder postoperativ sogar erst auftreten, dann allerdings meist weiter ausgebreitet. Die α-Grundaktivität ist oft eher frequent mit Frequenzen um 11–13/sec und zeigt nach der Operation – insbesondere wenn zuvor die Frequenz unter 10/sec lag – eine weitere Frequenzbeschleunigung. In manchen Fällen – besonders bei schwererem endokrinen Psychosyndrom – trifft man beim Cushingsyndrom auch eine leichte Allgemeinveränderung an. Eine Korrelation zwischen dem Auftreten der β-Aktivität und ihrer Ausprägung und der Schwere des endokrinen Psychosyndromes existiert nicht.
Über die Wirkung von ACTH und Cortison auf das EEG existieren bisher widersprüchliche Ergebnisse. Auf der einen Seite stehen die Berichte, die eine zunehmende Kurvenverlangsamung mit Abnahme der α-Frequenz und vermehrtem Auftreten von Zwischen- und δ-Wellen gesehen haben; auf der anderen Seite haben andere Untersucher sogar eine Zunahme der α-Frequenz oder eine verstärkte β-Aktivität gesehen. Wieder andere Autoren konnten überhaupt keine EEG-Veränderungen feststellen.

5.5. Das EEG bei Erkrankungen der Hypophyse (39, 73, 115, 214, 364)

Völliger Ausfall der Hypophysenfunktion, z.B. vor allem im Rahmen der Post-Partum-Nekrose (Sheehan-Syndrom), führt erwartungsgemäß zu deutlichen EEG-Veränderungen. Als Ursache dürfte wohl vorwiegend das dadurch bedingte Versagen der Nebennierenrinden in Betracht kommen. Es finden sich leichte bis mäßige Allgemeinveränderungen, wobei auch mit Auftreten von δ-Wellen in schwereren Fällen Übergänge zu schwererer Allgemeinveränderung gesehen werden können. Unter Mehratmungsbelastung werden die Veränderungen deutlich verstärkt. Nach Glucocorticoidbehandlung zeigt sich eine Zunahme der Frequenzen bis hin zur weitgehenden Normalisierung des Hirnstrombildes.
Die *Anorexia mentalis*, die keine primäre Hormonstörung darstellt, sondern unter die Konversionsneurosen einzuordnen ist, zeigt dementsprechend in der Regel keine wesentlichen EEG-Auffälligkeiten. Nur selten treten unter Hyperventilation leichte paroxysmale Dysrhythmien mit Gruppen höhergespannter Zwischen- und δ-Wellen auf, die

wohl auf die durch Mangelernährung bedingte Hypoglykämie und Acidose zurückgehen dürften.
Die *Myotonia dystrophica Curschmann-Steinert* zeigt neben den myotonischen Reaktionen und dem Muskelschwund immer auch Stigmata hormoneller Störungen wie z.B. Amenorrhoe und Hodenatrophie. Im EEG findet man leichte Normabweichungen, wobei es sich vor allem um eine Verlangsamung des α-Grundrhythmusses und leichte Allgemeinveränderungen mit vermehrten Einstreuungen von Zwischenwellen handelt.
Wenn auch im Kapitel der Hirngeschwülste schon auf die EEG-Veränderungen bei Sella-Tumoren hingewiesen wurde, soll doch noch kurz auf die *EEG-Muster bei Akromegalie* eingegangen werden. Entweder herrschen hochgespannte monomorphe α-Wellen vor, oder man findet diffus dysrhythmische Hirnstrombilder mit z. T. paroxysmalen Ausbrüchen von Krampfpotentialkomplexen. Manchmal sieht man in die Grundaktivität diffus oder gruppiert eingestreut schnelle α- und β-Wellen. Bei extrasellärem Wachstum des eosinophilen Adenomes können Seitenasymmetrien, ja sogar Herdbefunde entstehen, die dann vorwiegend die Frontalregion betreffen. Bei extrasellärer Ausdehnung der Tumoren sind stärkere EEG-Veränderungen zu erwarten als bei Beschränkung auf die Sella turcica, so daß die pathologischen EEG-Muster weniger auf die hormonelle Störung als auf die lokale Wirkung des Tumors (mit z.T. zunehmendem Hirndruck) zu beziehen sind. Bei Entfernung der Tumoren durch operativen Eingriff oder durch Bestrahlung können sich die EEG-Veränderungen wieder z.T. zurückbilden.
Bei *idiopathischem hypophysären Zwergwuchs* werden in der Mehrzahl der Fälle pathologische Hirnstrombilder angetroffen. Der Kurvenablauf ist insgesamt verlangsamt, so daß das Bild einer leichten Allgemeinveränderung vorliegt. Darüber hinaus sind geringgradige Asymmetrien der langsamen Wellen erkennbar, und es finden sich auch paroxysmale Ausbrüche von frontal betonten langsamen Wellen sowie in einigen Fällen auch von generalisierten spike-wave-Komplexen.

5.6. Das EEG bei Erkrankungen des hypothalamisch-hypophysären Systemes (39, 73, 83, 115, 295, 309, 364)

Bei der *Dystrophia adiposogenitalis* des Heranwachsenden sind zwei Formen von EEG-Anomalien zu unterscheiden. Auf der einen Seite findet man Hirnstrombilder, die durchgehend von Zwischenwellen beherrscht werden, was einer mäßigen Allgemeinveränderung entspricht. Durch Mehratmung erfährt der Kurvenablauf kaum eine Änderung. Dieser Typ soll auf eine primäre Degeneration zurückgehen. Andererseits gibt es Hirnstrombilder mit unregelmäßigem Ablauf im Sinne einer diffusen und teilweisen paroxysmalen Dysrhythmie, die durch Hyperventilation noch eine deutliche Aktivierung erfährt. Diese Form soll der Folgezustand einer abgelaufenen Encephalitis sein.
Bei *idiopathischem Diabetes insipidus* findet man in einem Teil der Fälle eine auffällige Vermehrung von β-Aktivität, die mit einer Amplitude von 10–30 μV und einer Frequenz von 15–20/sec entweder diffus oder praecentrocentral oder mit Betonung über der Praecentrocentralregion in Erscheinung tritt. Die β-Wellen werden durch Augenöffnen nicht blockiert und erfahren durch Photostimulation keine Modulation. Sie können auch mit langsamen Wellen aus dem Zwischenwellenbereich vergesellschaftet sein. Bei traumatisch bedingtem Diabetes insipidus findet man darüber hinaus Veränderungen, wie man sie bei Contusionen unterschiedlichen Ausmaßes überhaupt vorfinden kann. Insbesondere sind als Ausdruck einer diencephalen Läsion auch paroxysmale Wellenformationen in Form fortgeleiteter rhythmischer Zwischen- und δ-Wellen zu erwarten.

Die *Pubertas praecox* führt manchmal als Hinweis auf eine frühreife cerebrale Entwicklung zu einem über die Altersnorm hinausgehenden frequenten Grundrhythmus. In anderen Fällen findet man paroxysmale Störungen mit Gruppen von spike-wave-Komplexen, was für die symptomatische Genese der Pubertas praecox spricht. Es handelt sich dabei vornehmlich um Tumoren in der Gegend des 3. Ventrikels.
Bei durch Störungen im hypothalamisch hypophysären Funktionskreis bedingter *sekundärer Amenorrhoe* werden meist EEG-Anomalien gefunden. Dadurch ist vom EEG her eine Abgrenzung gegenüber der primären Amenorrhoe möglich, bei der normale Hirnstrombilder beobachtet werden. Bei hypothalamischer Amenorrhoe werden z.T. frequenzlabile Hirnstrombilder mit Wellen aus allen Frequenzbereichen von Zwischen- bis hin zu δ-Wellen gesehen, oder aber durchgehend vorherrschende Zwischenwellenaktivität. Manchmal treten paroxysmale Gruppen von höher gespannten steileren Zwischenwellen und vereinzelt auch steile Wellen in Erscheinung.
Zwischen *Menstruationszyklus und EEG-Veränderungen* sollen lose Beziehungen bestehen. So wurde beobachtet, daß kurz vor dem Eisprung und der Menstruation vermehrt schnelle α-Wellen und β-Wellen in Erscheinung treten, während nach der Ovulation und während der Regelblutung mehr langsame α-Wellen mit vermehrt eingestreuten Zwischenwellen vorherrschen sollen. Systematische EEG-Ableitungen bei pubertierenden Mädchen wiesen eine zunehmende Stabilisierung des α-Rhythmusses nach der Menarche nach. Bei Mädchen mit Metropathie wurden gehäuft Allgemeinveränderungen und paroxysmale Störungen vorgefunden. Bei intermittierender Amenorrhoe waren die Hirnstrombilder in der Regel normal, zum Zeitpunkt der Ovulation dagegen gehäuft pathologisch mit dysrhythmischem Kurvenablauf.
Bei *Hyperostosis frontalis interna*, z.B. im Rahmen eines Morgagni-Syndromes, sind auffällig häufig β-Wellen mit Frequenzen um 20–25/sec mit Betonung über den vorderen Hirnregionen anzutreffen. Sie werden durch Augenöffnen nicht blockiert, sondern laufen unbeeinflußt weiter. Manchmal findet man gleichzeitig eine verlangsamte Grundaktivität und vereinzelt paroxysmale Ausbrüche von Krampfpotentialen in Form von slow sharp waves. Bei diffuser cranieller Hyperostosis herrschen dagegen meist durchgehend langsame Wellen vor, schnelle Frequenzen sind nicht erkennbar.

6. Das EEG bei Medikamenteneinnahme und Intoxikationen

Durch exogene Noxen, seien sie in therapeutischer Absicht, seien sie artifiziell zugeführt, wird der cerebrale Stoffwechsel z.T. erheblich alteriert, was sich dann auch in entsprechenden EEG-Veränderungen niederschlägt. In einem ersten Abschnitt sollen vor allem die EEG-Veränderungen unter den gebräuchlichen Anticonvulsiva und Psychopharmaka dargestellt werden, wobei sich natürlich fließende Übergänge zu Intoxikationszuständen ergeben; in einem zweiten Teil sollen die EEG-Muster bei schwereren Intoxikationen – z.B. auch unter Alkoholeinfluß und gewerblichen Giften – mit stärkerer Beeinflussung auch der Bewußtseinslage dargestellt werden.

6.1. Das EEG unter Medikamenteneinwirkung (20, 27, 39, 131, 144, 157, 170, 206, 244, 272, 308, 331, 333, 343, 361)

Unter der Gabe von *Bromsalzen*, dem ältesten Anticonvulsivum, fällt besonders eine Abflachung der Hirnstrombilder auf. Die α-Wellen werden von niedergespannten β-Wel-

len verdrängt, und bei schwereren Intoxikationen findet man das Muster eines spannungsarmen flachen EEGs.
Bei *Barbituraten* (Abb. 98) wie Phenyläthylbarbitursäure (Luminal), Primidon (Mylepsin, Liskantin, Resimatil), Maliasin tritt schon unter der normalen Dosierung eine vermehrte β-Aktivität zutage. Sie ist vor allem über den vorderen Hirnabschnitten lokalisiert, ist mit einem unregelmäßigen α-Rhythmus vergesellschaftet und wird durch Augenöffnen nicht blockiert. Bei einer Überdosierung und chronischem Barbituratschlafmittelabusus, was sich klinisch durch Ataxie, Nystagmus, Verlangsamung im Denken und der Reaktionsweise sowie zunehmender Bewußtseinsstörung bemerkbar macht, findet man vermehrt Zwischenwellen und bei stärkeren Intoxikationen auch δ-Wellen, während die α-Wellen mehr in den Hintergrund treten. Die β-Wellen gruppieren sich oft, haben höhere Amplituden und zeigen manchmal einen spike-ähnlichen Ablauf. Oft werden die Zwischen- und δ-Wellen von den schnelleren Frequenzen überlagert. Der Grad der Bewußtseinsstörung korreliert in etwa mit dem Ausmaß der Verlangsamung der Grundaktivität. Unter Maliasin soll schon bei geringerer Dosierung die β-Aktivität stärker ausgeprägt sein als bei den anderen Barbituraten.
Wird die Barbituratmedikation plötzlich abgesetzt, dann können mit einer Verzögerung von 2–3 Tagen Entziehungserscheinungen wie epileptische Anfälle, Delir und Verwirrt-

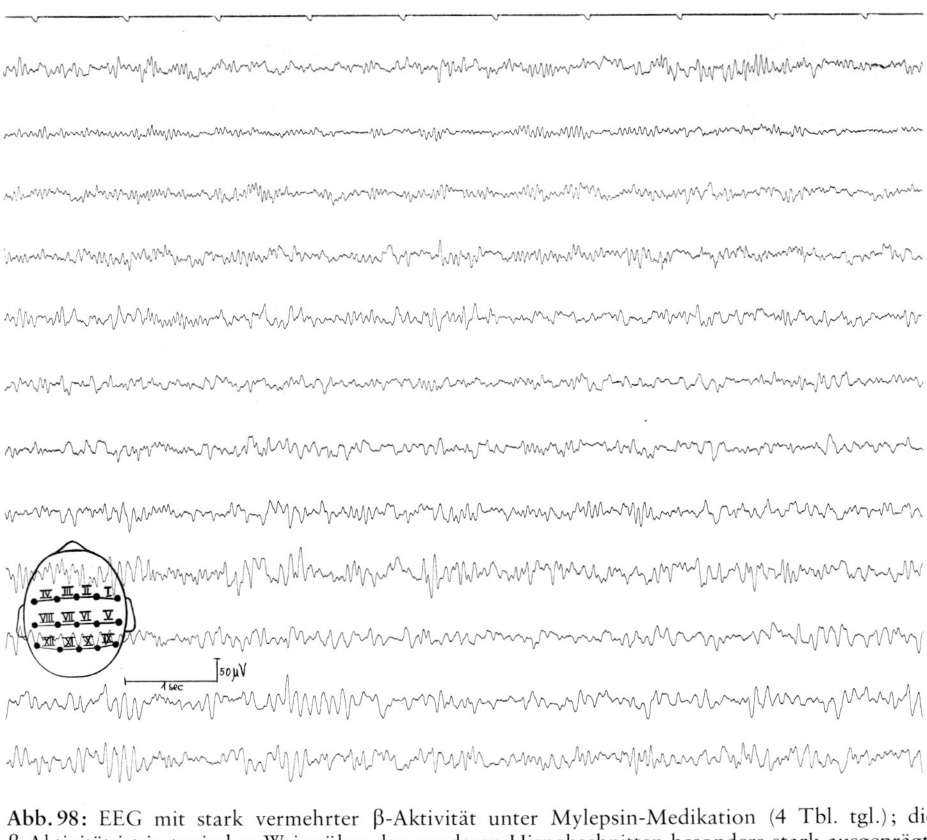

Abb. 98: EEG mit stark vermehrter β-Aktivität unter Mylepsin-Medikation (4 Tbl. tgl.); die β-Aktivität ist in typischer Weise über den vorderen Hirnabschnitten besonders stark ausgeprägt.

heitszustände eintreten. Im EEG sieht man dann leichte bis mäßige Allgemeinveränderungen mit Dysrhythmie sowie paroxysmale Ausbrüche von höher gespannten langsamen Wellen sowie auch von sharp waves oder von meist atypischen irregulären spike-wave-Komplexen. Im Verlauf von einigen Tagen reguliert sich das Kurvenbild, der α-Rhythmus wird besser ausgeprägt und schneller, die β-Wellen sowie die Zwischen- und δ-Wellen verschwinden.

Werden *Hydantoine* wie Diphenylhydantoin (= Phenytoin) (Zentropil, Phenhydan, Epanutin) und Methylphenylhydantoin (Mesantoin) über längere Zeit eingenommen, dann kann sich eine vermehrte β-Aktivität, die oft diffus über beiden Hemisphären ausgebreitet ist, einstellen. Der α-Rhythmus wird gleichzeitig sehr unregelmäßig und zeigt in seiner Frequenz eine erhebliche Instabilität. Die β-Wellen sind unter Hydantoinen meist niederer gespannt als bei Barbituratmedikation und sind besonders unter Mesantoin sehr frequent, so daß sie meist Frequenzen um 30/sec erreichen. Manchmal werden die β-Wellen so dominierend, daß man reine β-EEGs vor sich hat. Bei Überdosierung sieht man im EEG zunehmend hochgespannte Zwischenwellen, bei deren Auftreten eine Dosisreduzierung angezeigt ist. Gleichzeitig kann man dann auch die ersten klinischen Zeichen einer Intoxikation beobachten, wie Nystagmus, Ataxie und Dysarthrie. Abruptes Absetzen des Medikamentes kann ähnlich wie bei plötzlichem Weglassen von Barbituraten anfallsprovozierend wirken.

Das EEG-Muster einer schweren Hydantoinintoxikation unterscheidet sich grundsätzlich von den EEG-Veränderungen bei Barbituratvergiftungen. Das klinische Bild ist vor allem geprägt von schwerer cerebellarer Ataxie mit Gangstörung, Intentionstremor, Nystagmus und Dysarthrie, die, wenn der Zustand nicht rechtzeitig erkannt wird, und die Medikation reduziert oder abgesetzt wird, bestehen bleiben oder sich sogar später eigenständig progredient weiterentwickeln können. Das Bewußtsein ist nur in den seltensten Fällen stärker in Mitleidenschaft gezogen. Im Gegensatz zur Barbituratintoxikation treten β-Wellen ganz in den Hintergrund. Es dominieren Zwischen- und δ-Wellen, wobei die letzteren bei schwersten Vergiftungsgraden völlig den Kurvenablauf beherrschen können. Hat der Intoxikationszustand längere Zeit angehalten, so daß die oben angeführten klinischen Symptome sistieren, so können auch im EEG mehr oder weniger stark ausgeprägte Allgemeinveränderungen zurückbleiben.

Unter der Gabe von *Carbamazepin* (Timonil, Tegretal, Sirtal), dessen psychotrope Wirkung vor allem hervorgehoben wird, kann es im Beginn der Behandlung trotz guter Verträglichkeit und Anfallsminderung zunächst zu einer Verschlechterung des Hirnstrombildes kommen. Es wurden vorübergehende Zunahmen von Allgemeinveränderungen und von Krampfpotentialen, ja von transitorischem Auftreten von Herdbefunden berichtet. Bei schwererer Intoxikation herrschen Zwischen- und δ-Wellen vor, die jedoch nach einigen Tagen wieder verschwinden. Nach übereinstimmender Meinung der Autoren zwingt die vorübergehende Verschlechterung des EEGs im Beginn der Therapie nicht zur Reduktion oder gar zum Absetzen des Medikamentes, wenn nicht andere klinische Zeichen wie Klagen über Schwindel, Dösigkeit sowie Ataxie, Dysarthrie und Nystagmus hinzukommen. Im übrigen bilden sich die anderen klinischen Symptome gleichfalls meist nach einer vorübergehenden Minderung der Tagesdosis weitgehend zurück.

Unter *Valproaten* (Convulex, Ergenyl, Leptilan, Mylproin, Orfiril) kommt es bei Überdosierung entsprechend einer zunehmenden Schläfrigkeit und Bewußtseinseintrübung zu einer diffusen Kurvenverlangsamung.

Bei *Succinimiden* (u.a. Petinutin, Petnidan, Pyknolepsin, Suxinutin), die bei Absencen das Mittel der Wahl darstellen, sind wenig EEG-Veränderungen zu erwarten. Unter hohen Dosen wurden synchrone hochgespannte träge Wellen bilateral über der Frontalregion beschrieben.

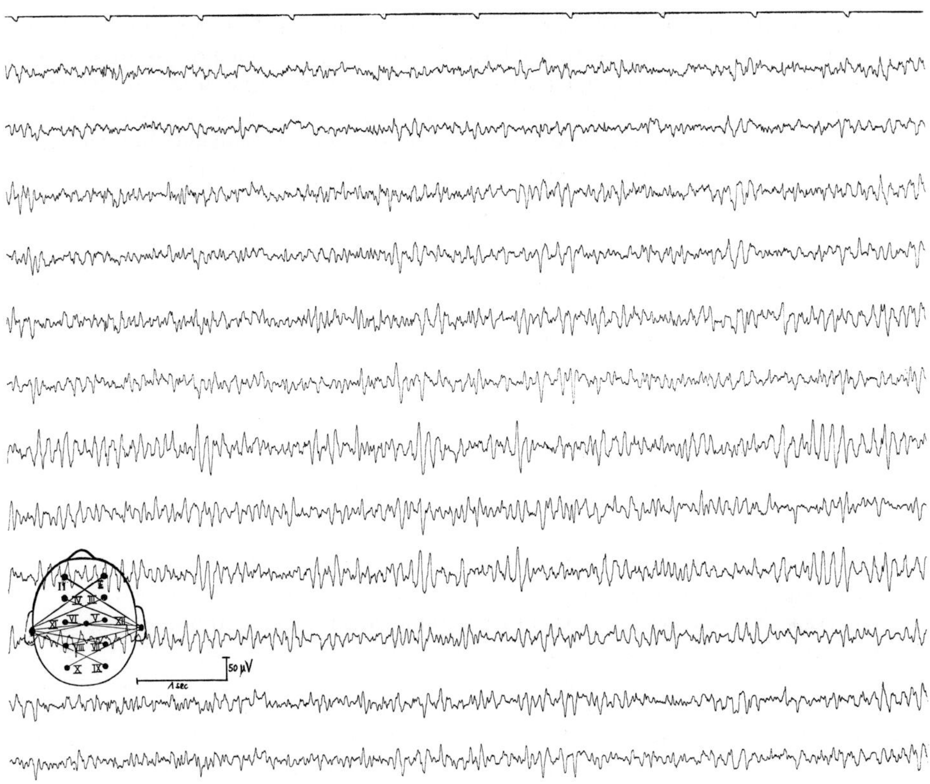

Abb. 99: EEG mit stark vermehrter β-Aktivität unter Valiummedikation (tgl. 10 mg am Abend); auch hier ist die β-Aktivität in typischer Weise über den vorderen Hirnregionen stärker ausgeprägt.

Unter den weit verbreiteten und vielfach angewandten *Benzodiazepinderivaten* (Abb. 99) (z.B. Valium, Librium, Nobrium, Mogadan, Rivotril) sowie anderen Tranquilizern wie z.B. Meprobamat treten im EEG schon bei einmaliger Einnahme vermehrt vorwiegend langsame β-Wellen mit Frequenzen um 16–25/sec in Erscheinung, die sich diffus über beide Hemisphären ausbreiten, aber ihr Maximum über der vorderen Schädelhälfte haben. Nach längerer Einnahme können die β-Wellen auch nach Absetzen noch bis zu 10–14 Tage nachweisbar bleiben. Bei schwereren Intoxikationen nimmt die β-Aktivität noch zu, die Amplituden werden höher, der Ablauf steiler, und es entwickeln sich auch je nach Schweregrad der Vergiftung Zwischen- und δ-Wellen, die z.T. kontinuierlich, z.T. mehr paroxysmal auftreten. Sie können von der schnelleren Aktivität überlagert werden. Nicht alle Tranquilizer aus der Reihe der Benzodiazepinderivate sind im EEG mit β-Vermehrung verbunden. So liegen z.B. Berichte über fehlende EEG-Reaktionen auf Oxazepam (Adumbran, Praxiten) vor.

Nach Gabe von *Antidepressiva* aus der Gruppe der Imipramine und Amitryptiline (z.B. Tofranil, Anafranil, Saroten, Laroxyl, Tryptizol) kommt es gleichfalls zu einer Zunahme von β-Wellen z.T. mit Frequenzen bis 30/sec und mehr. Darüber hinaus verschiebt sich in der Regel die α-Frequenz in einen langsameren Bereich; die α-Wellen werden in manchen Fällen höheramplitudig und breiten sich auch nach frontal hin aus. Bei parenteraler

Zuführung der Medikamente und bei Überdosierung können Zwischen- und δ-Wellen in Erscheinung treten, die sich selten auch in paroxysmalen Gruppen zeigen. Auch schon unter therapeutischen Dosen treten manchmal generalisierte Spike- und Polyspikes and waves-Formationen auf. Das Auftreten der α-Verlangsamung wird mit dem anxiolytischen Effekt der Medikamente in Beziehung gesetzt. Medikamente mit anticholinergischer Wirkung haben in etwa den gleichen Effekt auf das EEG wie die Antidepressiva.

Unter der heute zur Intervall- und Dauertherapie bei phasischen Psychosen angewandten *Lithium-Therapie* werden häufig recht eindrucksvolle EEG-Veränderungen beobachtet. Besonders auffällig sind bei manchen Patienten temporale Herdbefunde mit intermittierend auftretenden Zwischen-, seltener δ-Wellen, z. T. vergesellschaftet mit steileren Abläufen. Fast immer besteht eine Lateralisierung nach links. Darüber hinaus sieht man immer wieder paroxysmale Gruppen und Serien von z. T. unregelmäßigen Zwischen- und δ-Wellen, sowie z. T. aber auch sehr rhythmischen Wellenfolgen aus dem Frequenzbereich der α-, Zwischen- und δ-Wellen («Parenrhythmie» nach PENIN). Der Schwerpunkt der paroxysmalen Störungen befindet sich über den frontalen sowie den temporalen Ableitepunkten. Auch einzeln oder in Gruppen auftretende spike-wave-Komplexe sowie sharp waves können unter Lithium-Behandlung in Erscheinung treten und mit klinisch manifesten generalisierten Krampfanfällen korrespondieren. Auf Vigilanzstörungen weisen episodische Abflachungen des Kurvenbildes mit Auftreten von temporobasal betonten unregelmäßigen flachen Zwischen- und δ-Wellen hin. Eine Korrelation zwischen den EEG-Veränderungen und dem Lithium-Serum-Spiegel läßt sich nicht erkennen. Nach Absetzen der Lithiumtherapie bilden sich die Abnormitäten wieder zurück.

Neuroleptika, insbesondere Phenothiazinderivate, wie z. B. Chlorpromazin und Promazin verursachen insgesamt eine Verlangsamung des Kurvenablaufes. Der α-Rhythmus wird langsamer, höhergespannt und besser ausgeprägt. Es treten vermehrt Zwischen- und auch δ-Wellen in Erscheinung, die häufig ein Ausprägungsmaximum über den temporalen Regionen haben. Vor allem unter Chlorpromazin (Megaphen oder Largactil) werden nicht selten paroxysmale Ausbrüche mit spikes oder auch sharp waves provoziert, so daß dieses Präparat sogar als Provokationsmittel in der Epilepsiediagnostik benutzt wird.

Unter *Psychostimulantien* wie z. B. Amphetamin und seinen Derivaten nehmen gegenüber dem Ausgangs-EEG die langsamen Frequenzen ab und erfahren die schnellen Frequenzen eine Zunahme, wobei β-Wellen der gesamten Bandbreite, also sowohl langsame wie schnelle, vermehrt in Erscheinung treten.

Die Erkenntnis der unterschiedlichen Einwirkung der verschiedenen Psychopharmakagruppen auf das EEG hat sich die psychopharmakologische Forschung zur Testung und Einordnung neuer Substanzen zu den verschiedenen Psychopharmakagruppen zunutze gemacht. Offenbar lassen sich nämlich aus den Wirkungen auf das EEG auch in etwa die psychopharmakologischen Wirkweisen ablesen und so die richtige Zuordnung zu den einzelnen psychisch wirksamen Medikamentengruppen vornehmen. So kann man den «minor tranquilizer reaction type» mit der Abnahme von langsamen Zwischen- und δ-Wellen sowie der schnellen β-Aktivität unter Zunahme der langsamen β-Wellen, den «chlorpromazine reaction type» mit Reduzierung schneller Aktivitäten und Zunahme langsamer Wellen und schließlich den «thymoleptic reaction type» mit Vermehrung sowohl der langsamen wie der schnellen Aktivitäten unterscheiden und die einzelnen Psychopharmaka in weitem Rahmen diesen Grundtypen zuordnen.

Fast alle gebräuchlichen *Hypnotika*, seien es Ein- oder auch Durchschlafmittel sowie als schlaffördernde Präparate verwandte Tranquilizer, führen nicht zu einer Förderung und Vertiefung des physiologischen Schlafes, sondern verändern in der Regel mehr oder weniger den bioelektrischen Ablauf. Die meisten der Schlafmittel reduzieren den paradoxen Schlaf, das REM-Stadium, in dem sie das Zeitintervall verlängern, bis das REM-Stadium eintritt, und indem sie auch seine Dauer verkürzen. Die Folge ist ein «Reboundeffekt» nach Absetzen der Hypnotika. Die Latenzzeit bis zum ersten Auftreten verkürzt sich, die Häufigkeit der REM-Phasen nimmt zu, und die einzelnen Phasen dauern länger. Die Patienten erleben dieses «Rebound» häufig sehr unangenehm, weil sie in den ersten Nächten nach Absetzen des Medikamentes Alpträume haben und vermehrt schlaflos und unruhig sind. Diese Periode des «Rebounds» kann sich, auch wenn das Schlafmittel nicht allzu lange eingenommen wurde, über Wochen hin ausdehnen. Werden die Schlafmittel nur langsam eliminiert wie Phenobarbital oder Nitrazepam (Mogadan), dann kann sich das Rebound-Phänomen erst nach einigen Tagen bemerkbar machen; bei kurzwirkenden Schlafmitteln, also vor allem den Einschlafmitteln, wird das REM-Stadium nur in der ersten Hälfte der Nacht vermindert, um schon als Folge des Rebound in der zweiten Hälfte dann verstärkt einzusetzen.

Darüber hinaus wird durch einen Teil der Hypnotika auch der orthodoxe Schlaf verändert. So kommt es z.B. unter der Wirkung von Flurazepam, Methaqualon, Phenobarbital und anderen Hypnotika zu einer Reduzierung der Tiefschlafstadien D und E. Nach Absetzen der Medikamente kann gleichfalls ein «Rebound» einsetzen, meist allerdings erfolgt der Ausgleich mehr allmählich. In der folgenden Tabelle (Tab. 7) sind einige gebräuchliche Hypnotika und Tranquilizer einschließlich Äthylalkohol mit ihrer Wirkweise auf die bioelektrischen Vorgänge des Schlafes angeführt. In einer gesonderten Spalte sind die Dosierungen vermerkt, da die Einwirkung z.T. auch dosisabhängig ist.

Als ein sehr wirksames Cytostatikum in der Behandlung von Leukosen und malignen Reticulosen hat sich in den letzten Jahren *Vincristin* erwiesen. Schon lange ist seine neurotoxische Wirkung auf das periphere Nervensystem bekannt. Selten wurde jedoch auf cerebrale Intoxikationen wie Auftreten von Krampfanfällen hingewiesen. In EEG-Verlaufsbeobachtungen konnte jedoch festgestellt werden, daß Vincristin offenbar bei Kindern ganz unabhängig von cerebralen Manifestationen des Grundleidens auch zu erheblichen cerebralen Schädigungen führen kann. Entsprechend dem Auftreten von meist focalen Anfällen wurden Herdbefunde mit kontinuierlichen oder intermittierenden Anfallspotentialen in Form von spikes sowie mit langsamen Wellen beobachtet. Die Hintergrundaktivität wird von meist flachen δ-Wellen und Subdeltawellen gebildet, die – wie die Herdbefunde und die Krampfaktivität – ihren Schwerpunkt vor allem über der Parietooccipitalregion haben. Diese Veränderungen mit Auftreten von Krampfanfällen können sich schon bei einer Dosis von 0,05 mg/kg Körpergewicht, meist jedoch erst bei einer Vincristingesamtdosis von 0,18–0,28 mg/kg KG entwickeln. Nach Abklingen der akuten Anfallsphase bilden sich die EEG-Veränderungen nur zögernd zurück und erreichen meist erst nach Wochen bis Monaten ihr Residualstadium. Zwar tritt eine Frequenzzunahme und Amplitudenerhöhung ein, oft bleiben jedoch eine leichte Allgemeinveränderung und diffuse Dysrhythmie zurück. Auffällig sind manchmal abnorme intermittierende Zwischen- und δ-Wellenrhythmen mit untermischten Steilwellen über den Occipitalregionen, die sogar erst nach längerem Intervall in Erscheinung treten können.

Unter der Einwirkung von *Tuberkulostatika* sind nicht selten EEG-Veränderungen leichteren Grades zu beobachten. Am bekanntesten ist die krampffördernde Wirkung von INH. Jedoch sind auch Streptomycin, Rifampicin, Ethambutol und PAS nicht «EEG-indifferent». Sowohl bei Mono- wie vor allem bei Kombinationstherapie mit diesen Substanzen können bei einem Teil der Patienten, ohne daß neuropsychiatrische Symptome in Erscheinung treten müssen, pathologische Hirnstrombilder beobachtet werden. Besonders auffällig sind temporal beidseits auftretende 2–4/sec-Wellen, die sich z.T. auch nach

Tabelle 7: Beeinflussung des Schlafes durch Schlafmittel (nach A. A. BORBÉLY, 1973)

Klasse	Generischer Name	Dosis (mg p.o.)	Reduktion von Schlafphasen oder -stadien*	
			paradoxer Schlaf	tiefer orthodoxer Schlaf**
Benzodiazepine	Nitrazepam	10	R	
		15	R	
	Flurazepam	15	–[1,2]	R
		30	–[2]	R
		60	R	
Chinazolinone	Methaqualon	150	–[1]	–
		300	R	R
Piperidindione	Glutethimid	300	R	
		500	R	R
		1000	R	R
	Methyprylon	300	R	
Barbiturate	Pentobarbital	100	R	R
	Heptabarbital	400	R	R
	Amobarbital	200	R	
	Secobarbital	100	R	
		200	R	
	Phenobarbital	200	R	R
Alkohole	Chloralhydrat	800	R	
		1000	–	

* R = Reduktion, – = keine Reduktion
** Stadium D und/oder E
[1] vermehrter paradoxer Schlaf beobachtet
[2] prozentualer Anteil am Gesamtschlaf reduziert

occipital, selten nach frontal ausdehnen. Seltener sind paroxysmale Störungen oder gar steile Elemente.

6.2. Das EEG bei schweren Intoxikationen mit vor allem Einschränkung der Bewußtseinslage (2, 13, 39, 135, 139, 157, 211, 218, 219, 221, 238, 277, 303, 338, 397)

Bei *Kohlenmonoxydvergiftung*, einer früher häufig gewählten Suizidform, die jetzt durch die Entgiftung des Leuchtgases seltener geworden ist, sind je nach Schweregrad des Intoxikationszustandes mehr oder weniger ausgeprägte EEG-Veränderungen nachweisbar. Das Ausmaß der Störungen steht in Beziehung zur Dauer des Bewußtseinsverlustes, zur Schwere der Bewußtseinsstörung und zum Alter des Patienten. Ist der Patient noch weckbar, findet man eine mäßige Allgemeinveränderung mit vornehmlich 5–6/sec-Zwischenwellen; ist der Patient tief comatös ohne oder mit nur ungezielten Abwehrreaktionen auf Schmerzreize, zeigt das Kurvenbild eine schwere Allgemeinveränderung mit dominierender oder ausschließlicher δ-Aktivität. War der Patient länger als 7 Stunden bewußtlos, so ist in über 95% der Fälle mit bleibenden cerebralen Schädigungen und somit auch oft persistierenden EEG-Störungen zu rechnen. Auch mit zunehmendem Alter wird die Wahrscheinlichkeit von EEG-Residual-Symptomen größer. Man findet dann als bleibende Abnormitäten meist diffuse, manchmal auch paroxysmale Dysrhythmien, bei auffällig unregelmäßigem Kurvenablauf.

Andere, z.T. auch gewerbebedingte Intoxikationen, z.B. mit Trichloräthylen, Benzol, Akylphosphaten etc., führen in etwa zu den gleichen EEG-Veränderungen, deren Ausmaß und Schweregrad gleichfalls vor allem von der Tiefe der Bewußtlosigkeit und der Dauer der Gifteinwirkung abhängig sind.

Die wohl häufigste Vergiftung stellt die *akute und chronische Alkoholintoxikation* dar. Bei akuten Versuchen konnte in gewissen Grenzen eine Abhängigkeit der EEG-Veränderungen von der Höhe des Blutalkoholspiegels nachgewiesen werden. Allerdings ist nicht allein die absolute Höhe des Blutspiegels sondern auch die Entwicklungsgeschwindigkeit von Bedeutung. Der Alkohol ruft im Gegensatz zu den Barbituraten und Tranquilizern keine β-Vermehrung hervor, sondern führt wie die Neuroleptika vor allem zu einer Kurvenverlangsamung. Bei niederem Blutalkoholspiegel bis 0,5‰ kommt es vor allem zu einer α-Aktivierung mit besserer Ausprägung und Amplitudenerhöhung. Ab einem Blutalkoholgehalt von 0,5‰ tritt dann in der Regel eine α-Verlangsamung mit Frequenzen vornehmlich um 8/sec ein. Bei Werten um 1–1,5‰ entwickelt sich eine leichte bis mäßige Allgemeinveränderung mit vermehrtem Auftreten von 5–6/sec-Zwischenwellen. Oberhalb 1,5‰ sind auf jedem Fall EEG-Veränderungen registrierbar, oberhalb 0,9‰ noch in den meisten Fällen. Im Stadium der Alkoholelimination machen sich im EEG Vigilanzstörungen bemerkbar, indem es immer wieder zu Abflachungen des Kurvenbildes und zur paradoxen α-Aktivierung beim Augenöffnen wie in den ersten Schlafstadien kommt. Noch bis zu 10 Stunden nach einer akuten Alkoholintoxikation können durch Hyperventilation pathologische Muster mit Gruppen von generalisierten δ-Wellen provoziert werden.

Da der Alkohol wie Paraldehyd und Chloralhydrat eine krampfhemmende Substanz darstellt, kommt es im Alkoholexzeß in der Regel nicht zu epileptischen Anfällen. Daß Alkoholgenuß für Epileptiker so gefährlich ist, liegt jedoch daran, daß im relativen Alkoholentzug, also im Abbaustadium oder im Anschluß an die Alkoholelimination, ein «Rebound»-Effekt mit erniedrigter Krampfschwelle eintritt, wie es ja mit größerer Verzögerung auch von den anderen Anticonvulsiva bekannt ist. Im Eliminationsstadium des Alkohols oder unmittelbar nach abgeschlossenem Alkoholexzeß kann sich die erhöhte cerebrale Erregbarkeit auch im EEG im Auftreten von paroxysmalen Störungen mit Gruppen von synchronen langsamen Wellen oder auch bei latenter oder manifester Epilepsie sogar mit dem Erscheinen epileptogener Potentiale niederschlagen.

Nach Alkoholentzug bei chronischem Alkoholismus kann man manchmal im Prädelir und auch in den ersten Tagen des Volldelirs neben vermehrtem Auftreten von langsamen Wellen aus dem Frequenzbereich der Zwischen- und δ-Wellen paroxysmale Ausbrüche von Gruppen rhythmischer langsamer Wellen oder sogar von Anfallspotentialen beobachten. Epileptische Anfälle werden jedoch in der Regel nur im Stadium des Prädelirs, nie im Delir manifest, so daß sogar in gewisser Weise ein Alternativprozeß angenommen werden muß. Im weiteren Verlauf eines Delirs treten nach unserer Erfahrung allerdings die langsamen Frequenzen eher in den Hintergrund, und es finden sich meist sehr unregelmäßige, spannungsarme Kurvenabläufe, in denen infolge der Behandlungsmaßnahmen mit Zufuhr von Sedativa häufig β-Wellen vorherrschend sind. Allzu häufig sind die EEGs jedoch wegen der starken Unruhe der Patienten artifiziell erheblich gestört und kaum auswertbar. Wenn die illusionären Verkennungen und Halluzination auf Grund der Therapie zurückgedrängt sind, und mehr das Stadium einer allgemeinen Verwirrtheit erreicht ist, sollen auch abnorme Rhythmisierungen mit regelmäßigen Zwischen- und δ-Wellenfolgen beobachtet werden können.

Über die Häufigkeit von EEG-Veränderungen bei chronischem Alkoholismus liegen widersprüchliche Berichte vor. Eines scheint allerdings festzustehen, daß nämlich keine Beziehung zwischen EEG und der Dauer des Alkoholabusus hergestellt werden kann. Eher besteht eine gewisse Parallelität zwischen pathologischen Hirnstrombildern und schwereren Hirnabbauzeichen. Die Zahl pathologischer EEGs in größeren Reihenuntersuchungen bei Alkoholikern nimmt sprunghaft zu, wenn man nur die Gruppe beachtet, die schon cerebrale Komplikationen wie Gelegenheitskrämpfe, Dämmerzustände oder vor allem Delirien durchgemacht hat. In dieser Gruppe ist in ca. zwei Drittel der Fälle das Hirnstrombild pathologisch verändert; bei Alkoholikern ohne Zeichen einer zentralnervösen Störung sind nur in etwa einem Zehntel der Fälle EEG-Abnormitäten nachweisbar.

In leichteren Fällen findet man einen unregelmäßigen Kurvenablauf mit frequenzlabilem, wenig ausgeprägtem α-Rhythmus, vermehrt diffus eingestreuten niedergespannten β-Wellen und gehäuft unregelmäßigen Zwischenwellen, so daß sich das Muster einer leichten diffusen Dysrhythmie bietet. In schwereren Fällen mit deutlichen Zeichen intellektuellen Abbaus oder sogar dem Vollbild eines Korsakoff-Syndromes mit Desorientiertheit, Sekundengedächtnis und Konfabulationen kann man auch leichte bis mäßige Allgemeinveränderungen und im akuten Stadium auch abnorme Rhythmisierungen mit paroxysmalen Ausbrüchen von Gruppen und Serien ziemlich regelmäßiger Zwischen- und δ-Wellen beobachten. EEG-Normalisierungen trotz schwerer psychischer Störungen sind hinsichtlich einer Reversibilität der Symptome als prognostisch ungünstige Verläufe zu bewerten.

Der *M. Wernicke* (Pseudoencephalitis haemorrhagica superior) stellt meist eine Alkoholfolgeerkrankung dar. Man findet alle Übergänge zwischen normalem EEG bis hin zu schweren Allgemeinveränderungen. Die zu den Kardinalsymptomen des M. Wernicke gehörende Dösigkeit ist z.T. mit einem normalen Schlafmuster, z.T. jedoch mit Allgemeinveränderungen verbunden.

Bei über längere Zeit anhaltendem *Drogenmißbrauch* können leichte allgemeine unspezifische EEG-Veränderungen beobachtet werden, die vor allem in Form von gruppiert und diffus eingestreuten langsamen Wellen in Erscheinung treten. Auch in der Entzugsphase können längere Zeit Anomalien auftreten, die von allgemeiner Spannungsreduktion bis zu paroxysmalen Dysrhythmien reichen. Nach akutem Drogengenuß werden mehr oder weniger ausgeprägte EEG-Veränderungen beobachtet. Sie sind bei Einnahme höherer Dosen von Morphin, Psilocybin, Mescalin und LSD stärker als unter Cocain und Haschisch. Neben einer α-Aktivierung mit höheren Amplituden und besserer Ausprägung können vorübergehend auch Kurvenverlangsamungen und leichte Dysrhythmien vorgefunden werden.

Die häufigste Form von Suizidversuchen stellt die *Intoxikation* mit *Schlafmitteln* dar. Da hierbei die Aufnahme über den Magen-Darm-Trakt erfolgt, kommt es nur zu einer mehr oder weniger schnellen Anflutung der Noxe, so daß sowohl die klinische Symptomatik wie die EEG-Veränderungen gewissen Verlaufsgesetzlichkeiten unterworfen sind. Dabei können recht sichere Korrelationen zwischen Medikamentenspiegel im Blutserum, Tiefe des Comas sowie Zeitpunkt der Ableitung und den entsprechenden EEG-Veränderungen festgestellt werden.

Bei leichteren Vergiftungen (Abb. 100) und jeweils im Beginn auch einer letztlich schwereren Intoxikation ist das Kurvenbild charakterisiert durch das Auftreten von meist hochgespannten, z.T. steileren β-Wellen, zunächst über den vorderen und seitlichen Hirnabschnitten, später über dem gesamten Kurvenbild ausgebreitet. Die α-Wellen sind ver-

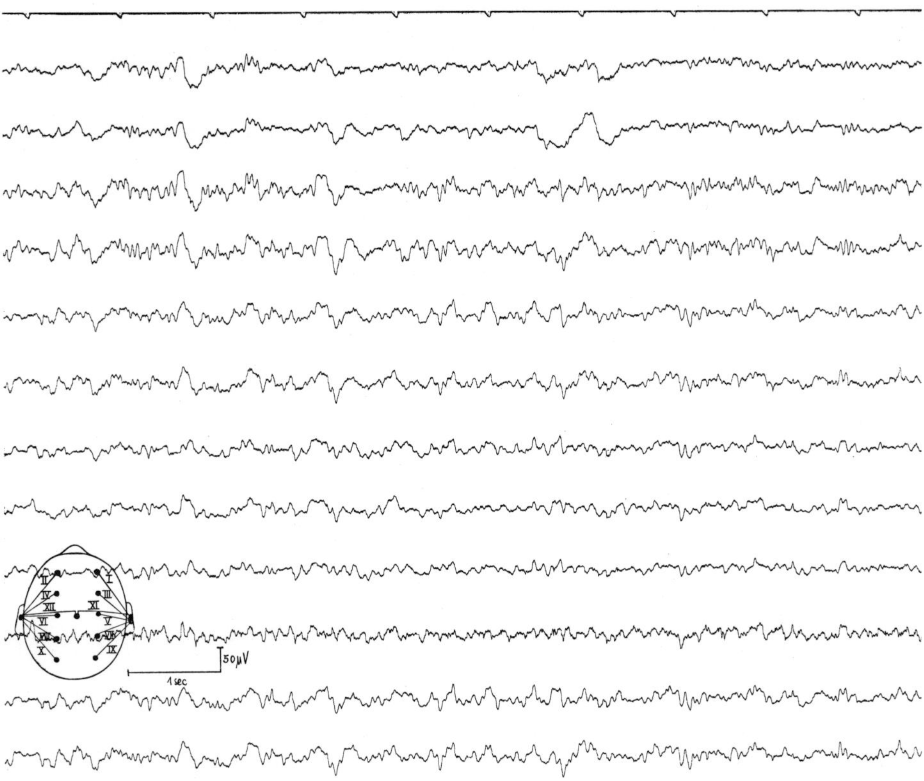

Abb. 100: EEG bei leichterer Intoxikation bei länger dauernder Einnahme von 6 Tbl. Mylepsin und 3 Tbl. Zentronal mit vermehrter über den vorderen Hirnabschnitten betonter β-Aktivität sowie diffuser Dysrhythmie mit Zwischen- und vereinzelt δ-Wellen.

langsamt, und es treten vermehrt Zwischen- und δ-Wellen auf, die von den schnelleren Frequenzen überlagert werden. Durch Augenöffnen erfährt das Kurvenbild keine Änderung. Der Patient ist in diesem Stadium somnolent, zeigt gezielte Abwehrbewegungen und hat normale vegetative Funktionen.

In schwereren Stadien (Abb. 101) der Intoxikation mit Übergang in tiefere Bewußtlosigkeit stehen δ-Wellenfolgen im Vordergrund. Dabei kommen unterschiedliche Wellenmuster zur Beobachtung. Einmal handelt es sich um reine δ-Wellenfolgen, die entweder einen unregelmäßigen Ablauf mit z.T. Zwischenwellenüberlagerung zeigen und Frequenzen von 0,5–2/sec haben oder ziemlich rhythmisch sind und stabile Frequenzen zwischen 2–3/sec aufweisen. Zum anderen finden sich δ-Wellenmuster, die mit mehr oder weniger stark ausgeprägten steilen Komponenten untermischt sind. Es können sowohl mehr die δ-Wellen wie auch die steilen Wellen vorherrschen, so daß sich ganz unterschiedliche Kurvenbilder ergeben. Die steilen Gradienten sind meist bi- bis triphasisch, können Amplituden bis 250 µV erreichen und den steilen Anstieg mehr nach positiv oder negativ zeigen. Die Frequenzen der δ-Wellen wie auch der steilen Abläufe liegen zwischen 1,5–4/sec, wobei eine Frequenzzunahme ein Zeichen klinischer Besserung darstellt. Schließlich kann man Kurvenabläufe beobachten, in denen hohe δ-Wellen

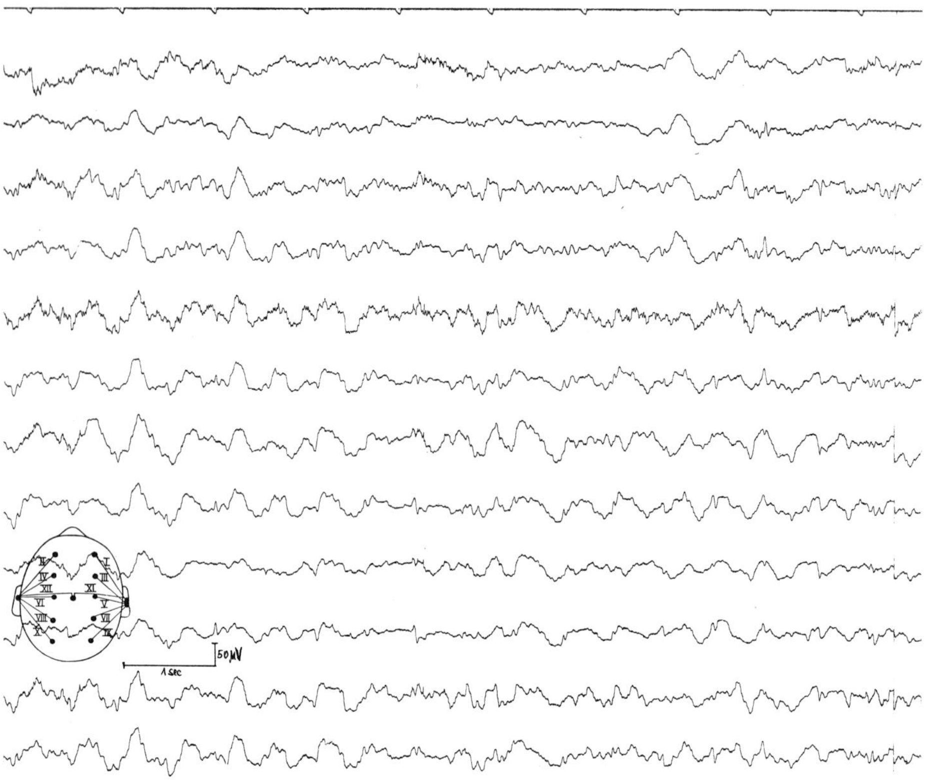

Abb. 101: EEG bei Tablettenintoxikation schwereren Grades mit vorherrschend δ-Aktivität, die z. T. von frequenteren niedergespannten Wellen überlagert wird.

die Hintergrundaktivität bilden, die von schnellerer Aktivität superponiert sind. Die rascheren Wellenfolgen haben Frequenzen vorwiegend um 9–15/sec. Bei Beobachtung dieser 3 δ-Wellenmuster können alle Abstufungen von Bewußtseinsstörungen bis hin zum tiefen Coma mit Zusammenbruch des vegetativen Regulationsmechanismus vorkommen. Vor allem werden häufig Streckkrämpfe, Tetraspastik, träge Pupillenreaktionen und zentrales Fieber angetroffen.

Das schwerste Stadium einer Intoxikation vor dem Hirntod mit durchgehend isoelektrischem Kurvenablauf ist das Muster der intermittierend auftretenden isoelektrischen Kurvenabschnitte (burst-suppression) (Abb. 102). Die Dauer der in den Zwischenphasen erscheinenden Aktivität, «burst» genannt, ist umgekehrt proportional zur Länge der isoelektrischen Abschnitte, d. h. je länger diese sind, um so kürzer sind die Aktivitätseinblendungen, die sich meist aus einem Gemisch von mehr oder weniger schnellen unregelmäßigen, oft steileren Potentialen rekrutieren. Klinisch ist dieses Muster meist mit einem tiefen Coma verbunden. Der Patient zeigt keinerlei Reaktionen mehr auf psychosensorische Reize, ist reflexlos, die Pupillen sind lichtstarr, und die vegetativen Funktionen sind zusammengebrochen. Ein über Stunden durchgehend isoelektrischer Kurvenablauf ist nicht unbedingt mit einem Hirntod gleichzusetzen. Es sind immer wieder Einzelfälle berichtet worden, die bei lange anhaltender flacher Kurve überlebt haben.

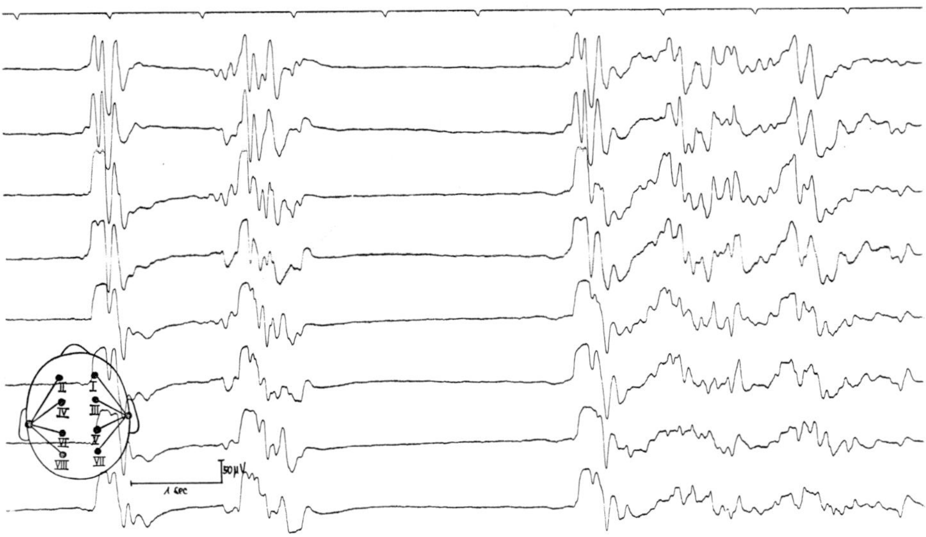

Abb. 102: EEG mit intermittierender Kurvenabflachung (burst-suppression) bei comatösem Patienten mit E 605-Intoxikation.

In der Klinik wird es selten gelingen, alle Stadien einer Intoxikation in ihrem EEG-Verlauf zu sehen. Oft sind die Patienten bei der Einlieferung schon im Stadium der vorherrschenden δ-Aktivität oder sogar dem des intermittierenden isoelektrischen Kurvenablaufes oder vielleicht schon wieder in einem Stadium der Besserung. Es ist deshalb von Wichtigkeit zu wissen, nach welchen Gesetzmäßigkeiten sich die EEG-Veränderungen aus- und zurückbilden, und welche prognostische Bedeutung der Beobachtung der einzelnen EEG-Muster zukommt (Abb. 103).

Im Stadium der intermittierenden isoelektrischen Kurvenabschnitte werden bei Zeichen einer Besserung die Abstände zwischen den «bursts» kürzer, und die «bursts» selbst an Dauer länger. Aus diesem Stadium geht dann das EEG in das Stadium der δ-Wellenmuster über, wobei es sich entweder um den Typ der reinen δ-Wellen oder der Kombination von δ-Wellen und steilen Abläufen handelt. Das Muster der δ-Wellen mit superponierter schneller Aktivität ist in der Regel kein Durchgangsstadium der Erholung, sondern nur eine Durchgangsphase zu einem tieferen Coma – also dem Muster der intermittierenden isoelektrischen Abschnitte – oder bei leichteren Vergiftungen das Endstadium. Das δ-Wellenmuster mit steilen Abläufen entwickelt sich gewöhnlich aus dem Stadium der intermittierenden isoelektrischen Abschnitte und ist nicht als eine Durchgangsphase hin zu diesem Stadium anzusehen.

Im Zuge der Rückbildung und klinischen Besserung lösen sich die δ-Wellenmuster durch Auftreten von schnelleren Wellen auf. Zunächst bilden sich Gruppen von höhergespannten Zwischenwellen, und im weiteren Verlauf treten die δ-Wellen nur noch in Gruppen und Serien in Erscheinung. Dabei können sie auf dem Hintergrund eines dysrhythmischen EEGs mit vermehrter β-Aktivität oder einer mäßigen Allgemeinveränderung mit durchgehend dominierender Zwischenwellentätigkeit durch akustische Reize provoziert werden. Sie sind meist über den verschiedenen Hirnabschnitten phasenverschoben, zeigen im Beginn bei einer Frequenz von 0,5–1/sec einen steilen Anstieg und langsamen Abstieg, um im weiteren Verlauf der Serien einen rhythmischen Ablauf bei

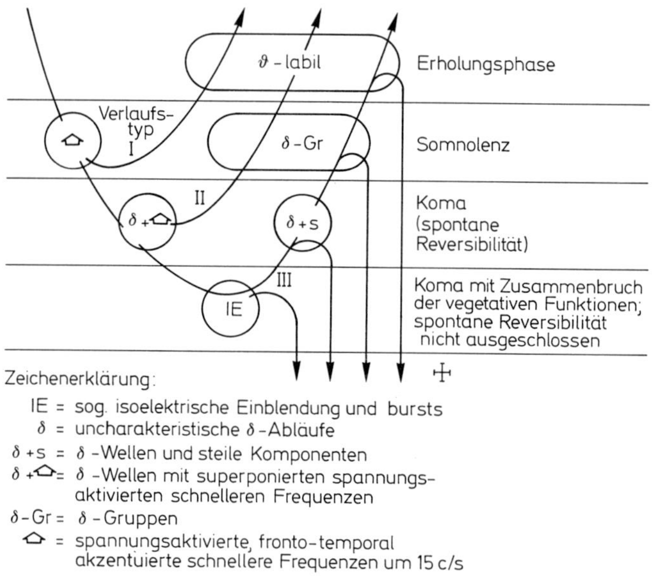

Abb. 103: Schema über die EEG-Veränderungen und -Verläufe bei Intoxikationscomata (nach Kubicki u. Mitarb., 1970).

Frequenzen von 2–3/sec zu erhalten. Oder die δ-Wellen entstehen unabhängig von sensorischen Reizen, treten paroxysmal aus der Grundaktivität hervor, dauern höchstens 0,5–3 sec lang an und haben Frequenzen von 2–4/sec. In diesen Phasen ist der Patient meist wieder erweckbar und macht gezielte Abwehrreaktionen.

Im weiteren Verlauf der Erholung entwickeln sich oft vorübergehend ziemlich stabile Zwischenwellenmuster, die dann in einen relativ flachen Kurvenablauf übergehen, aus dem sich nur sehr niedergespannte Zwischen- und langsame α-Wellen abheben. Manchmal treten noch die Gruppen der zuvor genannten höhergespannten δ-Wellen in Erscheinung. Später findet man dann häufig über längere Zeit EEGs mit langsamen α-Rhythmus, der wenig moduliert und durch Augenöffnen kaum blockiert abläuft. Nach schweren Vergiftungen dauert es bis zu 3 Wochen und länger nach Wiederkehr des Bewußtseins, bis sich das Hirnstrombild wieder normalisiert hat. Lange Zeit findet man noch eine erhöhte Hyperventilationslabilität. In manchen Fällen sieht man als Ausdruck einer vorübergehenden erhöhten cerebralen Krampfbereitschaft – bei plötzlichem Entzug von Anticonvulsiva gleichfalls als «Reboundphänomen» bekannt – in den Rückbildungsphasen paroxysmale Ausbrüche von sharp waves oder sogar spike-waves-Komplexen, ohne daß es zu klinisch manifesten Anfällen kommen muß.

Den einzelnen EEG-Mustern kommen prognostisch unterschiedliche Bewertungen zu. Kann in der Klinik eine Therapie schon im Stadium der δ-Wellen mit überlagerten raschen Frequenzen eingeleitet werden, dann ist in der Regel nicht mehr damit zu rechnen, daß der Patient in ein Stadium mit Zusammenbruch der vegetativen Funktionen gerät. Auch die Aktivierbarkeit von δ-Wellenfolgen auf akustische Reize kann als prognostisch günstiges Zeichen gewertet werden. Findet man jedoch das Muster der intermittierenden isoelektrischen Kurvenabschnitte, dann muß jederzeit – wenn der Patient nicht schon diese Comastufe erreicht hat – damit gerechnet werden, daß es zu einem

Zusammenbruch der vegetativen Regulationen – insbesondere von Atmung und Kreislauf – als Zeichen höchster vitaler Gefährdung kommen kann. Das Auftreten des Musters von δ-Wellen in Kombination mit steilen Wellen bedeutet in der Regel, daß schon ein schwerer hypoxischer cerebraler Schaden eingetreten ist, und muß somit gleichfalls – insbesondere wenn es über längere Zeit bestehen bleibt – quo ad vitam als ungünstiges Vorzeichen gewertet werden. Ein Anhalten dieses Kurvenablaufes von mehr als zwei Tagen ist in der Regel nicht mit einem Überleben vereinbar. Eine Ausnahme machen einige wenige Schlafmittel wie vor allem das Methyprylon (Noludar), bei denen das Auftauchen des δ-Musters mit steilen Wellen als nicht so gefährdend anzusehen ist. Insbesondere bedeutet sein Erscheinen bei diesen Medikamenten nicht, daß es zuvor schon zu einer Störung der vegetativen Funktionen gekommen sein muß.
Da die Bestimmung der Höhe des Blutspiegels des eingenommenen Präparates in der Regel zu lange Zeit in Anspruch nimmt, um das Ergebnis abwarten zu können, wenn die Entscheidung zu weiter eingreifenden therapeutischen Maßnahmen – wie Peritoneal- oder Hämodialyse – gefällt werden soll, kann die Beachtung des EEGs und seines Verlaufes bei aller Vorrangigkeit der klinischen Symptomatik eine wesentliche Entscheidungshilfe leisten. Stadien höchster Gefährdung sind immer das Stadium der intermittierend isoelektrischen Kurvenabschnitte und das δ-Wellenmuster in Kombination mit steilen Abläufen. Darüber hinaus kann die Beachtung des EEG-Verlaufes Aufschluß über die Effektivität einer eingeschlagenen Therapie geben und somit unabhängig von der klinischen Symptomatik bis zu einem gewissen Grad objektiv Auskunft über den jeweiligen cerebralen Zustand des Intoxizierten erteilen. Die Rückbildung der EEG-Abnormitäten geht meist den Zeichen klinischer Besserung voraus.
Die für die akuten Schlafmittelvergiftungen aufgezeigten Gesetzlichkeiten (Abb. 103) gelten in weiteren Bereichen auch für Vergiftungen mit anderen Psychopharmaka, ja was die prognostische Bedeutung des Musters der intermittierenden isoelektrischen Kurvenabschnitte und des δ-Wellenmusters in Kombination mit steilen Abläufen angeht, auch für comatöse Zustände anderer Genese.

C. Das EEG bei Bewußtseinsstörungen und deren Differentialdiagnose sowie abnormen Schlafsuchtzuständen

1. Das EEG und die Bewußtseinslage (6, 15, 38, 39, 71, 103, 137, 219, 232, 241, 284, 303)

Die Frage nach der Beziehung zwischen EEG und Bewußtseinslage in quantitativer und qualitativer Hinsicht hat die EEG-Forscher bis auf den heutigen Tag immer wieder beschäftigt und zu umfangreichen experimentellen Untersuchungen und subtilen Beobachtungen des klinischen EEGs im Hinblick auf Korrelationsmöglichkeiten zu Bewußtseinsänderungen veranlaßt. Es würde den Rahmen dieser Ausführungen sprengen, im Einzelnen darauf näher einzugehen. Als Quintessenz hat sich aber daraus ergeben, daß zwar enge Beziehungen zwischen der Elektrogenese der Hirnstromwellen und dem das Bewußtsein steuernden System, in dem die Formatio reticularis offenbar eine entscheidende

Rolle spielt, bestehen, jedoch beide Systeme sowohl funktionell wie auch morphologisch-strukturell voneinander zu trennen sind.
Grundsätzlich ist zu unterscheiden zwischen der physiologischen Bewußtseinsveränderung des Schlafes und den pathologischen Bewußtseinsminderungen bis hin zum Coma. Zwar gibt es besonders bei leichteren Formen von Bewußtseinsstörungen Ähnlichkeiten im EEG und den physiologischen Schlafstadien, doch sind einige wesentliche Unterschiede vornehmlich in praecomatösen und comatösen Zuständen hervorzuheben. Bei den pathologischen Bewußtseinsveränderungen fehlen in der Regel die für bestimmte Schlafstadien typischen β-Spindeln und «biparietalen humps» sowie die auf psychosensorische Reize hin auftretenden K-Komplexe. Auch wird bei pathologischen Bewußtseinsstörungen die strenge Organisation des Stadienablaufes mit guter Korrelation zur Weckbarkeit und zu den vegetativen Funktionen vermißt. Findet man jedoch trotz pathologischer Bewußtseinsstörung Beta-Spindeln («spindle coma»), so deutet dies beim Fehlen von motorischen Hirnstammsymptomen auf eine günstige, bei einer Kombination mit diesen Symptomen auf eine schlechte Prognose hin.
In der Regel kann davon ausgegangen werden, daß pathologische Bewußtseinsveränderungen auch mit EEG-Veränderungen einhergehen, wobei sich mit zunehmender Bewußtseinstrübung eine progrediente Frequenzverlangsamung entwickelt. Doch besteht keine strenge Korrelation zwischen Schwere der Bewußtseinsstörung und Ausmaß der EEG-Veränderungen, ja es existieren sogar bei bestimmten Noxen und Prozeßlokalisationen deutliche Diskrepanzen, auf die noch später einzugehen sein wird. Für bestimmte Grade der Comatiefe gibt es keine zu den einzelnen Schlafstadien analoge spezifische EEG-Muster.
Sieht man einmal von den noch anzuführenden Ausnahmen ab, so findet man bei Zuständen leichter Bewußtseinstrübung mit Benommenheit, Schwerbesinnlichkeit, verlangsamter Reaktionsweise in der Regel eine Kurvenverlangsamung mit leichter bis mäßiger Allgemeinveränderung und/oder diffuser Dysrhythmie. Stärkere Bewußtseinsschwankungen korrelieren oft mit intermittierend auftretenden Gruppen und Serien von ziemlich rhythmischen langsamen Zwischen- und vor allem δ-Wellen. Mit zunehmendem Bewußtseinsverlust verlangsamt sich der Kurvenablauf. In einem Stadium, in dem der Patient nur noch ungezielte Abwehrbewegungen ausführt, findet man meist im EEG eine mäßige bis schwere Allgemeinveränderung mit nur noch geringer Reagibilität des EEGs auf psychosensorische Reize. Manchmal tritt sogar ein paradoxer «arousal-Effekt» mit Aufschießen von frontal betonten δ-Wellengruppen und -serien ein. In tiefen Stadien der Bewußtlosigkeit, der strengen Definition nach dem eigentlichen Coma, wenn keinerlei Reaktionen der Patienten auf psychosensorische Reize mehr feststellbar sind, dominieren meist mehr oder weniger monomorphe δ-Wellen, die dann – häufig vor oder in Parallelität zum Zusammenbruch der Atem- und Kreislaufregulation – von Strecken isoelektrischen Kurvenablaufes unterbrochen werden (Stadium der «burst-Suppression») (Abb. 102). Dabei bestehen die «bursts» nicht mehr unbedingt aus δ-Wellen, sondern häufig aus sehr unregelmäßigen frequenz- und amplitudenlabilen Wellenfolgen, z. T. mit steilem Ablauf. Den Eintritt des Hirntodes, der klinisch vor allem durch den Ausfall der Hirnstammreflexe, die lichtstarren Pupillen und die fehlende Spontanatmung gekennzeichnet ist, zeigt schließlich ein kontinuierliches Nullinien-EEG an. Auf die bei einer Todeszeitbestimmung zu beachtenden Kriterien wurde schon im Kapitel des EEGs bei Schädelhirntraumen hingewiesen. Es soll nur nochmals hervorgehoben werden, daß bei Tablettenintoxikationen auch das Ausbleiben von Hirnstromwellenaktivität über längere Zeit keine sichere Aussage über eine mögliche Erholung zuläßt.
Nicht immer geht eine zunehmende Bewußtseinstrübung mit einer Kurvenverlangsamung einher. Das bekannteste Beispiel hierfür ist die Vermehrung schneller Frequenzen

bei Tablettenintoxikationen, bei denen trotz tiefer Bewußtlosigkeit noch Frequenzen zwischen 9–15/sec – allerdings meist δ-Wellen überlagernd – nachzuweisen sind (Abb. 101).

Eine nachgerade lokaldiagnostische Bedeutung kommt in manchen Fällen der Beobachtung eines α-Rhythmusses bei comatösen Zuständen zu (Abb. 66). Trifft man bei tiefer Bewußtlosigkeit einen vorherrschenden α-Rhythmus, der durch psychosensorische Reize keine Modulierung erfährt, handelt es sich entweder um Prozesse im ponto-mesencephalen Bereich, wobei offenbar vor allem der Schädigung der Brückenhaube die entscheidende Rolle zukommt, oder um die Folge einer diffusen meist hyp- bis anoxisch bedingten cerebralen Läsion. Seltener beobachtet man dieses Muster auch bei Intoxikationen. Es kann sich dabei um ganz normal strukturierte α-EEGs mit Betonung der α-Wellen über den hinteren Hirnregionen handeln; häufig verschiebt sich jedoch der α-Focus nach frontopraecentral. Meist sind die α-Wellen eher langsam mit Frequenzen um 8–9/sec, seltener mit schnelleren Frequenzen um 11–13/sec. Häufig sind kleine β-Wellen eingestreut, manchmal auch Zwischen- und vereinzelt auch δ-Wellen. Außer bei Intoxikationen weist das Auftreten eines α-Coma-EEG auf eine ungünstige Prognose hin, insbesondere wenn dieses EEG-Muster längere Zeit stabil bleibt. Nicht verwechselt werden darf das «α-Coma-EEG-Muster» mit einem α-EEG bei Patienten mit Locked-in-Syndrom, bei dem die Patienten zwar völlig gelähmt, aber bei vollem Bewußtsein sind.

Diskrepanzen zwischen dem Grad der Bewußtseinstrübung und dem Ausmaß der EEG-Veränderungen kann man auch manchmal bei Patienten mit Hirngeschwülsten unterschiedlicher Lokalisation beobachten. Trotz stärkerer Benommenheit oder sogar deutlicher Bewußtseinseinschränkung können außer den entsprechenden Herdbefunden manchmal nur geringe Veränderungen der Hintergrundaktivität zu sehen sein.

Umgekehrt kann es jedoch auch vorkommen, daß trotz schwerer allgemeiner Verlangsamung des Hirnstrombildes die Patienten relativ wenig bewußtseinsgestört sind. Das beste Beispiel sind die Patienten mit einer frontalen Akinese bei beidseitigen Stirnhirnmarktumoren. Die Patienten sind meist nur in ihrem Antrieb und ihrer Motorik gehemmt, jedoch voll wach und aufmerksam, was man aus den fixierenden Augenbewegungen und der damit verbundenen Anteilnahme an den Vorgängen in der Umgebung leicht feststellen kann. Das EEG zeigt aber bei diesen Patienten schwere Anomalien, die sich über beide Hemisphären von frontal bis occipital ausbreiten, und die fast ausschließlich aus diffusen δ-Wellen bestehen. Man hat also das Bild einer schweren Allgemeinveränderung vor sich und würde in der Regel eine deutliche Beeinträchtigung der Bewußtseinslage erwarten.

Bei qualitativen Änderungen des Bewußtseins im Rahmen der exo- und endogenen Psychosen mit psychomotorischer Unruhe, Verwirrtheit, illusionären Verkennungen, Halluzinationen und Wahnvorstellungen ergeben sich gleichfalls keine sicheren Korrelationen zum EEG. Vor allem die Untersuchungen von Penin und seinen Mitarbeitern konnten aufzeigen, daß nicht so sehr der Schweregrad der psychischen Störungen als vor allem das Prozeßhafte der Symptomatologie für die Entstehung von Abnormitäten von Bedeutung ist. EEG-Veränderungen mit abnormen Rhythmisierungen in Form von paroxysmal auftretenden Gruppen und Serien von rhythmischen Zwischen- und δ-Wellen («Parenrhythmie und Aidiorhythmie») sind vor allem in den akuten Phasen psychotischer Zustände zu erwarten und kündigen bei chronischen Defektzuständen das Aufflammen eines neuen Schubes oder bei chronischen cerebralen Abbauprozessen eine akute Verschlechterung an. Sehr chronisch verlaufende Prozesse oder Residualzustände korrespondieren eher mit nur geringgradigen EEG-Veränderungen meist in Form von leichter Verlangsamung der Hirnrhythmen. Eine Ausnahme dieser nur in weiten Grenzen geltenden Regel stellt die sogenannte «forcierte Normalisierung» dar. Es handelt sich dabei um akut psychotische Zustände bei medikamentös eingestellten und anfallsfreien Epileptikern mit vor allem oft sehr ausgeprägter unmotivierter und inadäquater Aggressivität, die im EEG einen auffällig normalen Kurvenverlauf zeigen. Meist genügt es, die Medikation leicht zu reduzieren, so daß eventuell sogar wieder ein epileptischer Anfall durchkommt, um den Zustand zu beenden. Das EEG wird dann wieder unregelmäßiger und bietet die für Intervall-EEGs bei Epileptikern typischen Veränderungen.

2. Das EEG in der Differentialdiagnose von Störungen des Bewußtseins (39, 95, 218, 232, 342)

Von entscheidender differentialdiagnostischer Bedeutung kann die Beachtung von EEG-Veränderungen in Notfällen sein, insbesondere dann, wenn es um die diagnostische Abklärung von Zuständen von Bewußtlosigkeit oder Bewußtseinsänderung unbekannter Genese geht. Wer kennt nicht die häufig in einer Klinikaufnahme anzutreffende Notfallsituation, wenn ein zu Hause oder an anderer Stelle bewußtlos aufgefundener Patient eingeliefert wird, und es nicht von vornherein aus der Vorgeschichte klar ist, ob es sich um eine Intoxikation, ein metabolisches oder endokrines Coma oder um eine primär cerebrale Erkrankung wie z.B. Folge eines Schädelhirntraumas mit intracranieller Blutung, dekompensierten Hirntumor oder cerebralen Gefäßinsult handelt? Ein sofort abgeleitetes EEG kann hier nicht selten einen wichtigen diagnostischen Hinweis geben.
Bei Tablettenintoxikationen findet man die typischen EEG-Muster mit – je nach Schweregrad und Stadium der Intoxikation – vorherrschenden hochgespannten β-Wellen oder mit zumindest langsame Wellen überlagernder schneller Aktivität (Abb. 103). Wie entscheidend für das weitere therapeutische Vorgehen auch in diesen Fällen Verlaufskontrollen sein können, wurde schon im entsprechenden Kapitel hervorgehoben. Findet man eine durchgehend mäßige bis schwere Allgemeinveränderung, oft kombiniert mit paroxysmalen Ausbrüchen von Gruppen und Serien mit z. T. rhythmischen langsamen Wellen als Ausdruck schwankender Bewußtseinslage, ist ein lokaler cerebraler Prozeß eher unwahrscheinlich, während bei Herdbefunden oder wenigstens lokaler Schwerpunktsbildung der langsamen Wellen in erster Linie das Vorliegen eines cerebralen Comas auf dem Boden eines Gefäßinsultes, eines intracraniellen Hämatomes oder eines dekompensierten Hirnabszesses oder Hirntumors in Erwägung gezogen werden muß. Dies macht dann eventuell sofort weitere neuroradiologische Untersuchungsmaßnahmen notwendig.
Wenn auch keineswegs spezifisch, so lenkt das Auftreten von triphasischen steilen Wellen die differentialdiagnostischen Überlegungen vor allem in Richtung auf ein Stoffwechsel-Coma (hepatisch, renal) (Abb. 92). Bei der differentialdiagnostischen Unterscheidung zwischen Coma hyper- und hypoglycaemicum schließt die Beobachtung von Krampfpotentialausbrüchen ein diabetisches Coma weitgehend aus. Trifft man trotz tiefer Bewußtlosigkeit einen vorherrschenden α-Rhythmus, so muß vor allem an eine Schädigung der ponto-mesencephalen Strukturen gedacht werden.
Auch bei akuten psychotischen Zuständen kann das EEG in der differentialdiagnostischen Abklärung weiterhelfen. Nur organische Psychosen sind mit deutlichen EEG-Veränderungen verbunden, während hysterische Dämmer- und Ausnahmezustände hirnelektrisch stumm bleiben. Akute Schübe endogener Psychosen können allerdings manchmal mit abnormen Rhythmisierungen einhergehen. Schließlich lassen sich mit Hilfe der Elektroencephalographie auch die verschiedenen epileptischen Psychosen gegeneinander abgrenzen. Der Petit mal-Status (Abb. 104) ist gekennzeichnet durch das konti-

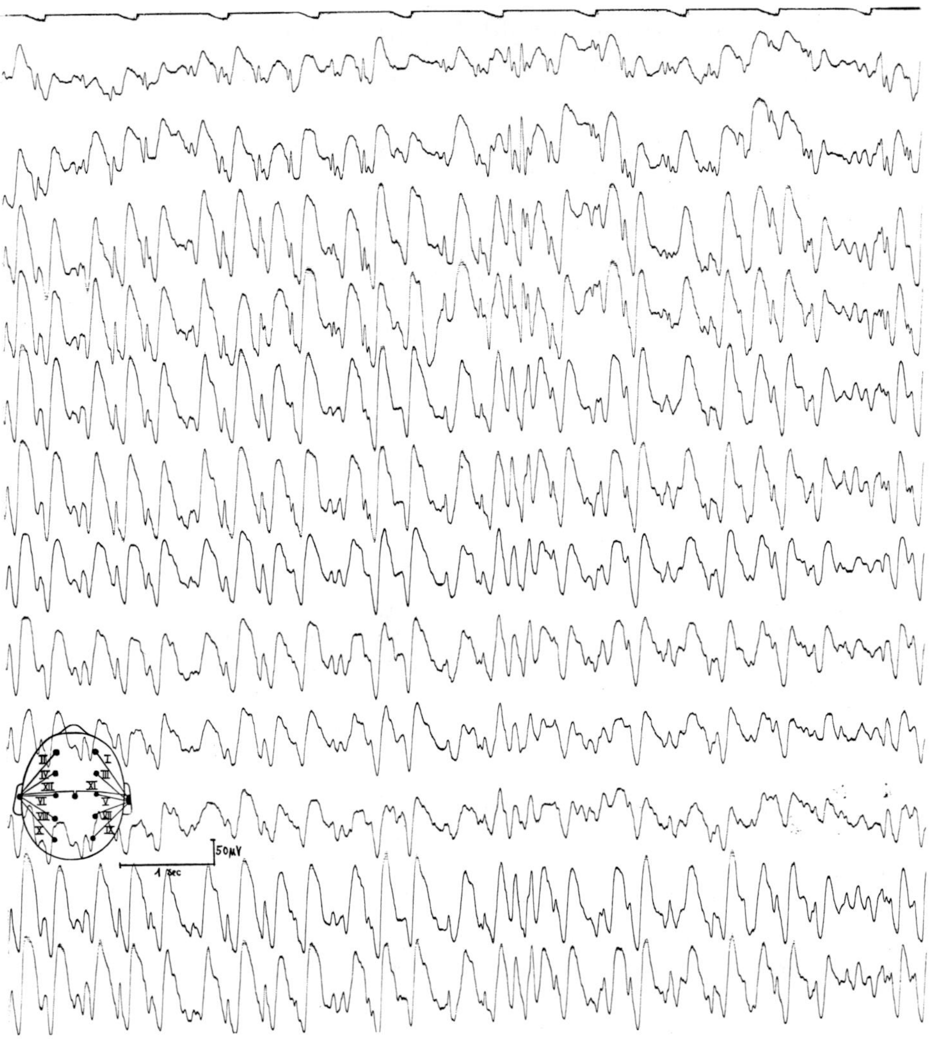

Abb. 104: EEG-Ausschnitt aus einer EEG-Kurve, die während eines Petit mal-Status abgeleitet wurde. Vorherrschend sind kontinuierliche 3/sec-spikes and waves.

nuierliche – oder manchmal auch diskontinuierliche – Auftreten von spike-wave-Komplexen; im postparoxysmalen Dämmerzustand findet man unregelmäßige δ-Wellen und Zwischenwellen, in der «Alternativpsychose» oder der sogenannten «forcierten Normalisierung» – wie es das Synonym schon zum Ausdruck bringt – einen auffällig normalen Kurvenablauf.

3. Das EEG bei abnormen Schlafsuchtzuständen (39, 129, 130, 191, 256, 327)

Störungen der Bewußtseinsregulation stellen auch Erkrankungen mit abnormer Schlafsucht wie das Schlaf-Apnoe-Syndrom, die Narkolepsie, das Kleine-Levin-Syndrom und andere Hypersomnien dar.
Das konventionelle EEG wird bei diesen Patienten mit vermehrter Tagesschläfrigkeit zwar Hinweise auf eine Störung im Schlaf-Wach-Cyclus geben, zur weiteren Abklärung sind dann aber polygraphische Ableitungen, meist auch Ableitungen während des Schlafes, notwendig.

3.1. Das EEG beim Schlaf-Apnoe-Syndrom

Beim Schlaf-Apnoe-Syndrom kommt es wegen Obstruktionen im Bereich der Atemwege oder aus zentraler Ursache zu häufigen nächtlichen Atemstillständen, wobei per definitionem mindestens 30 Apnoe-Phasen mit mindestens 10 sec-Dauer gefordert werden. Die Patienten sind meist übergewichtig (Pickwick-Syndrom) und haben tagsüber infolge des gestörten Nachtschlafes eine vermehrte Tagesschläfrigkeit. Das EEG ist anfänglich im Wachzustand normal, bei Patienten im fortgeschrittenen Stadium kommt es zu leichter bis mittelschwerer Allgemeinveränderung. Im Nachtschlaf fällt eine völlige Desorganisation der Schlafcyclen auf, wobei es vor allem auch zu einem Mangel an Tiefschlafphasen (III und IV) sowie z.T. zu einem Ausfall der REM-Perioden kommt. Entscheidend für die Diagnose ist die gleichzeitige Registrierung der Atmung und die Messung der O_2-Sättigung des Hämoglobins.

3.2. Das EEG bei der Narkolepsie

Die Narkolepsie ist heute definiert durch das Zusammentreffen von Einschlafattacken in Kombination mit kataplektischen Anfällen. Bei den Einschlafattacken verfällt der Patient untertags einem imperativen Schlafdrang und schläft dann Sekunden bis höchstens 15 Minuten lang. Das alleinige Auftreten dieser Schlafanfälle genügt nicht zur Diagnose Narkolepsie. Die Kataplexie ist gekennzeichnet durch einen plötzlichen Muskeltonusverlust mit Unfähigkeit, sich zu bewegen bei vollem Bewußtsein. Diese Attacken werden meistens durch emotionale Erregung ausgelöst («Lachschlag»). Hinzu treten können Wachanfälle (aus dem Schlaf heraus sich entwickelnde Zustände, die mit der Kataplexie identisch sind, nur daß sie nicht durch Affekte verursacht werden) und die hypnagogen Halluzinationen (traumähnliche Halluzinationen oder Pseudohalluzinationen im Einschlafen oder Aufwachen).
EEG-Untersuchungen von Patienten mit Narkolepsie haben gezeigt, daß bei ihnen der Kurvenablauf einem stetigen Wechsel von Wach-EEG und Schlafaktivität vorwiegend der Stadien A bis C unterworfen ist (Abb. 105). Dabei sind keine Besonderheiten gegenüber den Kurvenabläufen in gleichen Schlafstadien bei gesunden Personen festzustellen. Nicht immer ist das Auftreten von elektroencephalographischer Schlafaktivität mit klinisch faßbaren Zeichen von Müdigkeit oder Schlaf (= narkoleptischer Anfall) verbunden. Durch Hyperventilation werden die Schlafrhythmen in der Regel unterbrochen, und es tritt ein normaler Kurvenablauf in Erscheinung. Dieses Phänomen kann man zur Unterscheidung gegenüber pathologischen Allgemeinveränderungen heranziehen. Die

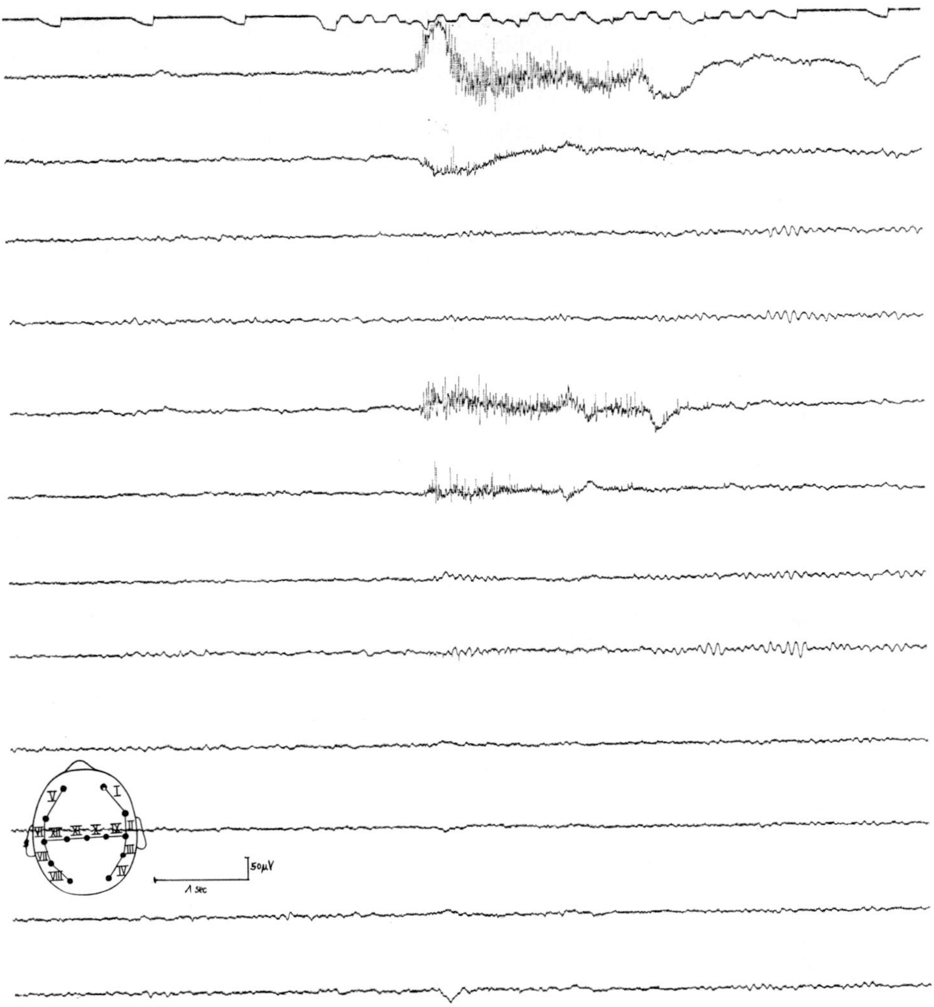

Abb. 105: EEG bei Narkolepsie mit Einschlafstadium, das durch Augenöffnen mit paradoxer α-Aktivierung unterbrochen wird.

einzelnen Schlafstadien greifen sehr variabel ineinander über, so daß beispielsweise nicht über allen Ableitepunkten das Muster des gleichen Wachheitsgrades bzw. des gleichen Schlafstadiums angetroffen werden kann. Es kann also passieren, daß über den hinteren Hirnregionen noch die Hirnrhythmen des Wach-EEGs zu sehen sind, während über den vorderen Hirnabschnitten schon Schlafrhythmen ablaufen. Das Wach-EEG zeigt in der Regel keine Abnormitäten, bei symptomatischer Narkolepsie sollen allerdings gehäuft pathologische Hirnstrombilder vorkommen.

Bei kontinuierlichen EEG-Registrierungen des Nachtschlafes von Narkoleptikern konnten in einem großen Teil der Fälle deutliche Normabweichungen festgestellt werden. Vor allem haben Narkoleptiker ein Defizit an Tiefschlafphasen, sind wesentlich unruhiger als

Normalpersonen und wachen häufiger auf. Polygraphische Ableitungen, wobei vor allem zur Erfassung des paradoxen Schlafes auch die Augenbewegungen aufgezeichnet wurden, haben ergeben, daß Narkoleptiker sowohl bei den narkoleptischen Anfällen untertags wie auch im Nachtschlaf abnorm schnell in das REM-Stadium gelangen, was sogar zur Definition der Narkolepsie gehört. Die Schlafattacken bestehen entweder aus Non-REM oder REM-Schlaf.
Selten gelang es, EEG-Ableitungen bei kataplektischen Anfällen, Schlaflähmungen und hypnagogen Halluzinationen vorzunehmen. In allen 3 Zuständen wird meist das Muster des paradoxen Schlafes (= REM-Stadium) mit desynchronisiertem Kurvenablauf und raschen Augenbewegungen gesehen.

3.3. Das EEG bei weiteren Hypersomnien

Das Syndrom der *idiopathischen Hypersomnie* unterscheidet sich von der Narkolepsie dadurch, daß die Schlafsucht weniger drängend ist. Die Patienten schlafen nicht wie bei der Narkolepsie zu jeder Gelegenheit ein, sondern haben meist noch genügend Spielraum, um sich zurückzuziehen und hinzulegen. Es treten keine zusätzlichen abnormen Zustände auf. Der Schlaf dauert allerdings deutlich länger als bei der Narkolepsie und kann über Stunden, Tage und in seltenen Fällen sogar über Wochen anhalten.
Untertags treten häufig Schlafrhythmen auf, wobei es sich in der Regel um Stadien des synchronen Schlafes handelt. Nur bei längerer Dauer des Schlafzustandes findet man auch REM-Stadien. In manchen Fällen werden verzögert Reaktionen im EEG auf Weckreize festgestellt. Der Nachtschlaf zeigt den normalen Aufbau wie bei gesunden Personen.
Unter die Hypersomnien wird auch das *Kleine-Levin-Syndrom* eingeordnet. Es handelt sich dabei um meist periodisch auftretende Schlafzustände verbunden mit Freßsucht, Hypersexualität und affektiver Gereiztheit. Es tritt vor allem bei männlichen Jugendlichen zwischen dem 20. und 25. Lebensjahr auf und kann sich spontan wieder zurückbilden. Es wurde jedoch auch schon bei weiblichen Patienten und in früheren oder späteren Altersstufen beschrieben. Während in der Regel in den asymptomatischen Intervallen das EEG normal ist, sind die Berichte über die EEG-Befunde während der hypersomnischen Zustände uneinheitlich. Auf der einen Seite stehen die Angaben über völlig normale Schlafmuster, auf der anderen Seite wurden Kurvenabläufe beobachtet, die leichtere bis hin zu schweren Veränderungen aufwiesen. Meist handelte es sich um mehr oder weniger deutliche Kurvenverlangsamungen, z. T. unterbrochen von paroxysmalen Ausbrüchen. Ganz vereinzelt wurden focale Störungen gesehen. Ganz offensichtlich handelt es sich beim Kleine-Levin-Syndrom um ein ätiologisch wie auch pathogenetisch ganz uneinheitliches Krankheitsbild.

D. Das EEG bei psychiatrischen Erkrankungen

Die Vorstellungen und Erwartungen BERGERS, mit dem Electroencephalogramm eine Methode gefunden zu haben, mit der intrapsychische Vorgänge meßbar geworden seien, hat sich nicht erfüllt. Zwar gibt es heute ähnlich wie beim Problemkreis «EEG und Bewußtsein» eine umfangreiche Literatur über experimentelle Untersuchungen zur Frage der Korrelierbarkeit von bestimmten Verhaltensweisen sowie intellektuellen Leistungen und dem EEG, jedoch würde es über das Ziel eines Kompendiums über das klinische EEG hinausgehen, die dabei erhobenen Ergebnisse hier zu referieren. Es wurde auch versucht, bestimmte Persönlichkeitstypen mit bestimmten EEG-Grundmustern in Übereinstimmung zu bringen. So wurde ein Hyperexcitabilitätssyndrom mit einem gering ausgeprägten, niedergespannten frequenten α-Rhythmus einem Hypoexcitabilitätssyndrom mit einem besser ausgeprägten, eher langsamen und höhergespannten α-Rhythmus gegenübergestellt. Dem ersteren Muster sollen nervöse, überaktive Personen, dem zweiten häufiger bedächtige, langsam reagierende Persönlichkeitstypen entsprechen. Schließlich sollen ungeduldige, explosive und aggressive Menschen häufiger einen nur mäßig ausgeprägten frequenzlabilen α-Rhythmus (= Labilitätssyndrom) haben.

1. Das EEG bei Psychopathien (39, 115, 154, 187, 274, 400)

Von vielen Untersuchern wurde immer wieder auf die bei abnormen Persönlichkeiten und Psychopathen vermehrt auftretenden pathologischen Hirnstrombilder hingewiesen. So wurden bei Psychopathen in ca. 30–40% der Fälle abnorme EEG-Befunde vorgefunden. Insbesondere bei Psychopathen mit aggressiven Verhaltensweisen sind EEG-Veränderungen beobachtet worden. Es handelt sich dabei vor allem um ein vermehrtes Auftreten von Zwischenwellen, die entweder in Form einer diffusen Dysrhythmie mehr unter den meist auch unregelmäßigen α-Grundrhythmus eingestreut sind oder nach Art einer Allgemeinveränderung sogar den Kurvenablauf beherrschen können. Manchmal zeigen die Zwischenwellen mehr ein Maximum über den vorderen, manchmal mehr über den hinteren Hirnabschnitten. Als besonders typisch gilt für die aggressiven Psychopathen die Konzentrierung der Zwischenwellen über der hinteren Temporalregion, für die affektlabilen und explosiblen Psychopathen über den parietalen Ableitepunkten.
Dysrhythmische EEGs sollen bei den einzelnen nach der Einteilung Kurt Schneiders aufgegliederten Psychopathietypen unterschiedlich häufig vorkommen: am häufigsten mit ca. 45% bzw. 35–38% bei den stimmungslabilen und den geltungssüchtigen sowie explosiblen Psychopathen, während bei den haltlosen Psychopathen am ehesten normale Kurvenbilder auffallen sollen. Wie es eigentlich schon der Begriff «epileptoide Psychopathie» beinhaltet, wurden bei größeren Fallbeobachtungen bei diesem Psychopathietyp besonders häufig steilere Wellenabläufe, ja sogar Krampfpotentiale vorgefunden.
Auch bei Kriminellen, insbesondere jugendlichen Straffälligen, sollen gegenüber der Normalbevölkerung gehäuft EEG-Abnormitäten vorkommen. Es wurden vor allem leichte Allgemeinveränderungen mit α-Verlangsamung, leichte diffuse Dysrhythmien und vor allem deutliche Hyperventilationsveränderungen beobachtet. Besonders hoch ist der Prozentsatz (über 80%) pathologischer Hirnstrombilder bei straffällig gewordenen Kindern, wenngleich ein normaler altersentsprechender Intelligenzgrad vorliegt. Es handelt sich dabei in besonderem Maße um Allgemeinveränderungen mit dominierender Zwischen- oder sogar δ-Wellentätigkeit, die manchmal von α-Wellen überlagert wird. Bei älteren Kindern liegt der Schwerpunkt der δ-Wellen temporal und parietal beidseits.

2. Das EEG bei verhaltensgestörten Kindern (73, 322, 359)

Die elektroencephalographische Untersuchung hat besonders auch in der Kinderpsychiatrie an Bedeutung gewonnen, um bei verhaltensgestörten Kindern hirnorganische

Schäden als Ursachenfaktor einer psychischen Störung auszuschließen oder zu belegen. Es kann jedoch nicht genügend betont werden, daß ein normales EEG nicht einen stattgehabten frühkindlichen Hirnschaden ausschließt, und man auf der anderen Seite sich bei der großen Bandbreite der EEG-Entwicklung im Kindesalter vor «Überinterpretationen» hüten soll, weil sonst die Gefahr besteht, daß psychische Fehlentwicklungen allzu leicht als «organisch-bedingt» abgetan werden.
Beim infantilen hirnorganischen Psychosyndrom mit zurückgebliebener affektiver Entwicklung, Störungen der Merk- und Konzentrationsfähigkeit und allgemeiner intellektueller Leistungsminderung sowie häufig vermehrter Triebhaftigkeit sind die zu beobachtenden EEG-Veränderungen sehr unterschiedlich. Man findet vor allem jedoch Allgemeinveränderungen, diffuse Dysrhythmien und nicht selten auch focale Störungen, worunter sich sogar epileptogene Foci befinden können. Paroxysmale Störungen mit generalisierten Anfallspotentialen sind nicht anzutreffen.
Bei Kindern mit im Vordergrund stehenden Triebenthemmungen mit konsekutiven schweren Störungen im sozialen Verhalten, was als «Stammhirnsyndrom» bezeichnet wird, wurden auffälligerweise vor allem abnorme Rhythmisierungen mit Gruppen und Serien fortgeleiteter δ-Wellen beobachtet, die man ja auch beim Erwachsenen-EEG vor allem auf Irritationen des Hirnstammes bezieht.
Als eine besondere Gruppe von Verhaltensstörungen läßt sich auch bei Kindern die Gruppe der sogenannten «epileptoiden» Psychopathen abgrenzen. Die Kinder haben keine manifesten epileptischen Anfälle. Sie fallen jedoch durch ihr überpedantisches, klebriges, umständliches Verhalten auf, mit dem plötzlich aufschießende, unkontrollierte Wut- und Triebausbrüche kontrastieren. Bei diesen Kindern findet man überzufällig häufig paroxysmale Störungen mit Gruppen von vornehmlich unregelmäßigen spike-wave-Komplexen im Ruhe-EEG oder unter Photostimulation. Danach sind bei diesen Verhaltensstörungen doch sehr enge Beziehungen zu der manifesten Epilepsie anzunehmen. Bisher besteht noch keine Einigkeit der Kinderpsychiater darüber, ob solche Kinder mit Antiepileptika behandelt werden sollen oder nicht, und ob eine solche Behandlung auch einen Einfluß auf die Verhaltensstörung hat.
Gelegentliche paroxysmale Störungen neben Allgemeinveränderungen und diffusen Dysrhythmien werden auch bei Kindern mit Enuresis nocturna vorgefunden. Das Bettnässen wurde deshalb sogar gleichfalls dem Formenkreis epileptischer Störungen zugeordnet. Tatsächlich befinden sich unter den «Bettnässern» mit krampfspezifischen Entladungen eine nicht unbeträchtliche Anzahl von Kindern mit in der Nacht ablaufenden Anfällen, wobei es bekanntermaßen häufig zum Einnässen kommt. Darüber hinaus erscheint es uns jedoch nicht statthaft, aus dem gelegentlichen Auftreten von krampfspezifischen Elementen im EEG allein die diagnostische Zuordnung zur Epilepsie vorzunehmen.
Bei Stotterern und Polterern werden in etwa einem Drittel der Patienten pathologische Hirnstrombilder vorgefunden. Es handelt sich dabei um völlig unspezifische Befunde wie leichte Grundrhythmusverlangsamungen oder diffuse Dysrhythmien. Ein gesicherter Häufigkeitsunterschied an abnormen Hirnstrombildern bei Stotterern einerseits und Polterern andererseits existiert nicht.

3. Das EEG bei Psychoneurosen und psychosomatischen Erkrankungen (39, 60, 81, 199, 326)

Psychoneurosen und psychosomatische Erkrankungen sind in der Mehrzahl der Fälle mit normalen Hirnstrombildern verbunden. Der Prozentsatz an abnormen EEGs liegt, je nach Untersucher und EEG-Bewertung, zwischen 15 und 30% und damit etwas höher als bei einer durchschnittlichen Normalbevölkerung. Bei manchen Patienten findet man einen abnorm hohen α-Rhythmus, was als bioelektrisches Korrelat zu einer cerebralen Reifungsstörung gilt, weil man dieses Muster vornehmlich bei Kindern und Jugendlichen vorfindet. Darüber hinaus sieht man leichte Irregularitäten wie langsamen Grundrhythmus, leichte diffuse Dysrhythmien oder Hyperventilationsveränderungen. Bei Angstneurosen soll vor allem ein verlangsamter α-Rhythmus mit Frequenzen von 8–8,5/sec-Wellen in Erscheinung treten. Bei Colitis ulcerosa ist gegenüber einer normalen Vergleichsgruppe dreimal häufiger ein abnormes EEG festzustellen. Es handelt sich dabei vorwiegend um vermehrt diffus eingestreute langsamere Wellen, die z. T. prozeßabhängig auftreten. Zuordnungen von EEG-Abnormitäten zu den einzelnen Formen der Neurosen sind nicht gesichert. Es soll hier nur noch auf das überzufällig gehäufte Zusammentreffen von neurovegetativen Beschwerden und psychischen Auffälligkeiten, die den abnormen Persönlichkeitszügen nahestehen, wie man sie vor allem bei der körperbezogen-leidenden asthenischen Gruppe psychopathischer Entwicklungen beobachten kann, mit der 4–5/sec-Grundrhythmus-Variante hingewiesen werden.

4. Das EEG bei endogenen Psychosen (1, 39, 97, 150, 159, 168, 169, 224, 225, 257)

Während in den ersten Jahrzehnten der EEG-Ära allgemein angenommen wurde, daß bei endogenen Psychosen, der Schizophrenie und dem manisch-depressiven Irresein, das EEG in der Regel unauffällig sei, sind in den letzten Jahren vermehrte Berichte über pathologische Hirnstrombilder, insbesondere bei Schizophrenen, erschienen. Bei einem Vergleich der EEG's von Patienten mit manisch-depressivem Irresein und mit Schizophrenie sind evtl. vorhandene Abnormitäten bei dem ersteren Psychosetyp mehr über der Temporalregion, bei dem letzteren mehr über der Parieto-Occipitalregion lokalisiert. Je nach Krankengut und Zeitpunkt der EEG-Ableitungen im Verlauf einer schizophrenen Psychose werden in bis zu 50% der Fälle EEG-Veränderungen gesehen. Vor allem wird immer wieder darauf hingewiesen, daß das EEG sowohl erwachsener, wie auch kindlicher Schizophrener durch das Auftreten von vermehrter Betaaktivität in Kombination mit einigen langsamen Wellen und einer starken Reduktion der occipitalen Alpha-Aktivität charakterisiert sei. Man nennt diesen Kurvenablauf auch «choppy»-Aktivität. Darüber hinaus werden auch allgemeine Unregelmäßigkeiten des EEG's wie Frequenzlabilität oder diffuse Dysrhythmie und Kurvenverlangsamungen sowie leichte bis mäßige Allgemeinveränderungen und schließlich auch paroxysmale Störungen angeführt. Dabei kann es sich sowohl um Gruppen und Serien von mehr unregelmäßigen frequenz- und amplitudenwechselnden Wellenformationen wie auch um abnorme Rhythmisierungen von monomorphen Zwischen- und δ-Wellen handeln («Parenrhythmie» und «Aidiorhythmie»). Durch Hyperventilation oder auch Gaben von Psychopharmaka können sie verstärkt oder aktiviert werden. Das Auftreten der paroxysmalen Störungen wurde mit der Prozeßaktivität der Psychose in Verbindung gebracht und soll auf eine günstige Prognose bezüglich der Reversibilität ohne Zurückbleiben von schweren Defektsymptomen hinweisen. EEG-Ableitungen von schizophrenen Patienten – möglichst noch im unbehandelten Zustand – käme somit sogar eine gewisse prognostische Aussagemöglichkeit zu.

Kontinuierliche Schlafableitungen bei endogenen Psychosen haben gleichfalls Normabweichungen ergeben. Bei endogenen Depressionen sind in der Regel die Gesamtschlafdauer und vor allem die tieferen Schlafstadien des synchronen Schlafes vermindert, was an einer deutlichen Reduzierung der Gesamt-δ-Aktivität während einer Nacht erkennbar wird. Die Latenzzeit bis zum Auftreten des REM-Schlafes ist dagegen gegenüber dem Schlafmuster von Normalpersonen verkürzt, und der prozentuale Anteil des REM-Stadiums am Gesamtschlaf kann vermehrt oder reduziert sein. Bei der reaktiven Depression fehlt dagegen eine Latenzzeitverkürzung. Bei schizophrenen Patienten wurden neben einer gleichfalls proportional zur Schwere des psychotischen Schubes verkürzten Grundschlafzeit eine Verlängerung der Latenzzeit bis zum Erscheinen des REM-Stadiums und eine prozentuale Minderung der REM-Schlafzeit im Verhältnis zur Gesamtschlafzeit festgestellt. Bei Remission des psychotischen Schubes normalisiert sich gleichfalls das Schlafmuster. Gerade auf der Basis der kontinuierlichen Schlafableitungen bei endogenen Psychosen eröffnet sich noch ein weites Feld zur Erforschung der Genese und Verlaufsgesetzlichkeit der Psychosen und der Wirkweise der Psychopharmaka auf deren Ablauf.

Glossarium

Abflachung, focale: Herdbefund mit flachen, trägen Wellenschwankungen (= schwerste Form eines Herdbefundes)
Aktivierung: Zunahme einer Wellentätigkeit sowohl an Ausprägung wie an Amplitude oder Hervortreten von zuvor nicht vorhandenen Wellenfolgen
Aktivität: Wellenfolgen (s. Tätigkeit)
Allgemeinveränderung: Verlangsamung des gesamten Kurvenablaufes unterschiedlichen Ausmaßes (leichte, mäßige, schwere)
Alpha-Aktivierung, focale: Herdbefund mit einer Verlangsamung der α-Wellen um 1,5/sec und mehr, besserer Ausprägung und fehlender Blockierung beim Augenöffnen
Alpha-Aktivierung, paradoxe: Aktivierung des α-Rhythmusses beim Augenöffnen oder bei psychosensorischen Reizen im Einschlafstadium (B-C-Stadium)
Alpha-EEG: EEG mit dominierender Alphawellentätigkeit
Alpha-Focus: Region, in der die α-Wellen am stärksten ausgeprägt sind (in der Regel die Occipitalregion)
Alpha-Index: Anzahl der Zentimeter, die in einem Bereich von 1 m Kurve α-Wellen von mindestens 20 μV Amplitude enthalten (kann auch in Prozent angegeben werden)
Alpha-Reduktion: s. Alpha-Verminderung
Alpha-Rhythmus: mehr oder weniger regelmäßige Alpha-Wellenfolgen
Alpha-Verminderung, focale: Herdbefund mit einer Minderung der Amplitude des α-Rhythmusses um mindestens ein Drittel und/oder einer Ausprägungsdifferenz von mehr als 15%
Alpha-Welle: Welle mit einer Frequenz zwischen 8–13/sec
Amplitude: Höhe einer Welle vom Fuß- zum Gipfelpunkt, ausgedrückt in Mikrovolt (μ-Volt)
Anfallspotentiale: s. Krampfpotentiale
Arkadenrhythmus: arkaden- oder μ-förmige α-Wellentätigkeit über der Centralregion, die besonders durch Bewegungen der oberen Extremitäten unterdrückt werden kann
Artefakte: extracerebrale Potentialschwankungen, die streng von der eigentlichen Hirnstromwellentätigkeit abzugrenzen sind
Ausprägung: Häufigkeit der Wellentätigkeit (s. auch Alpha-Index)
Beta-EEG (im engeren Sinne»): EEG mit dominierender β-Aktivität, die auch beim Augenöffnen blockiert wird
Beta-Spindeln: spindelförmige Beta-Wellenfolgen im C- und D-Stadium des Schlafes
Beta-Verminderung, focale: Herdbefund mit Minderung der Beta-Spindeltätigkeit im Schlaf-EEG
Beta-Welle: Welle mit einer Frequenz von 14–30/sec
Bilateral: über gleichnamigen Hirnarealen in identischer Phasenbeziehung
Biparietale humps: steile, vorwiegend nach negativ gerichtete Wellen, die bilateral, parasagittal lokalisiert sind und vor allem bei Kindern und Jugendlichen in Zusammenhang mit psychosensorischen Reizen im B- und C-Schlafstadium auftreten (s. Vertexzacken)
Bipolare Ableitung: Ableitung von Potentialdifferenzen zwischen benachbarten Elektroden
Blockierung: Blockierung der Grundaktivität beim Augenöffnen
Delta-Focus: Herdbefund mit δ-Wellen
Delta-Rhythmen, fortgeleitete: meist monomorphe, sinusoidale δ-Wellen-Gruppen und/oder -Serien, die intermittierend, vor allem über der Frontalregion, in Erscheinung treten. Sie kommen vor allem bilateral bei Irritation jeglicher Genese median und tiefer gelegener Hirnstrukturen, unilateral hauptsächlich bei Großhirntumoren vor
Delta-Welle: Welle mit einer Frequenz von 1–3/sec
Depression, focale: s. Abflachung focale
Diffus: über mehrere oder sogar allen Ableitepunkten ausgebreitet
Dysrhythmie, diffuse: steht zwischen leichter Allgemeinveränderung und unregelmäßigem EEG und ist gekennzeichnet durch Unregelmäßigkeit der Frequenzen und Amplituden mit vor allem häufig eingestreuten Zwischenwellen
Dysrhythmie, focale: Herdbefund aus einem Gemisch von unregelmäßigen langsamen α-Wellen, Zwischenwellen und manchmal auch δ-Wellen

Dysrhythmie, paroxysmale: aus der Hintergrundaktivität plötzlich hervortretende Gruppen und Serien mit höhergespannten, mono- oder polymorphen, z.T. steilen Wellen (s. auch Parenrhythmie)
Epileptische Potentiale: s. Krampfpotentiale
Epileptogener Focus: s. Krampffocus
Filter: Vorrichtung im EEG-Gerät zur Ausblendung von raschen Frequenzen
Flaches EEG: EEG mit vorwiegend flachen Grundlinienschwankungen; nur vereinzelt α- und β-Wellen mit nicht über 30 μV Amplituden
Focus: s. Herdbefund
Frequenz: Anzahl der Wellen pro Sekunde
Frequenzlabiles EEG: EEG ohne einheitlichen Grundrhythmus mit langsamen und vor allem auch schnellen Frequenzen
Gamma-Wellen: Wellen mit einer Frequenz über 30/sec
Generalisiert: über allen Ableitepunkten, nicht unbedingt synchron
Grundaktivität: vorherrschende normale Aktivität (α-Rhythmus oder Normvarianten)
Herdbefund: über ein mehr oder weniger umschriebenes Hirnareal ausgebreitete pathologische Änderung des Kurvenablaufes (= Focus)
Hintergrundaktivität: vorherrschende Aktivität im Kurvenablauf, normal oder pathologisch
Hypsarrhythmie: in unregelmäßige, hochgespannte, langsame Wellen unregelmäßig eingestreute spikes and sharp waves
Intermittierend: immer wieder in Gruppen und Serien, abgesetzt von der Hintergrundaktivität, auftretend
Isoelektrisches EEG: völlig flacher Kurvenverlauf ohne jegliche Hirnstromwellenbildung
K-Komplex: langsame, hochgespannte Welle, deren absteigender Schenkel von schnelleren Wellen überlagert wird; er tritt im D-Schlafstadium auf Weckreize hin auf
Komplex: Gruppe von 2 oder mehreren Wellen, die in ganz bestimmter Weise zusammengekoppelt auftreten und sich gegen die Hintergrundaktivität abheben
Krampffocus: Herdbefund mit Krampfpotentialen
Krampfpotentiale: auf eine erhöhte cerebrale Krampfbereitschaft hinweisende Wellen, Komplexe oder Wellenmuster (spikes, sharp waves, spikes and waves, polyspikes and waves, slow spikes and waves, sharp and slow waves, Hypsarrhythmie)
Lambda(λ)-Welle: nach positiv gerichtete steile Welle über der Parietooccipitalregion von ϑ-Frequenz, die nur bei offenen Augen besonders bei Kleinkindern, meist verbunden mit optischen Eindrücken, auftreten
Lokalisation: richtet sich nach dem Elektrodensitz (frontal, praecentral, central, parietal, occipital, temporal, temporobasal)
Mitten-Patterns: deformierte spike-wave-Komplexe mit einer Kontur, die einem Fäustling gleicht; sie sollen vor allem beim M. Parkinson vorkommen
Monomorph: von jeweils gleicher Gestalt
On-Effekt: s. Blockierung
Parenrhythmie: paroxysmale Dysrhythmie mit monomorphen, z.T. monophasischen Wellenfolgen
Petit mal-Muster: 3/sec-spikes and waves-Komplexe
Petit mal-Variante: 2–2,5/sec-spikes and waves- oder sharp and slow waves-Komplexe
Phase: Beziehung eines Wellenablaufes zur Grundlinie
Monophasisch: nur nach einer Richtung von der Grundlinie abweichend
Bi- oder diphasisch: in beiden Richtungen hintereinander von der Grundlinie abweichend
Polyphasisch: in beiden Richtungen mehrfach hintereinander von der Grundlinie abweichend
Phasenbeziehung: an zwei oder mehreren Ableitepunkten der zeitliche Unterschied des Durchganges eines Wellen- oder Komplexablaufes durch die Grundlinie
Polymorph: unterschiedlich gestaltet
Polyspikes and wave-Komplex (Polyspikes-wave-Komplex): Komplex aus jeweils mehreren spikes und einer langsamen Welle
Provokation: Aktivierung von pathologischen Wellen, Komplexen und Wellenmustern durch bestimmte Methoden (z.B. Hyperventilation, Schlafentzug, Pharmaka etc.)
Pseudo-Petit mal-Muster: 3–4/sec-Wellengruppen, in die auf dem Wellental kleine spikes eingelagert sind; es tritt bei Ermüdung im Säuglings- und Kleinkindalter mit Schwerpunkt parietal auf

REM-Stadium (rapid eye movements): Traumphase des Schlafes mit raschen unregelmäßigen Augenbewegungen und einem EEG-Muster in etwa entsprechend dem B-Stadium

Rhythmen, abnorme: Gruppen und Serien von monomorphen, gegenüber der Hintergrundaktivität sich abhebenden, meist langsamen Wellenfolgen (s. auch Parenrhythmie)

Rhythmus: Wellenfolgen mit fast gleichmäßiger Frequenz und Gestalt mit der Möglichkeit einer gewissen regelmäßigen Modulation (z.B. α-Rhythmus, β-Rhythmus, 4–5/sec-Grundrhythmusvariante)

RO (ϱ)-Welle: rasche positive steile Welle in Schlaf und leichter Narkose bei passiv geöffneten Augen

Sharp wave (steile Welle): steile Welle von ca. 80–200 ms Dauer mit steilem Anstieg und langsamerem Abfall

Sharp and slow wave-Komplex: Kombination von sharp wave und langsamer Welle, bei einer Frequenz von 2–2,5/sec = Petit mal-Variante

Spiegelfocus: contralateral zum eigentlichen Herdbefund lokalisierte abnorme Tätigkeit von gleicher Art wie beim Primärfocus, nur mit einer gewissen zeitlichen Verschiebung und unregelmäßiger; es kommt vor allem bei temporalen Krampffoci vor

Spike (Spitze): steil ansteigende und abfallende Welle mit einer Dauer unter 80 msec

Spikes and waves-Komplex (spike-wave-Komplex): Kombination von jeweils einem spike mit einer langsamen Welle, im klassischen Fall mit einer Frequenz von 3/sec = Petit mal-Muster; bei langsamer Frequenz von 2–2,5/sec = Petit mal-Variante

Subdeltawelle: Welle mit einer Frequenz unter 0,5/sec

Tätigkeit: s. Aktivität

Thetafocus: s. Zwischenwellenfocus

Thetawelle: s. Zwischenwelle

Unilateral: einseitig über einer Hemisphäre

Unipolare Ableitung: Ableitung von Potentialdifferenzen zwischen einer differenten und einer indifferenten Elektrode

Unregelmäßiges EEG: EEG mit vor allem sehr instabiler α-Wellenfrequenz und leicht vermehrter β- und Zwischenwellentätigkeit; fließende Übergänge zum frequenzlabilen und diffus dysrhythmischen EEG sowie zur leichten Allgemeinveränderung

Vertex-Zacke: s. biparietale humps

Welle: jede aus der Grundlinie hervortretende Spannungs-(Potential-)schwankung

Zeitkonstante: Zeitspanne, in der ein Gleichstromimpuls nach Durchgang durch den Verstärker auf ca. ein Drittel des Ausgangswertes abgefallen ist

Zwischenwelle: Welle mit einer Frequenz von 4–7/sec

Zwischenwellenfocus: Herdbefund mit ziemlich regelmäßigen 4–7/sec-Zwischenwellen

Literatur

(Literatur zu den Kapiteln I.6 «Das kindliche EEG» und II.A.1.2.1. «Das EEG bei Anfällen der Früh- und Neugeborenenperiode», s. S. 242)

1) Abrams, R., M.A. Taylor: Differential EEG Patterns in Affective Disorder and Schizophrenia. Arch. Gen. Psychiat. 36 (1979) 1355

2) Adams, A.E., H. Hubach: Hirnelektrische Korrelate der Wirkungen zentral dämpfender chemischer Substanzen im normalen EEG des Erwachsenen.
Dtsch. Z. Nervenheilk. 181 (1960) 71

3) Aguglia, U., P. Tinuper, G. Farnarier, A. Quattrone: Electroencephalographic and anatomo-clinical evidences of posterior cerebral damage in hypertensive encephalopathy.
Clin. Electroenceph. 15 (1984) 53

4) Andersen, P., S.A. Andersson: In Towe, A. (Hrsg.): Physiological basis of the alpha rhythm. Appleton-Century-Crofts, New York 1968, 235

5) Andreasen, N.J.C., C.E. Hartford, J.R. Knott, A. Canter: EEG Changes Associated with Burn Delirium.
Dis. Nerv. Syst. 38 (1977) 27

6) Austin, E.J., R.J. Wilkins, W.T. Longstreth, jr.: Etiology and prognosis of alpha coma. Neurology 38 (1988) 773

7) Bamberger, Ph., A. Matthes: Anfälle im Kindesalter.
Karger, Basel 1959

8) Beaumanoir, A.: Infantile Epilepsy with Occipital Focus and Good prognosis.
Eur. Neurol. 22 (1983) 43

9) Beaussart, M.: Benign Epilepsy of Children with Rolandic (Centro-temporal) Paroxysmal Foci. A clinical Entity. Study of 221 Cases.
Epilepsia 13 (1972) 795

10) Becher, F.: Hirnelektrische und elektromyographische Untersuchungen beim Migränesyndrom. Dtsch. Z. Nervenheilk. 172 (1955) 556

11) Bechinger, D., J. Kriebel, M. Schlager: Das Schlafentzug-EEG, ein wichtiges diagnostisches Hilfsmittel bei cerebralen Anfällen.
Z. Neurol. 205 (1973) 193

12) Benos, J.: Zur Differentialdiagnose der deliranten Psychose bei akuter Pankreatitis vom Alkoholdelir.
Z. Allgemein-Med./Landarzt 49 (1973) 1172

13) Benos, J., K. Kapinas: EEG-Untersuchungen bei Heroinisten in der Entwöhnungsphase. Med. Welt 31 (1980) 1395

14) Bercaw, B.L., G. Ramirez, H. Mathis: EEG changes in patients with chronic renal failure undergoing hemodialysis with and without glucose in dialysis fluid.
Electroenceph. clin. Neurophysiol. 58 (1984) 31P

15) Berger, H.: Über das Elektrenkephalogramm des Menschen.
Arch. Psychiat. 106 (1937) 165

16) Bergstrand, C.G., J. Bergstedt, K.M. Herrlin: Pediatric aspects of brain tumors in infancy and childhood.
Acta paediat. (Uppsala) 47 (1958) 688

17) Berkovic, S.F., S. Carpenter, F. Andermann, E. Andermann, L.S. Wolfe: Kufs' Disease: A critical Reappraisal.
Brain 111 (1988) 27

18) Bernardina, B.D., O. Dulac, N. Fejerman, C. Dravet, G. Capovilla, S. Bondavalli, V. Colamaria, J. Roger: Early myoclonic epileptic encephalopathy (E.M.E.E.).
Eur. J. Pediatr. 14 (1983) 248

19) Besser, R., G. Lüth: Stellenwert des EEG für Diagnose und Verlauf der Herpes simplex Enzephalitis.
Akt. Neurol. 9 (1982) 129
20) Beute, D.: Antikonvulsiva und Elektroencephalogramm.
In: Helmchen, H. (Hrsg.): Antiepileptische Langzeitmedikation.
Karger, Basel 1975, S. 182
21) Bianchi Saus, A., E. Silva Gaudin, R. Scarabino, J. Gomensoro: Elektro-klinische Korrelation bei ischämischen Krisen infolge simultaner bilateraler Karotiskompression.
Z. EEG-EMG 3 (1972) 121
22) Bickford, R.G., H.R. Butt: Hepatic coma: The electroencephalographic pattern.
J. clin. Invest. 34 (1955) 790
23) Bickford, R.G., C.W. Sem-Jacobsen, Ph.T. White, D. Daly: Some observations on the mechanism of photic and photo-metrazol.
Electroenceph. clin. Neurophysiol. 4 (1952) 275
24) Blom, S., J. Heijbel, P.G. Bergfors: Benign Epilepsy of Children with Centro-temporal EEG Foci. Prevalence and follow-up study of 40 patients.
Epilepsia 13 (1972) 609
25) Bochnik, H.J., St. Mentzos, W. Rasch: Langsame und schnelle Alpha-Wellen im klinischen EEG.
In: Werner, R.: Jenenser EEG-Symposium.
VEB-Verlag Volk und Gesundheit, Berlin 1963
26) Bogacz, J., M.A. Rebollo: Electroencephalographic abnormalities in non-tumor hydrocephalus.
Electroenceph. clin. Neurophysiol. 14 (1962) 123
27) Borbély, A.A.: Die Beeinflussung des Schlafes durch Schlafmittel.
Schweiz. med. Wschr. 103 (1973) 1585
28) Boudin, G., A. Lauras, R. Labet: Les encéphalopathies des hypoglycémies spontanées. Revue analytique de 37 cas à propos d'une observation personnelle.
World Neurol. 2 (1961) 849
29) Broughton, R., R. Baron: Sleep patterns in the intensive care unit and on the ward after acute myocardial infarction.
Electroenceph. clin. Neurophysiol. 45 (1978) 348
30) Burger, L.J., A.J. Rowan, E.S. Goldensohn: Creutzfeldt-Jakob Disease. An electroencephalographic study.
Arch. Neurol. 26 (1972) 428
31) Burkhardt, S., F. Regli: EEG-Veränderungen bei 27 Fällen von zerebraler Thrombophlebitis.
Schweiz. Arch. Neurol. Neurochir. Psychiat. 94 (1964) 1
32) Caspers, H., E.-J. Speckmann: Postsynaptische Potentiale einzelner Neurone und ihre Beziehungen zum EEG.
Z. EEG-EMG 1 (1970) 55
33) Caveness, W.F., A.M. Meirowski, L.R. Berkeley, J.P. Morh, J.P. Kistler, D. Dillon, G.H. Weiss: The nature of posttraumatic epilepsy.
J. Neurosurg. 50 (1979) 545
34) Ch'ien, L.T., R.J.A. Aur, S. Stagner, K. Cavallo, A. Wood, J. Goff, S. Pitner, H.O. Hustu, M.J. Seifert, J.V. Simone: Long-term neurologic implications of somnolence syndrome in children with acute lymphocytic leukemia.
Ann. Neurol. 8 (1980) 273
35) Christian, W.: Bioelektrische Charakteristik tagesperiodisch gebundener Verlaufsformen epileptischer Erkrankungen.
Dtsch. Z. Nervenheilk. 181 (1960) 413
36) Christian, W.: Schlaf-Wachperiodik bei Schlaf- und Aufwachepilepsien.
Nervenarzt 32 (1961) 266
37) Christian, W.: EEG-Veränderungen bei der psychomotorischen Epilepsie.
Dtsch. Z. Nervenheilk. 183 (1962) 218
38) Christian, W.: Hirnelektrische Korrelate der Bewußtseinsstörungen und der frontalen Akinese.
Nervenarzt 33 (1962) 489

39) Christian, W.: Die Bedeutung des EEG bei der Epilepsiebehandlung.
Therapiewoche 16 (1970) 690
40) Christian, W.: Klinische Elektroenzephalographie. 3. Aufl., Thieme, Stuttgart–New York 1982
41) Christian, W., O. Hallen: Über Auslösung und Provokation epileptischer Anfälle durch Aneuxol-(Aminophenazon-)Injektion.
Nervenarzt 28 (1957) 160
42) Christiani, K., B. Volker, D. Soyka: EEG-findings in migraine accompagnée.
Excerpta Med. Congr. Ser. 526 (1979) 259
43) Cloche, R.: Intérêt pratique de l'électro-encéphalographie en pathologie hépatique.
Rev. Praticien 12 (1962) 625
44) Cohn, R., J. Sode: The EEG in hypercalcemia.
Neurology (Minneap.) 21 (1971) 154
45) Commission on Classification and Terminology of the International League against Epilepsy: Proposal for Revised Clinical and Electroencephalographic Classification of Epileptic Seizures.
Epilepsia 22 (1981) 489
45 a) Commission on Classification and Terminology of the International League against Epilepsy: Proposal for Classification of Epilepsies and Epileptic Syndromes.
Epilepsia 26 (1985) 268
46) Cooper, R., J.W. Osselton, J.C. Shaw: Elektroenzephalographie.
G. Fischer, Stuttgart 1974
47) Courjon, J.: Traumatic disorders.
In: Handbook of Electroencephalography and Clinical Neurophysiology, Bd. 14/IV, B. Elsevier Publ. Comp., Amsterdam 1972
48) Crawley, J.W., M.L. Proler: Hydrocephalus and cerebral malformations.
In: Handbook of Electroencephalography and Clinical Neurophysiology, Bd. 15/V.
Elsevier Publ. Comp., Amsterdam 1972
49) Creutzfeld, O., J.M. Fuster, H.D. Lux, A. Nacimiento: Experimenteller Nachweis zwischen EEG-Wellen und Aktivität corticaler Nervenzellen.
Naturwiss. 51 (1964) 166
50) Degen, R.: A study of the diagnostic value of waking and sleep EEGs after sleep deprivation in epileptic patients on anticonvulsive therapy.
Electroenceph. clin. Neurophysiol. 49 (1980) 577
51) Degen, R., H.-E. Degen, Ch. Marshall: The activating effect of sleep EEGs in epileptic patients with epileptic activity in their waking EEGs.
Arch. Suiss. Neurol., Neurochir., Psychiat. 137 (1986) 5
52) Degen, R., H.-E. Degen, M. Reker: Sleep EEG with or without Sleep Deprivation?
Eur. Neurol. 26 (1987) 21
53) Dement, W., N. Kleitman: Cyclic variations in EEG during sleep and their relation to eye movements, body motility and dreaming.
Electroenceph. clin. Neurophysiol. 9 (1957) 673
54) Dement, W., N. Kleitman: The relation of eye movements during sleep to dream activity: an objective method for the study of dreaming.
J. exp. Psychol. 53 (1957) 339
55) Dichgans, J., H. Koufen, G. Kehrle, M. Sauer, J. Klieser: Systematische klinische und EEG-Verlaufsuntersuchungen nach Schädeltraumen bei Erwachsenen: zum klinischen Begriff Commotio/Contusio cerebri.
Fortschr. Neurol. Psychiat. 46 (1978) 144
56) Dickerson, W.W., C.D. Hellman: Electroencephalographic study of patients with tuberous sclerosis.
Neurology (Minneap.) 2 (1952) 248
57) Diebold, K.: Vier Erbtypen oder Krankheitsformen der progressiven Myoklonusepilepsien.
Arch. Psychiat. Nervenkr. 215 (1972) 362

58) DIEDERICH, N., R. ACKERMANN, R. JÜRGENS, M. ORTSEIFEN, F. THUN, M. SCHNEIDER, I. VIKADINOVIC: Early Involvement of the Nervous System by Human Immune Deficiency Virus (HIV).
Eur. Neurol. 28 (1988) 93

59) DIETRICH, E., P. GUTJAHR: Elektroenzephalographische Befunde im Spätstatus nach ZNS-Bestrahlung wegen maligner Neoplasien im Kindesalter.
Strahlentherapie 155 (1979) 549

60) DONGIER, M., S. DONGIER: Quelques aspects de l'électroencéphalogramme des névroses.
Evolut. psychiat. (1958) 1

61) DOOSE, H.: Gelegenheitskrämpfe.
Mschr. Kinderheilk. 110 (1962) 107

62) DOOSE, H.: Die Altersgebundenheit pathologischer EEG-Potentiale am Beispiel des kindlichen Petit mal.
Nervenarzt 35 (1964) 72

63) DOOSE, H.: Das akinetische Petit mal. I. Das klinische und elektrencephalographische Bild der akinetischen Anfälle.
Arch. Psychiat. Nervenkr. 205 (1964) 625

64) DOOSE, H., E. VÖLZKE, C.E. PETERSEN, E. HERZBERGER: Fieberkrämpfe und Epilepsie. II. Elektrencephalographische Verlaufsuntersuchungen bei sogenannten Fieber- oder Infektkrämpfen.
Arch. Psychiat. Nervenkr. 208 (1966) 413

65) DOW, R.S.: The electroencephalographic findings in acute intermittent porphyria.
Electroenceph. clin. Neurophysiol. 13 (1961) 425

66) DRIFT, J.H.A. VAN DER, N.K.D. KOK: The EEG in cerebrovascular disorders in relation to pathology. Introduction.
In: Handbook of Electroencephalography and Clinical Neurophysiology, Bd. 14A, IV, Section II/A. Elsevier Publ. Comp., Amsterdam 1972

67) DRIFT, J.H.A. VAN DER, N.K.D. KOK: The EEG in cerebrovascular disorders in relation to pathology. The EEG in relation to pathology in intracranial haemorrhage.
In: Handbook of Electroencephalography and Clinical Neurophysiology, Bd. 14A, IV, Section II/F. Elsevier Publ. Comp., Amsterdam 1972

68) DRIFT, J.H.A. VAN DER, N.K.D. KOK, E. NIEDERMEYER, R. NAQUET, R.A. VIGOUROUX: The EEG in cerebrovascular disorders in relation to pathology. The EEG in relation to pathology in simple cerebral ischaemia.
In: Handbook of Electroencephalography and Clinical Neurophysiology, Bd. 14A, IV, Section II/B. Elsevier Publ. Comp., Amsterdam 1972

69) DREYFUS-BRISAC, C., E. BEAULIEU, R. MISÉS: Modifications de l'EEG dans 13 cas de coqueluche non compliquée de l'enfant.
Rev. neurol. 90 (1954) 331

70) DUENSING, F.: Das Elektrencephalogramm beim Hirntumor.
Arch. Psychiat. Nervenkr. 182 (1949) 51

71) DUENSING, F.: Das Elektrencephalogramm bei Störungen der Bewußtseinslage. Befunde bei Meningitiden und Hirntumoren mit Bemerkungen zur Pathophysiologie und Pathopsychologie der Bewußtseinsstörungen.
Arch. Psychiat. Nervenkr. 183 (1949) 71

72) DUMERMUTH, G.: EEG-Befunde bei Hirntumoren im Kindesalter.
Arch. Psychiat. Nervenkr. 197 (1958) 594

73) DUMERMUTH, G.: Elektroencephalographie im Kindesalter. G. Thieme, Stuttgart 1972

74) ELLINGSON, R.J.: EEG in disorders associated with chromosome anomalies.
In: Handbook of Electroencephalography and Clinical Neurophysiology, Bd. 15/V. Elsevier Publ. Comp., Amsterdam 1972

75) ELUL, R.: The genesis of the EEG.
Int. Rev. Neurobiol. 15 (1972) 227

76) ENGEL, J. jr., I. RAPIN, D.R. GIBLIN: Electrophysiological studies in two patients with cherry red spot-myoclonus syndrom.
Epilepsia 18 (1977) 73

77) ENGEL, R.: Diabetes und Hirnstromaktivität.
Nervenarzt 26 (1955) 247
78) ENGEL, R., F. HALBERG, F.Y. TICHY, R. DOW: Electrocerebral activity and epileptic attacks at various blood sugar levels. (With a case report.)
Acta neurovegetativa 9 (1954) 147
79) ENGLAND, A.C., R.S. SCHWAB, E. PETERSEN: The electroencephalogram in Parkinson's syndrome.
Electroenceph. clin. Neurophysiol. 11 (1959) 723
80) ENZENBERGER, W., P.-A. FISCHER: Zentralnervöse Befunde bei 140 Frankfurter Patienten mit HIV-Infektion.
In: FISCHER, P.A., W. SCHLOTE: AIDS und Nervensystem.
Springer, Berlin–Heidelberg–New York–London–Paris 1987, 54
81) ESHCHAR, J., A. ARLAZOROFF, M. KLEINHAUS, A. MERA, T. GILAT, I. WEISSMANN: EEG in Ulcerative Colitis.
Digestion 13 (1975) 49
82) FARIELLO, R.G., R.W.M. CHUN, J.M. DORO, J.R. BUNCIC, R.S. PRICHARD: EEG-recognition of Aicardi's syndrome.
Arch. Neurol. 34 (1977) 563
83) FAURE, J., P. LOISEAU: Elektroencéphalogramme et troubles menstruels.
Rev. neurol. 95 (1956) 525
84) FICHSEL, H., O.E. SCHALLAH: EEG-Veränderungen bei zerebralen Manifestationen kindlicher Leukosen.
Z. EEG-EMG 3 (1972) 63
85) FISCHER-WILLIAMS, M.: Brain Tumors and Other Space-Occupying Lesions (with a Section on Oncological CNS Complications).
In: NIEDERMEYER, E., F. LOPES DA SILVA: Electroencephalography.
2. Aufl., Urban & Schwarzenberg 1987, S. 229
86) FISCHGOLD, H., A. ZALIS, J. BUISSON-FEREY: General comments on the use of the EEG in the diagnosis and localization of cerebral tumours.
In: MAGNUS, O., W. STORM VAN LEEUWEN, W.A. COBB: Electroencephalography and cerebral tumours.
Electroenceph. clin. Neurophysiol., Suppl. 19 (1961) 51
87) FOIS, A., C.M. ROSENBERG: The electroencephalogram in microcephaly.
Neurology (Minneap.) 7 (1957) 703
88) FOIS, A., E.L. GIBBS, F.A. GIBBS: Bilaterally independent sleep patterns in hydrocephalus.
Arch. Neurol. Psychiat. 79 (1958) 264
89) FOIS, A., C. ROSENBERG, F.A. GIBBS: The electroencephalogram in phenylpyruvic oligophrenia.
Electroenceph. clin. Neurophysiol. 7 (1955) 569
90) FRIEDLANDER, W.J.: Electroencephalographic changes in acute brain stem vascular lesions.
Neurology (Minneap.) 9 (1959) 24
91) FRIEDLI, P.: EEG-Abnormitäten bei Kranken mit vagovasalen Synkopen.
Schweiz. med. Wschr. 105 (1975) 746
92) FRÖSCHER, W., H. STEFAN: Aktivation epilepsietypischer Potentiale im EEG.
Fortschr. Neurol. Psychiat. 48 (1980) 648
93) FÜNFGELD, E.W.: Zur Frage der Megaphenprovokation bei der Electrencephalographie.
Arch. Psychiat. Nervenkr. 194 (1956) 571
94) FUKAHARA, N., S. TOKIGUCHI, K. SHIRAKAWA, T. TSUBAKI: Myoclonus epilepsy associated with ragged-red fibres (mitochondrial abnormalities): disease entity or a syndrome?
J. Neurol. Sci. 47 (1980) 117
95) GÄNSHIRT, H.: Elektrenzephalographie.
Wissenschaftl. Beiblatt zur Materia Medica Nordmark, 4. Aufl., Uetersen 1968
96) GÄNSHIRT, H., K. VETTER: Schlafelektrencephalogramm und Schlaf-Wachperiodik bei Epilepsien.
Nervenarzt 32 (1961) 275

97) Ganguli, R., Ch.F. Reynolds iii, D.J., Kupfer: Electroencephalographic Sleep in Young Never-Medicated Schizophrenics.
Arch. Gen. Psychiatry 44 (1987) 36
98) Garsche, R.: Über die hirnelektrischen Veränderungen bei der kindlichen Poliomyelitis. Eine klinische und elektroencephalographische Studie der Epidemie des Jahres 1950.
Arch. Psychiat. Nervenkr. 187 (1951) 363
99) Garsche, R.: Das Elektroencephalogramm bei der Meningitis tuberculosa im Kindesalter. Untersuchungen bei 103 Erkrankungsfällen.
Beitr. klin. Tuberk. 111 (1954) 353
100) Gastaut, H.: Les deux types de responsé photique irradiée chez l'homme: La décharge myoclonique par recrutement.
Riv. Neurol. 21 (1951) 27
101) Gastaut, H.: So-called «psychomotor» and «temporal» epilepsy. A critical study.
Epilepsia (Boston) 2 (1953) 59
102) Gastaut, H.: The Epilepsies. Electroclinical correlations.
Charles Thomas Publ., Springfield, Ill. 1954
103) Gastaut, H.: The brain stem and cerebral electrogenesis in relation to consciousness.
In: Adrian, E., F. Bremer, H. Jasper: Brain Mechanism and Consciousness.
Blackwell Scientific Publ., Oxford 1954
104) Gastaut, H.: Le diagnostic polygraphique (EEG, EKG et enregistrement tensionnel) entre les crises épileptiques et les cirses ischémiques partielles on généralisées.
X. Intern. Neuroveg. Symp., Freudenstadt 29.–31.7.1960
105) Gastaut, H.: A new type of epilepsy: Benigne partial epilepsy of childhood with occipital spike-waves.
Clin. Electroenceph. 13 (1982) 13
106) Gastaut, H.: The Lennox-Gastaut Syndrome. Comments on the syndrom's terminology and nosological position amongst the secondary generalized epilepsies of childhood.
In: Broughton, R.J. (ed.): Henri Gastaut and the Marseilles School's Contribution to the Neurosciences.
Electroenceph. clin. Neurophysiol. Suppl. 35 (1982) 71
107) Gastaut, H., R.Ch. Behrend: Die klinische und elektroencephalographische Differentialdiagnostik der fokalen und generalisierten epileptischen und ischämischen Anfälle.
Acta neuroveg. (Wien) 23 (1961) 137
108) Gastaut, H., Y. Gastaut: Corrélations électroencéphalographiques et cliniques à propos de 100 cas d'épilepsie dite «psychomotrice» avec foyers sur la région temporale du scalp.
Rev. Oto-neuro-ophtal. 23 (1951) 257
109) Gastaut, H., H. Regis: On the subject of Lennox's «akinetic» petit mal.
Epilepsia (Amst.) 2 (1961) 298
110) Gastaut, H., H. Regis, F. Bastem, M. Beaussart: EEG study of 35 individuals presenting attacks during a television show.
Electroeneph. clin. Neurophysiol. 12 (1960) 943
111) Gibbs, E.L., F.A. Gibbs: Diagnostic and localizing value of electroencephalographic studies in sleep.
Res. Publ. Ass. nerv. ment. Dis. (Balt.) 26 (1947) 366
112) Gibbs, E.L., F.A. Gibbs: Electroencephalographic study of persons before and after poliomyelitis vaccination.
J. Amer. med. Ass. 167 (1958) 929
113) Gibbs, F.A., E.L. Gibbs: Atlas of Electroencephalography: Methodology and Controls. Bd. I, 2. Aufl., Addison-Wesley Press Inc., Cambridge/Mass. 1950
114) Gibbs, F.A., E.L. Gibbs: Atlas of Electroencephalography: Epilepsy. Bd. II, Addison-Wesley Press Inc., Cambridge/Mass. 1952
115) Gibbs, F.A., E.L. Gibbs: Atlas of Electroencephalography: Neurological and psychiatric disorders.
Bd. III, Addison-Wesley, Reading/Mass. 1964
116) Gibbs, F.A., E.L. Gibbs: Elektroencephalographie. Klinische Erfahrungen, Möglichkeiten und Grenzen. G. Fischer, Stuttgart 1971

117) GIBBS, F.A., E.L. MURRAY: Hypoglycemic convulsions. (Three case reports.)
Electroenceph. clin. Neurophysiol. 6 (1954) 674
118) GIBBS, F.A., H. DAVIS, W.G. LENNOX: The electroencephalogram in epilepsy and in conditions of impaired consciousness.
Arch. Neurol. Psychiat. (Chic.) 34 (1935) 113
119) GIBBS, F.A., W.G. LENNOX, E.L. GIBBS: The electroencephalogram in diagnosis and in localization of epileptic seizure.
Arch. Neurol. Psychiat. (Chic.) 36 (1936) 1225
120) GIBBS, F.A., D. WILLIAMS, E.L. GIBBS: Modification of the cortical frequency spectrum by changes in CO_2, blood sugar, and O_2.
J. Neurophysiol. 3 (1940) 49
121) GIBBS, F.A., E.L. GIBBS, P.R. CARPENTER, H.W. SPIES: Electroencephalographic abnormality in «uncomplicated» childhood diseases.
J. Amer. med. Ass. 171 (1959) 1050
122) GIBBS, F.A., E.L. GIBBS, P.R. CARPENTER, H.W. SPIES: Electroencephalographic study of patient with acute aseptic meningitis.
Pediatrics 29 (1962) 181
123) GIBBS, F.A., E.L. GIBBS, H.W. SPIES, P.R. CARPENTER: Common types of childhood encephalitis. Electroencephalographic and clinical relationships.
Arch. neurol. 10 (1964) 1
124) GIRKE, W.: EEG-Verlaufsuntersuchungen nach Carotis-interna-Angiographie.
Arch. Psychiat. Nervenkr. 215 (1972) 202
125) GLOOR, P.: EEG characteristics in Creutzfeldt-Jakob disease.
Ann. Neurol. 8 (1980) 341
126) GÖTZE, W., St. KUBICKI: Zur Prognose der Hirngeschwülste an Hand elektroencephalographischer Untersuchungen.
Acta neurochir. (Wien), Suppl. 3 (1954) 356
127) GOTTSCHALDT, M., H. WALDBAUR, W. WALTER: Vergleichende Untersuchungen bei «Spasmen» der Hirngefäße nach spontanen Subarachnoidalblutungen. (Angiographie, Scintigraphie und EEG).
Nervenarzt 43 (1972) 533
128) GOTTWALD, W., U. STURM: EEG-findings in lupus erythematodes.
Electroenceph. clin. Neurophysiol. 57 (1984) 34P
129) GRAN, D., H. BEGEMANN: Neue Beobachtungen bei einem Fall von Kleine-Levin-Syndrom.
Münch. med. Wschr. 115 (1973) 1098
130) GREEN, L.N., R.QU. CRACCO: Kleine-Levin-Syndrome. A case with EEG evidence of periodic brain dysfunction.
Arch. Neurol. 22 (1970) 166
131) GRÖBE, H., D. PALM: Vincristin-induzierte Encephalopathien unter der Behandlung kindlicher Leukosen.
Mschr. Kinderheilk. 120 (1972) 23
132) GSCHWEND, J.: EEG-Befunde und ihre Interpretation bei einfacher Migräne.
Z. Neurol. 201 (1972) 279
133) GUGGENHEIM, P., G. SCOLLO-LAVIZZARI, R. HESS: Die diagnostische Bedeutung der gesteigerten hirnelektrischen Reaktion auf Flackerlicht.
Fortschr. Neurol. Psychiat. 36 (1968) 342
134) HACKE, W., H.L. KOLMANN, H. ZEUMER: Neurophysiologische Befunde bei der subkortikalen arteriosklerotischen Enzephalopathie (M. Binswanger).
Z. EEG-EMG 13 (1982) 121
135) HAIDER, I., H. MATTHEW, I. OSWALD: Electroencephalographic changes in acute drug poisoning.
Electroenceph. clin. Neurophysiol. 30 (1971) 23
136) HALLEN, O.: Zur Differenzierung der psychomotorischen Anfälle in klinische Formen.
Dtsch. Z. Nervenheilk. 183 (1962) 199

137) HANSOTIA, P., P. GOTTSCHALK, P. GREEN, D. ZAIS: Spindle coma: Incidence, clinicopathologic correlates, and prognostic value.
Neurology (Minneap.) 31 (1981) 83
138) HECTOR, M.L.: Elektroenzephalographie. Aufnahmetechnik und Gerätekunde.
Thieme, Stuttgart 1979
139) VON HEDENSTRÖM, I., O. SCHMIDT: Elektroencephalographische Untersuchungen nach Alkoholgabe.
Dtsch. Z. gerichtl. Med. 40 (1951) 234
140) HEINE, G.: Hirnelektrische Befunde bei Balkenagenesie.
Dtsch. Z. Nervenheilk. 169 (1952) 255
141) HEINE, G.: Vergleichende Untersuchung über Hirndurchblutungsgröße und Hirnstrombild beim Menschen.
Verh. dtsch. Ges. Kreisl.-Forsch. 153, 196 und 210
142) HEINTEL, H.: Photosensible Epilepsie und Fernsehen.
Nervenarzt 36 (1965) 123
143) HELD, J.P., R. LECASBLE: Correlations électrocliniques à propos de 100 cas d'accidents vasculaires cérebraux.
Rev. neurol. 87 (1952) 201
144) HELMCHEN, H., S. KANOWSKI: EEG-Veränderungen unter Lithium-Therapie.
Nervenarzt 42 (1971) 144
145) HESS, R.: Elektroencephalographische Studien bei Hirntumoren.
G. Thieme, Stuttgart 1958
146) HESS, R.: EEG Handbook. Sandoz Monographs. Sandoz Ltd. 1966
147) HESS, R., Th. NEUHAUS: Das Elektroencephalogramm bei Blitz-, Nick- und Salaamkrämpfen und bei anderen Anfallsformen des Kindesalters.
Arch. Psychiat. Nervenkr. 189 (1952) 37
148) HEYCK, H.: Neue Beiträge zur Klinik und Pathogenese der Migräne.
G. Thieme, Stuttgart 1956
149) HEYCK, H., R. HESS: Vasomotorische Kopfschmerzen als Symptom larvierter Epilepsien.
Schweiz. med. Wschr. 85 (1955) 573
150) HILL, D.: Das Elektroencephalogramm bei Schizophrenie.
In: RICHTER, D.: Schizophrenie. Somatische Gesichtspunkte.
G. Thieme, Stuttgart 1957, S. 31
151) HIROSE, G., M. SAEKI, H. KOSOEGAWA, M. TAKADO, T. YAMAMOTO, A. TADA: Delta Waves in the EEGs of Patients with Intracerebral Hemorrhage.
Arch. Neurol. 38 (1981) 170
152) HJORTH, B.: An On-Line Transformation of EEG Scalp Poetentials Into Orthogonal Source Derivations.
Electroenceph. clin. Neurophysiol. 39 (1975) 526
153) HODES, H.L., S. LIVINGSTON: Electroencephalographic findings in measles encephalitis.
J. Pediat. 36 (1950) 577
154) HÖNCKE, P., E. STRÖMGREN, V. ZAHLE: Electrencephalographische Untersuchungen an Psychopathen.
Arch. Psychiat. Nervenkr. 183 (1949) 55
155) HORSTMANN, W., J. MARTINIUS: Hirnelektrische Untersuchungen bei Poliomyelitispatienten. Beitrag zur Frage bleibender Hirnfunktionsstörungen.
Z. Kinderheilk. 94 (1965) 246
156) HUBACH, H.: Über elektrencephalographische Befunde bei Encephalitis unter Berücksichtigung klinischer Gesichtspunkte.
Dtsch. Z. Nervenheilk. 180 (1959) 94
157) HUBACH, H.: Veränderungen der Krampferregbarkeit unter Einwirkung von Medikamenten und während der Entziehung.
Fortschr. Neurol. Psychiat. 31 (1963) 177
158) HUBACH, H., G. STRUCK: Zur Korrelation von EEG und pathomorphologischen Befunden cerebraler Gefäßprozesse.
Arch. Psychiat. Nervenkr. 206 (1965) 641

159) Huber, G., H. Penin: Klinisch-elektroencephalographische Korrelationsuntersuchungen bei Schizophrenien.
Fortschr. Neurol. Psychiat. 36 (1968) 641
160) Hughes, J.R., J.J. Cayaffa, J.A. Boswick: Seizures Following Burns of the Skin. III. Electroencephalographic Recordings.
Dis. Nerv. Syst. 36 (1975) 443
161) Hughes, J.R., M.T. Schreeder: EEG in dialysis encephalopathy.
Electroenceph. clin. Neurophysiol. 51 (1981) 36 P
162) Huhn, A.: Die Thrombosen der intrakraniellen Venen und Sinus. Klinische und pathologisch-anatomische Untersuchungen.
F.K. Schattauer, Stuttgart 1965
163) Hunt, A.D., J. Stokes, W.W. McCrory, H.H. Stroud: Pyridoxine dependency: report of a case of intractable convulsions in an infant controlled by pyridoxine.
Pediatrics 13 (1954) 140
164) Husby, J., G. Norlen, I. Petersen: Electroencephalographic findings in intracranial arterial and arterio-venous aneurysms and subarachnoid haemorrhages.
Acta psychiat. (Kbh.) 28 (1954) 387
165) Hwang, P., F. Andermann, K. Metrakos, G. Watters: The seizures of morphea.
Electroenceph. clin. Neurophysiol. 52 (1981) 47P
166) Illig, R., G. Dumermuth, A. Prader: Das oculo-cerebro-renale Syndrom. Klinische, metabolische und elektroencephalographische Befunde bei 3 Fällen.
Helv. paediat. Acta 18 (1963) 173
167) International Federation of Societies for Electroencephalography and clinical Neurophysiology: Proceedings Commitee. Reports-Constitution.
Electroenceph. clin. Neurophysiol. 10 (1958) 367
168) Isermann, H.: Über die Bedeutung des EEG bei Schizophrenien.
Dtsch. med. Wschr. 98 (1973) 1074
169) Itil, T.M.: Qualitative und quantitative EEG-Befunde bei Schizophrenen.
Z. EEG-EMG 9 (1978) 1
170) Itil, T.M., B. Saletu: Neurophysiologische Untersuchungsmethoden in der Psychopharmakologie.
Nervenarzt 44 (1973) 65
171) Janz, D.: Die klinische Stellung der Pyknolepsie.
Dtsch. med. Wschr. 80 (1955) 1392
172) Janz, D.: Die Epilepsien. Spezielle Pathologie und Therapie.
G. Thieme, Stuttgart 1969
173) Janz, D., R. Akos: Über die Rolle praenataler Faktoren bei der Ätiologie der Propulsiv-Petit-mal-Epilepsie (West-Syndrom).
J. neurol. Sci. (Amst.) 4 (1967) 401
174) Janz, D., W. Christian: Impulsiv-Petit mal.
Dtsch. Z. Nervenheilk. 176 (1957) 346
175) Janz, D., A. Matthes: Die Propulsiv-Petit mal-Epilepsie. Klinik und Verlauf der sog. Blitz-, Nick- und Salaamkrämpfe.
S. Karger, Basel 1955
176) Janzen, R.: Klinische Elektroencephalographie.
Springer, Berlin–Göttingen–Heidelberg 1961
177) Janzen, R., E. Müller: Über Indikation, Möglichkeiten und Grenzen der hirnelektrischen Untersuchungen beim gedeckten Schädel-Hirntrauma.
Mschr. Unfallheilk. 58 (1955) 225
178) Janzen, R., C. Schroeder, H. Heckel: Die Eklampsie im Lichte hirnelektrischer Untersuchungen.
Klin. Wschr. 30 (1952) 45
179) Jasper, H.: Das 10–20-Elektrodensystem der Internationalen Föderation.
Das EEG-Labor 2 (1980) 143
180) Jasper, H.H.: The ten twenty electrode system of the International Federation.
Electroenceph. clin. Neurophysiol. 10 (1958) 371

181) JASPER, H.H., J. KERSHMAN, A. ELVIDGE: Electroencephalographic studies of injury to the head.
Arch. Neurol. Psychiat. (Chic.) 44 (1940) 328
182) JASPER, H.H., B. PERTUISSET, H. FLANIGIN: EEG and cortical electrograms in patients with temporal lobe seizures.
Arch. Neurol. Psychiat. (Chic.) 65 (1951) 272
183) JOVANOVIĆ, U.J.: Das Schlafverhalten der Epileptiker. 1. Schlafdauer, Schlaftiefe und Besonderheiten der Schlafperiodik.
Dtsch. Z. Nervenheilk. 190 (1967) 159
184) JOVANOVIĆ, U.J.: Normal sleep in man. An experimental contribution to our knowledge of the phenomenology of sleep. Hippokrates, Stuttgart 1971
185) JUNEJA, I., R.E. FLYNN, R.L. BERGER: The arterial, venous pressures and the electroencephalogram during open heart surgery.
Acta Neurol. Scand. 48 (1972) 163
186) JUNEJA, I., R.E. FLYNN, R.L. BERGER: The arterial pH, pCO_2, and the electroencephalogram during open heart surgery.
Acta Neurol. Scand. 48 (1972) 169
187) JUNG, R.: Das Electroencephalogramm (EEG).
In: Handbuch für Inn. Medizin, Bd. V/1, Springer, Berlin 1953
188) JUNG, R.: Hirnelektrische Befunde bei Kreislaufstörungen und Hypoxieschäden des Gehirns.
Verh. dtsch. Ges. Kreisl.-Forsch. 19 (1953) 170
189) JUNG, R.: Die Bedeutung des Elektrencephalogramms für die Diagnostik der Hirntumoren.
Regensbg. Jahrb. ärztl. Fortbild., F.K. Schattauer, Stuttgart 1957/58
190) JUNG, R.: Hirnpotentialwellen, Neuronentladungen und Gleichspannungsphänomene.
Jenenser EEG-Symposion: 30 Jahre Elektroenzephalographie.
VEB-Verlag Volk und Gesundheit, Berlin 1963
191) JUNG, R., W. KUHLO: Neurophysiological studies of abnormal night sleep and the Pickwickian syndrome.
Progr. Brain Res. 18 (1965) 140
192) KAIM, S.C.: The EEG findings in cerebral abscess.
Electroenceph. clin. Neurophysiol. 10 (1958) 201
193) KAMP, A., F. LOPES DA SILVA: Technological Basis of EEG Recording.
In: NIEDERMEYER, E., F. LOPES DA SILVA (Hrsg.): Electroencephalography.
2. Aufl., Urban & Schwarzenberg, Baltimore–München 1987, S. 43
194) KAPLAN, H.A., W. HUBER, J. BROWDER: Electroencephalogram in subdural hematoma. A consideration of its pathophysiology.
J. Neuropath. exp. Neurol. 15 (1956) 65
195) KARBOWSKY, K.: Epileptische Anfälle.
Springer, Berlin–Heidelberg–New York–Tokyo 1985
196) KAYSER-GATCHALIAN, M.C., B. NEUNDÖRFER: The prognostic value of EEG in ischaemic insults.
Electroenceph. clin. Neurophysiol. 49 (1980) 608
197) KELLAWAY, P.: Head injury in children.
Electroenceph. clin. Neurophysiol. 7 (1955) 497
198) KENDEL, K., H. KOUFEN: EEG-Veränderungen bei cerebralen Gefäßinsulten des Hirnstamms.
Dtsch. Z. Nervenheilk. 197 (1970) 42
199) KENNARD, M.A.: The electroencephalogram in psychological disorders. A review.
Psychosom. Med. 15 (1953) 95
200) KETZ, E.: Die Vertebro-Basilaris-Thrombose im konventionellen EEG.
Z. EEG-EMG 2 (1971) 36
201) KIRSTEIN, R., F. DUENSING: Das EEG bei otogenen Hirnabszessen.
HNO-Wegweiser 3 (1952) 202
202) KLASS, D.W., B.F. WESTMORELAND: Nonepileptogenic Epileptiform Electroencephalographic Activity.
Ann. Neurol. 18 (1985) 627

203) Körner, E., H. Lechner: Elektrobiologische Untersuchungsmethoden bei der zerebrovaskulären Insuffizienz.
In: Lechner, H. (Hrsg.): Zerebrale Gefäßerkrankungen.
In: Neundörfer, B., K. Schimrigk, D. Soyka (Hrsg.): Praktische Neurologie.
Ed. Medizin, VCH Weinheim–Basel–Cambridge–New York 1988, S. 69
204) Kornmüller, A.E.: Zum Wesen der Epilepsie auf Grund einer Analyse des EEG.
Fortschr. Neurol. Psychiat. 26 (1958) 470
205) Kornmüller, A.E., F. Palme, H. Strughold: Über Veränderungen der Gehirnaktionsströme im akuten Sauerstoffmangel.
Luftfahrtmed. 5 (1941) 161
206) Kotte, W., G. Korth, J. von Löbbecke, H. Todt: EEG-Befunde während der Vincristin-Therapie.
Dt. Gesundh.-Wesen 31 (1976) 2476
207) Koufen, H.: Systematische EEG-Längsschnittuntersuchungen in der akuten Phase des kindlichen Schädel-Hirntraumas.
Z. EEG-EMG 8 (1977) 29
208) Koufen, H., J. Dichgans: Häufigkeit und Ablauf von traumatischen EEG-Veränderungen und ihre klinischen Korrelationen. Systematische Verlaufsuntersuchungen bei 344 Erwachsenen.
Fortschr. Neurol. Psychiat. 46 (1978) 165
209) Krankenhagen, B., H. Penin, W. Zeh: Prä- und postoperative EEG-Untersuchungen bei Patienten mit Cushing-Syndrom.
Z. EEG-EMG 1 (1970) 14
210) Krump, J.E.: Elektroenzephalographische Untersuchungen bei essentieller Hypertension.
Verhandlg. dtsch. Ges. Kreisl.-Forsch., 19. Tagung in Mannheim, 9.–12.4.1953.
Dr. Dietrich Steinkopf, Darmstadt 1953
211) Krump, J.E.: Das Hirnstrombild im Verlauf der Schlafmittelvergiftung und seine differentialdiagnostische Bedeutung.
Verhandlg. dtsch. Ges. inn. Medizin, 60. Kongreß, München 25.–29.4.1954.
J.F. Bergmann, München 1954, S. 323
212) Krump, J.E.: Die klinische Bedeutung des Hirnstrombildes (EEG) bei perniciöser Anämie.
Dtsch. Arch. klin. Med. 201 (1955) 730
213) Krump, J.E.: Die Veränderungen des Hirnstrombildes bei malignen Hämoblastosen.
Europ. Ges. Hämatol., 5. Kongreß, Freiburg 1955. Springer, Berlin 1956
214) Krump, J.E.: Die klinische Bedeutung des Elektroenzephalogramms bei Vergiftungen, Endotoxikosen und Endokrinopathien.
Dtsch. Int. Tagg., Leipzig 3.–5.11.1955.
VEB-Verlag Volk und Gesundheit, Berlin 1956, S. 133
215) Krump, J.E., W. Gerardy: Elektroencephalographische Verlaufsuntersuchungen bei Lymphogranulomatosen.
Dtsch. Arch. klin. Med. 204 (1957) 448
216) Kruse, R.: Das myoklonisch-astatische Petit mal.
Habil.-Schrift, Heidelberg 1966
217) Kubicki, St., M. Trede, O. Just: Die Bedeutung des EEG bei Herzoperationen in Hypothermie und bei extrakorporaler Zirkulation.
Anaesthesist 9 (1960) 119
218) Kubicki, St., H. Rieger, G. Busse, D. Barckow: Elektroenzephalographische Befunde bei schweren Schlafmittelvergiftungen.
Z. EEG-EMG 1 (1970) 80
219) Kugler, J.: Elektroencephalographie in Klinik und Praxis.
G. Thieme, Stuttgart 1981
220) Kugler, J.: Zerebrale ischämische Krisen. – Von der aktivierten partiellen Krise zur spontanen Synkope.
Z. EEG-EMG 3 (1972) 109
221) Kugler, J.: EEG bei Rauschgiftsüchtigen.
Dtsch. med. Wschr. 98 (1973) 1047

222) KUGLER, J., F. KREUZBAUER: EEG-Befunde bei Glioblastomen.
Nervenarzt 27 (1956) 388
223) KUGLER, J., J.J. MARTIN, F.J. RADERMECKER, O. STOCHDORPH: Periodische Komplexe im EEG bei nekrotisierender Herpes-Enzephalitis.
Z. EEG-EMG 7 (1976) 63
224) KUPFER, D.J.: Application of EEG Sleep for the Differential Diagnosis and Treatment of Affective Disorders.
Pharmakopsychiat. 11 (1978) 17
225) KUPFER, D.J., R.J. WYATT, J. SCOTT, F. SNYDER: Sleep disturbance in acute schizophrenic patients.
Amer. J. Psychiat. 126 (1970) 1213
226) LADURNER, G., K. SUMMER, H. LECHNER, G. FUEGER: EEG und Hirnszintigraphie bei ischämischen Hirnerkrankungen nach Gefäßverschlüssen.
Wien. klin. Wschr. 84 (1972) 375
227) LAGENSTEIN, I., G. SCHLEEF: Klinische und elektroencephalographische Befunde bei der kindlichen Migräne und der Migraine accompagnee.
In: BAROLIN, G.S. (Hrsg.): Kopfschmerz.
Enke, Stuttgart 1981, S. 48
228) LAIRY-BOUNES, G.C., H. FISCHGOLD: L'électroencéphalographie dans une série de 38 tumeurs de la fosse posterieure.
Sem. Hôp. Paris 54 (1950) 23
229) LALISSE, A., A. LERIQUE-KOECHLIN: Etude EEG des chorées de Sydenham.
Rev. neurol. 86 (1952) 139
230) LANDAU, W.M., F.R. KLEFFNER: Syndrome of acquired aphasia with convulsive disorder in children.
Neurology 7 (1957) 523
231) LANDOLT, H.: Die Bedeutung der Elektrencephalographie für die Behandlung der Epilepsie.
Nervenarzt 28 (1957) 170
232) LANDOLT, H.: Die Dämmer- und Verstimmungszustände bei Epilepsie und ihre Elektrencephalographie.
Dtsch. Z. Nervenheilk. 185 (1963) 411
233) LANGE-COSACK, H., G. TEPFER: Das Hirntrauma im Kindes- und Jugendalter. Klinische und hirnelektrische Längsschnittuntersuchungen an 240 Kindern und Jugendlichen mit frischen Schädelhirntraumen.
(Unter Mitarbeit von SCHLESENER, H.-J.) Schriftenreihe Neurologie, Bd. 12.
Springer, Berlin–Heidelberg–New York 1973
234) LANZINGER, G., W. CHRISTIAN: Das EEG beim Typhus abdominalis.
Z. EEG-EMG 6 (1975) 113
235) LEISCHNER, A.: EEG und Elektrotrauma.
Arch. Psychiat. Nervenkr. 195 (1956) 94
236) LENARD, H.G., E.F. BELL: Bioelectric brain development in hypothyroidism. A quantitative analysis with EEG power spectra.
Electroenceph. clin. Neurophysiol. 35 (1973) 545
237) LENNOX, W.G.: Epilepsy and related disorders.
Little, Brown Comp., Boston 1960
238) LENNOX, M.A., P.B. PETERSEN: Electroencephalographic findings in acute carbon monoxide poisoning.
Electroenceph. clin. Neurophysiol. 10 (1958) 63
239) LI, C.L., H. JASPER: Microelectrode studies of the electrical activity of the cerebral cortex in the cat.
J. Physiol. (London) 121 (1953) 117
240) LOEB, C.: Clinical Criteria for the Diagnosis of Vascular Dementia.
Eur. Neurol. 28 (1988) 87
241) LOEB, C., G. ROSADINI, G.F. POGGIO: Electroencephalograms during coma. Normal and borderline records in 5 patients.
Neurology (Minneap.) 9 (1959) 610

242) LOGAR, C., S. ENGE, G. LADURNER, G. BERTHA, G. SCHNEIDER, H. LECHNER: Das EEG bei Multiinfarkten mit und ohne intellektuellem Abbau.
Z. EEG-EMG 14 (1983) 204
243) LOGAR, CH., G. LADURNER, S. ENGE, A. SKVARC, H. LECHNER: Wert des EEG bei Patienten mit transitorischen globalen Amnesien.
Z. EEG-EMG 12 (1981) 158
244) LOGOTHETIS, J.: Spontaneous epileptic seizures and electroencephalographic changes in the course of phenothiazine therapy.
Neurology (Minneap.) 17 (1967) 869
245) LOMBROSCO, C.T.: Sylvian seizures and mid temporal spike foci in children.
Arch. Neurol. (Chic.) 17 (1967) 52
246) LONDONO, R.L.: The electroencephalogram in pituitary adenomas and craniopharyngeomas.
Acta neurochir. (Wien) 5 (1957) 529
247) LOOMIS, A.L., E.N. HARVEY, G. HOBART: Potential rhythms of the cerebral cortex during sleep.
Science 81 (1935) 597
248) LOOMIS, A.L., E.N. HARVEY, G. HOBART: Distribution of disturbance patterns in the human electroencephalogram, with special reference to sleep.
J. Neurophysiol. 1 (1938) 413
249) LUCAS, A.R., E.A. RODIN: Electroencephalogram in Gilles de la Tourette's Disease.
Dis. Nerv. Syst. 34 (1973) 85
250) LÜTSCHG, J., K. KARBOWSKI, H. RÖSLER: Neurologische, elektroenzephalographische und hirnszintigraphische Befunde bei supratentoriellen raumfordernden Prozessen.
Schweiz. med. Wschr. 104 (1974) 33
251) MARKAND, O.N., J.G. PANSZI: The electroencephalogram in subacute sclerosing panencephalitis.
Arch. Neurol. 32 (1975) 719
252) MATTHES, A.: Leistungsfähigkeit und Grenzen des EEG in der Diagnostik cerebraler Anfälle im Kindesalter.
Mschr. Kinderheilk. 110 (1962) 92
253) MATTHES, A.: Epilepsie. Diagnostik und Therapie für Klinik und Praxis.
4. Aufl., G. Thieme, Stuttgart 1984
254) MAURER, H.: Epilepsien mit Beginn im Erwachsenenalter.
Schweiz. med. Wschr. 102 (1972) 1402
255) MEADOWS, A.T., A.E. EVANS: Effects of chemotherapy on the central nervous system.
Cancer 37 (1976) 1079
256) MEIER-EWERT, K.: Tagesschläfrigkeit.
In: NEUNDÖRFER, B., K. SCHIMRIGK, D. SOYKA (Hrsg.): Praktische Neurologie.
Ed. Medizin, VCH Weinheim–Basel–Cambridge–New York 1989
257) MENDELS, J., D.R. HAWKINS: Sleep and depression. A controlled EEG study.
Arch. Gen. Psychiat. 16 (1967) 344
258) MERTINS, L., A. LÜTCKE, A.E. SCHÄFER: Quellenableitung nach Hjorth – ein Vergleich mit den konventionellen Ableitetechniken.
Das EEG-Labor 4 (1982) 32
259) METCALF, D.R.: EEG in Inborn Errors of Metabolism.
In: Handbook of Electroencephalography and Clinical Neurophysiology. Bd. 15/V, Elsevier Publ. Comp., Amsterdam 1972
260) MEYENDORF, R., Ch. FÖRSTER: Das klinische Bild idiopathischer psycho-organischer Hirnsyndrome im Präsenium («Jacob-Creutzfeld-Syndrom», «spongiöse Encephalopathie»).
Arch. Psychiat. Nervenkr. 218 (1973) 1
261) MEYER-MICKELEIT, R.: Das Elektroencephalogramm beim Elektrokrampf des Menschen.
Arch. Psychiat. Nervenkr. 183 (1949) 12
262) MEYER-MICKELEIT, R.: Lokalisation von Hirntumoren im EEG.
Nervenarzt 23 (1952) 272

263) MEYER-MICKELEIT, R.: Das Elektrencephalogramm nach gedeckten Kopfverletzungen. Ein Beitrag zur Differentialdiagnose der Commotio und Contusio cerebri.
Dtsch. med. Wschr. 78 (1953) 480

264) MEYER-MICKELEIT, R.: Die Dämmerattacken als charakteristischer Anfallstyp der temporalen Epilepsie (Psychomotorische Anfälle, Äquivalente, Automatismen).
Nervenarzt 24 (1953) 331

265) MEYER-MICKELEIT, R., E. SCHNEIDER: Das EEG der Residualepilepsie nach Hirnschäden bei der Geburt und im Kindesalter.
Ref. Zbl. ges. Neurol. Psychiat. 155 (1960) 236

266) MICHEL, F., J.L. GASTAUT, L. BIANCHI: Electroencephalographic cranial computerized tomographic correlations in brain abscess.
Electroenceph. clin. Neurophysiol. 46 (1979) 256

267) MILLICHAP, J.G., R.G. BICKFORD, R.H. MILLER, R.E. BACKUS: The electroencephalogram in children with intracranial tumours and seizures.
Neurology (Minneap.) 12 (1962) 329

268) MIZUNO, Y., J.R. HUGHES: EEG in transient ischemic attacks.
Dis. Nerv. Syst. 33 (1972) 126

269) MOURE, J.M., J.P. WHITECAR, jr., G.P. BODEY: Electroencephalogram changes secondary to aspariginate.
Arch. Neurol. 23 (1970) 365

270) MÜLLER, D.: Die Provokationsmethoden im Eeg.
In: NIEBELING, H.-G.: Einführung in die Elektroenzephalographie.
2. Aufl., Springer, Berlin–Heidelberg–New York 1980, S. 169

271) MÜLLER, H.F.: The Electroencephalogram in senile dementia.
In: NANDY, K.: Senile Dementia: A Biochemical Approach.
Elsevier North-Holland Biomedical Press 1978

272) MÜLLER, J., D. MÜLLER: Hirnelektrische Korrelate bei Überdosierung von antikonvulsiven Medikamenten.
Nervenarzt 43 (1972) 270

273) MÜLLER, R.: Corrélations électroencéphalographiques et cliniques dans les anciens traumatismes craniocérébraux fermés avec foyer de contusion corticale en Eeg.
Electroenceph. clin. Neurophysiol. 7 (1957) 75

274) MUNDY-CASTLE, A.C.: Electroencephalography and forensic medicine. II. Forensic implications.
J. forens. Med. 2 (1955) 95

275) MUNDY-CASTLE, A.C., L.A. HURST, D.M. BEERSTECHER, T. PRINSLOO: The electroencephalogram in the senile psychoses.
Electroenceph. clin. Neurophysiol. 6 (1954) 245

276) MURPHY, J.P., J.S. GARVIN: The electroencephalogram in porencephaly.
Arch. Neurol. Psychiat. (Chic.) 58 (1947) 436

277) NAITOH, P.: The value of electroencephalography in alcoholism.
Ann. N.Y. Acad. Sci. 215 (1973) 303

278) NAWUET, R., R.A. VIGOUROUX: Acute cerebral anoxia and syncopal attacks.
In: Handbook of Electroencephalography and Clinical Neurophysiology. Bd. 14A/IV, Sect. IV/A. Elsevier Publ. Comp., Amsterdam 1972

279) NEUNDÖRFER, B.: Über die 4–5/sec-EEG-Grundrhythmus-Variante. Ein Beitrag zur Kasuistik und EEG-Familienuntersuchungen von Merkmalsträgern.
Nervenarzt 41 (1970) 321

280) NEUNDÖRFER, B., U. FUCHS: Über Beziehungen zwischen klinischem Bild und Anfalls-EEG-Muster bei psychomotorischer Epilepsie.
Dtsch. Z. Nervenheilk. 197 (1970) 133

281) NEUNDÖRFER, B., S. HOYER, K. OESTERREICH: Probleme und Ergebnisse bei Untersuchungen von Elektroencephalogramm, Hirndurchblutung und Hirnstoffwechsel.
Arch. Psychiat. Nervenkr. 212 (1969) 321

282) Neundörfer, B., C. Kayser-Gatchalian, W. Huber, W. Werner: Neuropsychiatric symptomatology with chronic renal insufficiency in the stage of compensated and decompensated retention. I. CNS disturbances.
Z. Neurol. 211 (1976) 253
283) Neundörfer, B., D. Kömpf, W. Ehret, C.W. Wallesch: Das EEG bei leichten bis mittelschweren Schädel-Hirn-Traumen im Kindesalter.
Klin. Pädiat. 189 (1977) 220
284) Neundörfer, B., L. Meyer-Wahl, J.-G. Meyer: Alpha-EEG und Bewußtlosigkeit. Ein kasuistischer Beitrag zur lokaldiagnostischen Bedeutung des α-EEG beim bewußtlosen Patienten.
Z. EEG-EMG 5 (1974) 106
285) Neundörfer, B., L. Meyer-Wahl, J.-G. Meyer, E. Bals, R. Bals: Die sogenannte Spätepilepsie.
Wien. klin. Wschr. 90 (1978) 765
286) Neundörfer, B., W. Piotrowski: Das EEG beim subduralen Hämatom.
Das EEG-Labor 3 (1979) 132
287) Niebeling, H.-G.: Einführung in die Elektroenzephalographie.
Springer, Berlin–Heidelberg–New York 1980
288) Niebeling, H.-G.: Eeg bei intrakraniellen raumbeengenden Prozessen.
In: Niebeling, H.-G.: Einführung in die Elektroenzephalographie.
2. Aufl., Springer, Berlin–Heidelberg–New York 1980, S. 269
289) Niedermeyer, E.: The EEG in cardiac Diseases.
In: Handbook of Electroencephalography and Clinical Neurophysiology. Bd. 14A/IV, Sect. III. Elsevier Publ. Comp., Amsterdam 1972
290) Niedermeyer, E.: The Normal EEG of the Waking Adult.
In: Niedermeyer, E., F. Lopes da Silva (Hrsg.): Electroencephalography.
2. Aufl., Urban & Schwarzenberg, Baltimore–München 1987, S. 97
291) Niedermeyer, E.: EEG and Dementia.
In: Niedermeyer, E., F. Lopes da Silva (Hrsg.): Electroencephalography.
2. Aufl., Urban & Schwarzenberg, Baltimore–München 1987, S. 309
292) Niedermeyer, E.: Epileptic Seizure Disorders.
In: Niedermeyer, E., F. Lopes da Silva (Hrsg.): Electroencephalography.
2. Aufl., Urban & Schwarzenberg, Baltimore–München 1987, S. 405
293) Nieman, E.A.: The electroencephalogram in myxoedema coma. Clinical and electroencephalographic study of three cases.
Brit. med. J. 1959/I, 1204
294) Odom, G.L., C.H. Davis, B. Woodhall: Brain tumors in children. Clinical analysis of 164 cases.
Pediatrics 18 (1956) 856
295) Örley, J., I. Tomka, P. Csáki, M. Nagy: Electroencephalographic studies in perimenarchial girls.
Acta Paediat. Acad. Scient. Hung. 14 (1973) 69
296) Pacher, A.R., A.C. Steere: The triad of neurologic manifestations of Lyme disease: Meningitis, cranial neuritis, and radiculoneuritis.
Neurol. (Minneap.) 35 (1985) 47
297) Pampus, I., I. Seidenfaden: Die posttraumatische Epilepsie.
Fortschr. Neurol. Psychiat. 42 (1974) 329
298) Pateisky, K.: Die elektroencephalographische Diagnostik bei Großhirntumoren.
Wien. Z. Nervenheilk. 3 (1951) 493
299) Pavlakis, S.G., P.C. Phillips, S. Di Mauro: Mitochondrial myopathy, encephalopathy, lactic acidosis and strokelike episodes (MELAS) a distinctive clinical syndrome.
Ann. Neurol. 16 (1984) 481
300) Penfield, W., H. Jasper: Epilepsy and the functional anatomy of the human brain.
Churchill Ltd., London 1954

301) Penin, H.: Elektroenzephalographie.
In: Zeh, W.; unter Mitarbeit von Matiar-Vahar, H., und H. Penin: Progressive Paralyse. Verlaufs- und Korrelationsstudien.
G. Thieme, Stuttgart 1964, S. 81
302) Penin, H.: Über den diagnostischen Wert des Hirnstrombildes bei der hepato-portalen Enzephalopathie. Zugleich ein klinisch-statistischer Beitrag zur Frage neurologischer und psychischer Veränderungen bei Leberzirrhosen und porto-cavaler Anastomosenoperation.
Fortschr. Neurol. Psychiat. 35 (1967) 173
303) Penin, H.: Das EEG der symptomatischen Psychosen.
Nervenarzt 42 (1971) 242
304) Penin, H., C. H. Schäfer: Das EEG der Neurolues. I. Mitteilung. Querschnittsuntersuchungen bei progressiver Paralyse, Lues cerebrospinalis, Meningitis luica und Tabes dorsalis.
Arch. Psychiat. Nervenkr. 205 (1964) 433
305) Penry, J. K. D. D. Daly (eds.): Complex partial seizures and their treatment.
Raven Press, New York 1975
306) Pfeifer, J.: Das EEG bei Hirntumoren in seiner Beziehung zum autoptischen und histologischen Befund.
Arch. Psychiat. Nervenkr. 190 (1953) 26
307) Petsche, H.: EEG und bioelektrische Hirntätigkeit.
Z- EEG-EMG 1 (1970) 125
308) Piéron, R., H. Gautier, J. Duhurt, J.-P. Kauffmann: Altérations électro-encéphalographiques et traitements antituberculeux.
Sem. Hôp. Paris 48 (1972) 2585
309) Pitot, M., H. Gastaut: EEG changes during the menstrual cycle.
Electroenceph. clin. Neurophysiol. 6 (1954) 162
310) Prill, A.: Die neurologische Symptomatologie der Niereninsuffizienz.
Schriftenreihe Neurologie, Bd. 2.
Springer, Berlin–Heidelberg–New York 1969
311) Radermecker, F. J.: Infections and Inflammatory Reactions and Allergic Reactions; Degeneratives Diseases.
In: Remond, A. (ed.): Handbook of Electroencephalography and Clinical Neurophysiology.
Vol. 15/A. Elsevier Publ. Comp., Amsterdam 1977
312) Radermecker, J.: Relations anatomo-cliniques et électro-encéphalographiques dans le groupe des idioties amaurotiques.
Dtsch. Z. Nervenheilk. 169 (1952) 236
313) Radermecker, J.: Systématique et électroencéphalographie des encéphalites et encéphalopathies.
Electroenceph. clin. Neurophysiol., Suppl. 5 (1956)
314) Radermecker, J.: Das Elektroencephalogramm bei den Encephalitiden und Encephalopathien des Kindesalters.
Nervenarzt 31 (1960) 529
315) Radermecker, J.: La valeur médico-légale de l'électroencéphalographie dans les séquelles subjectives des traumas craniocérébraux fermés.
Acta neurol. belg. 61 (1961) 403 und 468
316) Radermecker, J., J. Macken: Aspects électroencéphalographiques et cliniques de la leucoencéphalite sclérosante subaigue.
Rev. neurol. 85 (1951) 341
317) Radtke, H.: Cerebrale Reaktionen nach Pocken-Schutzimpfung.
Arch. Psychiat. Nervenkr. 196 (1958) 554
318) Reichenmiller, H. F., F. Dürr, U. Reinhard: Schlafuntersuchungen bei urämischen Patienten.
Verh. dtsch. Ges. inn. Med. 76 (1970) 1036
319) Reilly, E. L.: EEG Recording and Operation of the Apparatus.
In: Niedermeyer, E., F. Lopes da Silva (Hrsg.): Electroencephalography.
2. Aufl., Urban & Schwarzenberg, Baltimore–München 1987, S. 57

320) Reilly, E.L., J.F. Peters: Relationship of some varieties of electroencephalographic photosensitivity to clinical convulsive disorders.
Neurology (Minneap.) 23 (1973) 1050
321) Richter, K.: EEG-Befunde nach Schädeltraumen bei Kindern.
Arch. Psychiat. Nervenkr. 194 (1956) 432
322) Richter, K., D. Jachnik: EEG-Befunde bei abnormen Kindern.
Arch. Psychiat. Nervenkr. 201 (1961) 605
323) Rieger, H., J. Kugler, H. Angstwurm: Abnorme EEG-Befunde bei multipler Sklerose.
Z. EEG-EMG 1 (1970) 141
324) Rodin, A.E., R.G. Bickford, H.J. Svien: Electroencephalographic findings associated with subdural hematoma.
Arch. Neurol. Psychiat. (Chic.) 69 (1953) 743
325) Rosenberg, D.P.: Electroencephalographic studies in cerebral angioma.
J. Neurol. N.S. 15 (1952) 260
326) Roth, B.: Das persistierende juvenile EEG.
Psychiat. Neurol. (Basel) 136 (1958) 195
327) Roth, B.: Pathophysiologische Mechanismen der Narkolepsie und der Hypersomnie.
Z. EEG-EMG 2 (1971) 153
328) Roth, B., O. Nevšímal: EEG study of tetany and spasmophilia.
Electroenceph. clin. Neurophysiol. 17 (1964) 36
329) Rumpl, E.: Craniocerebral Trauma.
In: Niedermeyer, E., F. Lopes da Silva (Hrsg.): Electroencephalography.
2. Aufl., Urban & Schwarzenberg, Baltimore–München 1987, S. 347
330) Rumpl, E., J.M. Hackl, F. Gerstenbrand, G. Bauer: Zum EEG im Leberkoma.
Z. EEG-EMG 10 (1979) 88
331) Saletu, B.: Psychopharmaka, Gehirntätigkeit und Schlaf.
Bibliotheka Psychiatrica, Nr. 155, Karger, Basel 1976
332) Sallou, C.: Pre- and postoperative studies of electroencephalographic signs of brain abscesses.
Electroenceph. clin. Neurophysiol. 8 (1956) 174
333) Sansone, M.E.G., D.K. Ziegler: Lithium toxicity. A review of neurologic complications.
Clin. Neuropharm. 8 (1985) 242
334) Schmidt, D.: Behandlung der Epilepsien.
2. Aufl., Thieme, Stuttgart–New York 1984
335) Schmidt, R.M.: Das Elektroenzephalogramm bei gestörter Hirndurchblutung.
In: Quandt, J.: Die zerebralen Durchblutungsstörungen des Erwachsenenalters.
F.K. Schattauer, Stuttgart–New York 1969, S. 231
336) Schneider, E., H. Hubach: Das EEG der traumatischen Psychosen.
Dtsch. Z. Nervenheilk. 183 (1962) 600
337) Schwab, R.S.: Aktivationsmethoden des Elektroencephalogrammes.
In: Kugler, J.: Elektroencephalographie in Klinik und Praxis.
G. Thieme, Stuttgart 1963, S. 54
338) Seyfeddinipur, N., H. Rieger: EEG-Beobachtungen bei 32 chronischen Opiumrauchern.
Nervenarzt 49 (1978) 167
339) Sheline, G.E., W.M. Wara, V.M. Smith: Therapeutic irradiation and brain injury.
Int. J. Radiat. Oncol. Biol. Phys. 6 (1980) 10
340) Silverman, D.: Some observations on the EEG in hepatic coma.
Electroenceph. clin. Neurophysiol. 14 (1962) 53
341) Silverman, D.: Electroencephalographic study of acute head injury in children.
Neurology (Minneap.) 12 (1962) 273
342) Silverman, D.: Retrospective study of the EEG in coma.
Electroenceph. clin. Neurophysiol. 15 (1963) 486
343) Simon, O., J.K. Penry: Sodim di-N-propylacetate (DPA) in the treatment of epilepsy. A review.
Epilepsia 165 (1975) 549
344) Simon, O.: Das Elektroenzephalogramm.
Urban & Schwarzenberg, München–Wien–Baltimore 1977

345) Spatz, R., A. Kollmannsberger, P. Holzer: Elektroenzephalographische Veränderungen bei Tolbutamid-induzierter Hypoglykämie.
Z. EEG-EMG 4 (1973) 131
346) Spatz, R., J. Kugler, H. Angstwurm: Zur Bedeutung elektroenzephalograpischer Veränderungen beim Hyperkalzämie-Syndrom.
Z. EEG-EMG 8 (1977) 70
347) Spatz, R., J. Nagel, A. Kollmannsberger, J. Kugler: Das Elektroenzephalogramm bei der Hyperthyreose und im thyreotoxischen Koma.
Z. EEG-EMG 6 (1975) 14
348) Speckmann, E.-J.: Experimentelle Epilepsieforschung.
Wissenschaftliche Buchgesellschaft, Darmstadt 1986
349) Spunda, Ch.: Über den Effekt der Beatmung mit verschiedenen Gasen auf das normale und abnormale EEG.
Wien. klin. Wschr. 71 (1959) 513
350) Spunda, Ch.: Das EEG bei 78 autoptisch kontrollierten Fällen von zerebralem Insult.
Wien. Z. Nervenheilk. 17 (1960) 355
351) Spunda, Ch.: Das EEG bei akuten und chronischen zerebrovaskulären Erkrankungen.
Wien. Z. Nervenheilk. 18 (1960) 73
352) Stadler, H.: Über das EEG bei der Phenylketonurie.
Ann. paediat. 197 (1961) 429
353) Stefan, H.: Epileptische Absencen. Studie zur Anfallsstruktur, Pathophysiologie und zum klinischen Verlauf.
G. Thieme, Stuttgart–New York 1982
354) Stefan, H.: Neurologische Syndrome mit transienten, episodischen oder Anfallssymptomen bei mitochondrialen Zytopathien.
Dt. Ärztebl. 84 (1987) 708
355) Steinmann, H. W.: Klinische Elektroencephalographie.
In: Olivecrona, H., W. Tönnis: Handbuch der Neurochirurgie, Bd. I/1, Springer, Berlin–Göttingen–Heidelberg, 1959, S. 446
356) Steinmann, H. W.: EEG und Hirntrauma.
In: Bauer, M., F. Paetzold: Arbeit und Gesundheit 69 (1959) 80
357) Steinmann, H. W., B. Russien, M. L. Biel: Elektrenkephalographische Befunde bei infratentoriellen Hirngeschwülsten.
Zbl. Neurochir. 19 (1959) 90
358) Storm van Leeuwen, W.: Remarks on unipolar versus bipolar recording.
Electroenceph. clin. Neurophysiol. 10 (1958) 354
359) Streifler, M., F. Gumpertz: Cerebral potentials in stuttering and cluttering.
Confin. neurol. (Basel) 15 (1955) 344
360) Swash, M.: Electroencephalographic criteria of hypocalcemia and hypercalcemia.
Arch. Neurol. 26 (1972) 218
361) Sweden van, B.: Neuroleptic neurotoxicity, electro-clinical aspects.
Acta Neurol. Scand. 69 (1984) 137
362) Takahashi, T.: Activation Methods.
In: Niedermeyer, E., F. Lopes da Silva (Hrsg.): Electroencephalography.
2. Aufl., Urban & Schwarzenberg, Baltimore–München 1987, S. 209
363) Tassinari, C. A., M. Bureau, C. Dravet, J. Roger, O. Danile Natall: Electrical status epilepticus during sleep in children (ESES).
In: Sterman, M. B., M. N. Shonse, P. Passouant (eds.): Sleep and Epilepsy.
Academic Press, New York 1982, S. 465
364) Thiébaut, F., F. Rohmer, A. Wackenheim: Contribution à l'étude électroencéphalographique des syndromes endocriniens.
Electroenceph. clin. Neurophysiol. 10 (1958) 1
365) Thiébaut, F., F. Rohmer, L. Israel, D. Kurtz: L'EEG, dans les hématomes sousduraux (H.S.D.) subaigus et chroniques. Synthèse électrique à propos de 50 cas.
Confin. neurol. (Basel) 18 (1958) 334

366) Tönnis, W., W.F. Borck: Über Großhirntumoren des Kindesalters.
Zbl. Neurochir. 13 (1953) 72
367) Tönnis, W., H.W. Steinmann: Das EEG in der Frühdiagnostik intrakranieller Prozesse.
Zbl. Neurochir. 12 (1952) 193
368) Tönnis, W., H.W. Steinmann, W. Krenkel: Elektroencephalographische Befunde bei 44 Tumoren der Sellagegend.
Acta neuroveg. (Wien) 5 (1955) 291
369) Trede, M., St. Kubicki, O. Just: Über EEG-Beobachtungen bei Herzoperationen mit dem extra-corporalen Kreislauf.
Anaesthesist 8 (1959) 76
370) Turrel, R.C., E. Roseman: Electroencephalographic studies of the encephalopathies. IV. Serial studies in meningococcic meningitis.
Arch. Neurol. Psychiat. (Chic.) 73 (1955) 141
371) Turrel, R.C., W. Shaw, R.P. Schmidt, L.L. Levy, E. Roseman: Electroencephalographic studies of the encephalopathies. II. Serial studies in tuberculous meningitis.
Electroenceph. clin. Neurophysiol. 5 (1953) 53
372) Turton, E.C., A.E. Spear: EEG findings in 100 cases of severe enuresis.
Arch. Dis. Childh. 28 (1953) 316
373) Tyler, H.R., D.B. Clark: Incidence of neurological complications in congenital heart disease.
Arch. Neurol. Psychiat. (Chic.) 77 (1957) 17
374) Upton, A., J. Cumpert: Electroencephalography in diagnosis of herpes-simplex encephalitis.
Lancet 1970, 650
375) Vague, J., H. Gastaut, J.L. Codaccioni, A. Roger: L'électroencéphalographie des maladies thyroidiennes.
Ann. d'endocrinol. 18 (1957) 996
376) Velho-Groneberg, P.: Das Elektroenzephalogramm bei Hirndurchblutungsstörungen.
In: Paal, G. (Hrsg.): Therapie der Hirndurchblutungsstörungen.
Ed. Medizin, Weinheim–Deerfield Beach/Florida–Basel 1974, S. 256
377) Vogel, F.: The genetic basis of the normal human electroencephalogram (EEG).
Humangenetik 10 (1970) 91
378) Vogel, F.: Grundlagen und Bedeutung genetisch bedingter Variabilität des normalen menschlichen EEG.
Z. EEG-EMG 17 (1986) 173
379) Vogel, F., W. Götze: Familienuntersuchungen zur Genetik des normalen Elektroenzephalogramms.
Dtsch. Z. Nervenheilk. 178 (1959) 688
380) Vogel, F., G. Wendt, H. Oepen: Das EEG und das Problem einer Frühdiagnose der Chorea Huntington.
Dtsch. Z. Nervenheilk. 182 (1961) 355
381) Vogelsang, H., R. Lorenz: EEG-Verlaufsbeobachtungen bei Torkildsendrainagen.
Dtsch. Z. Nervenheilk. 186 (1964) 162
382) Voigt, K., K. Kendel, M. Sauer: Subclavian-Steal-Syndrom. Zur unblutigen Diagnose des Syndroms mit Ultraschall-Puls-Echo und Vertebraliskompression.
Fortschr. Neurol. Psychiat. 38 (1970) 20
383) Wada, T., W.G. Lennox: So-called «temporal» epilepsy. The clinical and interseizure EEG-findings.
Folia psychiat. neurol. Jap. 8 (1954) 294
384) Wässer, St., R. Degen, G. Lässker, D. Schöne: Das Hirnstrombild bei Mukoviszidose.
Dtsch. Ges.-wesen 27 (1972) 1987
385) Wallace, P.W., B.F. Westmoreland: The Electroencephalogram in Pernicious Anemia.
Mayo Clin. Proc. 51 (1976) 281
386) Walter, W.G., V.J. Dovey, H. Shipton: Analysis of the electrical response of the human cortex to photic stimulation.
Nature 158 (1946) 540

387) WALTON, J. N., L. G. KILOH, J. W. OSSELTON, J. FARRALL: The electroencephalogram in pernicious anaemia and subacute combined degeneration of the cord.
Electroenceph. clin. Neurophysiol. 6 (1954) 45
388) WEIL, A. A.: EEG findings in a certain type of psychosomatic headache: Dysrhythmic migraine.
Electroenceph. clin. Neurophysiol. 4 (1952) 181
389) WEINER, H., D.B. SCHUSTER: The electroencephalogram in dementia. Some preliminary observations and correlations.
Electroenceph. clin. Neurophysiol. 8 (1956) 479
390) WEINMANN, H.-M. (redaktionelle Leitung): Ableitung und Beschreibung des kindlichen EEG.
2. Aufl., Zuckschwerdt, München–Bern–Wien–San Francisco 1986
391) WENZEL, E. R. HEIDRICH: EEG-Studien nach Elektrotrauma.
Psychiat. Neurol. med. Psychol. (Lpz.) 10 (1958) 285
392) WERNER, R.: Eeg bei Schädel-Hirn-Traumen.
In: NIEBELING, H.-G.: Einführung in die Elektroenzephalographie.
2. Aufl., Springer, Berlin–Heidelberg–New York 1980, S. 304
393) WERNER, T., H. WEINMANN: Die hepatozerebrale Degeneration (Wilsonsche Krankheit). Teil 1. Pathogenese, Klinik, Elektroenzephalogramm.
Med. Klin. 60 (1965) 1811
394) WESSELY, P., N. MAYR, G. GOLDENBERG: EEG-Befunde bei komplizierter Migräne.
Z. EEG-EMG 16 (1985) 221
395) WESTMORELAND, B.F.: The EEG in Cerebral Inflammatory Processes.
In: NIEDERMEYER, E., F. LOPES DA SILVA (Hrsg.): Electroencephalography.
2. Aufl., Urban & Schwarzenberg, 1987, S. 259
396) WIESER, H.G., M.G. YARSAGIL: Die «selektive Amygdala-Hippokampektomie» als chirurgische Behandlungsmethode der mediobasal-limbischen Epilepsie.
Neurochirurgia 25 (1982) 39
397) WIKLER, A., F.T. PESCOR, H.F. FRASER, H. ISBELL: Electroencephalographic changes associated with chronic alcoholic intoxication and the alcohol abstinence syndrome.
Amer. J. Psychiat. 113 (1956) 106
398) WILCKE, O., H.W. STEINMANN: EEG-Befunde bei Meningiomen.
Dtsch. Z. Nervenheilk. 175 (1956) 378
399) WILSON, W.P., H.O. SIEKER: The study of the factors responsible for changes in the electroencephalogram in chronic pulmonary insufficiency.
Electroenceph. clin. Neurophysiol. 10 (1958) 89
400) WISSFELD, E.: Epilepsieverdächtige EEG-Befunde bei Psychopathen.
Nervenarzt 25 (1954) 30
401) WOLF, P., G. WAGNER, F. AMELUNG (Hrsg.): Anfallskrankheiten.
Springer, Berlin–Heidelberg–New York–London–Paris–Tokyo 1987
402) ZANDER OLSEN, P., M. STØIER, K. SIERSBAEK-NIELSEN, J. MØLHOLM HANSEN, M. SCHIØLER, M. KRISTENSEN: Electroencephalographic findings in hyperthyroidsm.
Electroenceph. clin. Neurophysiol. 32 (1972) 171
403) ZIPPEL, R.-M., H. SACK: Nebenwirkungen und Spätfolgen der kombinierten Strahlen- und Chemotherapie des Gehirnschädels bei Kindern mit akuter lymphoblastischer Leukämie (ALL).
Strahlentherapie 155 (1979) 165
404) ZYSNO, E., F. DÜRR, H.E. REICHENMILLER, H. NIETH: EEG-Untersuchungen bei urämischen Encephalopathien unter intermittierender Peritonealdialyse.
Verh. dtsch. Ges. inn. Med. 72 (1967) 227

Literatur zu den Kapiteln I.6. «Das kindliche EEG» und II.A.1.2.1. «Das EEG bei Anfällen der Früh- und Neugeborenenperiode» (K. Witzel)

1) Ableitung und Beschreibung des kindlichen EEG.
Hrsg. R. Kruse, D. Scheffner, H. Weinmann
Desitin Werk Carl Klinke, Hamburg 1967

2) Aicardi, J.: Epilepsy in children. Kap. 12: Neonatal seizures.
Raven Press, New York 1986, S. 183

3) Dumermuth, G.: Elektroencephalographie im Kindesalter. Thieme, Stuttgart 1956.

4) Fois, A.: The electroencephalogram of the normal child.
C.C. Thomas, Springfield. Ill. 1961

5) Garsche, R.: Grundzüge des normalen Elektroencephalogramms im Kindesalter.
Klin. Wschr. 31 (1953) 118

6) Gibbs, F.A. and E.L. Gibbs: Atlas of Electroencephalography
Vol. 1: Methodology and Controls. 1950
Vol. 2: Epilepsy. 1952
Vol. 3: Neurological and psychiatric disorders. 1964
Addison-Wesley, Reading, Mass.

7) Goldman, D.: The clinical use of the average reference electrode in monopolar recording.
Electroenceph. Clin. Neurophysiol. 2 (1950) 209

8) Jacobi, G.: Krampfanfälle bei Neu- und Frühgeborenen.
pädiat. prax. 36 (1988) 171–180, 417

9) Jasper, H.H.: The ten twenty electrode System of the international Federation.
Elektroenceph. Clin. Neurophysiol. 10 (1958) 371

10) Jung, R.: Neurophysiologische Untersuchungsmethoden: Das Elektroencephalogramm. Handb. Inn. Med. Bd. V, 1, p. 1216
Springer, Berlin, Göttingen, Heidelberg 1953.

11) Kugler, J.: Elektroencephalographie in Klinik und Praxis.
Thieme, Stuttgart 1963

12) Mizrahi, E.M., P. Kellaway: Characterization and classification of neonatal seizures.
Neurology 37 (1987) 1837

13) Offner, F.F.: The EEG as potential mapping: The value of the average monopolar reference.
Electroenceph. Clin. Neurophysiol. 2 (1950) 213

14) Painter, M.J., I. Bergmann, P. Crumrine: Neonatal seizures.
Pediat. Clin. N. Amer. 33 (1986) 91

15) Skatvedt, M.: Cerebral palsy.
University Press Oslo 1958

16) Volpe, J.J.: In: Neurology of the newborn.
W.B. Saunders, Philadelphia 1986, S. 129

Sachwortregister